CONSEIL GÉNÉRAL DE SANTÉ.

SECOND RAPPORT

SUR LA

QUARANTAINE.

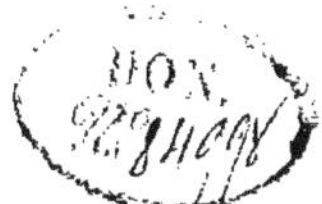

FIÈVRE JAUNE.

Présenté aux deux Chambres du Parlement par ordre de sa Majesté.

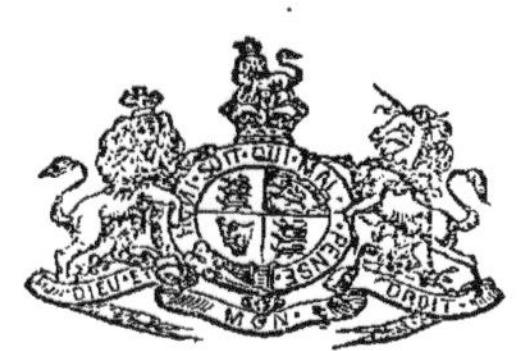

LONDRES:
IMPRIMERIE DE GEORGE E. EYRE ET WILLIAM SPOTTISWOODE,
IMPRIMEURS DE SA MAJESTÉ.

1853.

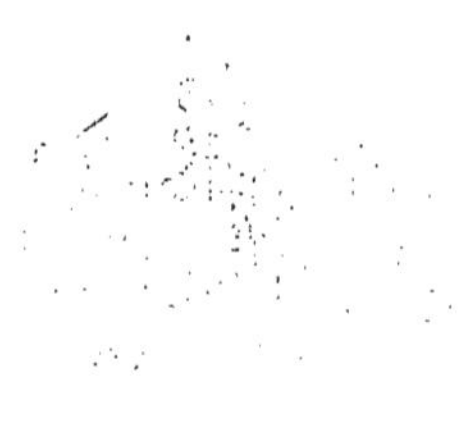

TABLE DES MATIÈRES.

A 2

AVIS AU RELIEUR.

SECOND RAPPORT

SUR LA

QUARANTAINE.

FIÈVRE JAUNE.

A SA MAJESTÉ LA REINE.

MADAME,

BIEN que les circonstances qui, pour la première fois, ont appelé notre attention sur les effets du système actuel de la quarantaine, nous aient conduits à n'exposer principalement dans notre rapport que les preuves de l'inefficacité de ce système à détourner l'invasion du choléra épidémique et à en arrêter les progrès ; cependant nous avions reçu une masse considérable de preuves qui démontrent également l'insuccès de la quarantaine comme moyen préventif des autres maladies pestilentielles. Depuis lors, par l'intermédiaire du Ministre des affaires étrangères de VOTRE MAJESTÉ, nous avons reçu de consuls étrangers, de médecins attachés à l'armée et d'autres fonctionnaires qui ont eu des occasions particulières d'observer, une grande quantité de nouvelles dépositions ; et comme ces documents exposent, selon nous, les conditions dont dépendent les maladies épidémiques en général, aussi bien que le caractère impolitique des lois de la quarantaine encore en vigueur en Angleterre et dans les autres pays, nous croyons qu'il est de notre devoir de présenter humblement à VOTRE MAJESTÉ le résultat sommaire de nos dernières recherches, et c'est le but que nous nous proposons dans ce nouveau rapport :—

Nous avons dit dans notre premier rapport que la quarantaine est basée sur deux présomptions, savoir : 1°. Que les maladies épidémiques dépendent d'une contagion spécifique; 2°. Qu'il est possible de prévenir l'invasion de maladies épidémiques dans les communautés non encore atteintes, en empêchant toute communication avec les personnes et les objets infectés.

La question de la contagion et celle de l'importation d'une maladie épidémique n'ont point à la vérité un rapport nécessaire. L'allégation qu'une maladie épidémique a été importée est une question de fait, qui, comme tout autre fait, a besoin d'être déterminée par des preuves. Celles que nous allons produire nous paraissent péremptoires contre l'allégation de l'importation, non parce qu'elles réfutent victorieusement l'hypothèse de la contagion, mais parce qu'elles font voir l'insuffisance complète des raisons mises en avant pour établir le fait de l'importation. De même, par rapport à la Quarantaine, si l'on admettait que le caractère vrai, inévitable des maladies épidémiques fût d'être contagieuses, il ne s'en suivrait pas que la quarantaine pût en empêcher ou même en modérer le développement. La question de savoir si la quarantaine peut exercer une telle influence resterait, comme tant d'autres, à résoudre par l'observation et l'expérience, et, ainsi que nous nous sommes efforcés de le démontrer dans notre premier rapport, la question vraiment pratique pour le public et la législature n'est pas de savoir si les maladies épidémiques sont contagieuses, mais bien si la quarantaine peut en empêcher l'introduction et le développement.

A l'égard du choléra épidémique nous avons fait voir dans notre premier rapport, par quantité de preuves qu'on n'a point attaquées et qui passent généralement pour concluantes, que la quarantaine n'a eu aucune influence pour arrêter les progrès de cette maladie, qu'on la considère comme contagieuse ou non, et que partout où, pendant la marche récente de ce fléau à travers l'Europe, la quarantaine a été mise en vigueur comme mesure préventive, on l'a promptement abandonnée comme inutile et même comme nuisible.

A la première irruption du choléra en Europe en 1831–32, chaque nation successivement menacée s'efforça de lui fermer ses frontières par une rigoureuse quarantaine et des cordons sanitaires, mais toujours sans succès. Même chose fut tentée en 1847–48, et, de l'aveu général, cette nouvelle tentative est encore restée sans effet. Quoique de nombreux médecins de la Grande Bretagne eussent depuis longtemps cessé de s'en reposer sur ces expédients, il semblait pourtant que les autorités médicales constituées les regardassent encore, jusqu'à un certain point, comme des garanties. Mais, se fondant sur une expérience récente, le Collège Royal des Médecins de Londres a modifié ses premières croyances et a émis une opinion qui s'accorde avec celle que le Conseil de Santé avait antérieurement exprimée, et ce collège a enregistré ses conclusions en ces termes :—

"Le choléra ne paraît que fort rarement s'être communiqué par des rapports personnels, et toutes les tentatives qu'on a faites pour en arrêter les progrès par des quarantaines ou des cordons sanitaires ont manqué leur objet. D'après ces circonstances le comité, sans exprimer une opinion positive relativement à la nature, contagieuse ou non, du choléra, s'accorde à déduire cette conclusion pratique : on ne court aucun surcroît appréciable de danger à soigner les personnes atteintes du choléra dans un district où règne ce fléau, et il n'y a point, pour la communauté, de sûreté à isoler ses malades."

D'après les variations atmosphériques et les modifications de climat qui, dans chaque pays, ont en général précédé l'invasion du choléra épidémique ; d'après l'étendue de son cours à travers le globe, par zones ; d'après l'exactitude et la régularité pour ainsi dire postale de sa marche en plus d'une circonstance, le nombre et la distance des points de ses invasions simultanées, et d'après les symptômes indiquant sa présence et son action au milieu des populations bien des jours et quelquefois des semaines avant qu'il n'eût revêtu sa forme propre et développée ; il paraissait tout à fait improbable qu'un vaisseau de quarantaine placé à l'entrée d'un port de mer, ou qu'un cordon de soldats gardant la frontière d'un pays, pussent exercer aucune influence réelle pour arrêter les progrès de ce fléau ; et, depuis peu, l'expérience a rendu si palpable la fausseté de cette prétention qu'on a assez justement comparé la tentative de détourner, par ce moyen, l'invasion du choléra, à celle de ce paysan qui fermait les portes du parc pour en exclure les corneilles.

S'il n'y avait donc point d'autres maladies épidémiques contre lesquelles la quarantaine fût considérée comme une protection, nous pourrions penser justement qu'une expérience récente a établi le fait de sa complète inutilité. Mais comme l'opinion de quelques personnes est encore, à ce qu'il paraît, que la sûreté publique exige l'intervention de la quarantaine, particulièrement contre la Fièvre Jaune et la peste, nous allons maintenant exposer les gnements qui nous ont été soumis relativement à ur pratique de la quarantaine comme sécurité contre première de ces deux maladies.

A l'égard de la Fièvre Jaune, les autorités médicales sont divisées sur le point de savoir si cette maladie est essentiellement différente des fièvres ordinaires des pays où elle règne, ou si c'est la même maladie dans sa forme plus intense et plus maligne; cette dernière opinion, pourtant, paraît avoir en sa faveur le plus d'autorités. Le Collège des Médecins de Londres a tout nouvellement exprimé une opinion décidée en ce sens, ainsi qu'il suit :—

"Après un examen attentif de touts les faits et arguments apportés des deux côtés, le Collège est d'avis qu'on n'a point fourni de raisons suffisantes pour affirmer que la Fièvre Jaune est une maladie *sui generis.*"

D'après les descriptions des observateurs les plus exacts et les plus expérimentés, il paraît que la fièvre, dans la zone de la Fièvre Jaune, règne sous trois formes plus ou moins distinctes—la Fièvre Intermittente, la Rémittente et la Continue. Il va sans dire que la Fièvre Intermittente domine surtout dans des terreins bas et marécageux; la Rémittente, qui est la fièvre endémique ordinaire ou d'acclimatation du pays, règne aussi principalement, mais pourtant point d'une manière exclusive, dans les mêmes localités; la Fièvre Continue, de même, règne quelquefois dans les districts bas et marécageux, et semble alors avoir pour base la fièvre intermittente, mais d'autres fois elle règne là où il n'y a pas de terreins marécageux, ne présente aucun caractère positif de fièvre intermittente et se rapproche du type continu des climats plus froids. C'est à cette forme plus continue de la maladie, soit qu'elle règne ou non sur des terreins marécageux, qu'on donne communément le nom de Fièvre Jaune. Mais les plus grandes autorités s'accordent sur ce point que ces variétés ne constituent pas des maladies distinctes et essentiellement différentes.

Nous remarquons en effet que les médecins qui ont eu l'occasion d'observer personnellement cette maladie sur la plus grande échelle et dans les circonstances les plus variées sont arrivés, presque sans exception, à la conclusion que la Fièvre Intermittente, la Rémittente et la Fièvre Jaune sont des modifications de la même maladie influencée par des conditions particulières. Cependant fût-il généralement admis que la Fièvre Jaune est une maladie *sui generis,* elle n'en serait pas plus particulièrement pour cela du domaine de la Quarantaine.

Bien que les habitants de la Grande Bretagne soient heureusement placés hors de la portée des épidémies de la Fièvre Jaune, cette maladie est un sujet qui intéresse profondément le peuple Anglais. C'est le grand, le continuel fléau de l'armée et de la flotte qui se trouvent stationnées dans la région de cette maladie pestilentielle, ou près des limites de cette région ; quoiqu'en masse, elle exerce peut-être moins de ravages dans l'armée que parmi les colons en général. D'après les rapports statistiques de l'armée britannique pendant les vingt années comprises de 1817 à 1836, il paraît qu'à la Jamaïque sur une force annuelle et moyenne de 2,578 hommes, la moyenne annuelle des morts par toutes sortes de causes a été de 313, et par toutes espèces de fièvres, de 263. Dans ce dernier nombre les morts classées sous la désignation de fièvre intermittente, rémittente ou Fièvre Jaune, s'élèvent à 258. C'est à dire que, pendant une période de vingt ans, à cinq cas près par an, toutes les troupes qui moururent de fièvre à la Jamaïque, y moururent de l'une ou l'autre de ces trois formes de maladies. De même dans les îles du vent et les îles sous le vent, avec une force moyenne de 4,333 hommes par an, la moyenne annuelle des morts par toutes sortes de causes étant de 340, et par toutes les fièvres de 160 ; les morts de l'une ou l'autre des formes sus-indiquées de fièvre seule se sont élevées à 123. Mais dans la Gambie, pendant dix-neuf mois seulement que des troupes blanches y restèrent stationnées, sur une force de 420 hommes, il en périt par toutes sortes de causes 279 ; et de ce nombre, 234 ou environ les neuf dixièmes furent détruits par cette maladie. Suivant cette expérience de vingt années il résulte que la mortalité moyenne et annuelle, causée par la fièvre intermittente, la rémittente et la Fièvre Jaune seulement, dans les Antilles, et l'ouest de l'Afrique, sur un corps d'individus choisis eu égard à leur force physique (chaque récrue ayant à subir un strict examen médical avant d'être déclarée apte au service) est plus de trois fois aussi grande que la mortalité moyenne annuelle résultant de toutes sortes de causes parmi la population mêlée de malades et de gens bien portants, jeunes et vieux, dans notre patrie ; tandis qu'à la Gambie, d'après la même comparaison, la mortalité causée pendant 19 mois par cette maladie a été 17 fois plus grande.

L'opinion qu'on entretient sur l'origine, le mode de propagation, et les conditions locales de cette maladie pestilentielle, doit nécessairement influer sur les mesures recommandées pour la sécurité des hommes exposés à cet extrême danger. Les faits que nous allons présenter ont donc une très grande portée sur les moyens de protéger les troupes dans toutes les colonies anglaises sujettes à l'invasion de la Fièvre Jaune, aussi bien que sur la question générale de la quarantaine.

Durant les quarante dernières années la Fièvre Jaune a été l'objet d'une observation étendue et attentive. Des praticiens établis dans les limites de la région où règne la Fièvre Jaune, des officiers de santé de l'armée anglaise et de la flotte, témoins d'invasions formidables de l'épidémie dans les lieux où ils étaient en station, et des médecins étrangers dont plusieurs ont fait de l'étude de cette maladie, dans son foyer, l'objet de leur vie médicale, ont rendu un compte détaillé du résultat de leurs investigations. Parmi ces recherches il faut assigner le premier rang à celles d'un médecin français, le Docteur Chervin, qui, avec un dévouement presque sans égal, a passé huit années dans les pays ravagés par ce fléau pour l'étudier à sa source et dans les lieux où s'exerce son action. Dans ce but, il a parcouru toutes les colonies de la France, de l'Angleterre, de l'Espagne, de la Hollande, du Danemark, et de la Suède ainsi que toutes les parties de l'Amérique du Nord où cette maladie est connue, et a porté ses investigations sur 37 degrés de latitude qu'il a traversés.

Un autre investigateur, notre compatriote le Dr. Wm. Fergusson, qui résida plus de vingt ans dans la région de la Fièvre Jaune, et qui, en qualité de principal officier de santé dans les îles sous le vent, eut les occasions les plus étendues d'observer le véritable caractère de cette maladie, a laissé un souvenir très précieux des résultats de sa longue carrière officielle.

Deux de nos inspecteurs médicaux, le Dr. Milroy et le Dr. Gavin, pendant la récente mission qui leur a été donnée pour aider à arrêter les progrès du choléra épidémique aux Antilles, ont réuni d'après leurs propres recherches, des renseignements précieux sur la Fièvre Jaune. Le Dr. Gavin a été récemment témoin oculaire d'une irruption grave de la maladie dans sa forme épidémique.

Nous devons au Dr. Gillkrest la monographie précieuse d'une irruption de Fièvre Jaune, l'une des mieux observées qu'on connaisse ; à savoir, l'épidémie de la Fièvre Jaune à Gibraltar en 1828. Un abrégé de cet important mémoire, récemment présenté à l'Académie de Médecine de France, a obtenu la haute approbation de ce corps savant, et nous avons donné le document original en entier (Appendice No. I.) comme étant non seulement un compte rendu de cette épidémie en particulier, par un témoin oculaire qui donne une analyse habile et une description concise des principaux événements, mais encore, parceque c'est le monument de l'expérience générale d'une longue vie médicale vouée à l'étude de cette maladie particulière et à son histoire.

Nous donnons aussi (Appendice No. II.) la réponse officielle de T. Jones Howell, conseil judiciaire et juge au tribunal de la Vice-amirauté de Gibraltar au Secrétaire Sir George Murray, touchant l'origine de la Fièvre Jaune épidémique de 1828 dans cette garnison ; cette réponse renfermant un examen concis et judiciaire sur la nature et la valeur des preuves fournies à la commission dans cette circonstance.

Nous ajoutons (Appendice No. III.) des remarques sur la Fièvre Jaune aux Antilles par le Dr. A. Browne, résumant les observations et les faits relatifs à la Fièvre Jaune dans ces climats et sur la côte d'Afrique, contenus dans les rapports statistiques de 1817 à 1836, pour l'armée anglaise, et de 1837 à 1843, pour la flotte.

Enfin, nous fesons suivre (Appendice No. IV.) une notice des actes d'un comité d'enquête tenu dans les bureaux du département médical de l'armée (1849–1850) au sujet de la Fièvre Jaune, avec un rapport par le Dr. Burrell, rapport présenté aux Lords du Conseil, et contenant les motifs des opinions que ce praticien a exprimées dans cette occasion.

Il est nécessaire, en traitant ce sujet sous son point de vue pratique plutôt que sous son point de vue scientifique, de remarquer certaines ressemblances aussi bien que certaines différences qui distinguent la Fièvre Jaune, en tant qu'épidémie, du choléra qui a fait le sujet spécial de notre premier Rapport.

Il résulte des informations tirées de ces sources et d'autres encore que la Fièvre Jaune, comme épidémie, diffère du choléra par deux circonstances importantes: d'abord, parce qu'elle est restreinte à une certaine zone, et qu'en second lieu, elle attaque de préférence ceux qui depuis peu sont arrivés dans cette zone ou près de ses limites. Tandis que le choléra s'étend de continent en continent, ravageant les nations de touts les climats, sans que l'élévation de température ou le froid le plus vif ait sur lui aucune influence, le domaine de la Fièvre Jaune est strictement limité à ces parties des régions de l'équateur et des tropiques où prévaut pendant quelques semaines de suite une température d'une égalité continue sans être très élevée, c'est à dire, où le thermomètre monte de 76° à 86° de Fahrenheit (24° 44 à 30 centig.) et ne varie que de 5 à 10 degrés pendant la nuit et le jour. De là vient que les Antilles, certaines parties des deux Amériques, les côtes de l'Afrique, et le sud de l'Espagne sont les sièges ordinaires de cette épidémie, et l'on dit qu'elle a fait son apparition à Lisbonne (1728) et à Livourne (1804). On en a observé des cas aux Indes dans plus d'une occasion, mais il n'y a point de preuve écrite qu'elle y ait jamais régné comme épidémie; on croit généralement que *l'extrême* chaleur et la sécheresse sont défavorable à son développement, et elle ne paraît pas pouvoir exister dans un pays froid, ou même au cœur des régions qui lui sont propres, pendant la durée d'un vent froid.

"La Fièvre Jaune," dit le Dr. Drake, "qui a régné à plusieurs reprises dans presque toutes les villes situées sur les bords du Mississipi jusqu'à Vicksburg, 32° 24′ L. N. n'a jamais atteint Memphis située sur le 35° qu'une seule fois, et n'a régné dans aucune ville intermédiaire. Ainsi les limites de cette maladie ont été celles du chêne vert, du cyprès, du lichen, et on ne la trouvera pas plus que ces plantes au milieu de vergers de pommiers, de champs de froment et de bosquets de frênes bleus, d'érables et de marronniers d'Inde (*pavia arborescens*)."

Le second caractère qui distingue le choléra comme épidémie de la Fièvre Jaune, c'est que, tandis que le Choléra sans égard pour l'acclimatation frappe les indigènes et les nouveaux venus, la Fièvre Jaune épargne généralement tout-à-fait les créoles acclimatés qui sont nés dans la zone de son action. Toute l'histoire de la Fièvre Jaune montre que ceux qui y sont le plus sujets sont ceux qui, depuis peu, sont arrivés dans sa sphère; particulièrement les habitants des climats septentrionaux, qui y sont d'autant plus exposés qu'ils viennent d'un degré de latitude nord plus élevé, et qu'ils ont mis moins de temps à passer des régions de l'Europe à celles de l'équateur.

Pour preuve de la sécurité comparative des indigènes sur les nouveaux venus, le Dr. Fergusson cite l'expérience des troupes cantonnées au cap Mole St. Nicolas de St. Domingue, parmi lesquelles éclata la Fièvre Jaune peu après leur débarquement, "à chaque station, dans chaque endroit." On fit, au commencement de l'épidémie, le recensement des habitants de la ville, sans y comprendre les esclaves nègres. On trouva qu'ils étaient, à très peu de chose près, égaux en nombre aux soldats blancs nouvellement arrivés. A la fin de l'épidémie, *le complément originaire de soldats*, 1,500 hommes avaient péri, et la perte des habitants de tout âge n'était que d'un sur trente.

Le Dr. Burrell rapporte que :—

" Sur 30 régiments qui arrivèrent dans les Iles du vent et les Iles sous le vent, de 1816 à 1848, il y en eut dix d'attaqués de la fièvre du *vomito négro* peu de temps après leur débarquement ; deux le furent en trois mois ; onze en un an ; cinq en deux ans, et deux en trois ans. Sur 13 régiments débarqués à la Jamaïque de 1816 à 1834, quatre furent attaqués en six mois, sept en un an, et deux en 18 mois. De 1838 à 1848 sept régiments arrivèrent dans cette île ; mais l'émancipation des noirs ayant permis aux troupes de prendre des quartiers dans les montagnes, il ne parut, pendant cette période, qu'un petit nombre de cas de *vomito négro* dans deux de ces régiments, et cela peu de temps après leur débarquement."

Les autorités médicales les plus éminentes, versées dans la connaissance de cette maladie, tirent de ces deux traits qui la distinguent cette conclusion pratique, que la quarantaine ne peut pas plus fournir de protection contre la Fièvre Jaune que contre le choléra. Le Docteur Fergusson expose ainsi qu'il suit, ce fait et cette déduction :—

" Un corps de soldats anglais arrivent dans une colonie des Antilles, et peu après la Fièvre Jaune éclate au milieu d'eux. Les créoles blancs acclimatés n'en ressentent que peu ou point les effets ; les gens de couleur, dix fois plus nombreux au moins que les habitants, et en communication nécessaire avec touts les étrangers, en sont complètement exempts. Comment cela se fait-il ? Qu'on importe la petite vérole ou toute autre maladie vraiment contagieuse, et les souffrances de ces individus surpasseront de beaucoup celles des Européens. Qu'on les mène en Angleterre, ils y seront aussi sujets que nous-mêmes à subir l'influence du typhus, ou celle de la peste dans le Levant. Ils auront leur bonne part de la psora (la galle) de la syphilis, ou de toute autre infection. Ce n'est que la Fièvre Jaune qui les épargne ; et comment expliquer cela, sinon qu'il est de fait évident que cette maladie est une fièvre acclimatée d'une nature maligne, produit d'une haute température et d'une localité insalubre, et pour ainsi dire particulière aux Européens nouvellement arrivés.

"Dans nos latitudes le froid, la fatigue, le chagrin et la faim, poussés à l'excès, engendreront partout la fièvre ; mais chaque région, chaque climat offrira le caractère de fièvre qui lui est particulier : chez nous, c'est le typhus ; dans les contrées plus chaudes de l'Europe, la fièvre rémittente ; dans la Méditerranée supérieure, la peste ; dans les Antilles et l'Afrique occidentale, la Fièvre Jaune restreinte à certaines conditions de localité, de température, et d'élévation. Tandis que le typhus disparaît à l'entrée des tropiques, c'est là que commence la Fièvre Jaune, véritable épidémie d'un pays chaud, et qui ne peut se transporter ni se communiquer sur aucun autre terrein. Ce sont les lieux, non les personnes, qui constituent la règle de son existence. Ce sont les lieux, non les personnes, qui comprennent toute l'histoire, toute l'étiologie de cette maladie. *Les lieux, non les personnes,* fatiguons par l'emphase de ces paroles les oreilles des Lords du Conseil de la Trésorerie, du Commerce, et des Plantations, jusqu'à ce que cette vérité ait acquis pour eux la force d'une croyance religieuse. Ils ne commettraient plus à l'avenir l'absurdité de vouloir en Angleterre opposer la quarantaine à une somme de chaleur solaire dont son climat n'est point susceptible. Qu'on répète encore ces paroles dans les écoles de médecine jusqu'à ce que les professeurs soient honteux d'imboire les esprits des jeunes gens de préjugés et d'idées fausses qui, un jour, s'ils visitent des climats plus chauds, les rendront éminemment nuisibles par les vexations qu'ils feront souffrir au commerce et par l'agitation profonde et pernicieuse qu'ils répandront dans l'esprit public des communautés qui les auront reçus."

Il ne sera point sans intérêt d'exposer ici que tandis que la Fièvre Jaune diffère ainsi du choléra par des circonstances qui ont la plus grande influence sur l'étendue de son cours, les observateurs s'accordent à reconnaître qu'il y a deux conditions de ressemblance frappante entre les deux maladies. La première a rapport à la condition du sang. Dans le choléra, selon l'opinion générale, un poison particulier pénètre dans le sang ; ce fluide vital se décompose en conséquence, et une émission fatale de sa partie séreuse ou aqueuse se produit. Dans la Fièvre Jaune il semble aussi que le sang soit empoisonné et décomposé, mais dans cette maladie ce sont les parties les plus solides et particulièrement les parties rouges qui sont rejetées hors du système.

"Dans la Fièvre Jaune," dit le Dr. Fergusson, "la crâse du sang est autant rompue avant la mort, la vitalité en est autant détruite, qu'elles le seraient par l'introduction du venin d'un serpent. On peut dire avec vérité que le sang est tué par le poison, et, selon l'expression de John Hunter, que la Fièvre Jaune qui se termine fatalement est la mort du sang. Il s'échappe par torrents de la surface muqueuse de l'estomac sous la forme de *vomito négro*; il sort par les gencives, les narines, les yeux, les oreilles, par la peau même, de partout enfin, et après la mort le sang a évidemment perdu tout caractère de sa nature et de sa composition, puisqu'on le trouve dans ses vaisseaux comme une lie de vin d'Oporto ou du marc de café."

Le Dr. Gavin dit qu'il a vu un certain nombre de cas de la Fièvre Jaune épidémique qui règne maintenant à Demerara, dans lesquels les symptômes ressemblaient tellement à ceux du choléra, que pendant une épidémie de choléra on les eût appelés du nom de cette maladie.*

Le second point de ressemblance entre la Fièvre Jaune et le choléra, c'est la condition analogue du cerveau. Dans le choléra, la clarté de l'intelligence et le calme de l'esprit, jusqu'au dernier moment de la vie, présentent un contraste frappant avec l'hébêtement, l'assombrissement de l'intelligence, le délire, et finalement l'insensibilité du typhus. Les fonctions du cerveau se maintiennent généralement aussi parfaites dans la Fièvre Jaune que dans le choléra.

"Le calme et le courage," dit le Dr. Fergusson, "caractérisent ordinairement cette maladie. J'ai rarement vu un malade qui ne pût donner des ordres précis pour la direction de ses affaires ou qui manquât de résignation. Ce n'est pas toujours, ni souvent même, une maladie douloureuse dans sa fin, et les vomissements ne sont pour ainsi dire jamais accompagnés de douleurs. Un brave officier me disait: 'Vous le voyez, je pars pour l'autre monde et vous ne pouvez l'empêcher, mais je me trouve aussi à mon aise que si j'étais en chaise de poste.' Sir James Leith, gouverneur général des Iles du Vent et des Iles sous le Vent, homme dont le caractère héroïque et chevaleresque fesait l'ornement de l'état militaire, alors

* Voyez Appendices pp. 145, 298, pour des variétés exceptionelles dans d'autres épidémies.

même qu'il contemplait le *vomito négro*, ce messager de la mort, s'échapper de son estomac, se leva de son lit la veille même de sa mort, en pleine possession de son intelligence, pour l'exécution de certains actes légaux d'importance, répondant en même temps aux représentations que je lui fesais, qu'il lui eût été aussi facile de dresser un plan d'opérations militaires. Le Lieutenant Wright, l'un de mes premiers malades au Port au Prince de St. Domingue, le quatrième jour de la fièvre se leva, jouissant de toutes ses facultés, s'habilla avec soin, et vint avec moi au marché où il passa quelque temps à acheter des fruits et d'autres objets; il revint à sa chambre à la caserne, où il mourut peu après dans un flux de *vomito négro*. Le Lieutenant Mackay du département du maréchal des logis en chef au cap Mole St. Nicolas, le jour de sa mort à dix heures du matin, était habillé et sur son sopha ayant devant lui des livres et des papiers, et plaisantait sur la couleur brune de son teint, effet de sa maladie, et qu'il comparait à celui de la mulâtresse, sa garde-malade; à deux heures il expira de la même manière que le Lieutenant Wright. A bord du vaisseau commandé par l'Amiral Harvey, avec lequel je fesais une croisière pour ma santé dans l'année 1816, un matelot fut attaqué de la Fièvre Jaune, mais il ne voulut pas convenir qu'il était malade. Il fut tout le temps debout et habillé l'un des premiers le matin, disant qu'il n'avait rien et qu'il reprendrait son service le lendemain. Il convenait qu'il avait mal à l'estomac et que les matières vomies étaient noirâtres, mais cela provenait du négus de vin rouge qu'on lui avait donné à boire et du café que le cuisinier avait gâté et qui l'avait rendu malade. Dans cette persuasion, au lieu de reprendre son service, il mourut le jour suivant. Des cas semblables sont cités par le Dr. Rush dans ses recherches sur la Fièvre Jaune à Philadelphie."

"Le malade," dit le Dr. Blair, "meurt avec toute la lucidité de son intelligence et sa force musculaire n'est que peu diminuée; il vous assure qu'il va beaucoup mieux, ou, comme le répondait un matelot Irlandais mourant, 'joliment bien, ce matin.'"

"Un extrême danger existe souvent," dit le Dr. Davy, "quand le malade se considère pour ainsi dire comme rétabli et quand son pouls ne diffère que peu d'un pouls normal."

Un autre point de ressemblance entre la Fièvre Jaune et le choléra, c'est la légèreté de la cause apparente qui détermine et amène souvent une attaque mortelle.

"Quelquefois la cause déterminante," dit le Dr. Blair, "semblait presque insignifiante: une secousse à l'estomac causée par une glace, un verre de punch glacé ou par l'indigestion d'une orange non mûre suffisait, pour déterminer la manifestation des symptômes. Il sembla dans un temps que les habitants des districts infectés eussent habituellement le poison en circulation dans leur système ; que les anciens résidents possédassent à un haut degré la faculté de l'éliminer ou d'en tenir la présence latente—qu'il le pouvait supporter ; mais que les nouveaux venus et surtout ceux qui avaient un teint fleuri et la fibre tendue, se trouvaient constamment dans un état d'équilibre chancelant, de sorte que chez eux, la plus légère impulsion à la balance—l'abaissement des forces vitales par la fatigue, la suppression de quelqu'une des sécrétions dépuratoires, un choc à l'un ou à l'autre des centres nerveux ou des émotions de tristesse, étaient suffisants pour exciter le poison latent * * * * * Dans les cas où l'on pouvait rapporter l'attaque immédiate à une cause déterminante légère, la maladie se montrait toujours avec la plus grande violence. Le cas de Mr. Rankin, ancien colon, présente un exemple frappant des effets déterminants des émotions douloureuses. Mr. R. avait été dans l'aisance jusqu'à une époque rapprochée de sa mort qui arriva en 1842, et quoiqu'il vécût au milieu du plus mauvais district de Water-street, il avait joui d'une santé robuste et non interrompue. Vers 1842, il eut à souffrir de l'embarras commercial qui régnait alors généralement à George Town, enfin il fut complètement ruiné. En outre, immédiatement avant sa maladie, il fut extrêmement abattu par des circonstances qu'il attribuait à la trahison d'un de ses amis. La malaria produisit alors sur lui ses effets mortels. Il mourut du vomito négro après avoir traversé les épidémies des années précédentes sans en souffrir Même l'impatience et un chagrin passager ont été la cause déterminante d'une attaque fatale ; un exemple dont j'ai maintenant les notes sous les yeux se trouve dans le cas de feu le Dr. Leitch, chirurgien du vaisseau de transport 'l'Arabe' affecté à l'émigration. Le samedi matin, 22 Septembre 1843, le propriétaire d'un plantation à Wakeham s'engagea à venir chercher le Dr. Leitch pour l'emmener passer quelques jours sur sa propriété. Ce Monsieur ne vint point à 11 heures, temps indiqué et n'envoya pas non plus de billet d'explication. Le Dr. Leitch, tout préparé, attendit d'heure en heure sur le demi-pont (sous la tente) jusqu'au soir et s'impatienta de ce contre-temps. Dans la nuit il eut une attaque de Fièvre Jaune et mourut, du vomito négro, le sixième jour de sa maladie. A la même page de mes Notes où l'exemple du Dr. Leitch est cité, je trouve un cas de mort de la Fièvre Jaune dont la cause déterminante fut aussi le chagrin. C'était un mulâtre, du nom de Félix Théome, né à la Martinique, dont les marchandises avaient été saisies à Berbice par un Commissaire des Taxes sous le prétexte qu'elles étaient de contrebande. Comme on devait s'y attendre dans une constitution des régions des tropiques, l'organisation de cet homme lutta vigoureusement contre la tendance à la mort. Il mourut le 12me jour de sa maladie et quatre jours après que le vomito négro avait cessé.

"Les émotions de l'esprit n'ont pas seulement pour effet de développer la maladie chez les individus *susceptibles* et chez ceux qui ont été exposés aux effets de localités morbifiques, mais elles jouent aussi un rôle important dans la marche des symptômes et dans le résultat. On découvrit pendant les progrès de l'épidémie que, si un matelot attaqué de la fièvre, était porté à l'hôpital pendant que le corbillard s'y trouvait, on pouvait s'attendre à une prognose de la pire espèce. La nouvelle de l'arrivée du corbillard produisait aussi sur les malades et les convalescents dans l'intérieur des salles les effets les plus désastreux. Au point qu'il fallut bâtir une nouvelle maison mortuaire hors de vue de l'hôpital et prendre des mesures pour cacher aux malades l'approche et les visites du corbillard. De même que la crainte, le chagrin et les autres émotions congestives agissaient comme causes auxiliaires, de même aussi la confiance et l'espérance résistaient à la tendance à la mort, et conséquemment le courage moral et l'exaltation des sentiments étaient, pour le traitement, les adjuvants les plus sûrs."

La Fièvre Jaune, comme le choléra, éclate dans des lieux où l'on n'est nullement fondé à supposer qu'elle provienne d'une origine étrangère, où la plus stricte investigation ne peut réussir à la rapporter à une source infectée, et où, souvent, toute communication avec des personnes ou des objets infectés est impossible. Prenons pour exemple un des cas les plus récents, l'irruption de la Fièvre Jaune au Brésil pendant l'automne de 1849, pays dans lequel on croit qu'elle ne s'était que rarement montrée; et pourtant si la maladie est susceptible d'importation, comme épidémie, elle a dû être constamment apportée de la côte occidentale de l'Afrique au Brésil par les nombreuses cargaisons d'esclaves qui, c'est un fait notoire, passaient en contrebande dans ce dernier pays, entassés sur des bâtiments négriers dans les circonstances les plus propres à conserver le virus d'une maladie contagieuse. Des capitaines de vaisseaux marchands racontent que pendant le règne de la dernière épidémie, quoiqu'ils vinssent directement de l'Europe et qu'ils ne se fussent mis en communication avec aucun vaisseau de quelque espèce que ce fût pendant leur traversée, la Fièvre Jaune parut à leur bord aussitôt qu'ils approchèrent des côtes du Brésil et qu'ils furent à portée de l'influence des brises de terre. Ici toute communication avec des personnes ou des objets infectés était impossible, comme on prouva qu'elle l'avait été à Londres entre les premières personnes attaquées du choléra en 1848. V. Rapport sur le choléra épidémique, pp. 14. 23.

Le Dr. Gavin dit que, lorsque la Fièvre Jaune éclata à George Town, Demerara, vers la fin de 1851, des cas de la maladie s'étaient déclarés dans la ville avant qu'il n'en eût paru sur les vaisseaux ; et il constate que

" Quelques matelots arrivant d'Europe furent attaqués de la Fièvre Jaune en s'approchant de la côte et en entrant dans l'eau bourbeuse, plusieurs jours avant leur arrivée dans le port, bien qu'ils n'eussent été en communication avec rien que le ciel, la mer et leur propre navire."

De même, le Dr. Gillkrest assure que dans l'épidémie de la Fièvre Jaune à Gibraltar, cette maladie attaqua des soldats en grand nombre, qui ne s'étaient point mis et qui n'avaient pu se mettre en contact avec aucun individu infecté ; que ces hommes n'eurent aucune occasion de se mêler à la population civile ou d'entrer dans des maisons qui pouvaient renfermer des malades, campés qu'ils restèrent pendant plus de trois mois hors des murs, sans être autorisés à entrer dans la ville, si ce n'est pour les besoins de leur service.

" Les soldats attaqués," dit-il, "n'avaient fait que se rendre à leurs corps de garde que les habitants n'étaient certainement point dans l'habitude de fréquenter, et où, tout aussi certainement, ils ne furent en contact avec aucune personne atteinte de la Fièvre Jaune. Arrivé à son poste, ce n'était point au milieu d'une dense population que le soldat était placé en sentinelle ; il n'avait autour de lui personne qui pût lui communiquer la maladie. La garde qui veille sur les ruines de Pompéïa ne se trouve point au milieu d'une solitude plus profonde que n'étaient souvent nos soldats à Gibraltar, lorsqu'ils aspiraient le souffle mortel dans des districts abandonnés par les habitants. Les hommes restaient éloignés de tout contact avec les malades, hors de la portée de la voix, hors de vue."

Mr. Amiel, chirurgien du 12e régiment, confirme ce témoignage.

" J'ajouterai," dit-il, " que lorsqu' après la reprise du service dans la ville, tant de cas nouveaux avaient lieu dans le régiment, on fit venir directement du Terrein Neutre aux corps de garde, en suivant la ligne des murs et en évitant les rues autant que possible, les hommes composant les différents postes. Au corps de garde, ces hommes n'avaient de communication avec aucune espèce d'habitants et moins encore avec les malades ou les effets appartenant à ces derniers ; ils prenaient possession des postes et les quittaient sans qu'il leur fût permis d'avoir aucun rapport répréhensible et finalement il s'en retournèrent au Terrein Neutre avec les mêmes précautions et dans le même ordre régulier, qu'ils en étaient venus, ôtant ainsi tout prétexte à faire remonter à des sources contagieuses la maladie qui se déclara inopinément chez plusieurs d'entre eux, peu de jours après qu'ils eurent été employés à ce service."

Mr. Amiel cite aussi, comme un exemple de l'origine locale et spontanée de la Fièvre Jaune, l'existence de cette maladie en 1801, à Medina Sidonia, ville éloignée de trente milles de la côte, alors que touts les lieux du voisinage jouissaient d'un état parfait de santé. Il était, dans ce cas, impossible d'attribuer l'irruption de la maladie à une source étrangère; elle procéda pourtant par degrés de la même manière que l'épidémie de Gibraltar.

La Fièvre Jaune, comme le choléra, éclate simultanément dans des villes différentes et éloignées les unes des autres, et dans des parties différentes et éloignées de la même ville, parmi des personnes qui n'ont eu aucune communication avec les malades. Par exemple, récemment, lors de son apparition à Rio de Janeiro, la maladie, après avoir langui pendant quelques jours dans une certaine rue, confinée dans deux ou trois maisons, éclata soudain à l'autre bout de la ville, à un mille et demi de la rue où les 5 ou 6 premiers cas s'étaient présentés. Il n'existe aucune preuve qu'il y ait eu communication entre les personnes infectées dans la 1e localité et celles qui furent soudainement attaquées dans la 2e, de même que nous savons qu'il n'y en eut point entre les 29 premières personnes attaquées du choléra à Londres en 1848.

Le Dr. Hennen, médecin en chef et inspecteur de la santé à Gibraltar, dit :—

"Je n'ai, dans aucun cas, pu faire remonter le progrès de la maladie à aucun point déterminé ; et je n'ai, plus tard, remarqué dans la compagnie ou le régiment aucune attaque qui eût un rapport apparent avec le cas du sergent désigné par moi comme ayant été la première victime."

Le Dr. Smith, chirurgien du 23e régiment, dit :—

"On n'a pas fait remonter l'origine de nos épidémies d'un foyer connu de contagion à un ou à plusieurs individus : au lieu de ramper d'une famille à une autre, il en a paru des cas fréquents sans liaison et épars sur différents points, s'étendant quelquefois avec la rapidité du fluide électrique et attaquant des personnes qui ne s'étaient jamais approchées des malades ni d'aucune source assignable de contagion."

Le Dr. Gardiner, chirurgien de l'hôpital de la Marine et

membre du Conseil de Santé établi dans la garnison en 1813, dit :—

" La maladie ne se répandit d'aucun foyer, mais elle éclata à la fois dans cinquante endroits différents."

On pourrait multiplier à l'infini les exemples d'irruption simultanée de la Fièvre Jaune sans communication, dans des localités différentes et éloignées les unes des autres.

Dans la Fièvre Jaune, comme dans le choléra, il semble qu'il y ait un développement graduel et local de la maladie, et l'irruption de l'épidémie est précédée par des cas individuels ou sporadiques en plus ou moins grand nombre.

Les officiers de santé résidant à Gibraltar s'accordent à dire qu'ils avaient, touts les ans, observé des cas individuels, identiques à ceux de l'épidémie de 1828, depuis 1816 jusqu'à l'irruption de l'épidémie. Devant la commission instituée pour faire une enquête sur l'origine de cette épidémie, MM. Fraser et Wilson, officiers de santé attachés à l'hôpital civil, ayant touts deux une clientelle particulière fort étendue, déposèrent qu'ils étaient touts les ans témoins de cas de fièvre, identiques à ceux de l'épidémie.

Mr. Wilson déclare qu'il a traité environ 200 cas de la dernière épidémie ; qu'il avait vu la même maladie à la Jamaïque, à Carthagène, et à la Havane ; et qu'à l'hôpital civil de Gibraltar, à peu près touts les ans, de 1815 à 1828, époque à laquelle éclata cette épidémie, il avait rencontré des cas de la même maladie accompagnés des mêmes symptômes et qui se terminaient par la mort dans les mêmes circonstances. Il ajouta qu'il avait rapporté des Antilles en Angleterre un échantillon du *vomito négro*, et qu'il en avait reconnu l'identité avec celui qu'il avait observé dans les cas sporadiques à Gibraltar dans l'espace de 1815 à 1828.

Mr. Fraser dit qu'il avait traité environ deux cents cas de la dernière épidémie, et qu'il en avait vu un grand nombre, de 500 à 600, et plus peut-être ; qu'il était chirurgien de l'hôpital civil depuis cinq ans environ, place qui l'obligeait nécessairement à apporter la plus grande attention à la santé générale de la ville, et qu'il s'était occupé particulièrement du sujet de la Fièvre Jaune ; que pendant les cinq ans de sa résidence, et avant le mois d'Août 1828, il avait vu quarante ou cinquante cas qu'il penchait à identifier avec l'épidémie; qu'il n'avait observé aucune différence de symptômes entre les cas sporadiques et les cas épidémiques, même dans ceux qui étaient accompagnés du *vomito négro;* et qu'une analyse des matières noires vomies avait été faite à l'hôpital civil longtemps avant l'invasion de l'épidémie.

"Il était évident," dit le Dr. Smith, "qu'il y avait une influence fébrile dans notre atmosphère pendant tout le cours de l'année 1828, influence manifestée d'après ses effets, car à peine un mois s'écoulait-il sans que des cas sporadiques de Fièvre Jaune ne se présentassent."

"L'occurrence des cas sporadiques de cette maladie dans les années non épidémiques," dit Mr. Howell, "est confirmée par le cours général des événements au commencement de la dernière épidémie. Les premiers cas cités (ceux des enfants de Fénic) ne causèrent à leur médecin ni surprise, ni alarme. Si ces cas avaient présenté des apparences auxquelles il n'était point accoutumé, le *vomito négro* même, "ce symptôme fatal," il se serait nécessairement étonné et alarmé de l'apparition d'une maladie étrangère à sa pratique médicale. Dans les premiers cas, aucun des médecins, de ceux-là même qui n'avaient jamais été témoins d'une épidémie, ne dénonça l'apparition d'une maladie inconnue, étrangement rapide dans ses progrès ou marquée de symptômes extraordinaires. Aucun médecin, déjà témoin d'une épidémie, ne proclama aussitôt à la communauté qu'il venait, pour la première fois depuis 1814, de voir un cas identique, et ne prémunit le public contre le retour d'une maladie dont il était exempt depuis quatorze ans. Au contraire, à juger des opinions générales des hommes par leurs actes, qui en sont après tout le criterium le plus sûr, je trouve que les circonstances qui déterminèrent les médecins, expérimentés ou non, à annoncer la présence de l'épidémie de la Fièvre Jaune, ne furent point les quelques cas qui se présentèrent d'abord, mais le nombre de cas de jour en jour croissant de la même maladie, dans le même quartier de la ville; enfin, que ce ne fut à rien d'inaccoutumé dans la nature de la maladie qu'on en reconnut l'invasion, mais à quelque chose d'extraordinaire dans le nombre des attaques."

Devant la commission d'enquête on essaya de discréditer l'opinion que les cas sporadiques cités fussent réellement des cas de Fièvre Jaune. Un des membres de la commission, Mr. Howell, rend ainsi compte de cette tentative :—

"Mr. Fraser, à l'appui de l'opinion que la maladie était indigène, présenta au comité une liste de 39 cas de Fièvre Jaune consignés dans les registres de l'hôpital civil, comme étant arrivés dans des années pendant lesquelles ne régnait aucune épidémie. Pour infirmer cette assertion on produisit des témoignages qui établissaient que quelques uns des malades dans ces cas sporadiques avaient déjà souffert de la fièvre dans une saison épidémique, d'où il fallait inférer, pensait-on, que les cas présentés par Mr. Fraser étaient des cas de quelque autre maladie.

" Si ce point eût été prouvé d'une manière satisfesante, le crédit des registres et le témoignage de MM. Fraser, Wilson, Dix, Browne, et Gillice eussent été en quelque sorte ébranlés, puisqu'il avait été décidé par le rapport d'une commission médicale qu'une première attaque de Fièvre Jaune préservait l'individu d'une seconde.

" En opposition donc à la liste de Mr. Fraser, des malades de l'hôpital vinrent eux-mêmes déposer qu'ils avaient eu la Fièvre Jaune pendant une année épidémique. Lorsque le malade était mort ou introuvable, ses parents, ou quelqu'un qui disait l'avoir connu, venaient témoigner du même fait. On ne produisit aucun témoignage médical, mais la simple assertion d'un maçon, d'un homme de peine, d'un garçon boucher (car tel était le métier de Sabah, d'après sa déposition même, quoique les minutes n'en fassent pas mention) était donnée comme une preuve suffisante pour contrebalancer les opinions des médecins de l'hôpital, corroborées par les inscriptions aux registres. En toute circonstance un témoignage aussi attaquable serait sans valeur, mais dans cette circonstance particulière l'inconvenance qu'il y avait à le recevoir comme concluant s'aggravait d'une extrême inconséquence.

" Le rapport de la commission dont on a fait, s'il est possible de s'exprimer ainsi, la pierre de touche des cas de l'hôpital, contient la phrase suivante : " Quatre médecins avaient en 1828 donné leurs soins à quelques malades qui disaient avoir eu la Fièvre Jaune dans une des précédentes épidémies, mais comme les symptômes des premières attaques ne pouvaient être établis d'une manière satisfesante, le comité n'a pu prendre ces cas en considération." Or, comme il est certain qu'aucun symptôme ne fut spécifié au comité par le garçon boucher ou ses acolytes qui voulurent ébranler le crédit des cas de l'hôpital, il serait extrêmement injuste d'admettre, comme suffisants pour discréditer ces cas, des témoignages qui auraient été rejetés par la commission dont le rapport sert de base à cette enquête.

" La même preuve pour établir le même fait ne peut être bonne dans un cas et mauvaise dans un autre. Si elle est bonne contre Mr. Fraser, le rapport de la commission qui exclut cette preuve comme mauvaise est nécessairement sans valeur, fondé qu'il est sur des témoignages insuffisants ; et le fait établi par ce rapport ne peut servir de pierre de touche pour juger une question quelconque. Mais si cette preuve est mauvaise, et que la commission médicale fût fondée à rejeter les vagues assertions d'hommes ignorants que ne soutenait aucune spécification de symptômes, aucun témoignage de médecin, *nous* devons alors rejeter le témoignage de Sabah et consors, et l'authenticité des cas sporadiques de l'hôpital reste parfaitement établie."—*Voy.* le Certificat, Appendice, No. 1, p. 155.

Des médecins dans toutes les parties de l'Amérique où la Fièvre Jaune règne quelquefois comme épidémie, rendent témoignage de ce fait qu'elle y est en tout temps sporadique. Sans multiplier les exemples, il suffira de citer l'assertion du Dr. Hart de la Nouvelle Orléans :—

"Excepté pendant les trois dernières années que la fièvre a été plutôt sporadique qu'épidémique, la Fièvre Jaune a régné avec régularité comme épidémie touts les ans, mais il y a toujours eu des cas sporadiques."

Le Dr. Arbuckle, de Fernambouc, dit en écrivant à son frère, qu'une dame Brésilienne mourut de la Fièvre Jaune dans cette ville, le 17 Août 1849, bien que l'épidémie de cette année-là, qu'on dit avoir été importée de Bahia, n'ait paru qu'en Décembre.

Le Dr. Gavin dit que dans une épidémie récente de Fièvre Jaune à la Guyane Française et à la Guyane Hollandaise, aussi bien que dans les épidémies de la Guyane Anglaise, il y avait des preuves indubitables de la présence d'une influence de Fièvre Jaune, deux et même trois mois avant que les cas ne devinssent assez nombreux et assez décidés pour autoriser la déclaration de l'existence d'une épidémie de Fièvre Jaune.

Parmi les remarques concluantes ajoutées par Mr. Watson, Chirurgien de l'Hôpital Naval à Port Royal de la Jamaïque, à un rapport élaboré de touts les cas de fièvre admis dans cet établissement, de 1815 à 1849 inclusivement, on trouve le passage suivant :—

"Nous rencontrons constamment des cas sporadiques du caractère le plus fatal à des époques où la santé générale de la communauté est excellente."

Dans la Fièvre Jaune comme dans le choléra, quand la maladie éclate au milieu d'une famille elle ne se répand pas en général sur toute la famille, elle n'en attaque que deux ou trois membres, le reste y échappe, même ceux qui donnent des soins constants aux malades ; et quand, ce qui arrive quelquefois, plusieurs individus de la même famille sont attaqués, on trouve après examen, ou que la maladie était générale dans la localité qu' habitait la famille, ou que les individus attaqués étaient allés dans une localité où régnait la maladie.

" Les nombreux exemples," dit Mr. Amiel, " de deux ou trois personnes ou plus ayant été attaquées dans la même maison, en même temps et à la même heure, et cette susceptibilité générale qui pénètre si rapidement dans touts les rangs, font voir non pas que la maladie a la propriété de se répandre d'une personne à une autre, mais plutôt qu'elle est produite par une cause générale, à l'influence de laquelle elles ont été exposées simultanément."

Dans la Fièvre Jaune, comme dans le choléra, la maladie, au lieu de se répandre de maison en maison, dans le district ou la localité qu'elle envahit, se restreint souvent, d'une manière tout-à-fait remarquable, à certaines maisons de la même rue, à certaines maisons du même côté de la rue, et même à de certaines chambres de la même maison. Le Dr. Fergusson dit qu'il a souvent vu l'influence de l'infection si limitée que pendant qu'elle dominait à un certain étage d'une maison, ou dans une portion de navire, les autres parties de cette même maison ou de ce même vaisseau en restaient exemptes. On rapporte que pendant l'épidémie qui régna aux Barbades en 1838, sur 36 individus qui habitaient un bâtiment approprié aux logements des officiers, 28 furent attaqués et 10 moururent; tandis que, dans tout le régiment dont la caserne était à 50 pas à peine de ce lieu fatal, il n'y eut que 30 cas et pas un mort. En d'autres circonstances on remarqua que dans quelques casernes et quelques hôpitaux, la diagonale même de certaines chambres offrait une démarcation exacte de la position saine ou malsaine des lits, et, sur les vaisseaux, la maladie est souvent confinée à des hommes dont les hamacs sont d'un certain côté ou dans une certaine partie du navire. On peut déterminer les causes de ces attaques par un examen attentif.

" On trouva," dit Mr. Amiel, " que des stations particulières, telles que les Bastions Plats du Nord et du Sud, la garde de South Port et de Convent, donnaient naissance à des formes plus concentrées de fièvre, et les soldats étaient attaqués en plus grand nombre pendant ces gardes que pendant les autres ; et il est digne de remarque que, à une exception près, ces postes étaient sur la ligne ou dans le voisinage immédiat des égoûts qui viennent du 24me District.

"On découvrit aussi que le mur d'enceinte, bordant le rivage, était une station très mortelle. Des sentinelles qui y furent posées, peu, s'il y en eût, échappèrent à une attaque ; et le Colonel Payne, qui commandait l'artillerie et qui resta en ville depuis le commencement de l'épidémie jusqu'à l'époque de sa mort dans le mois de Décembre, perdit la vie pour avoir visité cette localité la nuit. L'insalubrité connue de cette station fit qu'on en retirait beaucoup de sentinelles la nuit et il en résulta des dégâts sur la grosse artillerie. Le Colonel dans son zèle à découvrir les coupables, parcourut ce district pendant trois nuits successives et fut soudainement attaqué la troisième nuit, il mourut le quatrième jour de sa maladie.

"On pourrait multiplier à l'infini les exemples de personnes exemptes de la maladie à cause de la situation seulement, quoique en communication constante avec les malades. On sait que dans la même maison, des familles qui occupaient les étages supérieurs échappèrent à la maladie, tandis que celles qui habitaient le rez-de-chaussée en souffrirent cruellement.

"Dans la maison de Bossano à Rosia, par exemple, beaucoup d'individus de l'étage supérieur échappèrent à la maladie tandis que touts les membres de la famille Belasco, qui demeuraient justement au-dessous et qui n'avaient pas encore eu la fièvre furent attaqués. Dans une autre maison au sud, 16 individus moururent au rez-de-chaussée et pas un ne fut malade à l'étage supérieur.

"D'un autre côté, il y avait des localités dans lesquelles la maladie ne s'étendait jamais et où elle semblait ne pas pouvoir exister, comme le Terrein Neutre, les Plateaux d'Europe et la Baie. Notre dernière épidémie n'a pu se propager dans aucune de ces localités."

Dans le choléra épidémique l'isolement le plus sévère ne fournit aucune garantie de sécurité. De même dans les épidémies de la Fièvre Jaune, au lieu d'augmenter les chances de salut, cette précaution paraît les diminuer.

"Dans l'armée de St. Domingue," dit le Dr. Fergusson, "il était notoire que ceux qui mettaient le plus de soin à s'isoler et à s'enfermer étaient les premiers atteints, et les plus sûrs de mourir ; et pendant la Fièvre Jaune aux Barbades, j'ai noté des exemples remarquables de la même chose, tant d'après mes observations que d'après celles d'autrui."

Il en fut de même pendant l'épidémie de Barcelone en 1821 et l'épidémie de Gibraltar en 1828.

"Des familles," dit le Comité de Médecins de Barcelone, "qui s'isolaient dans leurs maisons, prenant les plus grandes précautions pour éviter les rapports de l'extérieur et toute communication, ne parvenaient pas par ces moyens à se préserver de la maladie."

" Un grand nombre de familles à Gibraltar," dit le Dr. Smith, "s'isolaient et n'échappaient point pour cela à la maladie, j'ai été témoin de nombreux exemples de ce fait."

" Fermer les maisons," dit M. Amiel, " brûler les meubles et défendre tout commerce avec les malades sont des moyens qui n'ont eu aucun effet pour arrêter les progrès de la maladie."

Quand on vient à examiner les cas cités de sécurité fournis par l'isolement, on trouve généralement qu'ils sont tout-à-fait dénués de fondement. On en peut citer pour exemples les cas suivants. En parlant de l'épidémie de Fièvre Jaune qui régna à Gibraltar en 1813, Sir William Pym assure que :—

" Sur 500 personnes reléguées dans les chantiers pendant toute la durée de la maladie, il n'y a pas d'exemple qu'une seule en ait été attaquée."

Il dit encore :—

" Les ouvriers appartenant aux travaux maritimes ont été tenus en stricte quarantaine dans les chantiers de construction, très près de l'endroit où la maladie s'était montrée en 1810 ; s'il y a, à Gibraltar, un endroit favorable à la production des miasmes marécageux, c'est assurément celui-là, et en 1804, il partagea le sort du reste de la garnison ; cependant ces ouvriers ont continué à se bien porter cette année, ainsi qu'une autre partie des habitants qui se sont établis à Camp Bay et ont supprimé toute communication avec les gens infectés."

Le Dr. O'Halloran, cité par le Dr. Gillkrest, fait sur ce passage le commentaire suivant :—

" La lecture des citations précédentes me frappa vivement à mon arrivée à Gibraltar, dans la présente année. Je considérais l'exemption de la fièvre dont avaient joui les chantiers dans l'année 1813, comme une circonstance singulière, tout-à-fait en opposition avec la doctrine que j'étais enclin à embrasser. Je n'avais pas douté des assertions du Dr. Pym ni de celles de Mr. [W. W.] Fraser ; car, l'un étant à la tête du bureau de la santé en Angleterre, et l'autre chef du département médical de Gibraltar, on devait attendre de ces deux praticiens des informations authentiques que leur position élevée dans le service les mettait plus que d'autres à même d'avoir. Il arriva cependant par hasard qu'un médecin qui avait vu l'épidémie de 1813, me dit dans le cours de la conversation, que la fièvre avait sévi, dans une certaine proportion, au milieu des chantiers pendant cette année là ; et qu'en m'adressant à Mr. Buck, qui était renfermé avec les autres et qui maintenant est l'officier inspecteur chargé de cet établissement, j'obtiendrais sur ce sujet des informations particulières et authentiques.

"Je m'adressai à Mr. Buck, et j'obtins de lui et de son principal commis le renseignement suivant, dont l'exactitude peut être considérée comme officielle.

"Le nombre des personnes renfermées, suivant le compte de Mr. Buck qui examina les livres en ma présence, se montait à 170. Le Dr. Pym le porte à 500."

Le Dr. O'Halloran cite ensuite, d'après les registres des chantiers de construction, les noms des personnes qui furent attaquées de la Fièvre Jaune, et ceux des personnes qui moururent de cette maladie, au nombre de 24 en tout; il y eut seize guérisons et huit morts ou 1 sur 21 des personnes enfermées. Les autorités du chantier de construction terminèrent, par les paroles suivantes, un certificat qu'elles donnèrent au Dr. O'Halloran :—

"L'assertion que des morts ont eu lieu dans cet établissement (les chantiers) est d'une vérité incontestable, et la liste des malades est inférieure au nombre des personnes attaquées; mais dans beaucoup d'exemples, ceux qui souffraient cachaient leur maladie dans la crainte d'être envoyés au Lazaret, ou d'être séparés de leurs amis et de leurs parents."

Le Dr. Gillkrest confirme de ses observations personnelles, la correction faite ainsi par le Dr. O'Halloran.

"Pendant mon séjour à Gibraltar," dit-il, "j'eus, en m'adressant aux autorités officielles des chantiers, de nombreux moyens de confirmer cette assertion du Dr. O'Halloran, que, pendant la durée de la fièvre en 1813, plusieurs cas s'y déclarèrent aussi bien que quelques morts; mais, à mon extrême étonnement, je trouvai l'assertion du Dr. Pym répétée dans la seconde édition de son ouvrage (page 34) imprimée en 1848, bien qu'il fût venu deux fois à Gibraltar après que son erreur eut été ainsi publiquement exposée."

De la même manière Sir W. Pym, en énumérant plusieurs familles particulières qui échappèrent à la maladie en 1828, en coupant court à toute communication avec les malades, met de ce nombre la famille du Juge Howell; mais Mr. Howell confirma authentiquement devant la Commission d'Enquête, dont il était membre, la déposition qu'il avait faite précédemment devant les Commissaires Anglo-Français portant qu'il ne s'était pas enfermé; qu'il était dans l'habitude de recevoir chez lui les personnes qui venaient pour affaire— des officiers payeurs des régiments, par exemple, qui venaient certifier leurs bordereaux de paiement, et beaucoup d'autres individus; et que M. Amiel,

Chirurgien du 12me Régiment, venait souvent voir sa famille au sortir même des salles de l'hôpital.

De même que pendant la dernière épidémie du choléra, les exemples les plus frappants de la cessation soudaine de la maladie eurent lieu après l'éloignement de la population saine ou malade des localités infectées, de même aussi les exemples de cette nature sont fréquents dans l'histoire de la Fièvre Jaune.

Le Dr. Gillkrest en donne de nombreux exemples dans l'Appendice No. 1, page 202. Le Dr. Smith dit, que lors de l'irruption de la maladie dans le 12me Régiment, on fit camper ce corps sur le Terrein Neutre et que pas un seul cas nouveau ne se présenta avant que le régiment n'eût repris son service de nuit dans la ville. Mr. Amiel, chirurgien du régiment, confirme cette assertion dans les termes suivants :—

"On fit passer le 12me Régiment sur le Terrein Neutre le 5 Septembre, après qu'il eût envoyé à l'hôpital du 12me, quatre cas de fièvre dont deux furent suivis de la mort avec les symptômes effrayants du vomito négro ; mais depuis leur encampement jusqu'au 25 Septembre, les soldats n'ayant pas eu de service à faire dans la ville, il ne parut aucun cas de fièvre parmi ceux du camp, tandis que plusieurs soldats d'ordonnance attachés aux différents départements et qui restaient dans la garnison furent attaqués. Ce fut à partir du 25 Septembre, quand le régiment eût repris le service de la ville, c'est à dire, quand les soldats vinrent respirer les exhalaisons pestilentielles à leurs sources stationnaires, que les admissions devinrent nombreuses et l'augmentation de la maladie alarmante."

La maladie éclata aussi de bonne heure dans le 23me Régiment, logé dans les casernes à Rosia. On fit camper le régiment aux Plaines d'Europe, après quoi il ne se présenta plus un seul cas parmi les hommes qui ne quittèrent jamais le camp.

"Le succès le plus signalé," continue Mr. Amiel, "couronna la mesure qui fut prise de soustraire à l'atmosphère impure du Rocher ceux qui paraissaient le plus susceptible de la fièvre ; on fit de même en 1813 pour des milliers d'habitants ; en 1814 pour les régiments malades et pendant la dernière épidémie pour la population entière du 13me et du 24me districts.

"En 1814, le Régiment de Dillon, arrivé dans le mois de Mai, était logé, lors de l'invasion de l'épidémie dans les Casernes Bleues, près du Château Maure. Un grand nombre d'hommes furent saisis de la fièvre et moururent bientôt ; en conséquence on fit camper le régiment sur le Terrein Neutre, et la fièvre s'arrêta immédiatement.

"Le 8me bataillon du 60me Régiment arriva de Cadix au mois d'Août de la même année et campa, dans un bon état de santé, sur la prairie du Gouverneur. Peu après il alla en ville dans les Casernes de la Tonnellerie; la fièvre éclata bientôt au milieu du bataillon, et officiers et soldats souffrirent cruellement. On les renvoya à l'encampement et la maladie cessa instantanément comme par magie."

Mr. Melvin assure que, dans deux occasions, il parvint à mettre un terme immédiat à de graves invasions de la Fièvre Jaune parmi les troupes, en les éloignant des localités infectées, et que l'effet de cet éloignement sur les malades fut instantané.

"Quelques-uns des cas," dit-il, "étaient graves; un des malades rendait des quantités énormes de *vomito négro*, avait une forte hémorrhagie des gencives et du nez, et une odeur cadavéreuse et désagréable à l'excès émanait de son corps; bref, c'était un cas tout-à-fait désespéré. Cependant, à ma grande joie, ce malade, aussi bien que touts les autres, guérit parfaitement, ce qui certes n'eût pas eu lieu sans un changement de situation; et pour comble de bonheur, je n'eus point un seul domestique d'attaqué, et ne perdis pas un seul malade de la Fièvre Jaune tout le temps que j'occupai ce vieil hôpital. Mais il se présenta des cas de vraie Fièvre Jaune parmi quelques-unes des familles qui habitaient les casernes. Pendant la période dont je viens de parler, je soignai les malades des troupes blanches absolument seul. A l'égard du terrein autour de ce vieil hôpital où je fis porter les malades, il était bien desséché, et pardessus tout, il était hors de l'influence du sol vaseux et récemment marécageux si voisin du nouvel hôpital régulier."

Relativement au lieu fatal occupé, dans la garnison des Barbades, en 1838, par les officiers, dont 28 sur 36 furent attaqués de la Fièvre Jaune, le Dr. Spence dit que l'on conseilla d'évacuer incontinent les logements et incontinent la fièvre cessa, car après l'adoption de cette mesure il ne se présenta plus un seul cas de fièvre.

"Quand la Fièvre Jaune fait son apparition dans un endroit particulier," dit le Dr. Davy, "s'éloigner de cet endroit est la vraie mesure de sécurité; quelquefois l'éloignement à une petite distance, à quelques centaines de mètres par exemple, paraît être suffisante; mais, si cela peut se faire, il est désirable d'envoyer à une plus grande distance et sur un terrein d'un caractère différent de celui où la maladie a pris naissance. Des expériences récentes aux Barbades, prouvent l'efficacité de cette mesure. Quand la Fièvre Jaune éclata dans le 88e Régiment qui occupait les casernes les plus basses de le garnison de Ste. Anne, on les fit camper avec succès sur un terrein contigu aux plus hautes casernes, dans la même garnison, casernes occupées par le 7me Régiment de Fusiliers Royaux qui étaient alors exempts de fièvre, et qui y échappèrent tout-à-fait. Le même résultat eut lieu, pendant un temps, lorsque la maladie parut peu après dans le 66me Régiment, qui suivit le 88me dans les casernes basses ; la translation des militaires au terrein plus élevé parut réussir, mais seulement pendant un certain temps. Peu après la fièvre parut dans les casernes du haut occupées alors par le 72me Régiment et se fit sentir même plus ou moins dans toute la garnison. Avec l'expérience que j'ai maintenant et la profonde conviction qui en est la conséquence, je ne doute pas que, dans cet exemple d'irruption de fièvre, soit dans le 88me, dans le 66me ou dans le 72me, le médecin consulté par l'officier commandant eût mieux fait de baser sa recommandation sur les données qui précèdent et d'éloigner le régiment attaqué, non d'une partie de la garnison à l'autre, mais à une plus grande distance, et dans une situation tout-à-fait différente de celle dans laquelle la maladie avait fait son apparition. Ayant, en ma qualité d'Inspecteur Général des Hôpitaux, été le médecin consulté dans la circonstance en question, j'éprouve moins d'hésitation à faire ces remarques. Je n'examine point, si sous un point de vue militaire, il convenait d'éloigner ainsi les troupes de la garnison, c'est une toute autre considération. Dans l'armée, rappelons-nous le bien, la question du devoir doit toujours primer celle de la vie, et il existe d'ailleurs de nombreux exemples qu'à une très faible distance même, l'éloignement a été suivi de bons effets. Pour le médecin la conservation de la vie est la seule considération, pour l'officier général, c'est le devoir."

On s'accorde également à affirmer que l'éloignement des malades s'opère sans transmission de la maladie.

Le Dr. Chervin dit, d'après le Dr. Pariset :—

"En 1802, l'Amiral Gravina fit débarquer à Cadix, 500 malades de la Fièvre Jaune, qui furent portés à l'hôpital St. Juan de Dios, et qui furent traités sans qu'ils eussent transmis leur maladie à personne."

Le même auteur fait voir, par les témoignages réunis des médecins de plus de 30 cités et villes de l'Amérique du Nord, que l'arrivée de personnes attaquées de la Fièvre Jaune, sous sa forme la plus maligne, ne fut suivie d'aucune communication de la maladie.

Le Dr. Ashbel Smith, décrivant une irruption de Fièvre Jaune à Galveston (Texas), dit :—

"Les malades ont été en mainte circonstance transportés du district infecté dans des sections plus saines de la ville, et autant que j'ai pu le savoir par les renseignements minutieux que j'ai pris, dans aucun cas les domestiques ou les locataires de la maison n'ont contracté la maladie."

Au commencement de l'épidémie de Gibraltar, en 1828, la population des districts les premiers infectés, consistant d'environ 4,000 habitants, abandonna la ville, d'après l'ordre des autorités, et campa sur le terrein neutre. Ils emportèrent avec eux leur literie et leurs meubles. Ils emmenèrent leurs malades et les familles de ces derniers ; mais la maladie au lieu de s'étendre dans l'encampement fut immédiatement et complètement arrêtée. Un grand nombre de pauvres qui avaient été envoyés à l'hôpital pour y être traités de la Fièvre Jaune, rejoignirent, pendant leur convalescence, leurs familles à l'encampement, emportant leurs couvertures et leurs autres effets, cependant il n'y a point d'exemple qu'ils aient communiqué la maladie.

" Plusieurs des femmes," dit le Dr. Smith, " passèrent la nuit dans les mêmes lits que leurs maris attaqués et souffrant de la fièvre épidémique, et continuèrent en outre, aussi bien que leurs nombreux enfants à se servir de la même literie après que les hommes eurent été envoyés à l'hôpital ; et dans aucun cas, la femme ni les enfants ne contractèrent la maladie, même après s'être si complétement exposés."

" Sur 92 femmes et 190 enfants appartenant au 12me Régiment," dit M. Amiel, " auxquels on ne permit pas de passer Bay Side Barrier (entrée de la garnison), aucun n'eut la fièvre, quoique plusieurs d'entre ces femmes eussent couché dans le même lit que leurs maris attaqués de l'épidémie, et continuassent à se servir de la même literie.

" On a dit que l'air pur du Terrein Neutre combattait les propriétés contagieuses de la fièvre ; mais quand la femme, placée dans le même lit, venait en contact avec le malade brûlé par le feu de la fièvre, ou trempé d'une abondante transpiration, quand elle aspirait, sous la même tente, les effluves de son haleine, comment l'air, quelque pur qu'il fût, pouvait-il intervenir pour arrêter la marche de la contagion et ses conséquences fatales ?

" Des observations qui précèdent, il résulte, je pense, que lorsqu'on éloigne les malades de l'air impur dans lequel ils ont contracté la maladie, cette dernière ne prend pas d'extension, et, de plus, que des personnes non exposées au contact ou aux émanations des malades, mais qui respirent cet air impur, sont souvent attaquées ; tandis qu'elles ne le sont pas au contraire, lorsque, ne respirant point cet air, elles sont exposées de toutes manières à ce contact et à ces émanations."

Le résultat de l'expérience fut le même pendant l'épidémie de Barcelone en 1821.

" Un grand nombre d'individus," dit le Comité des Médecins,

" qui, après avoir passé toute la journée dans la capitale, se retiraient le soir dans leur famille, soit dans des maisons de campagne ou dans les villages les plus voisins, ne communiquèrent la maladie à personne, quelque fût le site de ces maisons, pas même ceux qui avaient quitté la ville le jour même de la perte d'un membre de leur famille et quoiqu'ils n'eussent pris aucune précaution.

" Le passage quotidien des voitures qui avaient porté les malades qu'on introduisait furtivement, ou les matelas, le linge, les hardes et les objets d'ameublement tirés du foyer même de l'infection ne transportèrent pas la maladie au-delà des limites qui semblaient lui être assignées.

" Malgré les masses d'individus qui se pressaient dans les plus petites habitations, malgré la panique générale, la chaleur du temps et la combinaison de beaucoup d'autres causes bien propres à propager la maladie (en admettant même que cette maladie n'eût pas de propriété contagieuse) elle ne put se transplanter hors de la ville."

Peu après l'irruption de l'épidémie à Livourne en 1804, 6,000 personnes quittèrent cette ville et s'en allèrent à Pise ; l'armée française s'y rendit en même temps, emmenant avec elle 180 hommes attaqués de cette maladie, cependant il n'y eut point propagation de l'épidémie dans cette dernière ville.

D'après le témoignage de Humboldt le résultat de l'expérience est le même à la Vera Cruz où il est d'usage d'éloigner autant que possible les malades de la ville, dans des districts plus salubres ; " non seulement à Xalapa et plus avant dans l'intérieur," dit cet observateur distingué, "mais à la ferme de Encero à quelque distance de la Vera Cruz, on voit que la maladie se restreint aux personnes qui l'apportent avec elles malgré les rapports les plus libres avec les autres habitants."

Pendant la récente épidémie du Brésil, de nombreux habitants de Rio de Janeiro, pour échapper à la maladie, s'enfuirent dans la ville de Pétropolis ; plusieurs des fugitifs y furent attaqués après leur arrivée, mais dans touts les cas, ce fut dans les deux ou trois jours qui suivirent leur départ de Rio de Janeiro ; on n'a point appris qu'aucun des habitants de Pétropolis qui n'étaient point allé à Rio, ait eu à souffrir, mais plusieurs de ceux qui étaient entrés dans cette ville, eurent la maladie et en moururent. " La maladie," dit un des témoins, " n'était contagieuse qu' à l'intérieur même de Rio."

" La maladie exista alors à Pétropolis," dit le Dr. Croker Pennell, " avec une violence suffisante pour causer un nombre proportionnel de morts fort élevé ; car les onze morts qui eurent lieu formaient une proportion considérable de mortalité, eu égard au nombre de personnes attaquées. Il est probable qu'au moins sept personnes communiquèrent avec chaque individu qui mourut, soit comme domestiques, gardes-malades, ou pour le laver et l'ensevelir ; de sorte que nous avons ici un exemple de 70 à 80 personnes exposées à une infection violente, si la maladie a ce caractère, et chose étrange à dire, personne ne contracta la maladie ; aucun habitant de Pétropolis ne fut atteint de la fièvre."

Des chirurgiens de la flotte et de l'armée rendent presque uniformément le même témoignage.

Lors de l'irruption de l'épidémie à Gibraltar, les malades de la Fièvre Jaune furent librement admis à l'hôpital, lorsqu'il y avait dans les mêmes salles des individus en traitement pour d'autres maladies.

" Cependant," dit le Dr. Smith, "je n'ai jamais observé qu'il en fût résulté aucun mal, quoiqu'on n'ait adopté aucune mesure de précaution. Les domestiques de l'hôpital échappèrent à la maladie jusqu'à ce qu'elle fût devenue générale dans le district où l'hôpital est situé. Les officiers aussi, qui ne quittèrent point le camp, échappèrent à la maladie, bien que quelques-uns accompagnassent leurs camarades malades à l'hôpital, leur rendant toutes sortes de bons offices et prenant place auprès d'eux dans la même voiture qui les y transportait.

" On renvoyait incontinent les convalescents à leurs régiments sans soumettre leurs gamelles ni leurs hardes à aucun procédé de purification. J'étais moi-même journellement en communication avec le camp. * * * Dans l'Hôpital Civil, tel était le nombre des demandes d'admissions, qu'il fallait débarrasser les salles dès qu'un malade avait passé *l'acme* de la maladie, en conséquence, on renvoyait, à toutes les périodes de la maladie, des convalescents dont plusieurs perdaient du sang par les gencives ; et on donnait à quelques pauvres gens les couvertures souillées qui leur avaient servi pendant leur maladie. La majorité de ces individus allèrent sur le Terrein Neutre, où ils se rétablirent rapidement, couchant comme à l'ordinaire avec leurs familles et communiquant avec qui bon leur semblait."

" On admit à l'Hôpital Régimentaire," rapporte Mr. Amiel, " plusieurs cas de l'épidémie, dont trois eurent une issue fatale, accompagnée du vomito négro ; mais la maladie n'attaqua aucun des autres malades, au nombre de plus de vingt, qu'on traitait à cette époque pour d'autres maladies, ni aucun des soldats d'ordonnance qui étaient, comme à l'ordinaire, en rapports incessants et illimités avec les mourants et couchaient dans les mêmes salles."

"L'épidémie," continue Mr. Amiel, "ne s'étendit pas jusqu'aux Plateaux d'Europe, ni à bord des vaisseaux dans la baie, ni sur le Terrein Neutre, lorsqu'elle y fut apportée de la ville ; et nombre d'individus qui arrivaient, portant en eux les germes de la maladie, ne la communiquèrent ni à leurs voisins, ni à leurs domestiques, quoiqu' eux-mêmes tombassent malades et mourussent. Ce fait important que j'avais remarqué d'une manière toute particulière, pendant l'épidémie de 1813, parmi les recrues étrangères logées dans les Casernes de la Brasserie, fut confirmé par des exemples frappants durant la dernière calamité. Ni la literie, ni les hardes etc., tirées du foyer de la maladie, ni les rapports continuels avec quelques-uns des habitants qui se rendaient journellement au Terrein Neutre, ni les nombreux convalescents qu'on y envoyait directement de l'Hôpital Civil, à peine à l'entrée de leur convalescence, ne produisirent un cas solitaire de la maladie au-delà des portes de la garnison, parmi cette nombreuse population de réfugiés entassés souvent dans d'étroites habitations, quand la chaleur du temps, l'abattement des esprits, le triste spectacle dont ils étaient témoins et je puis ajouter pour beaucoup d'entre eux, les privations et la misère, fournissaient les moyens les plus favorables à la propagation de la maladie, si elle avait été d'une nature contagieuse et capable de se communiquer."

"Pendant la dernière épidémie de la Guyane Anglaise," dit le Dr. Blair, "les cas de Fièvre Jaune dans leurs formes les plus mauvaises n'étaient jamais séparés des autres malades dans les salles de nos hôpitaux. On ne croyait point cette mesure nécessaire et on n'y pensa jamais. Ces cas étaient classés parmi les cas aigus. Les gardes-malades de nos hôpitaux ne furent jamais infectés quoiqu'en communication directe et intime avec les malades et souvent couverts de leurs éjections, et ces gardes-malades étaient ordinairement des émigrants Allemands et Portugais. Les chirurgiens résidents, les apothicaires et les intendants étaient touts des sujets *susceptibles*, et touts, à une exception près que nous allons faire connaître, échappèrent à toute attaque de la maladie. Mr. Bell, apothicaire en chef de l'Hôpital des Marins, arrivé alors récemment d'Angleterre, passa plusieurs nuits dans Water-street à soigner un ami malade. Mr. Huddleton gagna la Fièvre Jaune et mourut le soir même que sa nomination parut dans le journal, et ne fit pas un jour de service à l'hôpital. L'ami de Mr. Bell avait certainement aussi la même maladie, mais comme Mr. Huddleton, Mr. Bell l'avait attrapée dans Water-street. Le moyen de donner la Fièvre Jaune à un garde-malade, ce n'était point de le mettre en communication immédiate avec les malades, mais de le renvoyer de l'hôpital. Après avoir battu le pavé pendant quelques semaines et être entré dans les districts où régnait la malaria, on le voyait ordinairement revenir à l'hôpital comme malade de la fièvre. Plusieurs de ces gardes-malades renvoyés de l'hôpital pour mauvaise conduite, furent attaqués de cette manière. Le Dr. Bonyun, alors un des chirurgiens internes de l'hôpital des Marins et arrivé récemment d'Europe, coucha sans interruption dans cet hôpital, rempli de cas de Fièvre Jaune, sans souffrir de la maladie et sans crainte de la contagion.

"En Décembre 1823, on admit le patron de "la Matilda Luckie" qui avait cette maladie sous sa forme *gravior* et typhoïde, maladie dont il mourut. Son lit placé dans un coin abrité de la salle No. 2, était entouré d'une moustiquaire. On plaça dans ce lit pendant plusieurs jours un matelot nommé Burton, admis non pour Fièvre Jaune, mais pour une légère indisposition sans qu'il s'en suivit d'infection d'aucun espèce. On ne jugea pas que cette expérience fût périlleuse pour le malade ou qu'elle fût sujette à objection, si ce n'est sous le point de vue de la propreté. Les expériences que j'ai faites en appliquant sur des conjonctives saines la matière en apparence muco-purulente qui souvent exsude des yeux dans les dernières phases de la Fièvre Jaune, m'ont fait voir que quoiqu'il pût s'en suivre une légère ophthalmie il n'en résultait point d'infection de Fièvre Jaune. Beaucoup de navires ayant perdu des hommes après avoir quitté le port, furent obligés de relâcher aux Barbades et dans d'autres îles pour compléter leur équipage; mais nous n'avons jamais entendu dire que la Fièvre Jaune se fût répandue dans les îles par suite de ce fait. Aucun des praticiens de Georgetown n'eut à souffrir de la maladie, excepté Mr. Fraser et moi. La maladie choisissait les nouveaux arrivés d'un établissement, mais les amis, les parents ou les connaissances des malades n'éprouvaient aucune répugnance à remplir auprès d'eux toute espèce de service."

A une irruption spontanée de Fièvre Jaune à bord du vaisseau de sa Majesté, "le Bedford," dans la baie de Gibraltar, la fièvre ne s'étant pas déclarée dans la garnison, 130 malades furent débarqués et envoyés à l'hôpital; onze moururent, et les autres furent laissés dangereusement malades au départ du vaisseau. La maladie ne s'étendit pas hors de l'équipage.

Dans l'année 1830, une irruption semblable de Fièvre Jaune accompagnée du *vomito négro*, éclata à bord du vaisseau de sa Majesté, "le Blossom," dans le port de Bélize; il en fut reçu 48 cas à l'hôpital militaire; deux officiers et huit soldats moururent. La maladie ne s'étendit ni aux autres vaisseaux ni aux personnes qui étaient à terre.

Mr. Hartle, sous-inspecteur général des hôpitaux, et qui servit aux Antilles pendant plus de 30 années consécutives, affirme qu'il a, en mainte occasion, été témoin de l'importation de la Fièvre Jaune; il en a vu 107 cas, mais n'a pas une seule fois remarqué la communication de la maladie à personne.

Mr. Mortimer, principal officier de santé de la flotte aux Barbades, dit :—

"Nous n'avons jamais entendu citer d'exemple de communication de la fièvre aux malades qui se trouvaient dans les différents hôpitaux maritimes, pour le traitement d'autres maladies, quoiqu'on n'eût jamais interdit à ces malades de rendre touts les petits services qui pouvaient contribuer au bien-être de leurs camarades souffrants, et qu'au contraire on les y eût même encouragés."

“Aux Barbades,” dit le Dr. Fergusson, “nos hôpitaux dans ces dernières années ont été sous le coup d'une importation régulière de Fièvre Jaune de la part de la flotte. Mais l'inoculation même n'a pu produire la maladie sur aucun des membres de l'hôpital, par qui, on peut le dire, les malades ont été reçus à bras ouverts; car on ne prêche pas parmi nous, au grand préjudice du devoir et de l'humanité, ces doctrines anti-sociales de contagion imaginaire.”

Le Dr. Magrath, médecin en chef de l'hôpital public à Kingston, à la Jamaïque, dont l'opinion fondée sur une expérience de 34 années dans l'île, est de la plus haute valeur, dit :—

“La Fièvre Jaune n'a pas, depuis plusieurs années, régné comme épidémie, mais de temps en temps nous recevons dans l'hôpital public des malades qui en sont attaqués; la plupart de ces cas proviennent des bateaux à charbon. En 1848, l'équipage d'un navire, qui quelques mois auparavant avait été employé à porter du guano, eut cruellement à souffrir, et en 1849 la Fièvre Jaune, sous sa forme la plus virulente, attaqua à bord de deux bateaux à charbon, les hommes qui, après avoir déchargé leur cargaison, avaient reçu du lest impur, tandis que les autres navires qui se trouvaient dans le port restèrent presque exempts de la maladie. On plaça les malades de ces bâtiments à l'hôpital au milieu des autres malades.”

“Le Dr. Magrath me dit,” rapporte le Dr. Milroy, “qu'on reçut à l'hôpital près de vingt cas de Fièvre Jaune aggravée, provenant de ces vaisseaux (dont on trouva la cale dans l'état le plus dégoûtant) et la plus grande partie de ces cas eut une issue fatale. Aucun des autres locataires ou des domestiques de l'hôpital ne fut affecté. La maladie ne régna pas non plus à terre dans ce temps-là.

“Le Dr. Dunn, autre praticien éminent de Kingston, me dit que lorsqu'il était officier de santé à Old Harbour, il se présentait de temps à autre des cas de Fièvre Jaune maligne sur les vaisseaux qui s'y trouvaient, tandis qu'il ne s'en montrait pas parmi les habitants du lieu.

“Je puis dire qu'on a si souvent observé la présence de la Fièvre Jaune à bord des navires dans le port de Kingston, lorsqu'ils prenaient pour lest le galet malpropre du rivage aux quais ou près des quais, (où il y a toujours une accumulation d'ordures et d'immondices,) que dans les dernières années on les a obligés à aller jusqu'aux palissades de l'autre côté du port pour chercher le lest dont ils avaient besoin.”

Le Dr. Milroy ajoute :—

“Le Dr. Chapple, un des médecins espagnols de l'hôpital militaire de la Havane, m'apprit que la maladie n'est pas du tout rare et qu'elle règne même souvent avec une grande sévérité parmi les malades de cet établissement, quand la ville en est presque ou tout-à-fait exempte. L'hôpital est connu pour être malsain par des causes locales évidentes ; et c'est un fait intéressant que pendant la dernière invasion du choléra, la maladie s'attacha à cet établissement d'une manière toute particulière."

Lorsque ceux qui soignent les malades dans les hôpitaux sont atteints de la maladie, ce n'est, ainsi qu'on l'a déjà dit, qu'après que l'épidémie a envahi la localité où l'hôpital est situé, observation qui s'accorde parfaitement avec l'expérience du choléra à Hambourg et dans les autres villes continentales, aussi bien que dans la Grande Bretagne. Pendant l'épidémie à Gibraltar, en 1828, on reçut indistinctement, pendant plusieurs semaines, à l'hôpital maritime touts les malades de six régiments, sans exclure les cas de Fièvre Jaune ; et aucun des autres malades ne fut attaqué avant que la fièvre ne régnât dans le district où se trouvait situé l'hòpital.

"Le danger," dit le Comité des Médecins de Barcelone, "bien loin d'être en raison directe de l'exposition au danger (par contact ou communication avec les malades) fut positivement (dans beaucoup d'exemples) en raison opposée.

"Dans le Lazaret de la Marine où, du 7 Août au 13 Septembre, il entra 79 malades (dont 55 moururent et 24 recouvrèrent la santé), sur 32 officiers et serviteurs de toutes classes, personne ne contracta la maladie.

"Dans le Lazaret de la Vice-Reine du Pérou, qui reçut 56 malades (dont 39 moururent et 17 guérirent) sur 23 personnes de diverses classes qui les soignèrent, quatre seulement contractèrent la maladie ; et ces derniers étaient venus de Barcelone.

"Dans l'Hôpital du Séminaire où l'on admit pendant l'épidémie 1,767 personnes (dont 1,293 moururent) sur 90 individus occupés du soin des malades, trois seulement contractèrent la maladie ; proportion de 1 sur 30 seulement, *ce qui constitue pour cette classe une exemption bien plus grande de la maladie, que pour aucune autre portion de la communauté.*

"Dans l'hôpital général tandis que la fièvre attaquait des personnes qui n'avaient aucune espèce de communication avec les malades ou leurs effets, les curés, les frères et les sœurs de charité qui soignaient les malades avec la charité la plus pure, les médecins, les chirurgiens etc. restèrent en parfaite santé.

"Ce ne fut," dit le Dr. Gillkrest, en parlant de Gibraltar, "que lorsque les émanations nuisibles qui régnaient, eurent atteint les habitants du quartier sud où était situé l'hôpital renfermant les malades des six régiments, que quelques-uns des domestiques de l'hôpital furent attaqués ; les deux premiers furent le cuisinier et le porteur d'eau, que leurs fonctions n'appelaient jamais dans les salles. Ceux de nos soldats d'ordonnance qui en souffrirent restèrent pendant un mois, jour et nuit, en contact continuel avec les malades avant d'être attaqués. Après qu'on eut transporté l'hôpital à la caserne de Windmill Hill, district non infecté, aucun nouveau cas ne se présenta.

"On serait naturellement porté à croire," fait observer le Dr. Fergusson, "que là où existe un foyer d'infection, l'hôpital qui renferme touts les malades ne peut être un lieu de sûreté ; c'est pourtant celui qui, selon toute probabilité, en offre le plus. Qu'on en juge : on ne voit point que les médecins souffrent jamais de la maladie plus que dans la juste proportion de leur nombre, et les serviteurs blancs les plus immédiatement en rapport avec les malades, les ordonnances et les autres, si la ventilation et la discipline sont bonnes, en souffrent généralement moins que les soldats des casernes qui ne viennent jamais à proximité ; car pendant qu'ils font ce service de l'hôpital, ils ne sont exposés ni à la chaleur du soleil, ni aux gardes de nuit, ni aux excès de l'ivrognerie. C'est un fait que j'ai reconnu d'après des rapports incontestables d'hôpitaux pendant mon dernier séjour aux Antilles ; et c'est un fait aussi que la contagion supposée ne s'est jamais communiquée aux malades de la section de chirurgie, aux convalescents, ni aux autres, quoique occupant des lits contigus dans le même hôpital."

A l'égard de l'épidémie qui régna à George Town, à Demerara, de 1839 à 1846, les précieuses tables statistiques dressées par le Dr. Johnstone, officier de santé de ce port, font voir que pendant cette période, on reçut à l'hôpital colonial 1,725 cas de fièvre (dont 399 sont classés comme Fièvre Jaune et 1,326 comme fièvre rémittente) tandis qu'il y eut 9,153 malades en traitement pour d'autres maladies dans le même établissement. Cependant deux médecins seulement furent saisis de la fièvre (l'un venait d'arriver d'Europe et l'autre avait été longtemps dans Water-street et sur la rivière) et trois des malades, dont on peut aussi expliquer les attaques d'une manière satisfaisante autrement que par la contagion ; "ils venaient touts du siège de l'épidémie et avaient apporté avec eux les germes de la maladie."

De même, dans l'hôpital de la marine, pendant la même période on admit 3,762 cas de fièvre (dont 2,544 sont portés comme Fièvre Jaune et 1,218 comme fièvre rémittente) avec 3,422 malades d'autres maladies, et pourtant il n'y eut que 25 des marins antérieurement à l'hôpital (touts venant originairement du foyer de l'infection) qui furent attaqués de l'épidémie, tandis qu'on peut faire voir par les archives elles-mêmes que ce n'étaient point des cas de contagion.

"Il faut constater," dit le Dr. Gavin, "que les navires du port et le rivage étaient les sièges de l'épidémie ; que 3.000 marins moururent pendant l'épidémie, et que les marins avaient été plus ou moins exposés à l'influence du poison avant l'admission.

"Le fait," dit le Dr. Blair, "de l'abandon de la doctrine de la contagion dans la Fièvre Jaune, du consentement unanime de la communauté entière, médecins ou autres, qui eurent d'innombrables occasions d'observer la maladie pendant une épidémie qui s'étendit sur un espace de huit ans, dans toutes ses phases, et sous touts les points de vue, ce fait, dis-je, me semble la preuve et le témoignage les plus forts dont le sujet soit susceptible."

Le Dr. Milroy exprime ainsi qu'il suit le résultat de ses observations et de ses recherches touchant la Fièvre Jaune à la Jamaïque et à la Havane:—

"Il y a, dans l'histoire de la Fièvre Jaune, relativement à la manière dont cette maladie se propage en général, une circonstance qui a fait sur mon esprit une profonde impression : c'est la conviction unanime des médecins de la Jamaïque et aussi des médecins de la Havane que j'ai rencontrés, que la maladie n'est pas contagieuse et qu'elle ne peut se communiquer des malades aux gens bien portants. J'ai eu l'occasion de converser avec les médecins résidents de toutes les parties de la Jamaïque et nulle part je n'ai découvert une différence d'opinion sur ce sujet.

"C'est assurément une circonstance curieuse dans l'histoire d'une maladie qu'elle soit presque universellement regardée comme non contagieuse et incapable de se communiquer d'individu à individu, dans ces pays où elle prend son origine et où elle se présente de temps à autre d'une manière sporadique ou épidémique, et où, par conséquent, les médecins ont des occasions continuelles d'en étudier le caractère, tandis que lorsqu'elle se manifeste dans d'autres pays où elle ne paraît que par hasard, et à de longs intervalles, on la dénonce comme extrêmement contagieuse et exigeant une vigoureuse quarantaine. Peut-on avancer ce trait singulier d'une autre maladie que la Fièvre Jaune ? Je ne me rappelle aucun exemple. L'exemption comparative des races noires et de couleur, lesquelles certainement ne sont point à l'abri de la petite vérole et des autres maladies reconnues contagieuses est un autre fait qui, selon moi, est très significatif."

Il n'est point surprenant, du reste, que ceux qui voient pour la première fois l'invasion soudaine d'une nouvelle forme de maladie l'attribuent à la contagion et que ceux qui ont plus d'expérience et sont accoutumés à observer la même maladie dans des circonstances variées soient convaincus qu'elle n'a pas cette origine. Un grand nombre de maladies que, jadis, en croyait susceptibles de se communiquer d'individu à individu, ne sont plus reconnues comme telles par personnes. Aussi longtemps que les causes réelles des maladies furent inconnues, la doctrine de la contagion offrait une explication facile.

Humboldt nous informe dans son Essai Politique sur le Royaume de la Nouvelle Espagne, vol. iv. p. 171, que les personnes nées et élevées à la Vera Cruz ne sont pas sujettes à cette maladie; il en est de même à la Havane de ceux qui ne quittent pas le pays.

"Il est incontestable," dit-il, "que le Vomito n'est point contagieux à la Vera Cruz. Dans la plupart des pays, le bas peuple considère comme contagieuses beaucoup de maladies qui n'ont point ce caractère, mais l'opinion populaire à Mexico n'a jamais interdit à l'étranger non acclimaté, d'approcher du lit des individus attaqués du Vomito. On ne peut citer aucun fait qui établisse la probabilité que le contact immédiat ou l'haleine du mourant soient dangereux pour ceux qui, n'étant pas acclimatés donnent leurs soins au malade. Sur le continent de l'Amérique équinoxiale la Fièvre Jaune n'est pas plus contagieuse que les fièvres intermittentes d'Europe."

Le Dr. Fergusson résume ainsi le résultat de ses observations et de son expérience sur cette partie du sujet :—

"Nul homme expérimenté qui n'est point aveuglé par les préjugés de l'école et les autorités, ni influencé par l'espoir d'une place dans l'administration de la quarantaine, ne peut sérieusement penser que ce soit une contagion. C'est un poison terrestre engendré dans les nouveaux arrivés par une haute chaleur atmosphérique, et qui sans cette chaleur ne saurait exister ; mais il n'affecte personne par le voisinage des malades et ne peut se transporter dans de basses températures. Il y eut de cela un bel exemple au Port au Prince de St. Domingue où je passai les premiers mois de l'année 1796. Notre quartier général était la ville et son faubourg Brizzoton, aussi pestiférés qu'aucun lieu du monde, et là nous avions constamment la Fièvre Jaune dans toute sa fureur. A la distance d'un mille ou deux en montant était notre premier poste, Torgeau, où la Fièvre Jaune semblait se transformer en un type adouci de fièvre rémittente. Plus haut était le poste de Grenier, où la fièvre rémittente concentrée était rare, et où une fièvre intermittente plus douce accompagnée de dyssenterie était la forme commune de la maladie ; et plus haut encore était le poste de Fourmier, où la fièvre rémittente était inconnue, l'intermittente peu commune, mais où des ulcères phagédéniques étaient fréquents au point de constituer un type très formidable de maladie; enfin, plus haut encore étaient les montagnes audessus de L'Arkahaye, où un détachement de troupes britanniques avait toujours joui d'une santé européenne absolue, peut-être même pouvait-on dire qu'elle était meilleure, puisque le climat était plus agréable que dans les latitudes plus élevées. Voici donc les régions séparées ou zones de la santé entre les tropiques, présentées à nos yeux aussi distinctement que sur une carte. Prenant le Port au Prince pour point de départ on pouvait traverser à cheval dans une matinée les trois premières zones. Passant de l'une à l'autre, un thermomètre à la main, nous aurions pu définir exactement la localité de la maladie suivant l'échelle descendante, sans faire de questions aux troupes qui occupaient le poste ; et quel est donc ce genre de contagion qui au milieu d'hommes en communication nécessaire ne peut se transmettre des uns aux autres ? qui refuse de se mêler à une autre affection d'une température plus basse quoiqu'à portée de la vue, et si proche, topographiquement parlant, qu'elle y touche presque ? Ces hommes pouvaient faire et fesaient en effet un échange continuel de service, mais non de maladies ; et il était tout aussi difficile ou plus encore de porter la Fièvre Jaune sur la colline, au poste qui était en vue, qu'il l'eût été à ce poste d'y échapper s'il était descendu dans la plaine, et avait été placé au milieu des marais de Port au Prince. Ces faits étaient connus de chacun dans l'armée, qu'il appartînt ou non au corps médical, et il eût été impossible de trouver quelqu'un qui crût encore à la contagion après un an de séjour dans le pays, pourvu qu'il eût eu des occasions de voir par ses propres yeux. Touts, je puis dire, étaient arrivés contagionistes, moi comme les autres ; personne ne persista dans cette doctrine. C'eût été impossible en face de l'expérience quotidienne, et si cela nous fût arrivé, les femmes même et les tambours de l'armée se seraient moqués de nous, car ils avaient depuis longtemps remarqué qu'ils ne couraient aucun danger à communiquer avec les malades. La femme savait que lorsqu'elle avait partagé la couche de son mari mourant, et qu'elle lui avait donné ses soins, elle n'avait point été infectée ; et touts étaient pénétrés de ce sentiment qu'aucun devoir moins dangereux ne pouvait leur être imposé que celui de veiller auprès du lit d'un malade."

Les attaques de Fièvre Jaune comme celles du choléra, ont principalement lieu dans la nuit. Le Dr. Smith constate que les quatre cinquièmes des malades qu'il eut l'occasion d'observer avaient été attaqués dans la nuit. Il confirme aussi une assertion faite par d'autres observateurs, que dans la Fièvre Jaune comme dans la fièvre épidémique en général, mais surtout dans le typhus des villes européennes, la mortalité est ordinairement moindre parmi les individus faibles et délicats, que parmi ceux qui sont robustes et forts.

Un autre point de ressemblance entre la Fièvre Jaune et le choléra et les maladies épidémiques en général, c'est que le poison épidémique, quelqu'il soit, affecte l'animal aussi bien que l'homme. Beaucoup d'écrivains distingués qui ont traité de la Fièvre Jaune font remarquer la simultanéité de ce fléau avec le règne d'épizooties et dans beaucoup d'exemples, avec une abondance extraordinaire d'insectes ; le poison épidémique agissant en apparence sur les animaux, de la même manière qu'une influence morbide analogue produit la nielle des plantes.

Pendant l'épidémie de Gibraltar on remarqua une mortalité peu commune parmi les chiens, les chats, les singes, les oiseaux, les chevaux et les animaux domestiques en général ; et un grand nombre d'entre eux moururent avec les symptômes caractéristiques de l'épidémie régnante. Dans l'épidémie de Fièvre Jaune à Boa Vista en 1845 et 1846, il y eut une mortalité extraordinaire dans le bétail sur l'île entière, y compris les vaches, les chevaux, les mules, les ânes et les chèvres.

Les médecins espagnols ont fait des observations semblables et ils disent de plus, que dans l'étendue de la localité affectée par l'atmosphère morbifique, les oiseaux abandonnent leurs retraites accoutumées. "Arejula nous informe," dit le Dr. Gillkrest, "qu'il annonça aux habitants de Malaga que leur épidémie allait disparaître parce qu'il avait vu les passereaux revenir aux lieux qu'ils fréquentaient auparavant."

La Fièvre Jaune, comme le choléra, n'est sujette à aucune règle de progression graduelle ou de sévérité proportionnelle, mais elle décime certaines localités, tandis qu'elle en épargne entièrement d'autres toutes voisines, ou ne les frappe que légèrement. D'après des observations sur les garnisons aux Antilles, pendant une période de 20 ans, il paraît que la mortalité causée par ces maladies à Tabago est de 104·1 par 1,000, tandis qu'à St. Vincent elle n'est que de 11·2, à Ste. Lucie de 63·1, aux Barbades de 11·8, à la Trinité de 61·6, à Antigua de 14·9.

Les différences sont également frappantes dans les différentes localités de la même île. Ainsi à la Jamaïque, à Spanish Town, la mortalité moyenne de la fièvre pendant une période de 20 ans a été de 141·1 par 1,000, tandis qu'à Fort-Augusta elle a été de 55·5 ; à Up Park Camp de 121·0, à Stony Hill de 70·5, à Montego Bay de 150·7, à Maroon Town de 15·3, à Port Antonio du côté du nord de 126, et à Port Royal au sud de 93·9.

"Dans touts ces derniers exemples," dit le Dr. A. Browne,

" à l'exception de Port Antonio et de Port Royal, les stations sont à de petites distances, les communications sont fréquentes entre elles, et une maladie contagieuse régnant dans l'une pourrait aisément se transmettre dans l'autre : et Port Antonio faisait un contraste avec Port Royal, car le premier est un petit port où n'entrent que peu de vaisseaux, si ce n'est d'Angleterre ou du nord de l'Amérique, et Port Royal au contraire est peut-être plus fréquemment visité par des vaisseaux de touts les pays que touts les autres ports de la Jamaïque.

" Si nous corroborons ces preuves de la localisation de la fièvre par les faits qu'établit si clairement cet excellent rapport statistique, savoir, que les Iles du vent et toutes les stations de la Jamaïque sont rarement exemptes, si elles le sont jamais, de la fièvre épidémique, bien qu'elles n'en aient jamais été toutes atteintes à la fois dans une année donnée, malgré la non interruption des communications :—et que le transport des malades ou des troupes d'un poste infecté à un autre exempt de son influence, a si fréquemment arrêté l'épidémie sans danger pour les autres, que l'éloignement est devenu la règle, l'isolement l'exception :—la conclusion qui se présente invinciblement c'est que la maladie qui décime nos troupes aux Antilles est vraiment endémique dans son origine, et qu'en outre toutes les fois qu'elle prend une forme épidémique elle ne change aucunement de caractère et ne possède aucune qualité nouvelle ou adventice de propagation, quelque différent qu'en soit le degré de gravité."

" L'expérience des épidémies de Fièvre Jaune en Espagne donne le même résultat. Ainsi Velez Malaga perdit par ce fléau 3 de ses habitants sur 7, tandis que Cordoue n'en perdit que 1 sur 130 : Vera perdit la moitié de sa population : Grenade seulement 1 habitant sur 180 : à Carthagène de Levante il en périt 1 sur 3 ; à Ximena 1 sur 150 : à Malaga près d'un habitant sur 3 mourut ; à Ecija moins d'un sur 10.

L'expérience de si grandes différences dans l'intensité et la mortalité de la même maladie porte naturellement à se demander, si elles ne dépendent pas de quelques conditions particulières des localités elles-mêmes.

Quand on fait un examen attentif de ces districts qui sont les sièges particuliers de la Fièvre Jaune, on trouve qu'ils présentent en substance les mêmes conditions qu'une expérience uniforme a reconnues pour être, en tout temps, accompagnées d'un chiffre élevé de mortalité, et qu'ils sont très sujets à des irruptions violentes de maladies épidémiques, à des époques d'un retour incertain mais fréquent. Ces faits sont entièrement indépendants d'aucune opinion ou hypothèse sur l'origine de ces maladies, et fournissent simplement matière à l'observation et à la comparaison.

Nous avons montré d'après l'expérience de chaque ville de la Grande Bretagne et d'après celle même de chaque quartier des villes qui souffrirent le plus cruellement pendant la dernière invasion du choléra, l'étroite et inséparable connexité qui existe entre l'étendue et la virulence de cette maladie pestilentielle et la présence de certaines causes définies, physiques et locales ; telles que l'excès de population, la malpropreté, l'humidité, les canaux et les fossés bourbeux, le manque d'égoûts et les mauvais égoûts, le manque d'eau et l'eau sale. Dans touts les pays compris dans la zone de la Fièvre Jaune où l'on a examiné l'état des villes les plus sujettes à l'invasion de ce fléau et les points particuliers de ces villes qui en sont les endroits de prédilection, on a trouvé que les causes localisantes sont identiques. On peut citer les faits suivants comme exemples de la condition sanitaire des districts à Fièvre Jaune.

ENCOMBREMENT.—Le Dr. Chervin nous informe que, dans les villes espagnoles qui sont les sièges ordinaires de la Fièvre Jaune, la naissance de l'épidémie a constamment lieu dans les localités où la population est la plus dense ; souvent, dit-il, la maladie s'y restreint exclusivement, et il cite, comme exemples, l'invasion de l'épidémie de 1804 à Cordoue ; celle de 1808, à Xérès ; et celle de 1818 à Cadix.

Les officiers de Gibraltar appartenant à la marine, au militaire et au civil s'accordaient en 1828 à représenter cette garnison comme beaucoup trop encombrée pour la santé des habitants.

Ainsi le Dr. Hennen, inspecteur général des hôpitaux, dans un rapport à Sir George Don, dit :—

"J'ai minutieusement inspecté le district, No. 24, en compagnie de Mr. Wilson de l'hôpital civil, de Mr. Woods, l'officier de santé attaché à ce district, et d'autres officiers d'état-major, et c'est avec beaucoup de regret que je dois exposer à votre Excellence que, à chaque pas que je faisais dans ce district, j'avais lieu de m'étonner, non que la fièvre y eût éclaté, mais qu'elle ne se fût pas étendue plus loin.

"La densité de la population pauvre est incroyable pour qui ne l'a pas vue. De nombreux individus couchent sous des hangars sans ventilation, sans écoulement et généralement construits des matériaux les plus légers, dans des rangées de lits aussi serrées que sur un vaisseau de transport encombré."

Le Dr. Broadfoot, l'un des membres de la commission d'enquête, dit :—

"Le nombre effectif des habitants de la ville de Gibraltar serait trop grand relativement à l'espace qu'ils occupent, pour assurer une santé permanente sous aucun climat et dans aucun pays, même avec les rues les mieux tracées et les habitations les mieux construites. Beaucoup même des plus grands bâtiments et presque touts les petits sont infiniment trop peuplés, surtout pendant la nuit."

Le Dr. Gillkrest dit :—

"Gibraltar est beaucoup trop peuplé. Ce ne fut qu'après ma nomination au grade de médecin en chef en 1833, que considérant qu'il était de mon devoir, comme surintendant général de la santé, de visiter toutes les ruelles, les allées, &c., je pus me former une idée de l'extrême encombrement, de la mauvaise ventilation de ces localités et de la difficulté de concevoir comment de semblables lieux pouvaient en général être salubres, parmi une population mêlée d'environ 15,000 individus à l'intérieur des murs, sans compter les militaires."

De grandes masses de population sont nécessairement entassées dans des espaces étroits et mal-aérés par une particularité de la structure des rues et des cours de Gibraltar.

"Les rues," dit le Dr. Broadfoot, "sont trop étroites, et presque toutes privées de ces nombreuses solutions de continuité qui me paraissent si essentiellement requises pour établir une ventilation suffisante dans un lieu comme celui-ci. La majorité de ces habitations, même les meilleures, sont bâties dans des places creuses et entourées de murs ou barrières solides ou d'autres clôtures d'une hauteur de 3 à 8 pieds qui semblent imaginées à dessein pour empêcher toute circulation de l'air. * * * * * La portion la plus pauvre de cette population a des habitations semblables à celles que nous venons de décrire, dans les différentes courbures et anfractuosités du rocher, au dessus des meilleurs quartiers de la ville et par conséquent exposées à l'air chaud ascendant des habitations du bas, ainsi qu'à la stagnation absolue de l'air, qui souvent pendant l'été paraît avoir lieu dans ces courbures du rocher."

"Un trait commun aux habitations," fait observer le Dr. Gillkrest, "est l'existence de petits '*patios*' ou cours carrées fermées, dans lesquelles on entre par d'étroites allées et dont les maisons, consistant de plusieurs étages, sont occupées, chacune, par plusieurs familles."

Dans une dépêche du secrétaire d'état au gouverneur de Gibraltar (28 Juillet 1829), Sir George Murray, en commentant les mesures de la commission, remarque :—

"A l'égard de l'état de la population, je n'aurais pas cru nécessaire d'exprimer de nouveau mes sentiments sur ce sujet, si j'avais la certitude que Gibraltar ne fût pas trop peuplé ;

mais je sais positivement que la population continue à y être excessive. Sur ce point, je vous renvoie au témoignage de Mr. White, receveur des contributions, qui assure avoir trouvé 100 personnes dans une habitation qui, ainsi qu'il était noté sur la plaque de la porte, n'aurait pas dû en contenir plus de vingt, preuve évidente de l'extrême négligence de la police."

On ignore généralement que, selon les rapports statistiques de l'armée, " l'étendue des logements des casernes " n'excédait pas, avant l'année 1827, de 22 à 23 pouces " en largeur pour chaque soldat servant aux Antilles ; et " comme cet espace ne leur permettait pas d'avoir des " couchettes, ils couchaient dans des hamacs, expédient au " moyen duquel on pouvait placer dans une chambre autant " d'hommes qu'il y avait de fois la largeur de leur corps." La somme d'espace allouée à chaque homme n'excédait pas beaucoup 200 pieds cubes. Faut-il donc s'étonner de l'effrayante mortalité qui dans ce temps-là avait continuellement lieu parmi nos troupes ?

Dans le temps présent même, l'espace alloué aux soldats est souvent beaucoup trop petit pour leur sûreté. L'espace alloué aux hommes dans la garnison de Ste. Anne aux Barbades, rapporte le Dr. Gavin, est en général insuffisant ; par exemple, dans les casernes de pierres, mal construites, placées dans une situation basse et défendues contre la brise, par un plateau, de manière à empêcher, à un très haut point, la ventilation, on n'a alloué que 539 à 543 pieds cubes aux étages respectifs, tandis qu' à l'étage inférieur des casernes de fer, il n'y a maintenant que 506 pieds cubes par homme,—à peine un peu plus de la moitié de l'espace respirable exigé pour maintenir la santé et la vigueur du soldat dans un climat chaud.

" Six, huit ou dix personnes," dit le Dr. Milroy, en parlant de la population ordinaire de la Jamaïque, " sont souvent pressées les unes contre les autres la nuit dans une chambre de huit ou neuf pieds carrés. Les conséquences qui en résultent, à l'irruption d'une épidémie, se firent sentir d'une manière terrible pendant la dernière invasion du choléra. A Port-Marie, la moitié ou les deux tiers des habitants moururent de cette maladie dans le cours de trois semaines, et un dix-huitième de la population entière fut emporté en vingt-quatre heures ; il s'agit ici de la population d'une ville et nous savons que cette mortalité même était bien au-dessous de ce qui eut lieu sur certaines propriétés."

MALPROPRETÉ.—Le Dr. Hennen représente l'état de malpropreté d'une grande partie de la population de Gibraltar, surtout celle des mendiants et des indigents comme trop dégoûtant pour qu'on puisse en faire la description ; et Sir George Murray parle longuement de la "malpropreté déplorable" des maisons occupées par ces classes d'individus.

"En ce qui concerne les rues et l'extérieur des maisons," fait observer le Dr. Smith, "Gibraltar est propre et beau, et n'a point de boue ; mais quand on examine l'intérieur des maisons une scène d'une nature bien différente se présente ; on trouve des ordures à chaque pas ; les maisons des classes les plus pauvres sont extrêmement sales."

Deux épidémies successives de Fièvre Jaune, à savoir, l'épidémie de 1804 et celle de 1813, éclatèrent au même endroit, le plus sale de Gibraltar, *les Bâtiments de Boyd ;* et l'épidémie de l'année suivante (1814) commença *aux bâtiments de Cavallero,* "endroit qui, pour son état de malpropreté, luttait avec les Bâtiments de Boyd." "Toutes les fois," dit Mr. Amiel, "que l'épidémie a paru à Gibraltar, elle a toujours commencé dans l'endroit le plus sale, et c'est ce qui arriva dans la dernière invasion."

A l'occasion de la garnison de Ste. Anne, aux Barbades, le Dr. Linton assure que bien que les quartiers des troupes aient aux yeux d'un observateur accidentel l'apparence d'une propreté générale, il y a cependant bien des endroits qui ont à leur surface de vastes monceaux d'ordures ; que les officiers de santé se plaignent que l'air est fréquemment si puant surtout le soir, qu'ils sont obligés de tenir leurs fenêtres fermées ; que les lieux d'aisance des soldats, véritable fléau, empoisonnent tout le voisinage de leurs exhalaisons, les matières fécales étant enlevées toutes les nuits dans des tinettes et jetées dans la mer, opération qui dure ordinairement 4 heures et cause une incommodité intolérable à tout le voisinage ; que l'urine des casernes s'écoule par un égout souterrain qui se décharge près de la mer, et non dedans, laissant à la surface un dépôt d'une odeur toujours fort désagréable, tandis qu'il n'y a pas de puisard pour recevoir le contenu des pots de nuit des officiers et que par conséquent on ne peut empêcher leurs domestiques de les vider où et quand ils en trouvent l'occasion.

"Chaque ville, chaque village de la Jamaïque," rapporte le Dr. Milroy, "abonde en causes d'insalubrité de la pire espèce ; on trouve à peine en effet une maison sans un tas de matières nuisibles aux environs. Lors du nettoyage général des rues et habitations et de l'enlèvement des ordures, opération qui eut lieu à l'approche du choléra, on me fit partout la remarque

que personne n'avait une idée de la masse d'horreurs de toute sorte, qu'on avait laissé s'accumuler autour de soi pendant une multitude d'années"

De même à George Town, à Demerara, pendant l'épidémie de 1839 à 1846 :—

"La rivière Demerary," dit le Dr. Johnstone, "et le bord de l'eau ou Water-street étaient le foyer et le séjour de la maladie. Elle y dominait avec une violence terrible et l'on pouvait presque sans aucune exception, faire remonter touts les cas qui éclataient autre part, à cette impure localité. Les causes de cette impureté et de la persévérance de l'influence épidémique étaient très apparentes dans l'accumulation des immondices en putréfaction et de la boue sous les *stellings* ou longues jetées qui sont nombreuses le long du bord de l'eau pour la réception des marchandises. En outre plusieurs des bâtiments de ce marché commercial si peuplé, nommé Water-street, sont bâtis sur des pilotis enfoncés dans la vase et s'étendent presque jusqu'à la marque des eaux basses ; et ces pilotis servent admirablement pour retenir les immondices et le rebut d'un marché aux légumes et d'un abattoir quotidiens ; pour preuve que cette dernière considération n'est point sans importance, il faut remarquer qu'on tue touts les matins en gros bétail, porcs, chèvres etc., de quoi suffire à la consommation d'une ville de 30,000 âmes, sans compter le pays environnant."

Le Dr. Gavin confirme l'exactitude de cette description par le détail de l'inspection qu'il a faite de cette localité.

"Rien," dit-il, "ne prouve plus selon moi, l'influence énorme de certaines causes locales à développer la Fièvre Jaune, que les faits en rapport avec la dernière épidémie, et l'épidémie actuelle à George Town, Demerara. Je n'eus pas plus de peine à déterminer les endroits particuliers à George Town, où la fièvre épidémique se développerait d'abord, et où elle se développa en effet, à son retour en 1851—52, et où, par la présence d'aliments convenables, s'étendrait la force de l'épidémie, que je n'en avais à indiquer les localités de certains districts de Bethnal Green où le choléra deviendrait et devint en effet plus général et plus mortel."

Manque d'égoûts et mauvais égoûts.—Le Dr. McLean dit qu'un comité de quinze médecins qui s'assemblèrent à Barcelone, pendant le règne de la cruelle épidémie de Fièvre Jaune de 1821, assignent comme une des causes localisantes principales de la maladie, l'état des conduits et égoûts de la ville et du port.

"Par la négligence de la police publique," disent-ils, "pendant plusieurs années antérieures à 1821, les égoûts, les canaux de dessèchement et les autres conduits servant à entraîner les ordures de la ville de Barcelone, se sont bouchés et sont devenus malpropres au point qu'à la fin de Juin, il était impossible de passer le long du mur de la mer où ils se vident dans le port, sans souffrir de la puanteur des substances animales et végétales en putréfaction qui s'y étaient accumulées."

Les témoins de toutes classes s'accordent à dire que, antérieurement à l'invasion de l'épidémie de 1828 à Gibraltar, les égoûts privés et publics étaient dans l'état le plus défectueux et le plus sale.

"M'en rapportant," dit Mr. Amiel, "à un document officiel de Mr. Woodward, Inspecteur des Travaux du Revenu, je trouve que les égoûts de la basse ville n'ont que peu de pente, et qu'ils reçoivent les vidanges et autres ordures de ceux de la haute ville, dans lesquels se déchargent les fosses d'aisance de diverses maisons. Il s'en suit que, soit par les vents directs de l'ouest, soit par les tourbillons de vent de l'est, le mauvais air est poussé du mur d'enceinte, et par un temps chaud, les rues et les maisons se remplissent d'un air si désagréable et si fétide qu'il rend malades les habitants.

"La surface entière des égoûts est couverte de matières fécales, qui, faute d'eau pour les entraîner, deviennent, dans un temps chaud, un long amas de matières putrides à fleur de terre, et les émanations puantes disséminées partout, ne peuvent avoir échappé à l'observation même la plus superficielle. Pendant la dernière épidémie l'air était surtout puant et l'on trouva beaucoup de rats morts dans les égoûts. A la sortie des égoûts au mur d'enceinte, et dans beaucoup d'endroits où j'eus occasion de les faire ouvrir, j'ai toujours remarqué qu'ils contenaient une grande quantité d'ordures, surtout dans la ville basse.

"Les égoûts dépendant des casernes, souvent tout-à-fait bouchés, permettent aux substances corrompues de s'accumuler à l'ouverture, et répandent pendant les mois d'été des exhalaisons très désagréables dont les soldats se sont plaints en plus d'une occasion et qu'ils ont signalées aux officiers. Les égoûts de l'hôpital régimentaire ont leur ouverture dans la cuisine et dans le centre d'une petite cour, et forment ainsi une source permanente d'exhalaisons empoisonnées. Le premier serviteur d'hôpital qui tomba malade pendant la dernière épidémie fut le cuisinier de l'établissement, qui couchait dans cette cuisine, et la maladie s'est montrée particulièrement rigoureuse parmi ceux qui ont été employés au même devoir.

"La malaria produite par les exhalaisons des égoûts communs, probablement parcequ'elle est plus particulièrement le résultat de la décomposition animale, parait exercer une très puissante influence sur le caractère de cette fièvre ; j'ai eu de fréquentes occasions d'observer la vérité de ce fait, lorsque j'étais chargé du soin médical du département des chantiers. En 1813 le premier malade que je vis attaqué du vomito négro demeurait dans un creux, à l'extrémité méridionale du Pavillon du Sud, dans le voisinage immédiat d'un égoût dont on avait à plusieurs reprises signalé l'incommodité aux autorités ; et à différentes époques je fus dans la nécessité d'envoyer, de ce même voisinage, à l'hôpital civil, trois jardiniers dont deux moururent rapidement de la fièvre dans cet établissement. De 1819 à 1822, vers la fin de l'été, j'eus fréquemment dans mon traitement, aux quartiers des artificiers de la marine à Rosia, des cas de fièvre suivis d'une irritabilité de l'estomac, de couleur jaune à la peau, et d'autres symptômes graves, cas dont plusieurs eurent une issue fatale ; et ayant remarqué qu'un égoût banal, au centre de ce bâtiment, était dans un état défectueux et répandait quelquefois des exhalaisons très désagréables, je fis un rapport sur ces circonstances aux Commissaires de la Marine Royale de la garnison, comme j'en ai fait mention dans mon Rapport Annuel de 1823. On fit disparaître l'égoût, et depuis cette époque je n'ai plus vu d'attaques semblables de fièvre et je n'ai point entendu dire qu'il y en ait eu dans l'établissement. Pendant la dernière épidémie, les premiers cas de fièvre, dans le quartier sud, paraissent avoir éclaté dans le voisinage d'un creux près du pont conduisant à l'hôpital, où les vapeurs incommodes d'un grand égoût se faisaient beaucoup sentir pendant les mois d'été ; et la maladie avait surtout sévi dans ce lieu-là et dans touts les endroits dépourvus d'une ventilation pure et libre."

2 des Commissaires de l'Enquête, le Dr. Broadfoot et Mr. Howell, confirment ces déclarations ; le Dr. Broadfoot dit,—

" Qu'on laissait jeter dans les égoûts les balayures des rues et d'autres ordures solides, quoiqu'ils n'eussent point à leur partie supérieure une abondance d'eau suffisante pour en nettoyer le contenu."

Mr. Howell dit,—

" Qu'il est prouvé par des témoignages tout-à-fait incontestables que des émanations putrides s'exhalaient des égoûts. Je m'en rapporte au témoignage non seulement des médecins, mais de Mr. Woodward, inspecteur des bâtiments du revenu, du Lieutenant-colonel Bayley, du Major Middleton, du Colonel Pearson, du Capitaine Crawfurd, du Maréchal les logis en chef O'Grady, et de beaucoup d'autres ; il est prouvé par le Major-général Pilkington, ingénieur royal en chef, que ces exhalaisons étaient de nature à pénétrer dans la plupart des maisons et à corrompre l'atmosphère."

Nous avons déjà dit que les stations où la maladie se concentra davantage et où les soldats eurent à souffrir plus cruellement que dans aucune autre localité, furent les postes sur la ligne ou dans le voisinage immédiat des égoûts.

Dans la dépêche qu'on vient de citer, Sir George Murray appelle particulièrement l'attention sur l'état général de l'écoulement des eaux dans la garnison.

" Je désire," dit-il, " présenter quelques remarques et suggérer quelques idées relativement à l'état des égoûts publics Tout le monde s'accorde à dire que les exhalaisons qui en proviennent sont excessivement désagréables en tout temps, mais il y a différence d'opinion sur le point de savoir si elles sont nuisibles à la santé publique ; car, ceux qui soutiennent que ces exhalaisons ne le sont pas donnent pour preuve que quelques-unes des villes voisines de Barbarie et d'Espagne qui sont dépourvues d'égoûts sont généralement salubres. Je considère que c'est un raisonnement fallacieux, en ce qu'on ne tient pas compte de l'action de l'air et du soleil sur les ordures exposées dans ces villes, tandis qu'à Gibraltar, comme je le ferai voir tout à l'heure, ces impuretés restent concentrées dans les égoûts, et si la dernière épidémie doit sa naissance à la malaria, on peut montrer par des témoignages suffisants que dans le mois d'Août dernier, les égoûts se trouvaient dans un état capable de produire la malaria sous sa forme la plus mauvaise.

" Mr. Woodward, par exemple, dit que dans la rue de Southport, les égoûts, qui sont d'une grande étendue et communiquent, à travers les casernes de Town Range, jusqu'au lieu où on rapporte que le premier cas de fièvre épidémique a paru, n'avaient été vidés qu'une fois en 14 ou 15 ans ; et le Maréchal des logis en chef O'Grady du 12e régiment, après avoir fait allusion aux plaintes continuelles que faisaient les soldats au sujet des mauvaises odeurs émanant de ces cloaques, assure qu'il fallut 20 ou 30 charrettes pour emporter la masse d'ordure qui obstruait ces égoûts, lorsqu'on les ouvrit après la fièvre.

" Il est donc facile de concevoir que les ondées qui tombèrent vers la fin d'Août (circonstance que les anciens habitants considéraient comme un signe précurseur d'une saison insalubre, et que le Dr. Hennen nota dans son journal en lui donnant la même signification,) n'auraient pour effet que d'amener les matières amassées dans les égoûts à un état de fermentation, sans les débarrasser de leur contenu ; et comme l'a remarqué le Major Général Pilkington, qui a pris soin d'observer les changements météorologiques de l'atmosphère, les vents d'ouest qui régnèrent en Juillet, et pendant une partie d'Août et de Septembre de l'année dernière, soufflant dans l'orifice des égoûts, produisirent les émanations les plus délétères et infectèrent toutes les maisons de la ville."

Le président de la commission, le Dr. Pym, attache si peu d'importance à ce témoignage qui fit une si vive impression sur d'autres esprits, qu'il exprime dans son rapport au secrétaire d'état la conviction que " les égoûts privés ou publics de la garnison n'eurent aucune part à la production de la dernière maladie ;" cependant, " puisqu'il appert d'après les témoignages les plus respectables qu'ils étaient en quelques endroits excessivement désagréables, il serait à désirer qu'on supprimât toute communication avec les fosses d'aisance, etc. en substituant l'usage de réceptacles portatifs de vidange, comme cela se fait à Paris et dans d'autres grandes villes; il ajoute que la population, au lieu d'être excessive, passait pour moindre en 1828 qu'en 1826-27, et que la santé de la garnison fut positivement maintenue par les vents d'ouest, qui dans ce climat sont considérés comme très salubres et qui y régnèrent plus qu'à l'ordinaire;" ces mêmes vents dont Sir George Murray, après examen de touts les témoignages, dit que "soufflant dans les orifices des égoûts, ils produisaient les exhalaisons les plus délétères et infectaient toutes les maisons de la ville."

Le Dr. Chervin dit que quelque temps avant l'invasion de l'épidémie de Fièvre Jaune en 1818, à Cadix, "les vapeurs putrides qu'exhalaient les cloaques qui reçoivent les immondices et les excréments d'une grande partie de la population, répandaient une puanteur si intolérable qu'on ne pouvait y tenir;" et un médecin qui visita la ville en 1805, le Dr. Félix Pascalis, fait observer que:—

"Quelquefois, dans les grandes chaleurs d'été, le vent d'Est souffle pendant quinze ou vingt jours sans interruption, et alors des gaz délétères, provenant de touts les immondices de la ville, sont continuellement exhalés par les soupiraux des égoûts. Est-il besoin, d'après cela," ajoute M. Pascalis, "de recourir à une contagion importée, pour expliquer la naissance et le développement de la Fièvre Jaune?"

D'après un examen général des égoûts de la garnison de Ste. Anne, aux Barbades, destinés à emporter les eaux de vidange, le Dr. Gavin les décrit comme étant pour la plupart chargés d'un dépôt et formant en réalité des fosses d'aisance alongées; et il appelle l'attention sur la somme payée à présent, pour l'enlèvement quotidien des matières fécales, à savoir, 75 liv. st. (1,875 fr.) par an, ce qui équivaut à un capital de 1,500 liv. st. (37,500 fr.), somme dont une faible portion suffirait à construire des commodités et des pissoirs convenables.*

---

* On a calculé que chaque soldat anglais qui mourait dans une station étrangère avait déjà coûté au gouvernement de 50 à 100 liv. ster. (de 1,250 à 2,500 fcs.). Le total extraordinaire de la dépense civile résultant de l'épidémie de 1828 à Gibraltar, s'éleva à 18,300 liv. ster.; ajoutons à cette somme le prix de 307 hommes, au taux le plus bas, et nous aurons pour le pays, à une seule station, pour une seule épidémie qu'on aurait pu empêcher en grande partie, si non tout-à-fait, une perte qui ne sera pas moindre de 43,850 liv. ster. Et ceci ajouté aux charges subséquentes à cause des pensions, et des frais de passage pour les veuves et les orphelins qui retournent à leur pays natal.

Dans son rapport trimestriel finissant le 31 Mars 1848, le Chirurgien d'état-major Spence mentionne une occasion dans laquelle il eut, ainsi que plusieurs autres, à souffrir des émanations qui s'échappaient d'un égoût fort sale.

"Non loin du pavillon où je suis logé," dit-il, "il y a un égoût fort sale dans touts les temps, mais qui ne causait point d'incommodité au quartier, parce que le vent ne soufflait que rarement du point juste, le sud-est, qui nous place exactement sous le vent; mais un jour vers la fin de Janvier, le vent nous vint de ce côté, et nous en fûmes si oppressés individuellement, que je fis remarquer à quelqu'un que si jamais de mauvaises odeurs devaient nous rendre malades, ce serait maintenant; et environ 28 heures après, j'eus un frisson suivi de fièvre, et chaque officier habitant le pavillon souffrit tour à tour de la même indisposition."

Humidité et Marécages.—On admet généralement l'influence de l'humidité à hâter les progrès du choléra; la preuve est tout aussi complète quant à l'effet également puissant de cette influence à localiser la Fièvre Jaune, particulièrement l'humidité qui s'élève des rivages impurs de la mer; la vase et la boue sur le bord des rivières, des canaux, des étangs, des fossés des routes et de ceux des garnisons; la fange et la boue dans les rues non pavées, les ruelles, les allées, les cours des villes et des cités; et l'écoulement et la filtration des cloaques et des privés, cause fréquente de l'humidité des caves habitées.

Le Dr. Chervin dit que les causes principales des épidémies effroyables qui ont ravagé Barcelone sont la malpropreté du port et du hâvre, et la lenteur et l'impureté du canal "Condal" qui reçoit des masses énormes de matières corrompues des manufactures, des abattoirs, des lavoirs et d'autres établissements situés sur ses bords, lesquelles forment une accumulation pestifère de sable, de boue et d'ordure.

Le Dr. M'Lean dit que le comité de quinze médecins de Barcelone, en 1821, s'accorde avec le Dr. Chervin à regarder ce canal comme une grande et continuelle cause prédisposante à des maladies épidémiques.

"Malgré le travail qu'on exécuta il y a quelques années dans le lit du Condal," disent-ils, "le peu de profondeur de l'eau, la lenteur de son cours, l'action constante d'un soleil ardent pendant toute la journée; toutes ces causes produisirent une stagnation des impuretés de la ville et en rendirent l'écoulement difficile, donnant naissance à des émanations délétères sur touts les points du canal.

" L'examen minutieux que la Commission a fait du cours du canal Condal, l'a convaincue que son embouchure est actuellement obstruée par un banc de sable, qui en empêchant que ce canal ne se vide complètement, donne lieu à la formation d'une grande mare d'eau corrompue, provenant des fabriques, des abattoirs, des lavoirs et autres établissements situés sur ses bords, laquelle exhale une mauvaise odeur insupportable.

" Le même Comité trouva que l'eau sale et stagnante qui entourait ce banc de sable, était d'un pied au-dessus du niveau de la mer, et plus ou moins dans d'autres endroits.

" Les travaux modernes du port l'ont converti en une sorte d'étang stagnant dont le nettoyage a été négligé pendant plusieurs années, produisant ainsi un foyer d'infection qui n'avait pas existé auparavant."

Les médecins qui connaissent la station s'accordent touts à admettre qu'une des causes principales de la susceptibilité particulière de la garnison de Ste. Anne, aux Barbades, à avoir la Fièvre Jaune, est la situation basse et marécageuse de cette ville, qui suivant le Dr. Davy, Inspecteur Général des Hôpitaux:—

" Renferme et a, dans son voisinage immédiat, plus de marais, plus de terreins sujets à être inondés et à prendre pour un temps la nature de marais, que tout le reste de l'île, de sorte qu'on peut dire avec vérité que si cet endroit n'engendre pas les maladies zymotiques sous toutes leurs formes, il est bien pour le moins de nature à en favoriser le développement."

Ces marais s'étendent à partir du territoire de la garnison jusqu'à une distance de deux milles et demi. Le plus voisin paraît être soumis à l'influence de la marée et reçoit le pernicieux mélange d'eau salée et d'eau douce. Ce mélange est, à n'en pas douter, de la nature la plus injurieuse, mais quelques observateurs le regardent comme si nuisible qu'ils attribuent à cette cause la disposition singulière des villes maritimes aux épidémies en général, et à la Fièvre Jaune en particulier.

" La Fièvre Jaune," dit le Dr. A. Browne, " a si souvent paru dans les ports de mer que les assertions de ceux qui croient que cette maladie est toujours le résultat d'une importation en ont reçu un certain air de probabilité. Les contagionistes cependant, aussi bien que leurs adversaires, ont presque entièrement négligé le fait que ces ports, généralement situés à l'embouchure des rivières, ou dans de petites anses où se jettent des rivières, sont plus exposés que d'autres lieux aux causes d'insalubrité qui dépendent du mélange de l'eau douce avec l'eau salée.

"Or, ce mélange est une des conditions les plus favorables à la production de la malaria, tant à cause de la destruction de vie organique qu'il occasionne que par les éléments qu'il fournit aux réactions chimiques. L'exemple suivant, tiré du rapport de Mr. Mélier, décide ce point.

"La localité de l'expérimentation, car c'est ainsi qu'on peut avec vérité désigner le fait dont il s'agit, était la maremme de Lucques sur le rivage de la Méditerranée. Le terrein se divise en trois bassins principaux coupés de mares et de lacs nombreux, qui depuis des siècles ont été de temps en temps inondés par la mer, causant ainsi le mélange de l'eau douce avec l'eau salée. L'insalubrité de ce district était, dit-on, si grande que "une mort inévitable" était la conséquence d'une nuit passée dans cette localité pestilentielle pendant les mois d'Août et de Septembre. Pour remédier à ce triste état de choses, en 1740, on plaça une écluse à vannes dans le Burlamanca, canal par lequel l'eau salée entrait dans le bassin principal, écluse construite de manière à opposer une barrière aux marées quand elles s'élevaient et à laisser s'écouler l'eau douce quand les marées baissaient. Ces travaux furent terminés en 1741. Le succès en fut si complet que les fièvres, qui n'avaient jamais auparavant manqué de paraître, cessèrent l'année suivante, et à partir de ce temps le district devint salubre. Le village de Viareggio, antérieurement abandonné, devint un lieu important et une résidence favorite des premières familles de Lucques, pendant l'été. En 1768 et 1769, les fièvres reparurent soudainement, comme pendant leurs périodes les plus mauvaises. Qu'était-il arrivé? rien que ceci: l'écluse s'était détériorée et les eaux s'étaient de nouveau mêlées. On répara l'écluse et la fièvre disparut. La mortalité qui s'était élevée à un habitant sur 15 fut réduite l'année suivante à 1 sur 40. Le même accident arriva en 1784–85, avec des conséquences semblables, et l'on remédia au mal de la même manière.

"On établit des écluses semblables à Cinquala en 1812, à Matrona en 1819, et à Tonfalo en 1821. Partout le succès fut le même; l'expérimentation est aussi concluante qu'irréfragable. Des résultats semblables ont été obtenus depuis dans d'autres lieux de l'Italie et en France.

"L'étang de Lindre-Basse dans le département de la Meurthe offre un exemple curieux des effets que les conditions différentes sous l'influence desquelles s'engendre la malaria, ont sur la modification des maladies provenant de l'infection marécageuse. Cet étang, exploité suivant le système de rotation trienniale commun dans la Sologne, est deux ans sous l'eau et un an à sec. Pendant la première année il est à moitié rempli et donne naissance à des fièvres intermittentes; pendant la seconde il est plein, et les fièvres typhoïdes dominent; dans la troisième, après avoir été pêché, il est mis à sec et cultivé comme un champ, et pendant cette année des affections phlegmoneuses apparaissent. Ces maladies se sont succédé les unes aux autres pendant une période de 16 années,* aussi régulièrement et aussi invariablement que les différents états de l'étang ; et cette idée se présente d'elle-même que des maladies qui ont une commune origine doivent avoir plus ou moins une communauté de nature, quelque différentes qu'elles puissent être dans leur apparence extérieure."

En recherchant l'influence des exhalaisons marécageuses sur les troupes en Flandre pendant la campagne de 1748, Sir John Pringle dit :—

" A peine les troupes étaient-elles depuis un mois dans les cantonnements que la liste des malades s'élevait à 2,000, et les soldats qui étaient près des marais souffraient bien plus que les autres, tant par le nombre que par la violence des symptômes."

Il raconte que,—

" Les soldats du régiment des *greys* cantonnés à Vucht (village situé à un mille de Bois le Duc, entouré de prairies inondées ou desséchées depuis peu) étaient les plus maltraités. Pendant la première quinzaine ils n'eurent pas un malade, mais après un séjour de cinq semaines dans cette localité, ils en comptaient environ 150 ; après deux mois, 260, ce qui formait à peu près la moitié du régiment ; et à la fin de la campagne, ils n'avaient en tout que 30 hommes qui n'avaient pas été atteints. Un régiment à Nieuland où les prairies avaient été inondées tout l'hiver et venaient d'être desséchées, eut quelquefois plus de la moitié de ses hommes sur la liste des malades. Les Fusiliers écossais à Diuther, quoiqu'à une grande distance des inondations, mais placés dans un village bas et humide, eurent plus de 300 malades à la fois, tandis qu'un régiment de dragons cantonnés à une demi-lieue seulement au sud-ouest de Vucht, étaient, en grande partie, exempts des souffrances de leurs voisins. Tel était, même à cette faible distance des marais, l'avantage du vent qui leur venait principalement de terreins secs et d'une position sur une bruyère ouverte quelque peu plus élevée que le reste du terrein."

On a fait des observations qui semblent démontrer que l'influence nuisible des exhalaisons des marais est renfermée dans des limites assez étroites, ou tout au moins que la translation à de petites distances est souvent une protection contre elles.

" La distance," dit le Dr. Bancroft, "à laquelle peuvent se transporter de leur source les exhalaisons de terreins marécageux en conservant le pouvoir de causer la Fièvre Jaune et les autres fièvres de marais, dépend en partie de la force du vent, en partie de l'étendue de la surface qui les émet, et de la

* "Un changement de rotation en 1848–1849 a changé l'ordre de succession de ces maladies. *Comptes rendus*, 1850."

manière plus ou moins copieuse dont elles s'en dégagent. Si le vent est très modéré et souffle constamment du même point, et si les miasmes s'échappent abondamment d'une très grande surface, il semble probable que la masse considérable de vapeur ainsi dégagée pourrait se transporter à un quart et peut-être à un demi-mille avant d'être assez délayée d'air atmosphérique ou assez dissipée par le vent pour perdre son pouvoir morbifique.

Lemprière dit que tandis que les conséquences les plus désastreuses résultaient d'une grande proximité de la terre, les équipages des vaisseaux stationnés dans un canal très étroit, de moins d'un quart de mille, entre Beveland et Walcheren continuèrent à jouir d'une bonne santé pendant toute la campagne."

"Les collines La Ventille," dit le Dr. Gavin, "bornent Port d'Espagne, à la Trinité, à l'est et au sud. Les blancs, et même les individus de couleur, qui essayèrent de demeurer sur le côté sud des collines sont invariablement morts de la fièvre au bout de peu de temps, a cause des émanations du marais pestilentiel de Caroni, qui est large, étendu et qui borde pendant un certain espace la base des collines ; et on dut abandonner, comme tout-à-fait intenable, un poste militaire, élevé près de la pente qui conduit au marais. Le magasin situé plus bas est également si malsain qu'il exige un changement constant et régulier de sentinelles. Néanmoins, de l'autre côté, les collines sont couvertes de bois, et les blancs et même les Européens nouvellement arrivés y résident comparativement en sûreté—à l'abri du moins des formes les plus sévères de fièvre.

"Le Dr. Blane rapporte qu'à Rochefort (Jamaïque) une distance de la longueur de deux câbles suffisait pour établir la différence entre un état de maladie violente ou d'exemption complète."

On rapporte, comme un cas en quelque sorte extrême, que les exhalaisons marécageuses de Bronage, lorsqu'elles sont poussées par les vents du sud-ouest, affectent les habitants de Rochefort à une distance de 4 ou 5 milles.

Ces rapports paraissent être l'expression correcte d'un fait général, mais il y a néanmoins une preuve incontestable que dans certaines conditions de l'atmosphère et par des courants de vent soufflant constamment dans une direction particulière, ces émanations peuvent être portées à des distances beaucoup plus considérables que quatre ou cinq milles. Comme, par exemple, à la Guyane Anglaise où lorsque le vent de terre souffle dans l'intérieur après avoir passé sur des centaines de milles de marais, les habitants sont invariablement affectés d'attaques soudaines et violentes de fièvre. On a depuis longtemps observé que lorsque l'atmosphère est humide au point de former une vapeur ou un brouillard visible, ces émanations pernicieuses sont portées non seulement en plus grande abondance, mais à des distances plus grandes que lorsque l'atmosphère est sèche.

Sir John Pringle donne l'exemple suivant de l'intensité avec laquelle les exhalaisons marécageuses peuvent s'accumuler en brouillard et se transporter dans l'état le plus complet de concentration :—

" Lorsque les troupes étaient en Zélande, il arriva," dit-il, " quinze jours à peine après qu'elles y eurent pris leurs cantonnements que plusieurs hommes appartenant aux régiments qui étaient stationnés le plus près des marais furent saisis simultanément de lassitude et d'inquiétudes, d'une sensation de chaleur brûlante, d'une soif ardente, de fréquentes nausées, de mal de cœur et de vomissement, de douleurs dans les os et dans le dos, et de violent mal de tête. Il y eut quelques exemples d'affection si soudaine et si violente de la tête que sans aucune indisposition préalable les hommes couraient çà et là d'une manière extravagante et passaient pour fous jusqu'à ce que la fin de l'accès, par une transpiration et son retour périodique découvrissent la véritable nature de leur délire. La plupart des hommes tombaient d'abord malades à leur retour du fourrage. Le régiment étant cantonné tout près des inondations et plusieurs des quartiers se trouvant environ à deux lieues de l'endroit où on avait placé les magasins, les hommes étaient obligés de partir vers 4 h. du matin afin de revenir avant la grande chaleur. A cette heure matinale les prairies et les marais de chaque côté de la route étaient couverts d'un épais brouillard répandant une odeur repoussante. Le détachement revenait ordinairement avant midi, mais plusieurs des hommes avant même leur retour aux quartiers souffraient déjà d'une fièvre violente ; quelques-uns dans ce court espace de temps tombaient dans un vrai délire et d'autres étaient saisis pendant la route d'une frénésie si soudaine qu'ils se jetaient de dessus leur fourrage dans l'eau s'imaginant qu'ils devaient gagner leurs quartiers à la nage. Un militaire en arrivant fut subitement saisi d'un violent mal de tête, il sortit du quartier et courut dans les champs comme un fou. Trois ans après cette maladie il fut reconnu que deux des hommes qui avaient été ainsi subitement atteints de frénésie, quoiqu'ils fussent guéris de la fièvre avaient toujours depuis été épileptiques et touts les autres qui avaient été malades restèrent très sujets à des retours de fièvre intermittente."

Sir John Pringle dit aussi qu'il semble démontré par l'expérience qu'une élévation modérée dans un district marécageux est plus dangereuse qu'une position plus basse. Le fort de Ste. Anne n'est qu'à 50 pieds environs au dessus du niveau du marais salé voisin, et n'offre, par sa conformation physique, aucune barrière matérielle au courant de l'air passant du marais par-dessus le fort, et touts les médecins servant dans cette station sont pleinement convaincus de l'influence de ce marais à modifier ou à aggraver les épidémies dont la garnison est si souvent atteinte.

"Les cabanes à la Jamaïque," rapporte le Dr. Milroy, "sont placées sur le terrein nu ; il n'y a même jamais de ruisseau pour l'écoulement de la pluie, qui alors s'imbibe dans la terre tout autour des claies qui servent de murs, pénétrant abondamment dans l'intérieur sans compter ce qui entre par la couverture qui, lorsqu'elle est de chaume, comme c'est assez l'usage, devient comme une éponge mouillée."

En passant en revue les histoires qu'on nous a transmises des épidémies qui ont fait le sujet d'une narration particulière, on trouve qu'elles contiennent toutes l'exposition de faits qui démontrent de la manière la plus frappante l'influence des causes localisantes que nous venons d'énumérer. C'est ce qui se voit pour les épidémies de Gibraltar de 1804, 1813, 1814 et 1828, touchant chacune desquelles, il paraît que les endroits où la maladie commença et fit les plus grands ravages étaient les plus remarquables pour leur encombrement, leur malpropreté, leur humidité et leur système inefficace ou pernicieux d'écoulement. Ainsi l'expérience est la même pour les épidémies de Ste. Anne en 1805, 1816, 1847, 1848 et 1849. On a constaté, pour l'épidémie de 1805 par exemple, que la caserne particulière dans laquelle la maladie avait principalement sévi était encombrée à l'excès; qu'il était impossible d'aérer les appartements du rez-de-chaussée, que ce rez-de-chaussée était en même temps extrêmement humide, et que les hommes de cet étage furent attaqués dans la proportion de trois contre un de ceux de l'étage supérieur.

Pendant l'épidémie de la Fièvre Jaune de 1816, l'endroit désigné dans le rapport du jour sous le nom de *fons mali*, est représenté comme ayant été dans un état d'extrême malpropreté, rempli de tas d'ordures, de boue, du rebut des cochons et d'autres matières en putréfaction, exhalant les odeurs les plus repoussantes. C'est là, dans une rangée de constructions appelées "les cabanes," consistant en un long hangar divisé en compartiments séparés, (chaque compartiment ne contenant que 1,000 pieds cubes d'espace, et logeant pourtant six personnes, ce qui n'alloue par conséquent que 166 pieds cubes d'espace respirable par individu) c'est là, disons-nous, qu'éclata d'abord le fléau et que pendant toute sa durée il compta le plus grand nombre de victimes.

Le Dr. John Davy et le Dr. Collings s'accordent à attribuer les épidémies de 1847, 1848, 1849, à une accumulation de végétation excessive et d'exhalaisons urineuses, s'échappant d'une cavité négligée entre les casernes de fer et celles de l'artillerie ; au dessèchement défectueux de la Savanne et du terrein adjacent ; à l'état du cimetière ; au remuement du terrein à une certaine profondeur * sur une étendue considérable, et au nivellement pour les travaux d'amélioration dans les casernes négligées où la maladie fit sa première apparition ; tout cela joint à la ventilation imparfaite et à l'encombrement des quartiers des soldats. En cette occasion la maladie paraît s'être restreinte à la garnison pendant toute sa durée, et, pour une portion considérable de cette durée, aux casernes et aux quartiers où le système des égoûts était le plus défectueux, et les causes localisantes susdites les plus actives.

Il n'arrive pas souvent qu'on puisse remonter à la source locale d'une épidémie avec autant de précision que dans le cas de l'irruption de Fièvre Jaune dans l'armée des Etats-Unis à Galliopolis.

"La fièvre," dit le Major Prior, "fut, je pense, justement attribuée à un grand étang près du cantonnement. On avait deux ou trois ans auparavant tenté de le combler en abattant de grands arbres qui croissaient sur ses bords et en recouvrant de terre ce bois ainsi abattu. Cette entreprise n'avait point été mise à fin. En Août, le temps fut extrêmement chaud et sec ; l'eau s'était considérablement évaporée, laissant une grande quantité d'eau bourbeuse, avec un mélange visqueux et épais de matières végétales en putréfaction qui émettait une puanteur presque insupportable. Les habitants du village, principalement français, très pauvres et sales dans leur manière de vivre, souffrirent d'abord, puis moururent si rapidement qu'une consternation générale saisit tout l'établissement. La garnison continua à se bien porter pendant quelques jours, et nous commencions à nous consoler avec l'espoir que nous échapperions tout-à-fait à la maladie ; nous fûmes cependant détrompés, et nous découvrîmes bientôt la cause de notre exemption jusqu'à ce moment. Le vent avait détourné loin du camp l'air qui s'élevait de l'étang ; mais aussitôt que le vent se fut mis à souffler du point opposé, les soldats commencèrent à tomber malades ; en cinq jours la moitié de la garnison était sur la liste des malades, et en dix jours la moitié des malades étaient morts. Ils étaient d'abord saisis d'un frisson suivi de

* Ces défrichements de terreins paraissent avoir été une cause fréquente de fièvre parmi les troupes françaises en Algérie, et presque tous les écrits récemment publiés sur ce sujet en font mention.

maux de tête et de douleurs dans les membres, de rougeur dans les yeux, de maux de cœur continuels ou de vomissement, et généralement, tout juste avant la mort, d'un vomissement de matière ressemblant à du marc de café. Ils étaient souvent jaunes avant la mort, mais ils l'étaient presque toujours après. Les malades mouraient ordinairement le 7e, le 9e, et le 11e jour, et quelquefois même le 5e ou le 3e. Comme il devenait nécessaire d'adopter quelques mesures décisives pour sauver le reste des troupes, je pensai d'abord à changer mes quartiers, mais comme la station était, sous touts les rapports, préférable à toute autre, et avait été rendue telle à force de travail et de dépenses, je me déterminai à tenter l'expérience de changer la condition de l'étang d'où l'on croyait que la maladie avait eu son origine. On creusa donc un fossé ; le peu d'eau qui restait fut détournée et toute la surface recouverte de terre fraîche. Les effets de cette mesure furent bientôt visibles. Aucun homme ne fut plus saisi de la pire forme de fièvre après l'achèvement du travail, les malades furent grandement soulagés, et ils guérirent en général, quoique lentement, car la fièvre, de rémittente commune qu'elle devint, prit graduellement la forme intermittente. Quelques cas de fièvre rémittente et intermittente se présentèrent de temps en temps, jusqu'à ce que la gelée mit un terme à la fièvre sous toutes ses formes. Aussitôt que le contenu de l'étang fut changé par le creusement du fossé, la cause, quelle qu'elle fût, semble avoir perdu le pouvoir de communiquer la maladie, sous sa forme la plus mauvaise."

Le professeur Yandall fait voir par un exemple l'influence que l'humidité résultant des étangs d'eau stagnante a sur le retour fréquent de formes malignes de fièvre.

"Louisville, dans le Kentucky," dit-il, "est situé sur la rive méridionale de l'Ohio, aux Cascades, dans une belle plaine, à 70 pieds au-dessus de la marque des eaux basses, s'étendant sur une pente douce à partir de la rivière." Le rocher dont le sol inférieur est composé "forme une surface remarquablement unie et le terreau qu'il produit en se désagrégeant sous l'influence de l'air, de la gelée, et de l'eau, a la propriété particulière de retenir l'humidité. Les étangs et les endroits fangeux sont abondants là où l'ardoise noire constitue la surface du roc. Les premières maisons élevées aux Cascades furent bâties au milieu d'étangs. On fait voir maintenant des places entières de la ville qui occupent les anciens lits des étangs assez grands et assez profonds pour porter un bateau à vapeur. Touts ces étangs ont été desséchés et on ne voit plus de semblables amas d'eau dans les limites de la cité.

"On regardait Louisville lorsqu'il était entouré d'étangs, comme une des villes les plus insalubres de la vallée du Mississipi. On l'appelait communément "*le cimetière de l'Ouest.*" On considère maintenant cette ville comme des plus salubres. La fièvre intermittente ne manquait jamais de paraître régulièrement chaque année; et quelquefois une forme de fièvre bilieuse régnait, rivalisant avec la Fièvre Jaune en malignité et menaçant de dépeupler la ville. La plus fatale de ces endémies éclata dans l'été de 1822, après une saison chaude et pluvieuse. Le nombre des personnes qui en furent victimes, sur une population de moins de 5,000 âmes, fut de 232. Dans une famille de 20 personnes, 19 furent malades en même temps, et dans quelques familles touts les individus moururent. A cette époque il n'y avait qu'une seule rue pavée à Louisville qui renfermait dans son enceinte au moins huit étangs de dimensions plus ou moins grandes, dont la plupart, dans le courant de l'automne, étaient à sec, exposant ainsi leurs fonds impurs au soleil."

Nous citons le passage suivant comme un exemple de la mortalité extraordinaire que peut produire l'excessive concentration de quelques-unes des causes localisantes les plus puissantes.

Dans les îles Lucaies, dit le Dr. A. Browne, en citant le rapport statistique—

"On trouve que la mortalité parmi les habitants blancs de tout âge est environ 3 fois plus élévée que dans la Grande Bretagne, tandis que parmi les troupes blanches elle est 13 fois plus grande que chez nous.

"La caserne principale à Fort Charlotte a été, jusqu'à ces derniers temps, un lieu notoire pour son insalubrité. Elle est située sur le sommet d'une petite éminence, derrière la ville de Nassau, et entourée de touts côtés, excepté de celui de la mer, par d'immenses marais, dont les exhalaisons s'élèvent, soir et matin, en épais brouillards qui enveloppent la caserne.

"Peu après l'érection de cette caserne, à la fin du dernier siècle, presque tout le 47e régiment, en y comprenant hommes, femmes, et enfants, fut emporté par la Fièvre Jaune en quelques semaines. En 1802, le 7e régiment de fusiliers enterra 220 hommes sur 300, dans un espace de temps aussi court, et telle était la virulence de la maladie que sur 12 officiers attaqués, un seul recouvra la santé. L'année suivante le fléau éclata de nouveau et réduisit le reste de cette force à 50 hommes, dont on conserva quelque temps la vie en les transportant dans une île voisine, où il n'en mourut qu'un seul dans l'espace de trois mois; mais immédiatement après leur retour, l'officier en chef et presque touts les hommes de ce corps malheureux tombèrent victimes de l'insalubrité du fort. Pendant plusieurs des années qui suivirent, aucune troupe européenne ne paraît l'avoir habité; mais en 1818, 70 hommes du 58e régiment y furent envoyés, dont 40 environ moururent en six mois, outre 13 femmes et enfants sur 37. De toutes les forces, pas un homme ne fut laissé capable de faire son service, et l'on ne sauva l'existence des survivants qu'en les éloignant dans un îlot situé à un mille et demi. Les chambres de l'étage inférieur de cette caserne furent beaucoup plus fatales à leurs locataires que celles de l'étage supérieur, et le site de l'hôpital paraît avoir été encore plus insalubre ; à ce point, que les soldats blancs, dans les saisons de maladies, regardaient un billet d'admission à cet hôpital comme un arrêt de mort. Quoique la santé des troupes noires ne soit en général que fort peu affectée par ces maladies fébriles qui sont si funestes aux blancs, cette classe même, ayant occupé la susdite caserne, fut sévèrement éprouvée, surtout les hommes dans les chambres inférieures. En 1828, 17 hommes sur 80 périrent dans ces chambres, c'est à dire, le cinquième à peu près, tandis qu'il n'en mourut que 8 sur 210, dans les chambres supérieures, et que 3 sur 180, dans les nouvelles casernes au Fort Nassau.

" La caserne du Fort Nassau a toujours été salubre, les logements bons, et la maladie et la mortalité excessivement faibles parmi les troupes. * * * Nous avons jugé nécessaire de faire ces remarques sur les casernes afin d'empêcher qu'on ne tirât des conclusions incorrectes quant au climat des îles Lucaies, en lui attribuant un degré de mortalité qui semble résulter, en grande partie, de ce que les troupes ont, pendant une longue série d'années, continué à occuper une position qui en conséquence de son extrême insalubrité a été, non sans justesse, appelée l'habitation de la mort."

On pourrait multiplier de semblables exemples, mais les faits déjà fournis montrent, avec une clarté suffisante, la connexion qui existe entre l'irruption et le règne de la Fièvre Jaune et la présence de causes locales définies, palpables, dont l'action est excessivement restreinte dans ses limites, et qui sont susceptibles d'être éloignées.

Autant que les occasions d'observer se sont encore offertes, la même conclusion est établie (comme l'a prouvé si amplement une expérience récente) à l'égard du choléra et de la Fièvre Jaune ; savoir, que la Fièvre Jaune et les autres épidémies cessent de paraître dans les localités améliorées, ou n'y reparaissent qu'à des intervalles plus éloignés, et sous des formes plus bénignes, à proportion de l'éloignement ou de la diminution de ces causes.

D'après une correspondance officielle, il paraît qu'en conséquence des causes locales de maladie qui furent reconnues dans la garnison de Gibraltar, à l'irruption de l'épidémie de la Fièvre Jaune en 1828, on adopta des mesures importantes pour l'amélioration du système des égoûts et de la propreté générale de la garnison, aussi bien que pour empêcher l'encombrement des hommes ; et depuis lors jusqu'à présent, la garnison a été comparativement exempte de maladie.

Des résultats semblables ont été obtenus, pendant ces dernières années, dans différentes villes du rivage Atlantique des Etats-Unis, depuis la judicieuse application de règlements pour la protection de la santé publique.

Le Dr. John Davy rend, en ces termes, témoignage des résultats bienfaisants obtenus par les améliorations effectuées, sous son observation personnelle, dans la garnison des Barbades :—

" M'en référant aux états de malades dans les troupes de ce continent, je trouve la preuve que, pendant une série d'années, il y a eu moins de tendance au retour de cette fièvre fatale, (la Fièvre Jaune) circonstance en rapport, pour ainsi dire, comme la cause l'est à l'effet, avec l'amélioration du terrein, relativement aux égoûts dans le voisinage des casernes ; aux approvisionnements des hommes, et au soin qu'on a pris d'éviter l'encombrement ; c'est une coïncidence qui sera, je l'espère, considérée comme suffisamment encourageante pour tendre à des améliorations ultérieures avec le même espoir de succès."

" On me cita en différentes parties de la Jamaïque," dit le Dr. Milroy, " plusieurs exemples bien marqués de la diminution ou de la cessation totale de la fièvre par suite du dessèchement et du nettoyage du terrein dans le voisinage des habitations. Mr. Bruce, l'un des praticiens de la paroisse de Vere, me cita sa propre habitation comme une preuve frappante de ce fait."

Nous pensons que les faits précédents établissent une identité complète entre les conditions localisantes de la Fièvre Jaune, comme on les trouve dans la zone propre à cette maladie, et celles du choléra et des autres maladies épidémiques sur toute l'étendue des districts où elles règnent.

Les autorités médicales paraissent s'accorder sur ce point que les conditions que nous venons de décrire et d'autres semblables, ne sont pas, dans le sens propre, les causes des maladies épidémiques, mais qu'elles sont plutôt les circonstances qui en déterminent l'explosion réelle, le développement et l'intensité, quand existe une influence épidémique. L'état présent de la science médicale ne nous permet point d'expliquer ce que c'est que cette influence épidémique qui constitue la cause véritable et matérielle d'une épidémie régnante. Les localités les plus sales, les quartiers et les dortoirs les plus populeux, ne sont pas toujours le siège de ces formes particulières de maladies qui portent le nom de fièvre, quoique les habitants en soient généralement dans un état de santé précaire ; et même durant les saisons épidémiques quelques-uns de ces endroits échappent à la maladie. Les villes et les pays placés dans de mauvaises conditions hygiéniques sont quelquefois dévastés par elle, mais d'autres fois leurs conditions hygiéniques restant les mêmes, ces villes et ces pays en demeurent exempts pendant des périodes indéfinies; puis, quelquefois soudainement, mais le plus souvent par degrés lents et appréciables, le fléau revient et sévit avec sa première fureur. Pourquoi en est-il ainsi? pourquoi les conditions qui agissent quelquefois d'une manière si puissante ne produisent-elles pas partout et toujours une maladie épidémique? ce problème reste encore à résoudre. Ce qui est certain cependant et de la dernière importance pratique, c'est qu'une mauvaise condition sanitaire est en tout temps suivie d'un excès de maladie et de mortalité, et que toutes les fois que les maladies épidémiques règnent, elles concentrent leur violence sur ces localités insalubres. Autant qu'on en peut juger pourtant, les conditions sanitaires restant les mêmes, les épidémies ne reviennent que périodiquement. Ces faits ont conduit à la conclusion générale que pour le développement de cette somme extraordinaire de même espèce de maladie qui éclate simultanément parmi de nombreux membres de la population et qui constitue une épidémie, il fallait, outre les conditions connues, la présence de quelque autre condition encore inconnue; et de là vient que ces conditions connues sont désignées comme *localisantes* et non *génératrices;* les causes inconnues ou réelles étant, dans notre ignorance de leur véritable nature, comparées à des nuages empoisonnés qui passent de ville en ville, et de pays en pays, portant et répandant des germes empoisonnés, semences du fléau, pour le développement desquelles les conditions localisantes qu'on vient de décrire fournissent peut-être le milieu convenable et nécessaire.

Mais il est une autre question très importante sur laquelle les opinions médicales paraissent moins unanimes; à savoir: jusqu'à quel point la malpropreté, l'encombrement, les matières organiques en décomposition, etc., peuvent-elles réellement engendrer la fièvre? Quoiqu'on admette généralement que ces causes sont incapables d'engendrer par elles-mêmes des épidémies, comme celles dont nous parlons, il est prouvé jusqu'à l'évidence qu'elles peuvent par leur concentration produire des cas individuels et même nombreux de fièvre de types différents et d'une extrême malignité. Sir John Pringle et d'autres observateurs constatent, relativement à des corps de troupes, que toutes les fois que des soldats blessés, ayant des ulcères malins ou des membres gangrenés, étaient entassés ensemble, ou même qu'on n'en plaçait que quelques-uns dans une chambre avec des personnes souffrant d'autres maladies, de fièvres rémittentes et intermittentes par exemple, un typhus terrible et mortel se déclarait tout-à-coup ; bien plus, ils assurent que si des hommes en état de santé étaient réunis en trop grand nombre dans des chambres sans ventilation, le typhus ne manquait jamais d'éclater.

On conclut, d'après des faits indubitables, que de nos jours, nous voyons constamment le typhus se produire sous nos yeux de la même manière. Un des médecins de l'hôpital des fiévreux de Londres donne de ce fait l'exemple suivant : —

" Un nombre d'Irlandais arrivent à Londres et s'entassent dans les cours étouffées, sans égoûts et sales de Gray's Inn Lane. Ils sont venus en bonne santé de la campagne ; le voisinage est exempt de fièvre à leur arrivée. Vingt ou trente personnes occupent une chambre renfermant juste autant d'espace qu'il en faudrait pour maintenir 4 personnes en état de santé. Toute sorte d'ordures s'accumulent autour de ces habitations encombrées. En peu de jours le typhus éclate. Pendant le printemps de cette année (1851) plus de cent cas de typhus ont été reçus à l'hôpital des fiévreux de Londres, provenant de cours situées d'un seul des côtés de Gray's Inn Lane. La maladie ne s'est pas étendue à l'autre côté de la rue, elle n'a pas même atteint, dans les cours infectées, les maisons qui sont plus propres et moins encombrées. Le siège de la fièvre a été strictement limité aux maisons et aux chambres dans lesquelles les causes localisantes ordinaires sont très intenses."

Il est démontré jusqu'à l'évidence par ce qui arrive touts les jours dans les régions où sévit la Fièvre Jaune. que ce fléau peut se produire de cette manière dans le climat qui lui est propre. Cela est si vrai qu'un médecin, après de longues années de service entres les tropiques, donne la recette suivante pour la sûre et rapide production de la Fièvre Jaune.

" Prenez," dit le Dr. Bone, " un nombre quelconque de soldats nouvellement arrivés dans les Antilles, placez-les dans une situation basse, humide, ou à l'ouverture d'un égoût, sur le bord d'une rivière desséchée ou sur le sommet d'une montagne, et sous le vent d'un marécage ou d'un terrein non encore nettoyé, avec peu d'eau ou seulement de mauvaise eau. N'allouez que 22 pouces de mur à chacun dans une caserne construite seulement de planches, de lattes et de plâtre, sans galeries, ni fenêtres à jalousie, mais ayant des volets bien joints, et, sous le plancher, un trou ou un caveau rempli de vase et d'eau stagnante ; des trous au plafond pour donner passage à la pluie ; des fenêtres à 18 pouces du parquet, de manière à exposer les hommes au courant d'air pendant la nuit. Qu'ils aient à faire l'exercice à jeun touts les matins sur un terrein humide, à monter leurs gardes et à supporter toute espèce de fatigue, non le soir et le matin, mais pendant la portion la plus chaude du jour. et point d'abri pour les défendre contre les rayons directs du soleil pendant qu'ils sont en sentinelle ; de mauvais pain, de la viande gâtée, peu de légumes, abondance de rhum nouveau, surtout le matin ; une discipline imposée par la crainte et le châtiment, non par le raisonnement et les bons conseils ; un hôpital semblable aux chambres de la caserne, sans communs, toujours encombré, bien pourvu de rhum, mal pourvu d'eau, et si mal administré que les hommes craignent d'y entrer ; ajoutez à cela une croyance implicite dans la doctrine de la contagion, et de l'horreur à approcher les personnes atteintes de la Fièvre Jaune ; faites suivre ces instructions à la Trinité ou même aux Barbades, surtout quand l'air est stagnant ou chargé de vapeurs nuisibles, après une longue sécheresse, et vous verrez bientôt les soldats mourir, les uns de la Fièvre Jaune, les autres du *vomito négro*, et les premiers frappés seront les habitants des chambres où ces instructions auront été le plus soigneusement suivies."

Il est prouvé par une triste expérience que lorsqu'on ne prend point un soin convenable d'empêcher le concours de semblables conditions, des cas individuels de Fièvre Jaune, dans le climat qui est propre à cette maladie, se produisent aussi sûrement que des cas de typhus parmi les Irlandais des cours de Gray's Inn Lane et de St. Giles. Le Dr. Fergusson cite un fait, qui peut passer pour un exemple parfait de la règle générale.

Il paraît que "la Regalia," bâtiment de transport, partit en 1815 des côtes d'Afrique pour les Antilles, avec des recrues de troupes noires ; on assure que le bâtiment était bon et la santé de son équipage excellente, jusqu'au moment où l'on prit à bord une grande quantité de bois vert, peu de temps avant l'embarquement des noirs ; beaucoup d'entre eux furent embarqués à leur sortie de l'hôpital, malades encore d'ulcères, de flux, etc., et il n'y avait point à bord de chirurgien pour les soigner.

"La quantité de bois vert chargée à Sierra Leone pour combustible," dit le Dr. Fergusson, "devait être très considérable. car après un séjour de plusieurs semaines aux Antilles, il en restait assez de tonnes, dans l'opinion du capitaine, pour suffire aux besoins d'un voyage en Europe. Le lest n'avait pas non plus été changé ni retourné depuis le départ du bâtiment d'Angleterre, on ne se souvenait même point quand cette opération avait eu lieu. C'était ce qu'on appelle du lest de galet, petites pierres avec un mélange considérable de vase et d'autres impuretés, et quand je l'examinai à bord de la Regalia, il s'était beaucoup corrompu par le coulage des barils contenant la provision d'eau. Le bâtiment, par suite du coulage, avait 32 pouces d'eau dans la cale quand je le sondai, et d'après le calcul du capitaine, il faisait $\frac{3}{4}$ de pouce d'eau par heure. Un vaisseau naviguant entre les tropiques, ayant à bord une quantité de bois vert chargé depuis peu, et un lest corrompu qui n'a point été changé depuis des années et qui est imprégné des gaz qui s'échappent d'une eau de mer putride, est, selon moi, tout-à-fait propre à produire la fièvre la plus destructive, en fournissant les miasmes morbifiques semblables à ceux qui, sur terre, s'élèvent des marécages exposés à l'influence de la chaleur atmosphérique la plus élevée."

Quelques jours après l'appareillage, la Fièvre Jaune éclata sur " la Regalia " avec une telle virulence que les hommes tombèrent malades les uns après les autres, pendant la traversée, jusqu'à ce que tout l'équipage, à l'exception d'un mousse, eût été attaqué ; cinq hommes sur vingt moururent avant l'arrivée du bâtiment aux Barbades, et après son arrivée, la maladie atteignit presque touts ceux qui vinrent à bord pour remplacer les matelots qui avaient péri.

C'est ici, selon nous, un exemple de la génération directe et positive de la Fièvre Jaune, dans des circonstances qui, d'après l'opinion commune, ne fournissent que les conditions localisantes ; et il y a par conséquent des circonstances connues et définies qui suffisent seules à la production de la fièvre. Mais les maladies ainsi produites, soit le typhus en Angleterre soit la Fièvre Jaune aux Antilles, se renferment strictement dans les limites des conditions localisantes, et se distinguent ainsi tout-à-fait des mêmes maladies, lorsqu'elles prennent un caractère épidémique. Touts les exemples bien observés qu'on a recueillis de l'irruption locale et du développement de la fièvre établissent la preuve de l'universalité de cette distinction. La suite de l'histoire de " la Regalia " en fournit un exemple tiré de documents authentiques publiés avec le récit original de ce cas. (Voyez Transactions Médico-Chirurgicales, Vol. viii. pp. 114 et 156.) Il paraît que, par une négligence des médecins inspecteurs, le bâtiment à son arrivée aux Barbades, ayant la Fièvre Jaune à bord, ne fut pas mis en quarantaine, mais put communiquer librement avec les ports de mer des Barbades, Les Saintes, Antigua, et la Guadeloupe, débarquant les malades et les mourants au milieu des habitants et dans les hôpitaux des Barbades et d'Antigua, sans communiquer l'infection nulle part.

Le Dr. Gillkrest cite un autre exemple du même fait qui se passa à bord du vaisseau "Donostiarra." Il paraît que ce vaisseau avait appareillé de la Havane avec une patente nette, et qu'après avoir subi la quarantaine ordinaire de 10 jours à la Coronne, il avait touché à Sant' Andero et était arrivé à destination, au port du Passage, avec un équipage parfaitement sain. Sa cargaison, composée principalement de sucre et de tabac, avait été déchargée. Pendant plusieurs jours de nombreux visiteurs allèrent à bord, sans qu'aucune maladie ne se fût déclarée parmi eux ou dans l'équipage. Mais d'abord un douanier, qui avait passé plusieurs jours à bord, tomba malade et mourut le troisième jour, le *vomito négro* s'étant montré ; cet homme passait pour s'être fort occupé à fond de cale à chercher des marchandises de contrebande. Sept jours après, un homme qui était resté dans la cale à examiner la charpente du navire mourut également ; quelques-unes des planches d'un des côtés de ce vaisseau s'étant trouvées pourries, douze charpentiers furent employés à les enlever, et six d'entre eux furent successivement attaqués de la fièvre à peu d'intervalle. Quatre jours après le commencement de ce travail, qui avait ouvert le flanc du navire. la maladie commença à paraître à terre sous une forme non équivoque dans les maisons auprès desquelles le vaisseau était amarré, mais elle ne s'étendit point au delà des maisons qui se trouvaient en face. Il fut reconnu après une enquête minutieuse que quoique la maladie eût atteint des personnes dont les habitations étaient situées à distance, ces personnes étaient allées et étaient restées pendant quelque temps dans la circonscription de la malaria qui s'échappait du vaisseau. Les noms et les occupations de ces personnes ont été donnés. Le Dr. Arrutti, qui a écrit le récit original, constate que la chaleur était alors excessive ; (96° Fahr. = plus de 35° cent.) que la direction du vent favorisait le transport des émanations délétères du vaisseau aux maisons ; qu'il nota chacune des maisons où des personnes furent attaquées et les différents points où les individus souffrant de la maladie furent transportés, et il affirme que, nonobstant les causes accessoires qui résultaient "d'habitations encombrées, sales, et mal aérées, " la maladie ne se répandit point ; soit que les personnes

" atteintes mourussent ou recouvrassent la santé, la maladie " ne se communiqua à personne hors de son foyer."

En rendant compte d'un exemple de la production spontanée de la Fièvre Jaune à bord du vaisseau de sa Majesté "le Pilote" de Décembre 1840 à Mars 1841, à Carthagène—l'inspecteur-adjoint Evans après avoir dit que le vaisseau était arrivé dans les chantiers de Port Royal, à la Jamaïque, pour y être nettoyé, continue en ces termes:—

" Lorsqu'on essaya de faire cette opération on fit porter comme mesure de précaution des poêles allumés dans la cale, pour l'aérer; mais le feu et la lumière dont on fesait usage s'éteignaient aussitôt, à cause de l'air impur qui avait été engendré. En définitive, on enleva, du fond de la cale environ trois charretées, où suivant les uns environ un plein bateau de fange noire dans laquelle se trouvait mêlé du bois pourri en grande quantité. Ce vaisseau n'avait pas été nettoyé depuis plus de deux ans et quelques mois, époque de son arrivée dans cette station.

" Comme les 17 hommes qui furent reçus à l'hôpital après le 22 Janvier furent attaqués pendant qu'ils travaillaient à l'enlèvement de la fange, on peut avec raison supposer qu'ils devaient leur maladie à une cause existant à bord du Pilote et dont la source était dans l'état de la cale plutôt que dans les marais de Carthagène, vu que la fièvre ne régnait sur aucun autre vaisseau à Port Royal, en ce temps-là."

Il parut pendant l'automne de 1848, dans la famille d'un sergent de la caserne de Newcastle, à la Jamaïque, quelques cas sporadiques de fièvre, cas qui eurent ceci de remarquable, qu'ils se montrèrent à une élévation de plus de 4,000 pieds. Ce fut le Dr. M'Ilree, maintenant chirurgien au 16e Régiment, qui les eut dans son traitement, et il parle de la couleur jaune de la peau comme d'un des symptômes, et à l'autopsie, il trouva de la matière noire dans l'estomac de deux des sujets.

" On peut avec raison," dit le Dr. Watson, Inspecteur Adjoint, " faire remonter l'origine de cette fièvre à l'action extrêmement morbide des exhalaisons d'un puisard qui se trouvait près de l'habitation du sergent et peut-être à quelques causes collatérales.

" Le puisard en question avait été creusé trois ou quatre mois auparavant, et contenait outre les ordures qu'on y avait déposées —une immense quantité de matière fécale portée des latrines qu'on avait nettoyées—une grande quantité d'eau. Ce puisard était situé au vent de la cabane du sergent, à la distance d'environ 30 mètres, et au même niveau, de sorte que les tourbillons du vent du nord qui venaient en se précipitant de la gorge de la vallée, poussaient sans doute tout le volume des vapeurs nuisibles sur la hutte ; tandis qu'ils emportaient les exhalaisons pestiférées par dessus la cabane du caporal, située plus vers le bas de la colline, et ce caporal, ainsi que sa famille, fut exempt de toute espèce de maladie. Le sergent avait bâti sa cabane avec un revêtement de boue de six ou huit pouces d'épaisseur, et beaucoup de buissons avaient poussé dans le voisinage depuis le commencement des pluies."

Le Dr. Watson ajoute :—

" Il ne faut pas oublier que ce cas prouve clairement et sans conteste que l'action des causes locales peut engendrer une fièvre maligne et d'une tendance fatale ; et cela, même dans des stations de montagnes, à une élévation qu'on suppose généralement hors du domaine de la fièvre ; c'est donc un point de politique aussi bien que d'humanité d'adopter avec promptitude des mesures hygiéniques propres à défendre les troupes contre l'invasion d'une maladie de la nature de celle qui a donné lieu à ces remarques."

Telle est la teneur uniforme des témoignages relatifs à ces irruptions locales de maladies. Mais si, comme ces narrations nous paraissent le mettre hors de doute, c'est un fait acquis que des maladies ainsi engendrées par des causes strictement locales sont strictement restreintes dans leur étendue à la portée de ces causes, et ne s'étendent point au delà ; si les causes locales et endémiques, capables sans nul doute d'engendrer des cas de maladies individuelles et sporadiques, ne peuvent produire une épidémie, il paraît de toute improbabilité que la simple introduction de personnes malades dans une communauté saine puisse le faire.

Il faut pour cela que les malades apportent non seulement la maladie avec eux, mais qu'ils produisent et communiquent cet état particulier de l'atmosphère dont, autant qu'on peut le savoir, dépend l'existence d'une épidémie. Nous savons que ces conditions ne sont point ordinairement causées au milieu de gens bien portants, par la présence d'un malade ou par celle d'un nombre de personnes malades, puisque nous savons qu'en général l'admission de malades dans les villes préalablement salubres et dans les hôpitaux n'est suivie, ainsi qu'il a été pleinement démontré, d'aucune communication de maladie, encore moins de la création d'une épidémie. Donc toutes les fois qu'un exemple de cette nature est allégué, la raison veut que cet exemple soit soutenu par des preuves aussi concluantes et aussi claires que celles qu'on demande, dans d'autres cas, pour établir un fait antérieurement improbable.

Nous avons dit dans notre Premier Rapport que des autorités comme les Drs. Haygarth, Percival, Ferrier, Carmichael Smith, Currie, Russell, Roberts, Arnott, Christison et d'autres, nient que les exhalaisons du corps vivant puissent rester en permanence, suspendues dans l'atmosphère, ou qu'elles puissent être transportées, sans changement, à travers l'air pur à de grandes distances. Ces autorités considèrent qu'il est établi par une masse de témoignages indubitables, qu'au moment où ces exhalaisons viennent en contact avec l'atmosphère extérieure elles s'y répandent; que leurs propriétés nuisibles sont détruites par cette diffusion, et que quoiqu'elles puissent acquérir une certaine durée, et beaucoup de concentration et de virulence, lorsqu'elles sont enfermées dans des chambres étouffées, non aérées, ou dans des vaisseaux malpropres, cependant lorsqu'elles ont une fois passé dans l'immensité de l'air, elles disparaissent comme une goutte de pluie dans l'océan. Ces autorités considèrent la propriété que possède l'air, de neutraliser et de détruire ces exhalaisons comme une prévoyance de la nature pour notre bien-être.

Nous avons fait observer encore que si les émanations qui partent du corps humain pouvaient former des poisons durables et puissants comme les miasmes produits par la décomposition et si comme ces derniers, ils pouvaient se transporter sans modification à de grandes distances, nous ne pourrions vivre que dans la solitude; il nous serait impossible de nous réunir jamais en société, car nous nous empoisonnerions les uns les autres; le premier symptôme de maladie serait le signal d'abandonner les malades, et nous serions forcés par un juste sentiment de conservation, de refuser aux personnes affligées de maladies, toute espèce de secours qui demanderait un service personnel.

Mais notre constitution physique est en harmonie et non en contradiction avec notre état social. La nécessité des rapports entre touts les membres de la famille humaine est une des nécessités finales de notre race. Encourager et faciliter ces rapports est un des traits qui distinguent favorablement notre siècle. Les grandes découvertes de la science, les merveilleuses facilités qui sont résultées de quelques-unes d'entre elles pour le transit personnel et commercial et la correspondance ont toutes pour effet non seulement de mettre en rapport les cités et les villes les plus lointaines de chaque nation, mais de rendre proches voisins les pays les plus éloignés et de les mettre en communication familière les uns avec les autres. Mais s'il est vrai que la peste et les maladies pestilentielles puissent être importées d'un pays dans un autre, portant la dévastation dans leur cours, et que le moyen d'empêcher cette calamité, le seul, soit de placer une rigide barrière entre les nations, de manière à empêcher leurs rapports réciproques, il y aurait alors une contradiction entre les nécessités et les obligations du genre humain et les lois physiques de son être ; contradiction improbable au plus haut degré, puisqu'elle n'existe dans aucune autre partie de la nature et qu'il ne faut point par conséquent admettre comme une vérité, encore moins comme un principe qui serve de base à nos actions, sans la preuve la plus claire et la plus indubitable.

Nous allons montrer maintenant qu'il n'existe point de telles preuves ; que la communication supposée des maladies épidémiques d'un pays à un autre ne repose sur aucun témoignage suffisant, et que lorsqu'on examine de près les soi-disant faits fournis à l'appui de l'allégation, on les trouve si peu en rapport avec les évènements cités, et si peu concluants, qu'ils ne pourraient être reçus comme preuve dans une enquête judiciaire ou scientifique.

Nous nous proposons de comprendre, dans l'examen suivant, touts les cas auxquels on a accordé quelque confiance, sans en omettre sciemment un seul de ceux qu'on regarderait encore aujourd'hui comme digne de considération.

Un des cas les plus célèbres d'importation est celui que cite le Dr. Chisholm comme ayant eu lieu en 1793. Le Dr. Chisholm admet que jusqu'alors la Fièvre Jaune, telle qu'elle s'était montrée aux Antilles, avait toujours eu pour origine des miasmes marécageux, et qu'elle était incontestablement dépourvue de contagion. Mais il affirme que cette année-là une *nova pestis*, une peste particulière, originale, étrangère, récemment engendrée, et tout-à-fait inconnue auparavant, douée d'un caractère distinct, possédant de nouveaux moyens de dévastation et capable de se propager dans le monde entier, fut introduite par le vaisseau "le Hankey" à la Grenade, le 19 Février 1793 ; de la Grenade cette nouvelle peste se propagea non seulement dans une grande partie des Antilles et de l'Amérique du Nord, mais aussi à Gibraltar, à Cadix, à Malaga, à Carthagène, et dans d'autres lieux de l'Espagne, et supplanta dans quelques-uns de ces lieux la Fièvre Jaune proprement dite.

Le récit fait par le Dr. Chisholm de cet événement extraordinaire est en substance ainsi qu'il suit: Vers le commencement du mois d'Avril 1792, "le Hankey" appareilla de l'Angleterre en compagnie d'un autre bâtiment "la Calypso," affrétés touts deux par la Compagnie de Sierra Leone, et chargés d'approvisionnements et d'aventuriers pour une colonie projetée à l'île de Bulama, près de l'embouchure du Rio Grande, sur la côte d'Afrique. Pendant l'aller les équipages et les colons des deux vaisseaux étaient bien portants, et le Dr. Chisholm soutient qu'il ne pouvait y avoir de motifs raisonnables de supposer que la fièvre maligne qui, après un certain temps, éclata parmi eux fût causée par des exhalaisons marécageuses, car Bulama, entourée par la mer, est extrêmement sèche, sans régions marécageuses, et en réalité, le lieu le plus salubre de la côte occidentale. Mais les nègres de cette partie de l'Afrique, dit-il, étant extraordinairement féroces et passant même pour cannibales, on empêcha les colons d'élever aucune espèce de logements à terre, et ils furent obligés de vivre à bord; la saison pluvieuse survenant presque immédiatement après leur arrivée, et la chaleur étant en même temps excessive, ils essayèrent de s'abriter contre ces deux inconvénients, en élevant de plusieurs pieds les côtés du navire et en le couvrant d'un toit de bois."

Suivant le calcul du Dr. Chisholm, les colons et l'équipage comptaient en tout plus de 200 personnes, en y comprenant les femmes et les enfants. Ces individus, dit-il, renfermés dans une atmosphère étouffante et humide, n'ayant aucun des soins qu'exige la propreté, négligeant d'aérer le navire et de détruire les hardes et la literie, etc., de ceux qui mouraient, furent saisis d'une fièvre maligne qui fit un tel ravage parmi eux que lorsque le temps pour lequel "le Hankey" avait été affrété fut expiré, il ne restait plus de marins pour la manœuvre; de sorte que le vaisseau prit la mer, n'ayant à bord que le capitaine qui était malade, le second, un des colons (Mr. Paiba) et deux matelots. On rapporte qu'ils arrivèrent avec beaucoup de difficulté à St. Jago, où ils trouvèrent "le Charon" et "le Scorpion," vaisseaux de guerre, de chacun desquels ils reçurent deux hommes pour les aider à manœuvrer leur bâtiment; qu' avec ce secours ils se rendirent aux Antilles, le retour en Angleterre étant impraticable dans l'état où ils se trouvaient ;—et que le troisième jour après leur départ de St. Jago les quatre hommes passés des vaisseaux de guerre sur "le Hankey" furent eux-mêmes saisis de la fièvre, deux en moururent, et les deux qui restaient furent mis à terre à la Grenade, "dans l'état le plus pitoyable."

Le Dr. Chisholm rapporte de plus que le Capᵉ Dodd du "Charon," ayant eu, vers ce temps, une occasion de venir à la Grenade, et entendant parler du mal dont "le Hankey" était cause, dit que plusieurs des hommes du "Charon" et du "Scorpion" avaient été envoyés à bord du "Hankey" à St. Jago, pour réparer son gréement, etc., et que par suite de cette circonstance et de la communication que l'équipage de sa chaloupe avait eue avec le navire, la maladie pestilentielle s'était répandue à bord des deux vaisseaux ; qu'il était mort trente hommes de l'équipage du "Charon" et quinze environ de celui du "Scorpion."

Le Dr. Chisholm continue ainsi sa narration :—

"Le Hankey arriva au port de St. George le 19 Février. La première personne qui visita le navire après son arrivée dans la baie, fut le Capᵉ. Remington, ami intime du Capᵉ Coxe, commandant "le Hankey." Le Capᵉ Remington vint à bord le soir même du mouillage et y resta trois jours, temps au bout duquel il quitta St. George et se rendit sur un *drogher* (bâtiment caboteur) dans la baie de Grenville, où était son navire "l'Aventure." Il fut saisi de la fièvre pestilentielle pendant la traversée, et la violence des symptômes s'accrut avec tant de rapidité qu'elle mit fin à son existence le troisième jour. Les hommes de l'équipage du "Défi," à Blythe Port près de Newcastle, furent les seconds à souffrir pour avoir visité ce navire ; le second, le maître d'équipage, et quatre matelots allèrent à bord le lendemain de son arrivée ; le second resta soit sur le pont, soit dans la cabine, mais le reste alla dans la cale et y passa la nuit. Touts furent immédiatement saisis de la fièvre et moururent en trois jours, à l'exception du second qui guérit. Ce fut après ceux-ci le tour de l'équipage du vaisseau "Baillies :" les matelots furent atteints et communiquèrent l'infection aux vaisseaux les plus voisins, et de cette manière elle se répandit successivement de ceux qui étaient à l'entrée du carénage, où "le Hankey" était resté pendant quelque temps, à ceux qui étaient au fond, sans qu'un seul échappât, quelques mesures que prissent les capitaines pour empêcher ce malheur.

"Vers le milieu d'Avril la maladie commença à paraître à terre. La première maison dans laquelle elle se montra fut celle de MM. Stowewood et Cⁱᵉ, située tout près du quai, et l'infection fut évidemment introduite par une négresse qui prit à laver du linge de matelot ; toute la famille fut successivement atteinte du fléau qu'elle communiqua à touts ceux qui étaient en rapport avec elle. Touts ceux qui par amitié, par devoir, ou pour affaire eurent des rapports avec les malades furent eux-mêmes infectés, et il ne s'offrit point d'exemple où l'on ne put rapporter la contagion à sa source particulière. Quelques individus qui évitèrent soigneusement les maisons où se trouvaient les infectés y échappèrent.

" Cette portion de la garnison dont les quartiers étaient les plus voisins de l'endroit où était ancré " le Hankey," fut, parmi les troupes, la première à recevoir l'infection. Une caserne contenant presque la moitié du 45ᵉ régiment était située exactement sous le vent du " Hankey" et à une distance d'environ 200 yards (180 mètres). Un des officiers visita " le Hankey," accompagné de deux ou trois soldats qui avaient servi de rameurs ; ils restèrent à bord pendant quelque temps. Cette imprudence eut, presque immédiatement, une conséquence funeste pour cet officier, et peu après pour beaucoup de soldats. Touts les officiers et les soldats furent successivement saisis de la maladie ; mais elle ne fut fatale qu'aux recrues qui avaient depuis peu rejoint leurs régiments.

" Vers le commencement de Mai la maladie se montra dans le détachement de l'artillerie royale, circonstance assez extraordinaire, vu que ce corps avait ses quartiers dans une situation fort éloignée du foyer de l'infection. Elle avait d'ailleurs été évidemment produite par les communications qu'avaient eues avec le 45ᵉ régiment les canonniers de service au fort George. Sur 84 hommes appartenant alors au département de l'artillerie, 56 environ furent attaqués avant le 1ᵉʳ Juillet, et cinq moururent ; mortalité légère considérant la nature de la maladie. Du reste touts ces hommes étaient depuis environ trois années dans le pays, et par conséquent souffrirent moins de la maladie que 27 recrues qui rejoignirent l'artillerie en Juillet. De ces infortunés, sur 26 qui furent infectés, 21 moururent dans la première quinzaine du mois d'Août.

" Vers le 1ᵉʳ Juin la maladie commença à paraître parmi les nègres des propriétés situées dans le voisinage de la ville, mais elle ne s'étendit pas beaucoup parmi eux, et ne fut pas marquée non plus de ce cachet de fatalité qui la distingua lorsqu'elle parut parmi les blancs.

" Vers le milieu de Juin la maladie éclata dans le 67ᵉ régiment, et parmi les artisans et manouvriers de Richmond Hill. L'infection fut communiquée par quelques-uns de ces derniers qui avaient visité dans la ville leurs amis qui en étaient atteints. Touts en furent successivement attaqués ; mais elle frappa plus fortement les officiers que les soldats ; plusieurs de ceux-là étant des jeunes gens récemment arrivés d'Europe.

" La maladie, dans le courant des mois de Mai, de Juin, et de Juillet, parut dans plusieurs parties distinctes et éloignées de la contrée ; l'infection y fut portée par des personnes qui avaient imprudemment visité à la ville des maisons infectées.

" Mais l'infection ne se restreignit point à la Grenade seulement : de là, comme d'un foyer, elle s'étendit aux autres îles, à la Jamaïque, à St. Domingue, et à Philadelphie, au moyen de vaisseaux à bord desquels l'infection fut retenue par les hardes, plus spécialement les vareuses de laine des matelots décédés."

Tels sont les faits allégués de ce cas, ainsi qu'ils ont été exposés par le premier narrateur. Mais la création d'une *nova pestis*, d'une peste tout-à-fait différente des formes ordinaires de maladie qui régnent dans ce climat, parut si improbable à ceux qui connaissaient les fièvres d'Afrique et des Antilles, qu'ils se déterminèrent à procéder à une enquête relativement à l'authenticité et à la vérité de ces faits. Le Dr. Bancroft, qui dirigea cette investigation, a donné, avec de grands détails, le résultat de l'enquête, dont voici le sommaire.

D'abord, il résulta de documents officiels que l'île de Bulama, au lieu de ne pas présenter les conditions ordinaires, propres à engendrer des émanations marécageuses, abonde en immenses savannes ; que la pointe nord de l'île est une savanne continue, couverte de longues herbes, et que le sol en est profond et riche.

" Or," dit le Dr. Bancroft, " il est absolument impossible qu'un terrein pareil, dans de telles circonstances, n'engendre pas beaucoup d'exhalaisons morbifiques dans ce climat, quand, par des ondées ou autrement, il y a assez d'humidité pour en occasionner le dégagement ; et sans compter ces savannes, il est impossible de croire que les rivages d'une île semblable, et particulièrement ses ports, ne soient pas en beaucoup d'endroits propres à produire et à dégager abondamment des exhalaisons marécageuses ; car, autant que je puis m'en assurer, il n'y a pas dans cette partie de l'Afrique une seule situation où un bâtiment puisse jeter l'ancre près du rivage et rester, même pendant une semaine de la saison des pluies, sans que quelqu'un de son équipage ne soit bientôt après attaqué d'une fièvre de marais."

On démontra ensuite que les colons agirent précisément de manière à s'exposer à toute la force des exhalaisons nuisibles qui pouvaient exister. Il paraît que "la Calypso," qui, après avoir pendant quelques jours navigué de conserve avec " le Hankey," en avait été séparée par un orage, était arrivée à destination quinze jours avant lui. Il est constaté par le Cap^e^ Beaver, l'un des colons et plus tard gouverneur de la Colonie, que cet intervalle fut passé par les colons principalement à terre, où ils élevèrent des cabanes et des tentes et rôdèrent çà et là à l'aventure pendant toute la journée, revenant ou non le soir comme il leur semblait bon ; bref, qu'il n'y avait rien de plus irrégulier et de plus inconvenant que leur conduite, et que dans cet état de désordre, ils furent surpris et attaqués par un parti d'Africains et perdirent plusieurs des leurs, et que, épouvantés de ce désastre, ils se rembarquèrent ; mais avant l'arrivée du "Hankey," la "Calypso" avait déjà de nombreux malades de la fièvre à bord.

" Ceux qui ont vécu entre les tropiques," dit le Dr. Bancroft, " ou qui ont lu les nombreux exemples de fièvre mortelle produite par le fait d'une seule nuit passée à terre, ne s'étonneront pas qu'après une pareille conduite il se soit trouvé, selon le récit du Cap[e] Beaver, de nombreux malades de la fièvre, à bord de "la Calypso."

Les deux vaisseaux s'étant rejoints, ils jetèrent l'ancre ensemble dans la rade de Bissao, "lieu," dit le Dr. Bancroft, " où l'on sait que la fièvre du littoral règne pendant la saison " pluvieuse, qui venait alors de commencer." Ils y restèrent quinze jours, période pendant laquelle la fièvre éclata aussi sur " le Hankey." Au lieu d'attribuer la maladie du "Hankey" à la même cause qui l'avait produite sur "la Calypso" on crut d'après la doctrine reçue alors sur la fièvre, que "la Calypso" avait infecté "le Hankey;" et le Cap[e] Beaver paraît avoir été d'abord de cette opinion ; "mais " il y a," dit le Dr. Bancroft, " de bonnes raisons de croire " qu'il ne conserva pas longtemps cette idée, et qu'il se " convainquit bientôt par une observation personnelle que " la contagion ne contribua en aucune façon à répandre " la fièvre, ou à occasionner la mortalité qui en résulta." L'histoire abrégée des deux vaisseaux après cette période suffira à montrer le degré de croyance que mérite le susdit témoignage quant à l'importation de la maladie.

Le Cap[e] Beaver donne le récit suivant de l'état dans lequel il trouva "la Calypso" à l'arrivée du " Hankey."

" On n'entendait," dit-il, " que des reproches que s'adressaient entre eux les gens de "la Calypso." Les colons accusaient les Membres du Conseil du vaisseau de manquer d'attention pour leur bien-être et leur logement. Ils étaient fatigués de la longueur du voyage, irrités de la perte de leurs amis causée par l'attaque récente des naturels, et du désappointement de leurs espérances ; la majeure partie d'entr'eux étaient devenus ivrognes, paresseux, improbes et impatients, et l'arrivée de la saison pluvieuse, avec la perspective de grandes fatigues et de privations à supporter pendant sa durée n'avait sans doute pas peu contribué à amener ce résultat. Dans cette situation d'esprit un très grand nombre d'entre eux résolut d'abandonner la colonie : et en conséquence seize s'en séparèrent presque immédiatement, et d'autres, au nombre de 147 (parmi lesquels étaient le Gouverneur Mr. Dalrymple et le vice-gouverneur Mr. Young) partirent de Bulama à bord de "la Calypso," le 19 Juillet, pour Sierra Leone et de là pour Londres, où ils arrivèrent au milieu de Novembre, à l'exception de 40 qui moururent de maladie."

Au départ de "la Calypso," le reste des colons élut pour Gouverneur, le Cap^e^ Beaver, qui donne en ces termes, la narration des événements qui suivirent.

" La première et principale entreprise des nouveaux colons fut de bâtir un blockhaus pour leur défense et leur logement sur le sommet d'une colline près du port, colline alors couverte d'une épaisse forêt. Mais n'ayant en attendant aucun moyen de se loger à terre, ils furent obligés de vivre à bord du "Hankey ;" et pour se mieux défendre contre les pluies, ils élevèrent une espèce de toît sur le pont du bâtiment. Leur seul abri dans l'île était un petit atelier, et comme les grosses pluies rendaient impossible à terre la préparation de leurs aliments, on débarquait les ouvriers dans l'île touts les matins au point du jour, et on les ramenait à bord pour déjeuner à huit heures ; ils retournaient à leur travail à neuf heures et revenaient dîner à bord à midi ; on les débarquait de nouveau à deux heures de relevée pour reprendre leurs travaux, et finalement on les ramenait à bord au coucher du soleil. C'est ainsi qu'ils continuèrent à travailler pendant toute la saison pluvieuse (qui finit vers le 15 Octobre) et ensuite jusqu'au commencement de Novembre, époque à laquelle expirait le terme fixé pour l'affrétement du "Hankey ;" il devint nécessaire de débarquer les colons avec touts leurs approvisionnements pour mettre le bâtiment en état de faire son appareillage, quoique le blockhaus ne pût être terminé avant le mois de Février.

" Le 23 Novembre "le Hankey" mit à la voile, et le 26 il jeta l'ancre à Bissao, d'où il partit le 3 Décembre pour l'Angleterre ; mais dans la nuit du 4, il échoua sur un banc de sable, près de l'île de Warang, ce qui mit dans la nécessité d'envoyer une partie de son équipage dans la pinasse (bateau ouvert) à Bissao pour obtenir du secours, et ces hommes, après avoir péniblement ramé pendant deux jours et deux nuits revinrent avec un schooner et une chaloupe, à l'aide desquels le vaisseau fut remis à flot ; mais ce jour même touts les gens qui étaient venus de Bissao dans la pinasse tombèrent malades. Le 13 " le Hankey " fut ramené à Bissao pour se réparer ; mais il en repartit définitivement le 21 Décembre et jeta l'ancre dans la baie de St. François, à St. Jago, le 26 du même mois."

Tel paraît être le récit fidèle des événements qui arrivèrent aux deux bâtiments, événements qui n'offrent rien d'extraordinaire, et surtout rien qui justifie l'idée de la génération d'une peste nouvelle et particulière, car l'excès même de la mortalité dont souffrirent les colons, n'est malheureusement qu'un fait trop commun parmi les premiers aventuriers d'une nouvelle colonie.

" Les témoins oculaires de cette maladie qui devint si fatale," dit le Dr. Bancroft, " ne reconnurent point en elle la *nova pestis* du Dr. Chisholm ; ils n'y virent point d'indication d'une peste particulière, originale, étrangère, tout-à-fait inconnue auparavant ! c'était une fièvre d'infection élevée à une violence pestilentielle ! une fièvre de prison entre les tropiques !"

Au contraire au lieu de reconnaître rien de particulier ou d'extraordinaire dans le sort funeste d'un si grand nombre de ses compagnons, le Vice-gouverneur Young, qui était avec les colons sur " la Calypso " quand la fièvre éclata d'abord à Bulama, qui accompagna les survivants en Angleterre, et fut témoin de la mortalité qui eut lieu pendant le retour, déclare en termes exprès " que cette fièvre fatale était la fièvre du littoral," " qu'elle était intermittente " et " qu'elle n'était point contagieuse."

De même, Mr. Paiba, autre colon, témoin oculaire aussi de la fièvre à sa première explosion et pendant toute sa durée, témoin que cite le Dr. Chisholm comme son autorité, mais qui contredit positivement quelques-unes des assertions essentielles du Docteur, porte le même témoignage que le Vice-gouverneur Young, en ces termes :—

" Relativement à la maladie qui emporta les colons, tant à Bulama qu'à Sierra-Leone, et pendant le retour de "la Calypso," on peut remarquer une fois pour toutes qu'elle ne fut nullement uniforme, comme les lecteurs du Dr. Chisholm seraient portés à le supposer. Peu de personnes, s'il y en eut, y échappèrent tout-à-fait ; les uns eurent une fièvre intermittente régulière, qui est la fièvre du littoral ; les autres eurent une fièvre violente (" probablement," dit le Dr. Bancroft, " la fièvre de marais aggravée par des causes accessoires, telles que les grosses pluies qui surprirent les colons, l'ivrognerie, un exercice fatigant ou un travail au soleil." etc.) fièvre qui, après un intervalle variant de un à six jours, avait une issue heureuse ou fatale, ou qui traînait, sa première violence étant passée, tout autant de semaines ; quelques-uns eurent la diarrhée ou la dyssenterie et d'autres enfin furent victimes de l'usage immodéré qu'ils firent de l'opium et des spiritueux comme préservatifs."

Ces déclarations, quant à la véritable nature de cette fièvre fatale, furent confirmées en tout point par le témoignage indépendant du Dr. Winterbottom, médecin de la compagnie de Sierra-Leone qui était sur les lieux quand "la Calypso" arriva et qui paraît avoir soigné les malades. Ce praticien donne l'attestation suivante qui nous paraît décisive :—

"La fièvre," dit-il, "qui enleva un si grand nombre de colons à Bulama ressemblait exactement à la fièvre rémittente endémique de Sierra-Leone. "La Calypso," après avoir quitté Bulama, relâcha à Sierra-Leone pour se refaire ; elle y resta environ six semaines pendant lesquelles plus de quarante personnes tant de l'équipage que des passagers, moururent de la fièvre rémittente, sans que cette maladie fût accompagnée d'aucune apparence de malignité particulière."

A l'occasion de ce témoignage clair et imposant, le Dr. Bancroft fait observer que—

"Contre un tel témoignage les assertions sans preuves et les suppositions du Dr. Chisholm, qui n'a jamais été sur la côte d'Afrique, ni à même d'apprécier personnellement aucun des faits en question, sont nécessairement sans valeur."

Mais si les assertions du Dr. Chisholm, quant au caractère particulier et extraordinaire de la fièvre en question, sont sans aucun fondement réel, plus nul encore paraît avoir été le témoignage qu'il produit en vue de prouver la communication de cette nouvelle peste, par un contact direct avec des vaisseaux et des individus non infectés.

Dans la narration citée plus haut on a vu que le Dr. Chisholm affirme de la manière la plus positive qu'une fièvre mortelle fut communiquée par "le Hankey" aux vaisseaux de guerre "le Charon" et "le Scorpion" et que, par cette maladie, "le Charon" perdit 30 hommes de son équipage et "le Scorpion" quinze.

"Par la publication," dit le Dr. Bancroft, "d'exemples en apparence si décisifs quoique imaginaires, et de preuves d'une contagion très puissante et très destructive à bord du "Hankey," preuves et exemples étayés d'autres non moins con-concluants qui, selon l'assertion du Dr. Chisholm, se produisirent après l'arrivée de ce bâtiment à la Grenade, nous ne pouvons nous étonner que beaucoup de personnes aient été trompées jusqu'au point de croire à la génération et à l'importation par ce navire d'une nouvelle et terrible fièvre contagieuse ; car, d'abord, ce fut "le Hankey" et non "la Calypso" qu'on représenta comme l'auteur de cette monstrueuse et redoutable production. Heureusement pour la cause de la vérité, le Dr. Trotter, qui était alors chirurgien de "la Vengeance," (l'un des vaisseaux de ligne de l'escadre de l'amiral Gardner sous la protection duquel la flottille d'été des Antilles faisait route pour l'Angleterre, 1793) a dévoilé le mensonge quant au "Charon" et au "Scorpion." Il nous informe, à la page 327 du premier volume de sa Medicina nautica, que le 22 Août, l'un des bâtiments de la flotille ayant perdu son mât de misaine dans un coup de vent, et éprouvé d'autres avaries, l'amiral fit à la "Vengeance" le signal de le prendre à la remorque. Il se trouva que c'était précisément "le Hankey" venant de la Grenade et de Bulama. Le Capitaine Thomson envoya des charpentiers à bord avec les agrès nécessaires pour aider à réparer les pertes de ce bâtiment. Ils y restèrent trois ou quatre jours *sans qu'aucune maladie s'en suivît* &c. Le Dr Trotter dit ensuite comment il fut induit, par cette circonstance et d'autres encore, à prendre des informations relativement au récit donné par le Dr. Chisholm des conséquences qui résultèrent de la communication du "Hankey" avec "le Charon" et "le Scorpion ;" principalement auprès du Capitaine Dodd qui avait sa cornette sur le premier de ces bâtiments, et auprès de Mr. Smithers qui en était le chirurgien. "C'est d'après eux," dit le Dr. Trotter, "que j'ai copié la narration suivante de leurs rapports avec "le Hankey :" "Lorsque l'escadre, sous le commandement du Commodore Dodd, vint à St. Jago en 1793, "le Hankey" y était dans la plus grande détresse faute de travailleurs. La fièvre avait alors été vaincue ; Mr. Smithers vit deux hommes qui étaient guéris depuis peu. * * * "Le Charon" et "le Scorpion" envoyèrent chacun deux hommes pour aider à gouverner sur les Antilles. "Le Hankey" fut nettoyé, lavé avec du vinaigre et fumigé avant de quitter le port. Aucun cas de fièvre ne se déclara ni sur l'un ni sur l'autre de ces bâtiments de guerre par suite de cette communication ; ils arrivèrent à la Grenade en parfaite santé &c. Le Dr. Trotter ajoute : "il est probable d'après ces faits que "le Hankey" n'importa pas l'infection qui produisit la fièvre à la Grenade. Il est douteux aussi que les effets laissés sur "le Hankey" aient pu produire la fièvre, car la literie avait été jetée et ce qui restait de hardes, aéré, et n'avait point pour ainsi dire été en contact avec le corps depuis le commencement de la maladie. Le Vice-gouverneur de la Grenade fit, à ce sujet, subir un examen à Mr. Smithers qui émit résolument l'opinion que "le Hankey" n'avait pas communiqué cette fièvre aux colons.

"D'après ce document et d'autres preuves," continue le Dr. Bancroft, "on a incontestablement reconnu que le récit du Dr. Chisholm, dans toutes les parties où il affirme une communication de maladie du "Hankey," au "Charon" et au "Scorpion," est une invention malicieuse fabriquée sans le moindre fondement ou la plus petite parcelle de vérité, puisque "le Scorpion" ne perdit pas un seul homme pendant tout son voyage, et que "le Charon" n'en perdit que quatre, par des causes que décrit le Dr. Trotter, causes auxquelles "le Hankey" est tout-à-fait étranger."

En vue de soutenir les allégations du Dr. Chisholm sur ce cas supposé d'importation, Sir Wm. Pym affirme que l'état de santé de la Jamaïque, avant l'arrivée du "Hankey," était bon, et à l'appui de cette supposition il cite l'autorité du Dr. Hunter quant à la salubrité de Fort-Augusta et de Stoney-Hill.

"En consultant les observations du Dr. Hunter sur les maladies de l'armée à la Jamaïque," dit le Dr. Gillkrest, "nous trouvons en effet que cet écrivain parle favorablement des deux localités sus-mentionnées; mais elles sont, en termes exprès, citées parmi les exceptions, et par contraste avec l'état maladif pour ne pas dire mortel des autres parties de l'île pendant la période en question.

"Ainsi, à la page 11, le Dr. Hunter dit: "quatre régiments furent en 1780 envoyés d'Angleterre à la Jamaïque; ils y arrivèrent le premier Août, et avant la fin du mois de Janvier suivant, en moins de six mois, près de la moitié d'entre eux étaient morts, et le reste, en grande partie, était impropre au service."

"A la page 57 il dit: 'la moyenne du nombre des malades, pendant trois ans et demi, en y comprenant les convalescents, donne, au plus fort de la maladie, un tiers de l'armée comme incapable de service, et un huitième lorsqu'elle était le plus faible. La moyenne annuelle des morts est en somme d'environ un sur quatre, et celles des soldats réformés d'environ un sur huit, ce qui fait monter la perte à environ 3/8e du tout. En moins de quatre ans, il mourut dans l'île de la Jamaïque, 3,500 hommes; on en réforma moitié autant, ce qui fait en tout 5,250 hommes perdus pour le service, dans ce court espace de temps, par l'effet du climat et d'autres causes de mortalité, sans qu'un seul homme fût mort de la main de l'ennemi.

"Parlant des symptômes de la maladie, p. 64, il dit, "Le vomissement est quelquefois constant et violent, surtout dans la pire forme de cette maladie, et le sang étant souvent dans un état de dissolution est poussé dans l'estomac et vomi sous la forme de ce que les Espagnols ont appelé le vomito négro.

"Est-il donc croyable," demande le Dr. Gillkrest, "qu'ayant ce livre sous les yeux, le surintendant Anglais de la quarantaine puisse écrire ce qui suit, à la page 59, de sa seconde édition:

"Ces citations de la plus haute autorité prouvent que

pendant plusieurs années avant 1793, il n'y eut pas d'exemple que cette espèce de maladie qui est caractérisée par le vomito négro, &c. ait régné comme épidémie aux Antilles.'"

Comme contraste au récit fait par Sir William Pym de la salubrité générale des Antilles, nous pouvons citer la description que donne le Dr. Fergusson, d'après un examen personnel, de l'île de la Grenade en particulier; où "le Hankey" passe pour avoir importé l'épidémie en question. Selon le Dr. Fergusson, il n'est nullement nécessaire de supposer l'importation pour rendre compte de l'existence de la Fièvre Jaune dans cette île, car il y a peu d'endroits où les causes endémiques de cette maladie soient plus abondantes. Après avoir décrit les crêtes de Richmond Hill, des hauteurs de Cardigan et de Hospital Hill, dont la base touchant au carénage est bourbeuse, marécageuse et très malsaine, le Dr. Fergusson dit:—

"Le carénage lui-même diffère peu des criques infectes qui portent ce nom dans les Antilles. Son chenal serpente pendant environ 900 yards = (819 mètres) autour de l'escarpement du Fort George, de manière à être invisible de la mer avant qu'on y soit entré; il présente alors un impasse oblong fermé de touts côtés par les terreins élevés des crêtes de l'hôpital et de Richmond qui le surplombent. Le marais au dessous de Hospital Hill est à moins d'un demi-mille au nord-ouest: les bords marécageux de la lagune (c'est ainsi qu'on nomme une dépendance circulaire du carénage, mais qui en est séparée par des roches sous l'eau) est à une petite distance du sud-est, et les beauprés des bâtiments, même quand ils sont à l'ancre, s'avancent en beaucoup d'endroits sur les bords vaseux et malpropres du carénage.

"Nul vent, si ce n'est celui qui vient en tourbillons à travers les ouvertures des collines, ne balaie convenablement la surface des eaux de l'ancrage, qui, à cause de la forme même du port, n'obtient que difficilement quelque mouvement du dehors, et quand le port est rempli de vaisseaux interceptant toute ventilation, placés qu'ils sont à la manière d'un carénage, aussi rapprochés les uns des autres qu'on pourrait les supposer dans un dock, il est difficile de concevoir, au milieu de la stagnation des éléments et de la combinaison des sources d'infection, un lieu plus propre à engendrer sous le soleil du tropique, l'espèce la plus grave de Fièvre Jaune."

Le Dr. Stuart qui soigna le Capitaine Remington pendant sa dernière maladie, réfute encore le Dr. Chisholm et contredit positivement le compte rendu de la violence extraordinaire de l'affection dont souffrait son malade, attribuant sa maladie, non à une contagion mortelle, mais à un rhume attrapé pendant sa traversée ; et il affirme que les symptômes, au lieu de justifier la description du Dr. Chisholm qui dit "qu'ils augmentèrent si rapidement que le 3e jour, ils mirent fin à son existence," furent touts si modérés que lorsqu'il quitta son malade au bout de trois jours, il ne soupçonna pas même qu'il y eût aucun danger.

Quant au récit que fait le Dr. Chisholm de l'infection de l'équipage du "Défi" à Blythe Port, et de l'équipage du vaisseau "Baillies" le Dr. Bancroft démontre que ces assertions n'ont pas la moindre autorité et qu'elles sont extrêmement improbables.

"Nous avons vu," dit le Dr. Bancroft, "que "la Calypso" que le Dr. Chisholm suppose avoir infecté "le Hankey" et dont la fièvre doit par conséquent avoir été la même, ne passait point, à Sierra-Leone, pour y avoir communiqué la fièvre, ou pour avoir eu à bord d'autre maladie qu'une fièvre de marais ; et nous avons vu qu'elle revint de là en Angleterre après avoir subi, en proportion de son séjour en Afrique, une mortalité plus grande que celle du "Hankey ;" et jamais pourtant on n'eut la pensée que son équipage, ou ceux d'entre ses passagers qui survécurent, leur literie, leurs hardes, les effets que les morts avaient laissés (quoique débarqués et dispersés dans toute la Grande Bretagne) eussent introduit aucune sorte de contagion : car il n'y a heureusement ici personne pour exciter des alarmes sans fondement en inventant et en propageant des mensonges comme à la Grenade. A l'égard du "Hankey" nous avons toute raison de supposer que les fièvres qui régnèrent à bord, pendant toute la durée de son voyage, n'étaient autres que des fièvres de marais, ou qu'elles provenaient du froid, de la fatigue, de l'intempérance ou d'autres causes semblables. Il paraît, en outre, que le bâtiment avait été trois fois nettoyé et soumis à des fumigations, savoir : à Bulama, à Bissao, et à St. Jago ; et dans ce dernier endroit (au moins) il fallait bien qu'il fût exempt de toute contagion quelconque, car, autrement, ses rapports libres de toute contrainte avec les habitants, eussent causé la maladie à quelques-uns d'entre eux (ce qui n'arriva pas) ou à quelque personne à bord du "Charon" et du "Scorpion," ou, du moins, aux quatre matelots que le Capitaine Coxe obtint de ces vaisseaux ; ces matelots, pendant le reste du voyage, n'auraient pu échapper à la maladie, s'il en avait existé une capable de produire des effets aussi étonnants que ceux que le Dr. Chisholm a supposés à la Grenade. Il paraît certain que tout le monde se portait bien à bord du "Hankey" lorsque ce bâtiment arriva à la Grenade, et continua à jouir de la santé pendant le séjour qu'il y fit, et aussi pendant toute la durée du retour en Angleterre, ce qui, selon toute probabilité, est plus qu'on n'aurait pu dire de tout autre navire alors à la Grenade ; de sorte que s'il était prouvé même qu'une infection fébrile eût été importée, il aurait fallu en accuser tout autre vaisseau plutôt que "le Hankey," puisqu'il venait d'un lieu où, ainsi qu'on était fondé à le croire par de bonnes raisons, aucune fièvre contagieuse n'avait jamais existé."

Il est inutile de suivre plus avant cette étrange narration. Touts les autres faits avancés par le Dr. Chisholm paraissent également n'avoir aucun fondement réel, et la déclaration officielle suivante du gouverneur de l'île, qui était en même temps capitaine du navire, est décisive dans la question.

"La mortalité," dit le Capitaine Beaver, "qui eut lieu dans l'île de Bulama et à bord du "Hankey," après son départ de cette île, fut en ce pays-ci (en Angleterre) appelée la peste ou fièvre de Bulama, par les ennemis de notre entreprise, et on fit à ce sujet des représentations si sérieuses qu'il en résulta un ordre du conseil privé de couler ce navire, ordre qu'après plus ample informé, on ne mit point à exécution ; et le bâtiment fut rendu à ses propriétaires, après avoir souffert une perte très considérable par la diligence avec laquelle certaines personnes intéressées entretinrent le bruit de la malignité de la maladie que, disait-on, ce bâtiment avait rapportée en Angleterre, bruit pour lequel il n'y avait pas l'ombre de fondement. * * * Pendant un temps considérable on ajouta foi à ce bruit, (qu'une fièvre pestilentielle avait été introduite par le "Hankey," de Bulama à la Grenade) "le Hankey" fut envoyé à Standgate Creek pour purger sa quarantaine, et des ordres furent donnés pour couler ce navire et sa cargaison ; cependant, après examen, la fausseté et la malignité de ce bruit étant prouvées, cet ordre fut restreint au seul bagage provenant de Bulama."

Nous nous sommes appesantis sur l'allégation de ce cas d'importation d'autant plus longtemps qu'il est le premier des temps modernes qu'on ait affirmé d'une manière si hardie et si circonstanciée ; et parce que, pendant un temps, la croyance qu'on y attachait était fort répandue, et qu'il a servi de modèle aux narrations faites de touts les exemples récemment supposés d'événements semblables.

Avec autant de confiance que dans le cas du "Hankey," le Dr. Chisholm affirme que "le Général Elliott" bâtiment de la compagnie des Indes, importa la contagion de la Fièvre Jaune à Fort Royal de la Martinique, en Juin 1796. Mais cette fois encore le Dr. Chisholm n'est pas plus heureux dans le témoignage qu'il produit à l'appui de l'allégation que dans le cas du "Hankey." Les faits avancés par lui et ses assertions ont éprouvé une contradiction décisive et une réfutation du Dr. Fergusson qui, au temps dont il s'agit, était chirurgien du "Général Elliott," et en cette capacité, se trouvait à son bord pendant le voyage et à l'arrivée à la Martinique.

"Ce bâtiment ("le Général Elliott") dit le Dr. Fergusson, était un des vaisseaux désignés, pendant le printemps de 1796, pour faire reprendre la mer aux détachements et aux débris épars de l'armement de l'amiral Christian, si fort maltraité par les éléments, l'hiver précédent. Il arriva que me trouvant en route pour rejoindre le 67ᵉ régiment à St. Domingue, je reçus l'ordre de me rendre à son bord pour me charger des détachements des *Buffs*, du 38ᵉ, et du 60ᵉ, qu'il portait. Je remplis aussi les fonctions de chirurgien de l'équipage, et je puis déclarer que quand nous débarquâmes à la Martinique, il n'y avait pas à bord un seul malade, excepté le charpentier qui avait une phthisie fort avancée ; il n'y avait pas eu non plus la moindre maladie parmi nous, du jour que nous mîmes à la voile à Portsmouth, si ce n'est quelques calentures (j'en eus une) lorsque nous entrâmes sous les tropiques, mais aucune de ces indispositions ne dura plus de douze heures."

L'irruption de la Fièvre Jaune à Cadix en 1800, après l'arrivée du Vaisseau "le Dauphin," a été citée comme exemple de l'importation de la maladie. Le Dr. Bancroft fait de ce cas la narration suivante :—

"Dans l'été de 1800, le gouvernement et les habitants de Cadix paraissent avoir ajouté foi à une importation supposée de la contagion d'Amérique ; et un vaisseau, appelé "le Dauphin," du port de Baltimore, fut, de l'aveu général positivement désigné et accusé d'avoir été le véhicule de ce fléau ; et l'on fabriqua des rapports qui établissaient que trois personnes étaient mortes de la Fièvre Jaune à bord du "Dauphin" pendant sa traversée et l'on déclara que les cas de fièvre qui passaient pour avoir été les premiers de l'épidémie à Cadix s'étaient offerts chez différents individus qui avaient été en communication directe avec le "Dauphin" ou quelques-uns des hommes de son équipage, et l'on dit que d'autres matelots qui s'étaient introduits, en remontant le Guadalquivir, par San Lucar (ville où cependant la maladie ne parut point avant le milieu de Septembre) et qui logèrent dans le faubourg de Triana avaient produit la Fièvre Jaune à Séville, plusieurs jours avant qu'elle ne parut à Cadix. Ce furent ces histoires, dans leurs détails et leur exactitude apparente, que le Dr. Haygarth, par une lettre du 23 Mai 1799, pria le professeur Waterhouse de lui procurer touchant l'importation de la Fièvre Jaune à Philadelphie, etc. et on les fit circuler généralement et avec beaucoup de confiance, de telle sorte que Don Pablo Valiente, intendant de Cuba, qui avait nolisé le " Dauphin " pour l'amener lui et sa famille en Espagne, fut, malgré son rang et ses relations, arrêté sur une accusation criminelle, jugé devant l'Audienza royale à Séville, et après une investigation complète et onze mois d'emprisonnement, pleinement et honorablement acquitté d'avoir introduit la Fièvre Jaune à Cadix ; et ce fut probablement en compensation de l'injustice qu'il avait soufferte que le gouvernement le promut dans la suite. Dans le cours de cette procédure, on prouva juridiquement que la Fièvre Jaune n'avait paru à la Havane, d'où le " Dauphin " avait fait voile en Mai 1800, que quelque temps après le départ de ce navire ; et quoiqu'il eût touché à Charleston le 2 de Juin et qu'il en fût parti le dix de ce mois-là, la société médicale de la Caroline du Sud, sur la demande du Gouvernement Espagnol, certifia à l'unanimité, dans une assemblée extraordinaire le 25 Avril 1801 (22 médecins respectables étant présents) que, autant qu'il était à sa connaissance, la Fièvre Jaune n'avait point existé dans cette ville ou dans le port de Charleston avant le 20 Juin de l'année 1800. Ces médecins déclarèrent aussi leur conviction basée sur des faits spécifiés que la maladie en question n'avait jamais été propagée par contagion. Il fut aussi prouvé et particulièrement par le témoignage de Don José Caro, médecin espagnol, qui était revenu comme passager à bord du " Dauphin " et que les juges de Séville examinèrent sous serment, que les maladies dont les trois matelots étaient morts à bord de ce bâtiment, n'avaient point le caractère de la Fièvre Jaune, mais étaient des maladies différentes dont on rendit compte. On prouva en outre, qu'aucun symptôme de la Fièvre Jaune n'avait paru sur aucune personne à bord du " Dauphin," et que, par conséquent, la maladie n'avait pu être introduite par ce vaisseau ; le Dr. Arejula a donc jugé propre de rejeter les histoires concernant " le Dauphin " et d'avouer qu'il était impossible de préciser la source de l'épidémie."

On affirma, avec la même confiance et sans meilleure preuve, que la Fièvre Jaune avait été importée à Gibraltar, dans l'année 1810, par certains vaisseaux arrivés de Carthagène, dans la baie.

" Pendant le règne de la fièvre contagieuse à Carthagène en 1810," dit le Dr. (Sir William) Pym, " quatre bâtiments de transport, provenant de ce port, jetèrent l'ancre dans la baie de Gibraltar, le dix Septembre ; ils furent immédiatement mis en quarantaine. En allant les accoster, je fus informé qu'un homme était déjà mort, deux étaient dangereusement malades, et plusieurs autres avaient été attaqués de fièvre, maladie qui se montra sur les quatre bâtiments de transport dans le cours de quelques jours."

"Quoique, suivant ce récit, ces transports eussent été immédiatement soumis à la plus stricte quarantaine et eussent continué à y rester pendant tout le temps de leur séjour à Gibraltar; "quoiqu'ils fussent ancrés," dit le Dr. (Sir William) Burnett, "à la distance d'au moins un demi-mille et peut-être plus de la garnison, la Fièvre Jaune éclata au milieu d'elle."

"Le 20 Octobre," dit le Dr. Pym, "quarante jours après l'arrivée de ces bâtiments de transport, par suite, je dois le supposer, d'une infraction aux règlements de la quarantaine, infraction qu'il fut pourtant impossible de constater, une famille de Minorcains attachés aux chantiers dans le quartier sud, fut attaquée de la maladie."

En commentant sur "cette supposition gratuite d'une infraction à la quarantaine," le Dr. Bancroft fait observer, "Si dans un cas pareil, on pouvait violer les règlements de la quarantaine, même lorsque c'est le Dr. Pym qui en surveille l'exécution, en qualité de surintendant, il serait inutile d'y avoir recours, et, en tout temps, dangereux de s'y fier."

"En visitant cette famille de Minorcains," continue le Dr. Pym, "je m'assurai que la maladie que nous redoutions si fort, existait réellement; elle avait attaqué six personnes sur sept dans une seule maison, trois autres familles de voisins qui les avaient visitées, et un prêtre Espagnol."

Après s'être enquis de l'exactitude de cette assertion, le Dr. (Sir William) Burnett produit des preuves concluantes démontrant que le Minorcain (dont le nom est Jacinto Ray) n'était point le premier attaqué et qu'il n'avait eu aucune communication avec les transports de Carthagène.

"J'ai prouvé," dit le Dr. Burnett, "par la déclaration solennelle de Jacinto Ray, sous serment, comme aussi par l'accord des témoignages de MM. Donnet et Amiel, que cet individu n'eut aucune communication avec les transports de Carthagène et que ce ne fut point non plus la première personne attaquée; qu'aucun prêtre Espagnol n'avait assisté Jacinto Ray pendant sa maladie et que, par conséquent, personne n'avait pu recevoir l'infection de cette source; que touts les hommes qui tombèrent malades dans la chambrée de la caserne du 7e régiment de vétérans, étaient à l'intérieur des murs de la ville dans un quartier très populeux, et que la fièvre existait dans l'hôpital du susdit régiment, depuis le 11 Octobre, c'est à dire, au moins 9 à 10 jours avant l'occurrence du premier cas cité par le Dr. Pym."

Le Dr. Bancroft résume, en ces termes, l'examen auquel il s'est livré relativement au degré de confiance que méritent les assertions et les témoignages produits par le Dr. Pym, à l'occasion de ce cas allégué d'importation de la Fièvre Jaune, de Carthagène à Gibraltar.

"Le Dr. Burnett, de la page 442 à la page 450 de son ouvrage, a mentionné avec détails, et réfuté abondamment la suite du récit que le Dr. Pym fait des progrès de la maladie ; et je demande la permission d'y renvoyer, car comme le Dr. Burnett m'a devancé dans tout ce que j'aurais pu offrir sur ce sujet, ajoutant même quelques faits dont je n'avais aucune connaissance, il convient que je lui laisse le mérite qui lui est dû pour l'habileté avec laquelle il a défendu la cause de la vérité. * * * * Quiconque lira attentivement cette partie de l'ouvrage du Dr. Burnett sera, je pense, pleinement convaincu que le Dr. Pym n'a nullement réussi à rendre probable ou même possible que ce soit une contagion importée, ou autre chose que les causes atmosphériques ou locales, qui ait, à Gibraltar, produit les cas de fièvre en 1810, ou que, après leur apparition, ces cas aient manifesté en une seule occasion une propriété contagieuse."

Gibraltar a été fréquemment le siège d'épidémies de Fièvre Jaune et en toute occasion les autorités locales se sont efforcées de prouver que la maladie n'était pas endémique mais importée. A l'égard de l'épidémie de 1813, par exemple, quoique le Comité de Santé de Gibraltar eût attribué la maladie à des causes locales, le Lieut.-Gouverneur déclara dans un exposé que la contagion avait été reçue de Cadix. L'autorité sur laquelle repose cette histoire est principalement celle d'un praticien Espagnol (Cortès), acteur principal (voyez App. II., p. 246) dans la tentative de prouver l'importation de l'épidémie subséquente de 1828, par le vaisseau le "Dygden," événement dont nous parlerons plus loin.

La déclaration établit qu'un vaisseau appelé "la Fortune," venant de Cadix, arriva à Gibraltar le 11 Août ; qu'on envoya à l'Hôpital Catholique un homme de l'équipage qui était malade et qui mourut le 19 du même mois ; qu'un Parisien, qui était venu à Gibraltar sur le même vaisseau, mourut le 3 Septembre ; et que, du 3 au 11 Septembre, neuf personnes moururent dans le voisinage de l'hôpital.

D'un autre côté, Sir James Fellowes, médecin en chef de l'armée Anglaise à Cadix, affirme qu' après une stricte enquête il avait trouvé que rien d'extraordinare n'avait eu lieu, relativement à la fièvre à Cadix, avant le 11 ou le 12 Septembre; que l'état sanitaire de cette ville avait été excellent jusqu'à la fin d'Août; et qu'en conséquence il est impossible que le vaisseau en question ait pu, le 11 Août, importer la maladie de Cadix à Gibraltar, puisqu'elle n'existait point à Cadix à l'époque du départ de ce navire, et que, suivant les rapports médicaux, elle ne parut que plus d'un mois après.

On affirma de la même manière que l'épidémie de Fièvre Jaune à Barcelone en 1821, avait été importée de la Havane par le navire "le Grand Turc" et l'on répandit à cette époque une masse de faux bruits qui dénaturaient les faits réels. Il paraît d'après l'examen des circonstances de ce cas, que lorsque "le Grand Turc" quitta la Havane, la Fièvre Jaune n'y régnait pas, touts les vaisseaux étant partis avec des patentes nettes; qu'aucun cas de maladie ne parut à bord pendant la traversée; que ce ne fut que 33 jours après son arrivée qu'il en parut des cas à Barcelone; et que la maladie éclata pour la première fois le 1er Août à bord d'une polaque Napolitaine qui était restée dans le port malpropre et pestiféré de Barcelone pendant les quatre mois précédents. Le Comité de Médecins établit en outre que pendant les mois de Février, de Mars, d'Avril, de Mai et de Juin qui précédèrent l'arrivée du "Grand Turc," "il avait régné à Barcelone et à Barcelonette des fièvres accompagnées de vomito négro, de couleur jaune à la peau, et d'autres symptômes alarmants, tels qu'il s'en présente sporadiquement chaque année plus ou moins."

"Nous ne pouvons," disent-ils, "adopter l'idée de l'importation de la fièvre, de la Havane dans ce port, parce qu'elle ne repose sur aucun fait certain, ni sur aucune raison satisfaisante, et parce que nous avons sous les yeux des causes locales palpables, qui minent la santé publique et qui, de concert avec la saison et certaines conditions météorologiques, furent cause de l'épidémie."

Cette manière de voir est confirmée par une proclamation des autorités municipales de Barcelone, datée du 18 Janvier 1822, qui porte :—

"De touts les écrits et de toutes les discussions médicales que nous avons vus jusqu' à ce jour, il résulte que la putréfaction des eaux du port a été l'origine ou a contribué notablement au développement de la maladie de douloureuse mémoire pour notre patrie."

Dans l'année 1823 Sir Gilbert Blane, dont l'éminence et la position officielle donnait de l'autorité à toute déclaration émanée de lui, avança l'opinion que "le Bann," corvette de guerre, ayant fait voile de Sierra-Leone, avait introduit la Fièvre Jaune dans l'île de l'Ascension. Ce cas fut examiné par Sir William Burnett, qui publia, à ce sujet, un rapport officiel, d'où il ressort que Sir Gilbert Blane était dans l'erreur quant à l'état de santé de l'équipage du "Bann," lorsque ce bâtiment quitta Sierra-Leone ; qu'une maladie d'un caractère exactement semblable à celle qu'on disait avoir été importée par "le Bann," était connue et avait régné dans l'île à des époques antérieures, et qu'après l'enquête la plus soigneuse, il avait été impossible de découvrir aucune trace directe de la transmission par "le Bann," de la fièvre dont il s'agissait, à aucun individu de la garnison de l'Ascension ; et que la première personne attaquée n'était certainement pas une de celles qu'on savait avoir été sur le bâtiment et en contact avec les malades.

Des autorités médicales fort élevées ont déclaré que le cas de "l'Eclair," et l'histoire de la fièvre épidémique qui éclata à Boa Vista en 1845, fournissent la preuve concluante que la Fièvre Jaune est quelquefois importée. Il sera, par conséquent, nécessaire de faire un examen soigneux des circonstances relatives à cette épidémie.

On a affirmé et l'on a cru généralement qu'il avait été fait des efforts extraordinaires pour déterminer les faits de ce cas dans des circonstances plus que favorables à la découverte de la vérité. Deux rapports officiels rédigés d'après une inspection personnelle ont, en effet, été présentés au Parlement sur ce sujet, l'un par le Dr. M'William et l'autre par le Dr. King ; et l'on a publié plusieurs notices officielles de ces rapports ; mais les témoignages sur lesquels ces deux rapports étaient fondés n'ont été réunis que quelque temps après la cessation de l'épidémie. On a admis implicitement les dépositions de témoins, pour la plupart pauvres et ignorants, (dont plusieurs avaient un intérêt direct à établir l'importation de la maladie par un vaisseau Anglais,) même à l'égard de dates et de circonstances déjà anciennes, et sans examiner convenablement la véridicité de ces témoignages ; et sur touts les points importants les rapporteurs en étaient arrivés à des conclusions directement opposées.

Après l'examen et la comparaison de toutes les assertions qui ont été faites à l'égard de ce cas, il paraît que le bateau à vapeur "l'Eclair," avec un équipage de 140 hommes en y comprenant les officiers, se rendit en 1844 à la côte d'Afrique, et resta stationné pendant plus de quatre mois (130 jours) à l'île de Sherboro, en vue de bloquer l'embouchure orientale du passage de Shébar. Ce lieu est considéré comme l'un des plus insalubres de la côte Africaine ; et les vaisseaux qui restent près de l'île n'échappent que très rarement à une attaque de Fièvre Jaune à bord. Le pays est représenté comme bas, ayant des parties marécageuses, et couvert partout ailleurs de bois épais et d'une végétation luxuriante.

Suivant le récit du chirurgien de "l'Eclair," Mr. Maconchy, le bâtiment en cette occasion était ancré à l'embouchure de la rivière, dans un endroit où il était entouré d'une eau sale, soumise par les marées à un mouvement de va-et-vient à travers de vastes plaines de buissons de mangliers. L'eau fraîche dont on se servait à bord était mauvaise aussi, et tenait en solution une quantité de matière végétale dégoûtante, qui causa des attaques de cholérine à quelques hommes de l'équipage. On envoyait souvent en expédition sur la rivière des bateaux chargés de 30 ou 40 hommes qui restaient, pendant sept ou huit jours de suite, soit qu'ils couchassent à bord ou à terre, exposés, après une journée de pénible travail peut-être, à toutes les causes excitantes de la fièvre, et à une atmosphère nocturne viciée. La saison des pluies ayant amené le mauvais temps, les hommes étaient constamment percés jusqu'aux os.

Le Docteur King représente ainsi le danger de ces expéditions de bateaux :

> " Le service des bateaux qui remontent les rivières Africaines entraîne de grands risques en tout temps de l'année, mais il ne peut jamais se faire dans la saison des pluies sans exposer la santé et la vie de ceux qu'on y emploie, et telles ont été évidemment les tristes conséquences des expéditions de bateaux de "l'Eclair." "

Les hommes de l'équipage, suivant Mr. Maconchy, indépendamment de ce dangereux service, de l'affreuse solitude et de la monotonie de la situation, étaient exposés à une autre cause de découragement : c'était de voir fréquemment les prises d'autres vaisseaux passer devant eux pour se rendre à Sierra Leone, tandis qu'ils se trouvaient eux-mêmes hors de la portée de pareilles bonnes fortunes.

Une autre cause opérait probablement dès ce temps-là même, à savoir, l'état de malpropreté du vaisseau, comme il paraîtra ci-après.

Dans ces circonstances, la fièvre éclata à bord du vaisseau et fut fatale à dix hommes de l'équipage. Sur ces dix morts, huit furent considérées par les médecins comme la conséquence directe des expéditions de bateaux. Quoiqu'il y eût d'autres cas graves de maladie à bord, ces décès paraissent comprendre toute la mortalité du vaisseau pendant son séjour à Sherboro, séjour qui fut, comme on l'a dit, de plus de quatre mois.

Dans le mois de Juillet "l'Eclair" quitta cette station, retourna à Sierra Leone et mouilla dans le port, où il resta, à ce qu'il paraît, treize jours. Ceci arrivait dans la saison des pluies, et cependant l'équipage allait à terre, où plusieurs hommes restèrent la nuit, dans l'impossibilité de rejoindre le vaisseau, à cause de l'état d'ivresse dans lequel ils se trouvaient.

Les conséquences ne se firent pas attendre; pendant le séjour du vaisseau dans le port, la fièvre éclata de nouveau à bord avec une grande violence, et continua à sévir sans interruption pendant le mois de Juillet et le suivant. Dans cet état de maladie, le vaisseau quitta Sierra Leone, se dirigea vers le nord, en compagnie d'un autre bâtiment "l'Albert," et le 10 Août, jeta l'ancre dans la Gambie, où il resta jusqu'au 15, c'est-à-dire, "pendant l'un des mois les plus insalubres dans ce pays." La fièvre allant toujours en s'augmentant, "l'Eclair" arriva le 21 Août à Boa Vista. Depuis son départ de Sherboro, l'équipage avait perdu treize hommes de plus, ce qui faisait en tout, depuis le commencement de la maladie près de cette île, trente-sept attaques et vingt-trois morts; c'est-à-dire, qu'il était mort un homme sur six de l'équipage.

A peine le vaisseau avait-il jeté l'ancre dans le port de Boa Vista qu'on offrit la pratique à son commandant le Capitaine Estcourt, mais il répondit qu'il ne croyait point pouvoir accepter avant d'avoir communiqué l'état de son vaisseau aux autorités de terre. Après une courte délibération, le gouverneur général consentit au débarquement de l'équipage, dans l'espoir d'arrêter la redoutable maladie qui avait déjà fait périr tant de marins, et qui en mettait tant d'autres dans un danger imminent. Les hommes de l'équipage, les valides et les malades, furent donc envoyés dans un fort sur un îlot à un mille de la ville, (Porto Sal Rey) et on logea les officiers dans la ville même. Ceci avait lieu le 31 Août.

L'espérance qu'on avait conçue d'améliorer l'état de l'équipage en transportant ses quartiers du vaisseau à la terre ne se réalisa point. Au contraire, la maladie continua à augmenter avec tant de virulence qu'au bout de la troisième semaine après l'arrivée du vaisseau à Boa Vista, soixante nouveaux cas s'étaient ajoutés à la liste des malades, et plusieurs morts avaient lieu presque touts les jours.

Dans cet état de choses, les médecins tinrent un conseil sur la position de l'équipage, conseil dont il résulta la recommandation de faire partir immédiatement le vaisseau pour Madère, et si la fièvre n'en recevait pas de diminution, de le ramener en Angleterre. Conformément à cet avis, tout l'équipage, sans excepter les malades, fut incontinent réembarqué, et le vaisseau appareilla de Boa Vista le lendemain, 13 Septembre.

La suite de ce triste récit fait voir qu'aucune amélioration n'eut lieu pendant la traversée de "l'Eclair" jusqu'à Madère, où on lui refusa pratique. Il continua donc son voyage le jour suivant en destination de l'Angleterre et jeta l'ancre à la hauteur de l'Ile de Wight à Motherbank le 28 Septembre, ayant perdu depuis son départ de Boa Vista douze hommes de plus de son équipage. Ainsi dans le court espace de trente-sept jours, c'est-à-dire, à partir du moment qu'il jeta l'ancre à Boa Vista, le 21 Août, jusqu'à celui de son arrivée à Motherbank, le 28 Septembre, il n'y eut pas moins de quatre-vingt-dix attaques de fièvre et de quarante-cinq morts, au nombre desquelles il faut compter celle de son excellent et dévoué capitaine.

A son arrivée en Angleterre, le vaisseau fut mis en quarantaine, et resta sous la direction du conseil privé jusqu'au 31 Octobre.

Le lendemain de l'arrivée de l'Eclair, le Dr. Richardson proposa que les malades fussent immédiatement transportés dans une aîle de l'hôpital Haslar, qu'on approprierait exclusivement à leur usage; déclarant que, dans son opinion, si les malades étaient placés dans des salles bien aérées, avec des lits tout frais, et les autres moyens de propreté que fournit un hôpital, il n'y aurait pas plus de danger pour les domestiques, qu'il ne s'en présenterait dans les salles réservées aux cas de typhus.

Sir William Pym ne se rendit pas à cet avis, et au lieu d'autoriser la translation des malades, il ordonna que le vaisseau ainsi que tout son équipage allât de Motherbank à Standgate dans la Station de Quarantaine réservée aux vaisseaux à patente brute, où il ne parvint que dans l'après-midi du 2 Octobre, c. à. d. quatre jours après son arrivée à Motherbank et les hommes y restèrent six jours de plus, avant leur translation sur un autre bâtiment. De sorte que touts ceux qui étaient à bord furent retenus prisonniers dans une atmosphère pestilentielle sur les rivages de leur pays natal; leurs prévisions de quitter enfin la scène de si terribles souffrances et de tant d'horreurs, leurs espérances de vie et de santé furent totalement détruites. Il en résulta que dans ces dix jours, cinq morts de plus eurent lieu et ce ne fut que lorsque les Lords de l'Amirauté déclarèrent leur conviction que le seul moyen de conserver la vie du reste de l'équipage était la translation entière de touts les individus de ce malheureux vaisseau, qu'on leur permit de le quitter. Leur translation eut lieu le 8 Octobre; il n'y eut après que deux morts, dont l'une fut celle du pilote qui avait dirigé le vaisseau de Motherbank à la Crique de Standgate.*

Ainsi que nous l'avons dit plus haut, on fit faire sur les causes de cette mortalité extraordinaire des enquêtes officielles, d'où il résulte :—

Que la maladie elle-même n'offrait rien de particulier; les médecins et les autres officiers du vaisseau et ceux de Boa Vista, c'est-à-dire, touts les témoins compétents qui avaient en réalité vu la maladie, s'accordent à affirmer que ce n'était qu'une forme aggravée de la fièvre endémique commune à la côte Africaine; opinion pleinement confirmée par la description originale de la maladie dans le journal médical du vaisseau, et par l'autopsie.

* On trouve un contraste frappant à ce traitement de l'équipage de "l'Eclair" dans le cas de la frégate de sa Majesté "l'Aréthuse," qui arriva récemment (14 Février 1852) de Lisbonne à Plymouth, ayant à bord des cas de petite vérole. Au lieu de mettre le bâtiment en quarantaine, et d'enfermer les gens bien portants avec les malades dans la même atmosphère empoisonnée, des avis plus sages prévalurent en cette occasion, et on adopta des mesures plus humaines. Sur l'avis du Dr. Rae, inspecteur de l'Hôpital Royal de la Marine, on transporta immédiatement à cet établissement les malades, au nombre de douze, et sur ce nombre il en mourut deux, sans qu'il y ait eu aucune communication de la maladie.

Cependant, contrairement à cette opinion généralement reçue, Sir William Pym publia une déclaration établissant que indépendamment de la fièvre Africaine ordinaire, la célèbre *nova pestis* du Docteur Chisholm, avait été introduite dans le vaisseau par un passager pris à bord à Sierra Leone; cette maladie étant, comme il la représente, une maladie *sui generis*, connue sous le nom de Fièvre Jaune Africaine de Bulam ou *vomito negro*, attaquant l'homme une fois seulement, et différant de la fièvre rémittente commune en ce qu'elle est éminemment contagieuse.

Il résulte des paroles de Sir William Burnett que cette doctrine sur laquelle repose l'assertion de Sir William Pym ne fut point soutenue par d'autres autorités médicales; il dit:

"Tout ceci, en ce qui regarde les propriétés particulières de la maladie appelée par Sir William Pym, fièvre de Bulam, &c., est une supposition gratuite de sa part, nullement fondée en fait selon moi; et, dans cette manière d'envisager ce côté du sujet, je suis soutenu par les dix-neuf vingtièmes des médecins de la marine et de l'armée, qui pensent, comme moi, que la forme la plus intense de Fièvre Jaune est une simple modification de la fièvre rémittente bilieuse* si généralement connue dans toutes les régions des tropiques."

Il ajoute: "La fièvre qui régna sur "l'Eclair" était incontestablement une fièvre rémittente, causée par des miasmes marécageux, et le mauvais temps auquel les hommes furent exposés dans leurs expéditions sur la rivière."

"En point de fait, la Fièvre Jaune," dit Mr. Watson, de Port Royal, Jamaïque, "se présente rarement dans ce pays sous une forme épidémique. Les fièvres, depuis le vomito négro mortel, jusqu'à l'accès innocent et éphémère, se montrent sous des apparences si mêlées et si nuancées, de l'un à l'autre, qu'elles exigent un traitement non moins varié. Des maladies qui pendant le premier et le second jour ont paru des cas légers de fièvre commune, ont fréquemment pris tout à coup l'aspect le plus fatal de Fièvre Jaune, et précipité leurs victimes au tombeau en peu d'heures."

Le Docteur King et le Docteur Stewart, dans des rapports officiels publiés sur ce cas, sont d'accord avec Sir William Burnett. D'un autre côté, le Dr. M'William est d'avis que bien que la maladie ne fût dans l'origine qu'une fièvre endémique rémittente de la côte Africaine, elle s'était, par une

* A l'appui de cette assertion de Sir Wm. Burnett, et contrairement à la déclaration (*voyez* p. 126) que les fièvres intermittentes sont "inconnues" à Gibraltar, nous donnons le tableau suivant:—

"Liste

" Liste du Chiffre Annuel des Admissions pour la Fièvre Intermittente, la Fièvre Rémittente, et la Fièvre Jaune respectivement, à l'Hôpital du Corps Militaire de l'Artillerie stationnée à Gibraltar, avec la Moyenne des Forces dans chaque Année, de 1812 à 1851 inclusivement:—

Années.	Moyenne des Forces.	Inter-mittente.	Ré-mittente.	Fièvre Jaune.	Remarques.
1812	804	5	28	..	La plus grande proportion de toutes les fièvres à Gibraltar a été portée comme "simples fièvres continues;" mais beaucoup de ces cas de fièvres en 1813, 1814, 1818, 1828, et d'autres années, se rapprochaient de la Fièvre Jaune.
1813	775	1	12	..	
1814	750	..	3	73 appelés fièvre épidémique.	
1815	569	..	2	..	
1816	610	1	3	..	
1817	..	..	1	..	
1818	470	..	..	..	
1819	453	2	..	..	
1820	457	5	..	..	
1821	451	5	..	..	
1822	428	6	2	..	
1823	460	..	..	..	
1824	456	2	3	..	
1825	420	3	5	..	
1826	403	2	1	..	
1827*a*	..	..	..	..	*a* Listes pour 1827 incomplètes.
1828	431	8	234 *b*	..	*b* Ces fièvres furent toutes portées sous le titre de "fièvres bilieuses rémittentes d'automne," et dans ces derniers temps comme "fièvres malignes," touts ces cas appartenant à l'épidémie régnante.
1829	484	8	..	..	
1830	481	..	..	..	
1831	471	3	..	..	
1832	494	6	1	..	
1833	532	..	..	..	
1834	451	2	..	..	
1835	470	2	..	..	
1836	462	6	..	..	
1837	467	8	..	..	
1838	439	..	..	..	
1839	426	..	..	..	
1840	477	..	..	..	
1841	469	5	..	..	
1842	549	3	2	..	
1843	505	19	1	..	
1844	495	2	3	..	
1845	514	1	2	..	
1846	531	5	1	..	
1847	645	6	..	..	
1848	684	13	..	..	Très peu des cas de fièvre intermittente étaient indigènes; c'étaient pour la plupart des rechutes de maladies contractées dans d'autres quartiers.*
1849	723	23	..	..	
1850	764	1	..	..	
1851	725	..	..	..	

(Signé) J. Stewart,
Inspecteur Général,
Woolwich, 17 *Février* 1852. Département Médical de l'Artillerie."

* Cette opinion du Dr. Stewart est, sans doute, bien fondée; mais il est prouvé par une expérience universelle que la tendance aux rechutes dans la fièvre intermittente est beaucoup plus grande dans les pays où cette maladie a son origine. Nous apprenons en outre par le bureau du génie militaire qu'on a commencé à Gibraltar des travaux exigeant un enlèvement considérable de terre pendant plusieurs de ces années, surtout en Décembre 1842, et dans le cours de 1848–49. Voy. p. 57.

série de causes, exaspérée au point de devenir une fièvre rémittente concentrée ou Fièvre Jaune, et avait acquis, de cette manière, des propriétés nouvelles et particulières qui d'abord n'étaient point inhérentes à sa nature.

Touchant cette dernière opinion, nous ferons remarquer que le gouverneur général des îles du cap verd, affirme que, aucun de ceux qui, pour échapper à la maladie pestilentielle, émigrèrent dans les différentes îles de l'Archipel, ne communiqua la maladie, ni n'en fut atteint. D'après l'idée du Dr. M'William, la maladie devait avoir un caractère bien singulier, car à son origine, à Shébar, elle n'était pas contagieuse; elle le devint à Boa Vista; tandis que dans les autres îles de l'Archipel, partout où les personnes, attaquées ou non, se réfugièrent, elle déposa son caractère contagieux et ne se communiqua à personne.

Les examinateurs et les rapporteurs s'accordent touts à déclarer que parmi les causes qui concoururent à communiquer à cette maladie un degré si extraordinaire de puissance et de mortalité les principales furent :—

Le service non interrompu de l'équipage pendant un temps trop prolongé, y compris la saison insalubre, dans une situation particulièrement malsaine :—

L'exposition d'hommes, dont le système était imprégné des germes de maladie contractés dans cette localité insalubre, aux dangers d'une liberté illimitée à terre, dans l'atmosphère de Sierra Leone, pendant la saison des pluies; liberté dont une des conséquences fut "l'abus immodéré qu'ils firent de spiritueux de la pire espèce."

Et plus tard, à Boa Vista, la réclusion de l'équipage, malades et valides, dans un lieu encore plus encombré, plus sale, moins aéré que les quartiers qu'ils avaient à bord; au lieu de faire passer d'un vaisseau infecté à une situation salubre à terre des hommes prédisposés à la maladie, et de les disperser dans une atmosphère pure.

On peut se faire une idée des circonstances défavorables dans lesquelles se trouvait l'équipage sur le récit que, après une inspection personnelle, le Dr. Kingdonne de l'état hygiénique du fort de Boa Vista; il dit que par l'absence de touts moyens de nettoyage, par l'accumulation des immondices et par l'impossibilité, en toutes circonstances, d'obtenir une circulation libre d'air pur, à cause du plan même de l'édifice, l'atmosphère que les malades, les convalescents, et les hommes bien portants étaient dans la nécessité de respirer jour et nuit devait être impure et délétère à l'extrême, et que dans un espace insuffisant pour le logement de cinquante hommes on en avait entassé plus de cent, en y comprenant les malades, par une chaleur étouffante, le thermomètre ne marquant pas moins de 81 à 86° Fahr. (27 à 30° cent.) Cette description est confirmée par le témoignage du Docteur Almeida, qui déclare que le gouverneur général l'ayant requis d'aller visiter les malades du fort, "il les trouva si serrés les uns contre les autres que ce ne fut qu'avec peine qu'il put passer entre eux."

On a déjà fait voir, sous le titre de causes locales, combien de semblables conditions contribuent à la virulence et au développement de la maladie ; mais il faut ajouter, que l'équipage pouvait aussi se procurer ici des spiritueux, à l'usage desquels, malades et valides se livrèrent avec plus d'excès encore qu'à Sierra Leone.

"C'est avec un profond regret," dit Sir William Burnett, "que je dois ajouter, d'après les meilleures informations, que pendant qu'ils étaient dans cette position on trouva le moyen de pourvoir les malades, aussi bien que les autres, d'énormes quantités de liqueurs fortes qu'ils buvaient avec avidité et qui produisirent les effets les plus funestes ; en vérité, j'ai lieu de croire que plusieurs d'entre eux furent littéralement tués par cet abus comme par un poison. Si la fièvre n'eut existé déjà, l'extrême chaleur (86 degrés Fahr.), la nature du terrein, et cette abominable ivrognerie eussent pleinement suffi pour en produire une de la pire espèce même, dont les symptômes manifestes eussent été l'irritabilité de l'estomac et des vomissements d'une couleur foncée."

Le résultat positif, ainsi que le représente le Dr. M'William, fut que le chiffre de la liste des malades et de la mortalité s'éleva, dans ce temps-là, beaucoup plus haut qu'il n'avait atteint à aucune époque antérieure, et que, de fièvre rémittente endémique de la côte Africaine qu'elle était d'abord. la maladie s'exaspéra au point de devenir une rémittente concentrée ou Fièvre Jaune.

Des témoignages indubitables font voir ensuite qu'indépendamment de toutes ces causes de maladies l'équipage était encore exposé à l'absorption constante de gaz empoisonnés qui prenaient naissance dans le vaisseau lui-même. Un examen superficiel avait pu faire croire à la propreté du vaisseau, et Sir William Pym se rend positivement garant de cette propreté ; mais il existe des preuves concluantes que cette apparence était trompeuse.

Nous avons extrait des Archives du Département Médical de la Marine le récit suivant du Capitaine Simpson, ex-commandant du " Rolla," récit décisif à l'égard de ce point :—

" Ayant, en Juin 1845, le commandement du " Rolla," j'allai à bord de " l'Eclair " à la hauteur de la Rivière Shébar. Le Commandant Estcourt me dit qu'il avait envoyé un bateau pour remonter la Rivière Sherborough, et que pendant la nuit, les matelots avaient été exposés à une grosse pluie et à des éclairs et qu'ils étaient malades; quelques morts avaient eu lieu sur son vaisseau. Au commencement de Juillet j'allai à Sierra Leone pour me ravitailler; " l'Eclair " y était ; il était ancré tout près du rivage, et je conseillai au Commandant de l'éloigner, ce qu'il fit. Il semblait y avoir de l'agitation dans l'équipage ; on lui avait donné un peu de liberté, et l'ivrognerie et la maladie en furent les conséquences. On avait reçu à bord du bois pour combustible au lieu de charbon. Ce bois était vert, à ce que j'appris à Sierra Leone, et très malsain à brûler."

Ce fait est corroboré par le journal de navigation de " l'Eclair," où l'on voit que du 16 au 19 Juillet inclusivement, l'équipage fut employé à Sierra Leone à faire du bois.

On voit de la manière la plus évidente par l'histoire de la " Régalia," déjà donnée (p. 64), et par celle de la " Vestale" (Appendice III., p. 299) quelle influence une quantité de bois vert nouvellement chargé, sur des vaisseaux naviguant dans les mers des tropiques, a sur la production des fièvres destructives.

On trouvera encore dans les Archives du Département Médical de la Marine des preuves " que la cale de " l'Eclair " était dans un état pestifère ;" et le Dr. King dit, que longtemps après que l'équipage eut quitté le navire en Angleterre et quand on eut enlevé les machines, on trouva plusieurs pouces de boue sous le plancher.

" Je n'aurais pas cru devoir parler," dit-il, " de ces circonstances si quelques faits remarquables n'avaient eu lieu sur le même vaisseau dans la suite, faits qui me confirmèrent dans l'opinion que je m'étais formée antérieurement, que l'origine et la durée de la fièvre à bord dépendaient seulement des causes locales.

" La Rosamonde " (autrefois " l'Eclair ") fut mise en armement à Woolwich le 5 Novembre 1846, pour la station du Cap de Bonne Espérance, mais aucun homme du premier équipage ne rejoignit le vaisseau. Pendant qu'on l'équipait, il parut quatre cas de typhus, qu'on envoya à l'hôpital, où il en mourut deux. Mais il faut dire que le typhus régnait à Woolwich à cette époque. Le steamer quitta l'Angleterre pour le Cap, le 23 Février 1847. Trois jours après avoir mis à la voile un des hommes fut affecté de légers symptômes fébriles; il continua à être plus ou moins indisposé pendant un certain nombre de jours, mais, de temps à autre, il se trouvait si bien qu'il reprenait son service. Cependant après que le vaisseau fut entré sous les tropiques, la maladie commença à prendre un caractère nouveau et alarmant, et lorsque le bâtiment fut à la hauteur de l'île de St. Nicolas et presqu'en vue de Boa Vista, le matelot mourut, après avoir eu pendant deux jours le vomito négro et d'autres symptômes caractéristiques de la Fièvre Jaune. Quelques jours après, "la Rosamonde" arriva à l'Ascension, où j'étais alors de station, et le Commandant Foot ayant communiqué au Capitaine Hutton, surintendant de l'île, les détails touchant la maladie et la mort du matelot, je reçus, avec le Dr. Sloane, chirurgien de l'hôpital, l'ordre de faire un rapport sur le cas en question, et de suggérer des mesures qui fussent à l'avantage du vaisseau sans exposer la santé des habitants de l'île. Ayant obtenu du Dr. Slight, chirurgien de "la Rosamonde," touts les renseignements relatifs à son dernier malade, nous exprimâmes l'opinion que la maladie dont cet homme était mort, était la Fièvre Jaune sporadique. Le lendemain matin j'allai à bord dans l'intention de prendre des informations qui me missent à même de me faire une opinion sur l'état hygiénique du vaisseau, et pour examiner les malades, attendu que le chirurgien m'avait informé qu'il avait alors un cas suspect, avec symptômes d'une espèce de fièvre typhoïde. A peine avais-je eu le temps de faire un examen rapide de l'arrière, que mon attention fut appelée sur les malades qu'on avait fait ranger sur l'avant, et je trouvai l'homme dont m'avait parlé le chirurgien dans un état si critique que je recommandai de l'envoyer à terre immédiatement. Le seul autre cas grave était celui d'un mousse surnuméraire qui était tombé malade le matin même, mais les indications de fièvre typhoïde maligne étaient si évidentes au début de la maladie que je ne pus m'empêcher d'exprimer au chirurgien l'opinion que ce garçon ne passerait probablement pas 24 heures. Comme il était extrêmement important d'empêcher qu'une terreur panique ne se répandit parmi les hommes de l'équipage, je me rendis à terre pour me consulter avec le Capitaine Hutton et faire des arrangements pour leur réception. * * * * Les malades eux-mêmes attribuaient leur maladie à l'air impur de l'avant du vaisseau; l'un d'eux me dit qu'il souffrait à tel point d'une puanteur insupportable dans la soute du contre-maître, qu'il en parla et qu'il obtint la permission de faire un trou dans le plancher, ce qui exposa à la vue une quantité considérable de vase, dont on enleva alors cinq ou six seaux mêlés de copeaux pourris qui répandaient une odeur repoussante.

"Il paraît donc qu'en outre du nombre inusité d'individus qui couchaient à l'avant dans le poste des malades, plusieurs d'entre eux, au moins, avaient été exposés aux miasmes morbifiques qu'exhalait un amas d'immondices en fermentation au fond de cette partie du navire. La quantité de fange était faible sans doute en comparaison de ce qui s'en était accumulé lorsque le vaisseau arriva de la côte d'Afrique à Spithead; cependant la malaria qui se dégageait de ce foyer exigu et circonscrit n'était pas moins virulente dans son action, et produisit la même maladie sur un petit nombre d'individus qui se trouvaient placés dans la sphère de son influence."

Tel est le récit succinct des circonstances en rapport avec ce vaisseau et son équipage.

Mais on a allégué que le débarquement à Boa Vista, sans produire aucun bien sur l'état de l'équipage de "l'Eclair" avait infligé un mal cruel aux habitants de l'île; que plusieurs individus qui s'étaient mis en contact avec les malades, ou qui s'étaient trouvés dans leur voisinage immédiat, avaient été atteints de la même espèce de fièvre; puis, que la maladie rayonnant de ces individus à ceux qui les avaient approchés, et de ces derniers à d'autres encore, comme d'autant de centres de contagion, s'était répandue sur l'île entière; fournissant ainsi un exemple positif de l'importation d'une maladie épidémique. Voici les faits qu'on a allégués pour soutenir ces assertions:—

On assure que pendant l'occupation du fort par l'équipage, quelques soldats portugais y étaient stationnés; que cette garde fut plusieurs fois relevée; qu'à l'époque où "l'Eclair" quitta l'île, la garde consistait en un soldat nègre et deux Européens; et que trois jours après l'appareillage de "l'Eclair" les deux soldats européens furent attaqués d'une fièvre semblable à celle dont avait souffert l'équipage; que le soldat nègre qui, avec son camarade, (l'homme envoyé de Boa Vista pour soigner les deux Européens,) avait été, à son retour de la petite île à Porto Sal Rey, consigné "par mesure de précaution" pendant [environ 8 ou] 17 jours, dans une petite cabane à l'extrémité nord de la ville, fut ensuite attaqué, sans être pourtant obligé de prendre le lit avant le lendemain de son retour à la caserne; et qu'une femme (Anna Gallinha) habitant la maison voisine de cette cabane fut la première personne attaquée de fièvre dans la ville. On affirme encore qu'un individu (Pathi) qui avait été employé comme homme de peine à bord de "l'Eclair" fut aussi attaqué de la fièvre, selon une version le lendemain de l'appareillage de "l'Eclair," mais selon une autre le troisième jour après cet événement.

Tels sont les faits allégués et les seuls ayant un rapport

direct à la communication d'une contagion spécifique par l'équipage de "l'Eclair," réunis par le Dr. M'William dans une enquête personelle sur les lieux ; et ces faits, dans son opinion, présentent un enchaînement de preuves suffisantes pour établir un exemple positif de l'importation d'une maladie épidémique.

Cependant, par rapport à ces enquêtes, on a déjà fait observer, qu'elles n'ont été faites que plusieurs mois après le départ de "l'Eclair" de Boa Vista ; le seul médecin en titre de l'île (le Dr. Kenny) qui eût pu donner des renseignements authentiques et dignes de foi sur la nature et les progrès de la maladie, était mort avant le départ de "l'Eclair ;" les témoins interrogés par le Dr. M'William, gens pauvres et ignorants, témoignèrent de ce qu'ils savaient par ouï-dire ou autrement, de la manière la plus décousue ; leurs déclarations touchant des dates et des évènements qu'on suppose être arrivés plusieurs mois avant que l'enquête n'eût lieu, furent reçues implicitement, sans examiner l'exactitude des réponses et la véridicité des témoignages ;—touts les témoins de cette classe paraissent n'avoir parlé que sous l'influence de l'intérêt personnel, et pour établir une demande de compensation pécuniaire s'ils parvenaient à inculper "l'Eclair." Cette attente, en effet, ne fut point déçue, le gouvernement de la Grande Bretagne ayant éventuellement accordé la somme de 1,000 liv. sterl. au bénéfice des habitants ; et c'est probablement à cette circonstance qu'il faut attribuer les rapports pompeux et exagérés que cette population produisit l'année suivante à la réapparition de la fièvre.

Nous pensons que les faits, à les prendre précisément tels qu'on nous les donne dans le rapport du Dr. M'William, au lieu de présenter, comme l'exigerait la preuve de l'allégation dont il s'agit, une chaîne claire et palpable de témoignages unissant, comme la cause et l'effet, la fièvre du vaisseau à l'épidémie du rivage, n'ont point un seul anneau qui les rattache l'une avec l'autre.

Prenons par exemple ce qu'on nous représente comme le premier cas formant le premier anneau présumé de cette chaîne—la fièvre dont furent saisi les deux gardes du fort.* Deux soldats européens arrivés depuis peu dans la colonie, et par conséquent prédisposés singulièrement à une attaque

* *Voyez* la note, Appendice III., p. 309.

de la fièvre endémique, vont de Boa Vista (qui était alors salubre) sur une autre île, en un endroit restreint, mal aéré, encombré, et sale où la fièvre sévissait à tel point que, dans l'espace de trois semaines, il n'y eut pas moins de soixante attaques, et de trente-trois morts dans un équipage qui consistait à l'arrivée du vaisseau de 117 officiers et soldats. Ce n'est point là, certes, un cas de la propagation d'une maladie par une contagion spécifique ; c'en est simplement la production par sa cause ordinaire, à savoir, l'exposition à une atmosphère corrompue ; la corruption étant, dans ce cas particulier, excessive, à cause de l'encombrement, de l'accumulation des immondices, des latrines sales et puantes, de l'impossibilité, résultant de la construction même du bâtiment, de faire pénétrer un air pur, et d'une chaleur excessive, le thermomètre variant de 81° à 86° (Fahrenheit). Que, dans de pareilles circonstances, deux hommes aient été saisis de la fièvre qui sévissait dans la localité où ils se trouvaient, ce n'est pas là un fait plus extraordinaire que si des personnes préalablement bien portantes étaient attaquées du typhus, après s'être logées dans les impasses sales et encombrés des villes d'Angleterre.

Prenons le second anneau présumé de la chaîne, l'attaque du soldat nègre. Les circonstances en rapport avec cet homme étant précisément les mêmes que pour les deux autres gardes, la même réponse aurait pu s'appliquer aux deux cas ; mais nous ferons observer, que, suivant le témoignage de cet homme lui-même, sa maladie fut très légère, et son compagnon qu'on avait envoyé loger avec lui dans la cabane à Porto Sal Rey n'avait point été du tout malade pendant tout le temps de leur réclusion.

Le troisième anneau présumé est l'allégation du fait qu'une femme (Anna Gallinha) qui demeurait porte à porte de la cabane où ces deux hommes étaient consignés, fut saisie de la fièvre peu après leur départ, et que ce fut la première personne attaquée, la première du moins dont la maladie attira l'attention publique dans la ville de Porto Sal Rey. Le Dr. King dit que dans un interrogatoire qu'il fit subir au soldat, (celui qui avait eu une légère attaque de fièvre) cet homme avait assuré que pendant les dix-sept jours que lui et son compagnon avaient été consignés dans la cabane, ils n'avaient communiqué avec personne.

Le Dr. M'William, au contraire, affirme que Gallinha allait souvent dans la cabane et que même elle faisait la cuisine pour ces deux hommes. Admettant pour correcte la version du Dr. M'William, il est certainement plus raisonnable d'attribuer l'attaque de Gallinha aux causes locales auxquelles elle fut exposée, causes qui, de l'aveu du Dr. M'William lui-même, suffisaient pour expliquer sa maladie, qu'à une contagion dérivée d'un homme dont la maladie était si légère qu'elle ne l'avait point retenu un seul jour dans son lit, et incapable d'infecter son compagnon qui était nuit et jour avec lui.

"Lorsqu' Anna Gallinha tomba malade," dit le Dr. M'William, "il était tombé beaucoup de pluie ; le temps était devenu plus chaud, bref, il existait alors (mais seulement à partir d'alors) les éléments propres à développer la malaria."

"Dans cette partie de la ville, nommée Biera ou Pao de Varella," dit le Dr. King, "où Anna Gallinha et les soldats demeuraient, les habitations sont d'une classe tout-à-fait inférieure, et les gens qui les occupent sont en général pauvres et indigents. Il y a une grande mare d'eau douce et d'eau salée justement derrière; mais au vent de cette partie de la ville, et plus près encore des maisons se trouve un endroit fréquenté par beaucoup de gens du peuple qui vont y satisfaire leurs besoins naturels ; et les vents qui soufflent d'ordinaire portent dans la direction de Biera les émanations de l'une et les effluves de l'autre."

Le Dr. M'William donne une description semblable de cette localité,—

"Dans la partie supérieure de la ville," dit-il, "nommée Pao de Varella, les habitations sont en général de simples huttes grossièrement bâties, serrées les unes contre les autres, et, à peu d'exceptions près, malpropres. L'absence complète de toute espèce de lois de voirie fait aussi que les rues de ce quartier sont fort sales."

Il y avait donc ici, dans toute leur force, les causes localisantes ordinaires de la fièvre, causes auxquelles nous trouvons qu'il est plus conséquent de rapporter ce cas que de l'attribuer à une source extraordinaire et étrangère.

Mais ici se termine l'enchaînement supposé ; à ce point il est brusquement interrompu ; il n'y a plus d'anneau visible,— rien qui lie réellement la maladie de Gallinha avec les cas qui suivirent immédiatement, ou l'extension générale de la maladie qui suivit rapidement, et nous n'avons pas besoin de dire, que pour prouver le développement d'une maladie pestilentielle il faut qu'on prouve que la communication, directe ou indirecte a existé entre toutes les personnes attaquées.*

On ne peut guère en effet considérer comme nouvel anneau de la chaîne le seul cas de fièvre qu'on rapporte être arrivé peu après l'appareillage de "l'Eclair," à savoir, celui de l'homme de peine (Pathi) qui avait été employé à bord du vaisseau; car, en admettant même que cet homme eût contracté la fièvre en travaillant à bord de "l'Eclair," ce serait seulement un cas d'infection pour être allé à bord d'un vaisseau *vert* (impur), ce qui, de l'aveu général, est une cause suffisante de fièvre.—

"Toutes les fois," dit le Dr. Stewart, "que la fièvre a fortement régné sur des vaisseaux des stations des Antilles et d'Afrique, les étrangers qui sont allés à bord de ces vaisseaux ont été particulièrement sujets à en être attaqués, mais on n'a pas trouvé que la maladie se soit étendue à terre par l'envoi des cas de fièvre de ces vaisseaux dans les hôpitaux ou les maisons particulières."

Mais, de même que dans le lieu d'habitation de Gallinha, il y avait, dans le district habité par cet homme, des causes locales plus que suffisantes pour expliquer l'origine endémique de sa maladie. Il habitait dans un des villages de Moradinha à quelque distance de Porto Sal Rey. Le Dr. King donne de cette localité la description suivante :—

"S'il est un endroit dans l'île entière, où, à cause des circonstances physiques, on puisse s'attendre à voir la fièvre commencer plus tôt et finir plus tard, c'est assurément Moradinha, avec les villages de ses environs, dans l'un desquels habitait Pathi."

Il faut observer encore que, quelqu'ait été la cause de la fièvre de cet homme, on admet que, pendant trois semaines au moins, elle ne se communiqua à aucune autre personne de la maison à Moradinha, où Pathi fut attaqué et où il resta huit jours, ni à personne dans le voisinage pendant 11 semaines; que sa maladie fut extrêmement légère et qu'à son retour chez lui aucune maladie ne se déclara dans sa famille pendant quelque temps. Suivant le Dr. McWilliam, le premier membre de la famille attaqué fut un des enfants, qui tomba malade "le dixième ou le onzième jour" après le retour de son père,

---

* La veuve de la seconde victime (Affonso) nia que son mari eût communiqué avec Gallinha; et le Dr. Almeida "trouva environ 20 personnes malades" à Porto Sal Rey, 3 ou 4 jours seulement après la mort de Gallinha. Il est évidemment plus rationel d'attribuer ces nombreuses attaques à une influence épidémique, qui, ainsi qu'on l'admet, existait alors, qu'à un contact avec cette femme, fait pour lequel il n'y a, en vérité, pas une ombre de preuve.

la maladie de cet enfant ayant été graduellement suivie de celle de deux autres enfants. Mais le Dr. King affirme que ces enfants ne tombèrent malades "qu'un mois environ" après le retour de leur père et que ce ne fut que le mois suivant (au milieu de Novembre) que sa femme fut atteinte," quand la maladie était devenue générale dans l'île entière." On doit aussi remarquer particulièrement qu'un enfant d'une autre famille à Rabil, n'ayant aucune communication avec la famille de Pathi, mourut à peu près à la même époque que le premier enfant de Pathi et que la maladie éclata d'aussi bonne heure au moins à Rabil qu'à Porto Sal Rey.

Et finalement on peut faire valoir contre l'opinion que ce fut l'équipage de "l'Eclair" qui communiqua la contagion, le fait que la petite île sur laquelle on débarqua les malades, et où on les consigna, était à un mille de la ville de Porto Sal Rey ; et qu'il suffit de jeter un coup d'œil sur la carte qui accompagne le rapport du Dr. M'William pour voir que les vents alisés du nord-est ont dû (selon la théorie que Sir William Pym a appliquée au Terrein Neutre de Gibraltar en 1828, voyez note, Appendice, No. 1, p. 169) disperser la contagion, si elle existait, ou la porter dans une direction opposée à Porto Sal Rey.

Nous renvoyons pour un examen plus minutieux des cas des gardes du Fort, de celui de Pathi etc., ainsi que le Dr. M'William les a présentés, à la note du Dr. Browne, Appendice, No. III. p. 306, qui fait voir la valeur réelle de ces cas considérés comme des anneaux formant une chaîne de preuves circonstanciées.

Les faits authentiques qui accompagnèrent les rapports de l'équipage avec les habitants de l'île, fournissent de nouvelles preuves qu' aucune infection n'a pu être communiquée par ces marins aux habitants. Ainsi l'on admet que le Capitaine Estcourt, commandant du vaisseau, alla directement du vaisseau infecté demeurer chez Mr. Macaulay, le magistrat ; l'infection ne se communiqua, ni à lui, ni à personne de sa famille.

Les officiers de la Ste. Barbe,—aspirants, chirurgiens, commissaire, maîtres, et ingénieur,—en débarquant du vaisseau prirent pour eux et leurs domestiques une maison dans la ville, et se mêlèrent sans réserve avec les habitants ; nulle infection ne se communiqua à aucun des individus avec lesquels ils furent en rapport.

L'équipage obtint ou s'octroya la permission de faire de fréquentes visites de la petite île à la ville de Porto Sal Rey, où, suivant le Dr. M'William, les hommes se rendaient chez un certain Georgio, qui tenait un débit de spiritueux : la seule conséquence de ces visites, conséquence que le Dr. M'William trouve remarquable, paraît avoir été que cet homme (et peu après, deux femmes qui s'associèrent avec eux) fut attaqué de maux de tête et d'une fièvre générale le soir même du jour qu'il reçut la visite des gens de "l'Eclair,"—résultat qui admet une solution plus claire que la communication d'une contagion fébrile de la part de personnes qui se trouvaient elles-mêmes en parfaite santé.

Le linge sale des officiers et de l'équipage, ayant été apporté à terre à l'arrivée du vaisseau, fut aussitôt donné à laver aux blanchisseuses de Porto Sal Rey, et il résulta d'une recherche soigneuse qu'on fit de ces femmes, que le nombre de celles qui furent ainsi employées ne s'élevait pas à moins de dix-sept.

"Les vêtements sales," dit le Dr. King, "linge, coton, et flanelle, qui s'étaient accumulés dans les cabines des officiers depuis leur départ de Sierra Leone, ne remplissaient pas moins de douze sacs, qui furent portés à terre le soir même de l'arrivée du vaisseau, et distribué à Porto Sal Rey le lendemain matin (22 Août) aux blanchisseuses de la ville. Or si la maladie possède le pouvoir de reproduction, son poison eût été aussi certainement communiqué au moyen de foyers (*fomites*) que par le contact direct avec les malades à bord ou dans le fort ; pourtant, aucune des blanchisseuses, ni aucune des personnes de leurs familles, ne fut attaquée de la fièvre avant Novembre, ce qui forme un intervalle de 70 jours après l'exposition à l'infection."

Il fut prouvé par les événements ultérieurs que ce n'était pas par défaut de susceptibilité à l'influence du poison fébrile que ces femmes échappèrent au danger de cette exposition à des foyers de contagion ; car suivant le Dr. M'William pendant le progrès de l'épidémie toutes ces femmes, à une seule exception près, furent attaquées de la fièvre régnante,—deux de six à sept semaines après le départ de "l'Eclair," cinq deux mois, deux trois mois, trois quatre mois, et une cinq mois ensuite.

" Aucune mort n'eut lieu," dit le Dr. M'William, "avant que la fièvre ne fût devenue générale à Porto Sal Rey, de sorte que, dans aucun de ces cas, on ne peut raisonnablement attribuer l'arrivée de la fièvre à une matière infectante apportée par le linge."

Les gardes du fort furent bien des fois relevées, et les soldats furent envoyés directement de la petite île à leurs casernes de Porto Sal Rey, sans communiquer la maladie à leurs camarades. En une occasion, deux soldats qui logeaient, dit-on, dans une chambre voisine de celle où se trouvaient les malades de "l'Eclair," ayant été attaqués, furent immédiatement transportés aux casernes, et cependant ils ne communiquèrent l'infection à personne dans leurs quartiers.

D'après une liste, rédigée par le Dr. King, des noms des insulaires qui furent employés comme hommes de peine à bord de "l'Eclair,' 'il résulte qu'il y eut en tout 63 personnes d'occupées à faire du charbon, de l'eau, et à nettoyer le vaisseau. Ces hommes, à ce qu'il paraît, se mirent sans réserve en communication avec l'équipage. Selon le Dr. M'William, touts ces hommes de peine retournaient chez eux touts les soirs, excepté ceux d'Estacia et des villages de l'Est, qui couchaient généralement à Porto Sal Rey. Aucun de ces hommes ne fut attaqué de la fièvre, excepté un (Pathi), cas que nous avons examiné plus haut. Aucun d'eux ne communiqua la fièvre, soit à sa propre famille, soit aux personnes avec lesquelles il était logé dans la ville, cependant la suite des événements prouva qu'ils étaient, ainsi que les blanchisseuses, des sujets passablement susceptibles, puisque pendant la marche de l'épidémie la plus grande partie d'entre eux fut attaquée de la maladie; aucun, cependant, avant qu'il ne se fût écoulé un mois depuis le départ de "l'Eclair;" un petit nombre le fut après deux mois, mais la majorité ne le fut que quatre ou cinq mois après.

Touts les écrivains admettent que par sa position géographique, le groupe des îles du Cap Verd fait partie du domaine légitime de la Fièvre Jaune, et que cette maladie n'est point étrangère à ces îles. Selon le Docteur M'William :—

" La portion nord-ouest de l'île où est situé Porto Sal Rey est basse et plate, couverte presque en entier par le sable, qui, apporté du rivage oriental le long des cours d'eau et par les autres ouvertures, s'amasse en monticules de vingt ou trente pieds de haut, que le vent promène à chaque changement de direction."

Le Dr. M'William dit, que sur la plaine entre Porto Sal Rey et le village de Rabil, situé à environ 4 milles au sud de Porto Sal Rey,

"Il y a un point où, lorsque les vagues sont hautes, la mer franchit la plage, tout élevée qu'elle soit, pénètre à travers le galet, et s'étend à l'intérieur des terres sous la forme d'une crique étroite de 200 ou 300 yards à partir du rivage. Pendant la saison pluvieuse cette plaine, aussi bien que les autres terreins bas de l'île, est inondée sur une étendue considérable, comme cela ressort de l'apparence du sol qui dans ces endroits n'est pas couvert de sable, et de la présence d'une chaussée grossièrement construite, que les habitants ont élevée sur la partie la plus basse de la plaine, pour la rendre accessible pendant les pluies." * * * "Près de la ville est une plaine basse qui s'étend sur une aire d'environ un mille, formée du même sol et du même tréfonds que celui de la ville. La partie centrale de cette plaine est occupée par un marais salant, qui ne renferme pas moins de 300 auges, chacune d'un pied de profondeur, et d'environ 30 pieds carrés, dans lesquelles on fait couler l'eau salée pour l'y laisser s'évaporer et former du sel. Pendant toute la durée de la saison pluvieuse, et quelques semaines après, tout cet espace est plus ou moins inondé." * * * "L'eau reste stagnante du côté de Rabil, et en se desséchant pendant la chaleur, découvre de temps à autre des îlots d'alluvion dont la population tire parti pour y faire croître une petite récolte de blé. En effet la plus grande partie du ravin, à partir de Rabil, est dans un état de culture grossière, et contient de grandes mares vertes fétides, ayant toute espèce de matières en décomposition, mares dont les émanations étaient on ne peut plus désagréables pendant mon séjour en Mai 1846."

L'expérience a fait voir qu'un terrein sablonneux dans ces conditions est une source aussi fertile de fièvre endémique et maligne qu'un marécage. Le Dr. Lind, qui écrivait il y a à peu près un siècle, cite expressément l'insalubrité de Boa Vista, surtout pendant la saison pluvieuse, assurant que "les étrangers qui arrivent pendant cette saison sont sujets à y subir une maladie générale;" et il remarque que le sable blanc est un signe de localité insalubre. Le Dr. Fergusson confirme l'exactitude de ce signe d'insalubrité.

"On n'a jamais," dit-il, "expliqué comment il se fait que les sols sablonneux soient, dans les climats insalubres, une cause aussi productive que les marécages de fièvres rémittentes aggravées. Il est pourtant certain qu'ils ont cet effet à un très haut degré. L'Alentejo et les Algarves en Portugal, régions, pour ainsi dire, toutes de sable, sont de toute la Péninsule les plus fécondes en fièvre."

On en trouve un autre exemple dans l'insalubrité de la Vera Cruz, dont M'Culloch parle en ces termes:—

"Elle passe pour être le siège originaire de la Fièvre Jaune," [Bulama ?] "cette ville est bien bâtie et les rues en sont propres, mais elle est entourée de collines de sable et de mares d'eau stagnante qui, sous les tropiques, suffisent tout à fait pour engendrer la maladie. Les habitants et les personnes accoutumées au climat ne sont point sujets à cette terrible maladie ; mais touts les étrangers même ceux de la Havane et des Antilles sont exposés à la contagion. On n'en peut prévenir l'attaque par aucune précaution, et plusieurs individus qui n'avaient fait que traverser cet endroit pestilentiel sont morts à Xalapa, sur la route de Mexico."

Le Dr. King dit que si jamais une fièvre endémique a tiré son origine d'un état vicié et malsain de l'atmosphère, Boa Vista abonde en éléments propres à produire une semblable maladie. Au nombre de ces éléments il compte, les marais et les mares d'eau stagnante dans le voisinage immédiat de Porto Sal Rey, et sur tout le district de Rabil, —des pièces de riches terreins d'alluvion près des autres villages, sources reconnues d'exhalaisons nuisibles,—la nourriture misérable des basses classes, et plus encore l'atmosphère impure qu'elles respirent dans leurs demeures encombrées et mal aérées, et l'absence générale de propreté des maisons et des rues,—"combinaison de causes morbides," dit-il, "qui produirait des fièvres malignes dans une partie quelconque du monde."

La position relative de Boa Vista à la côte Africaine, porte naturellement à croire que ces îles sont sujettes à des maladies du même caractère, et personne ne conteste qu'il en soit ainsi. Les résidents, qu'ils appartiennent au militaire, à la profession médicale, ou au civil, s'accordent à dire qu'une fièvre endémique bilieuse rémittente règne plus ou moins touts les ans dans cette île ; qu'il n'y a point de saison où cette maladie n'enlève plusieurs des habitants, et qu'elle y règne souvent comme épidémie.

"Le témoignage des hommes les plus intelligents de l'île," dit le Dr. King, "au nombre desquels il faut compter le Dr. Almeida, Senor Baptista (l'agent du consul), le maire de Rabil, le juge de Fondas Figieras, et le juge de la ville vieille, ne laisse aucun doute quant au fait que la fièvre règne annuellement jusqu'à un certain point, et enlève plusieurs des habitants pendant les mois de Novembre et de Décembre ; et cette fièvre endémique qui reparaît touts les ans, et que le Dr. Almeida appelle la fièvre bilieuse rémittente, ne présente pas toujours le même aspect et le même caractère de douceur ; au contraire, on sait fort bien que dans certaines années la maladie était épidémique et très fatale par comparaison avec d'autres saisons."

Le Dr. M'William note le fait que ces saisons épidémiques eurent lieu et furent extrêmement mortelles dans les années 1821-22, en 1827, et en 1833.

Il importe beaucoup pour l'intelligence de ce sujet tout entier d'observer qu'une épidémie de Fièvre Jaune avait éclaté à ce temps-là même, dans une île voisine, St. Iago. Le Dr. Stewart, dans son rapport qu'on trouve dans la correspondance de l'amirauté, constate que "la Fièvre Jaune existait dans l'île voisine à Porto Praya, tandis que le vaisseau était à Boa Vista." Le Capitaine Simpson dit qu'elle reparut l'année suivante à Porto Praya, et qu'elle y est parfois commune et tout à fait endémique.

Le retour prochain d'une de ces saisons épidémiques, lorsque "l'Eclair" se trouvait près de l'île, fut annoncé par les signes ordinaires qui dans les climats chauds précèdent et accompagnent de telles visites. Ces signes précurseurs furent en cette occasion une grande pluie à une époque inaccoutumée, et l'accumulation qui s'en suivit d'immenses quantités d'eau stagnante dans l'intérieur et aux alentours des villes et des villages ; une chaleur extraordinaire ; le règne de vents légers suivis de calmes fréquents, ce qui rendait le temps excessivement chaud et étouffant ; l'apparition de cas sporadiques de fièvre d'une intensité plus que commune ; l'invasion presque simultanée d'épizootie parmi le bétail et les autres animaux domestiques ; l'arrivée en plus grands nombres qu'à l'ordinaire d'insectes destructeurs.

Ces prognostiques étaient si évidents qu'ils excitèrent l'attention des classes intelligentes des résidents, et leur causèrent une véritable alarme. Le gouverneur général constate—

"Qu'il tomba de grandes pluies à une période très avancée de la saison, pluies dont l'eau resta stagnante."

Le consul Anglais dit :—

"On avait éprouvé jusqu'au mois d'Octobre une chaleur extraordinaire, et il était tombé beaucoup d'eau, circonstances qui furent pour les plus anciens habitants un objet d surprise.'

Selon le juge Anglais :—

"Une eau stagnante s'était amassée en grande quantité derrière la ville, à quoi s'était venu joindre un temps très chaud."

Le Dr. King dit :—

« Les renseignements que je reçus dans l'île en 1846, corroborent pleinement ce qui est avancé dans les extraits précédents. Les pluies périodiques, contrairement à ce qui arrive d'ordinaire, ne commencèrent que tard en Septembre. En Octobre, Novembre, et Décembre, les vents furent légers et variables, il y eut des calmes fréquents, et le temps devint en conséquence extrêmement chaud et étouffant ; l'herbe et les fourrages avaient été presque entièrement perdus par la longue sécheresse qui avait précédé, et le peu qui en restait après les pluies fut dévoré par les sauterelles, qui cette année visitèrent l'île en nombres plus grands que jamais."

Quoique le Dr. M'William, dans l'inspection qu'il fit de l'île pour s'assurer de la véritable cause de la maladie pestilentielle, ne fît aucune attention à ces signes précurseurs de son approche, cependant Sir William Burnett en comprenait toute la portée, et il appelle une attention toute spéciale sur l'un des plus importants de ces signes dans son rapport aux Lords de l'Amirauté.

"Je demande la permission," dit-il, " de mettre sous les yeux de vos Seigneuries l'extrait d'une lettre du gouverneur général des îles du Cap Vert, ainsi que des passages tirés de lettres de Mr. Macaulay et du consul Britannique, résidant à l'île de Boa Vista,—extraits qui montrent distinctement l'état très remarquable du temps avant que les habitants de l'île ne fussent attaqués de la maladie,—circonstance très importante dans un cas de cette espèce ; et je regrette d'avoir à faire observer que le Dr. M'William a omis d'en faire une mention particulière."

L'événement dont ces signes étaient les précurseurs ne se fit pas attendre. Déjà au milieu de Septembre quelques cas de fièvre d'une malignité peu commune éclatèrent; mais, comme on l'a dit plus haut, le premier cas qui attira l'attention publique arriva le 12 Octobre, et fut suivi de quelques autres pendant le reste du mois ; un plus grand nombre de cas éclatèrent au commencement de Novembre ; et l'épidémie atteignit son plus grand développement dans la seconde quinzaine de Novembre, continuant à régner pendant tout Décembre, et reparaissant pendant plusieurs mois de l'année suivante.

Comme dans les épidémies en général, il arriva dans celle-ci, que des cas individuels et sporadiques se montrèrent quelque temps avant l'apparition de l'épidémie sous sa forme propre et véritable. En faisant une enquête minutieuse on découvrit qu'un cas, sinon deux, avait eu lieu déjà le 14 Septembre (Pathi), un autre le 20 Septembre (Roque), et un troisième le 21 (Agostinho). Il ne paraît point que d'autres cas, aucun du moins qui ait attiré l'attention publique se soient présentés jusqu'à celui de Gallinha, le 12 Octobre, cas dont nous avons déjà parlé. Ces cas sporadiques eurent touts lieu dans les localités ordinaires de la maladie épidémique, et parmi des individus appartenant aux classes qui en fournissent toujours les premières et principales victimes.

Des événements exactement semblables précédèrent l'irruption de l'épidémie de Fièvre Jaune qui règne à présent à George Town, Démérara. D'après des dépêches de la Guyane Anglaise, en date du 6 Janvier 1852, il paraît que, quoique la maladie n'ait pris une forme épidémique que vers le 30 Décembre 1851, des cas individuels d'une malignité extrême s'étaient pourtant présentés dès le commencement de Novembre; et que, simultanément avec ces cas sporadiques, on avait observé un changement marqué dans le type de la fièvre ordinaire de la colonie.

Le Dr. Blair, dans une lettre adressée au Gouverneur Barkley et envoyée par son Excellence au Comte Grey, dit, " J'ai observé que beaucoup de cas qui passaient pour la fièvre ordinaire de la colonie semblaient modifiés et exaspérés, comme si quelque nouvel agent s'était ajouté à la malaria endémique. En effet, on aurait pu, dès le 7 et le 24 Octobre, remarquer un léger changement dans la manifestation ordinaire des symptômes de fièvre dans un petit nombre de cas. Mais dès le commencement de Novembre, le changement devint plus marqué. Une couleur inaccoutumée de la face, l'état vasculaire des yeux, une légère hémorrhagie, des maux de tête supra-orbitaires et une oppression épigastrique survenaient comme premier ou second paroxisme de fièvre et ces cas étaient intercurrents avec la fièvre intermittente nominale. Une mort subite et inattendue arriva dans un ou deux exemples.

" Les preuves qu'un nouveau virus (nouveau pour avoir été inconnu pendant plusieurs années) empoisonnait l'atmosphère, continuèrent à s'accumuler, et le caractère spécifique de ce virus a continué à se développer jusqu'à ce qu'il ne fût devenu que trop manifeste que nous étions de nouveau envahis par une épidémie semblable à celle de 1837."

Le Dr. Blair dit encore que l'épidémie commençant par un très léger changement dans le caractère de la fièvre ordinaire, continua à manifester sa présence et sa marche par un surcroît d'intensité dans les symptômes et par l'adjonction de nouveaux symptômes qui successivement la rapprochèrent de plus en plus décidément de la Fièvre Jaune, jusqu'à ce qu' enfin, vers le 30 Décembre 1851, "elle revêtit les signes non équivoques du type le plus virulent de la maladie."

Dans une dépêche datée de GeorgeTown, 27 Février 1852, dépêche qui rend compte des progrès de l'épidémie, le Dr. Gavin déclare que l'invasion actuelle fait voir que la Fièvre Jaune, comme le Choléra, revient non seulement dans les mêmes localités mais encore dans les mêmes maisons ; et qu'on peut, jusqu'à un certain point, se garantir de la maladie en évitant les localités infectées.

"Jusqu'ici," dit-il, "en obéissant à ce réglement [l'injonction d'éviter les localités infectées] les troupes blanches sont restées parfaitement exemptes de maladie. Rien ne peut marquer plus clairement l'influence des causes locales sur le développement de cette maladie que les faits en rapport avec la présente épidémie. Les individus sur lesquels, presque sans exception, la mortalité s'est abattue sont ceux qui demeuraient ou qui ont séjourné pendant un temps déterminé dans les localités les plus immondes de la ville et sur le bord de la rivière—lieux notoirement connus pour des cloaques d'ordures et d'impuretés [*voy.* p. 45]. La maladie est tombée presque exclusivement sur des matelots européens dans certains mouillages, et sur les Portugais qui vivent dans la malpropreté la plus grande, et dont les boutiques et les établissements abondent en immondices les plus repoussants. Comparativement peu d'habitants anglais ont été attaqués, et ceux qui le furent, demeuraient au milieu même des localités reconnues, par expérience, pour être les plus insalubres et les plus dangereuses dans les circonstances présentes, pour des Européens nouvellement arrivés."

Nous avons déjà appelé l'attention sur le fait attesté qu'à Boa Vista, il y avait encore, indépendamment d'autres preuves de la présence d'une atmosphère stagnante et pestilentielle, la preuve déduite de la prédominance d'un malaise et d'une mortalité extraordinaire parmi les animaux domestiques.

"L'air qui était aspiré dans l'île par toute créature vivante," dit le Dr. King, "se trouvait dans des conditions épidémiques pendant les mois d'Octobre, de Novembre, et de Décembre des deux années. Ceci ressort suffisamment de l'épizootie universelle et de la grande mortalité qui frappa le bétail (chevaux, vaches, mules, ânes, et chèvres) au temps même que la fièvre sévissait parmi les habitants. Il y eut encore cette coïncidence remarquable qu'après un intervalle de quelques mois, et la disparition de la maladie chez l'homme et chez la brute, la même fièvre éclata de nouveau dans les villes et les villages vers la saison pluvieuse de l'année suivante, et fut encore accompagnée de la même épizootie qui, dans les deux saisons, fit mourir les deux tiers de tout le bétail de l'île."

Nous pensons que ces considérations fournissent toutes les

preuves dont ce cas est susceptible par sa nature que la maladie qui affecta l'île en cette occasion provenait, non du débarquement des malades de "l'Eclair," mais de causes endémiques et dues au climat.

Pour résumer ce cas dans son entier, il paraît donc que la preuve en faveur de l'allégation que la fièvre fut importée à Boa Vista par "l'Eclair," se réduit à ceci : quatre hommes qui n'appartenaient point à l'équipage du vaisseau furent attaqués de la fièvre tandis qu'ils remplissaient un service militaire dans une localité où l'équipage même n'avait pas eu moins de 60 hommes atteints ; un homme, étranger à l'équipage, et qu'on avait employé, comme homme de peine, "pendant deux jours" ou "huit" sur le vaisseau, eut une légère attaque de fièvre, tandis que 62 hommes, ne faisant pas partie non plus de l'équipage, et qui avaient travaillé de même, mais plus longtemps sur le vaisseau, ne furent point attaqués : et plus d'un mois après l'appareillage du vaisseau, la fièvre saisit, en même temps que les enfants du journalier (Pathi) qui demeurait dans une des localités les plus sales de l'île, une femme qui habitait la maison voisine de celle de deux soldats qui avaient été de service au fort. De ces deux soldats, l'un ne fut point attaqué et l'autre n'eut point même à prendre le lit.

En présence de semblables preuves, si l'on peut donner le nom de preuves à ces assertions, il convient de peser les considérations suivantes qui les contrebalancent :—

On admet que "l'Eclair" avait été exposé sur la côte d'Afrique aux causes qui ordinairement développent la fièvre épidémique dans ce pays ; que ces causes reçurent une grande intensité par des circonstances qui se présentèrent à Sierra Leone où le bâtiment prit du bois vert pour combustible, et où ses hommes allèrent à terre pendant la saison pluvieuse et insalubre, et s'abandonnèrent à un usage immodéré de spiritueux ; que la cale était dans un état pestifère et qu'une quantité de fange putride s'était amassée entre les pièces de sa charpente. Il est prouvé que la fièvre qui éclata dans ces circonstances était la fièvre endémique commune de la côte Africaine, maladie qui, de l'aveu général, n'est pas contagieuse, et qu'on suppose être devenue telle en cette occasion particulière, tout exprès pour rendre compte de son importation prétendue. On admet que, bien qu'au débarquement de l'équipage du vaisseau, à Boa Vista, les hommes se fussent mêlés en toute liberté avec les habitants de l'île,—

que les officiers logeassent dans la ville, lorsque quelques-uns d'entre eux tombèrent malades, et furent soignés par les habitants,—il n'y eut point un seul exemple de la communication de la maladie. On admet que de dix-sept blanchisseuses qui lavèrent le linge des officiers et de l'équipage, pas une ne fut infectée, quoique toutes ces femmes, deux exceptées, aient eu beaucoup à souffrir de la maladie plus tard après que l'épidémie fut devenue générale. On admet qu'à l'exception d'un seul cas qui, ainsi qu'il fut prouvé sur enquête, ne formait point une exception réelle, 87 * hommes de peine ont travaillé journellement à bord ou dans le voisinage du vaisseau, retournant à leurs logis, le soir, négligeant de prendre aucune précaution--sans devenir eux-mêmes sujets à l'infection, et sans la communiquer à aucune personne de leur famille;—bien que, comme les blanchisseuses, la plupart de ces hommes aient souffert cruellement quand l'épidémie fut devenue générale. On admet que les îles du Cap Verd sont situées dans la zone de la Fièvre Jaune et sont sujettes à de fréquentes et cruelles attaques de fièvre épidémique. On admet que les conditions physiques et sociales de Boa Vista sont éminemment celles que l'expérience universelle a reconnues propres à localiser les maladies épidémiques, quand existe une influence épidémique. On admet que "l'Eclair" arriva à Boa Vista pendant la saison de l'année où les fièvres endémiques régnent ordinairement. On admet qu'au temps même de son arrivée, la Fièvre Jaune régnait de fait à Porto Praya, dans l'île de St. Jago, île dans laquelle on ne prétend point que la maladie ait été introduite par l'importation. On admet que quelque temps avant l'irruption de l'épidémie, les conditions atmosphériques et autres qui d'ordinaire, précèdent et accompagnent le développement d'une maladie épidémique, étaient tellement manifestes qu'elles attirèrent l'attention générale. Il est prouvé que des cas sporadiques de la maladie parurent, comme cela arrive, quelque temps avant que la présence de l'épidémie ne se déclarât dans sa forme distincte et reconnue. On admet que l'influence épidémique s'étendant aux animaux comme aux hommes, une épizootie mortelle régna dans l'île entière en même temps. Il est prouvé que l'épidémie n'éclata qu'environ un mois ou six semaines après que "l'Eclair" avec tout son équipage, malades et valides, eut quitté l'île. On admet

* Total des listes fournies par le Dr. M'William.

que, l'année suivante, il se manifesta parmi les hommes et les animaux une épidémie semblable qui n'était point due à l'importation mais dont l'origine était toute locale.

En considérant ces circonstances, la plupart de ceux qui ont examiné ce cas avec attention se sont convaincus que l'arrivée de "l'Eclair" à Boa Vista, avec la fièvre à bord, et l'irruption presque simultanée d'une maladie semblable dans l'île, sont de simples coïncidences, et que les apparences qui pouvaient à première vue suggérer l'idée de l'importation étaient trompeuses.

Il faut compter au nombre de ceux qui sont arrivés à ces conclusions le Gouverneur-Général, qui dit :—

" La maladie était parfaitement endémique ; aucun de ceux qui émigrèrent aux différentes îles de l'Archipel n'eut la maladie, ni ne la communiqua à d'autres ; elle ne fit son apparition qu'un mois après le départ du steamer. . . . La maladie était due aux grandes pluies qui eurent lieu à une époque très avancée de la saison, et dont l'eau resta stagnante dans le voisinage de la place."

Mr. Rendall, le Consul, qui dit :—

"Les officiers compétents de "l'Eclair" soutinrent en toute occasion, que la maladie qui avait paru et qui existait à bord n'était autre que "la fièvre commune de la côte Africaine." L'opinion des médecins du lieu fut toujours que la fièvre était simplement la fièvre Africaine commune, et qu'il n'existait aucun danger qu'elle se répandit parmi le peuple."

Mr. Macaulay, le Juge, qui dit :—

"Il se passa un si long intervalle entre le départ de "l'Eclair" et l'apparition des premiers cas sérieux de fièvre dans la ville, que nous fûmes touts disposés à l'attribuer, ainsi que l'indisposition générale de la place, soit à l'eau stagnante qui s'était amassée en grande quantité derrière la ville, pendant un temps d'une chaleur excessive, soit à l'état de malpropreté des rues. Il y avait près d'un mois que "l'Eclair" avait quitté Boa Vista quand il se présenta dans la ville des cas de fièvre. . . . Aucun mal n'était résulté des rapports sans limites qui avaient existé, pendant tout le temps du séjour de "l'Eclair" dans le port, entre les officiers et matelots (qui n'étaient point à l'hôpital du fort) et leurs amis à terre."

Le Capitaine Simpson, qui dit :—

" Si j'avais à donner mon opinion sur la fièvre qui sévit à bord de "l'Eclair," je dirais qu'elle a commencé à Shebar ; et il était naturel que des hommes exposés dans des bateaux, pendant leur service de nuit, à des pluies continuelles, tombassent malades ; et cette maladie devait, selon toute probabilité, augmenter beaucoup à Sierra Leone à cause du séjour prolongé qu'y fit le bateau et par suite de la liberté qu'avait l'équipage d'aller à terre pendant cette saison, alors que ce pays est si malsain surtout pour les matelots toujours si imprudents. Joignez à cela le travail des officiers et de l'équipage de "l'Eclair" à bord de "l'Albert" dont ils nettoyèrent la cale, opération en tout temps fort dangereuse sous les tropiques, et l'usage de bois vert pour combustible. Bref, c'eût été pour moi un sujet d'étonnement que la maladie n'eût point paru à bord de "l'Eclair."

Sir William Burnett, dans le rapport qu'il a fait de ce cas aux Lords de l'Amirauté, dit :—

"Après un mûr examen des documents que le Dr. M'William a envoyés, je suis forcé de déclarer que je ne puis arriver consciencieusement aux conclusions du docteur, à savoir, que la fièvre fut occasionnée par les communications avec "l'Eclair."

Sir William Burnett ajoute, par rapport à la question générale de l'importation :—

"Quant à l'importation de la maladie en différents lieux, excepté un seul exemple, qui même est entouré de doutes, (je veux dire celui du sloop de S. M. "le Bann,") je n'y crois nullement. Les deux chirurgiens de l'hôpital des Bermudes nient, positivement, en deux occasions que l'épidémie qui régna en 1843 fût importée ou contagieuse. J'ai fait examiner aussi les rapports médicaux de l'hôpital de la Jamaïque pour une période de plus de vingt ans ; et quoique des centaines de malades de la Fièvre Jaune sous ses formes les plus terribles, sans en excepter le vomito négro, &c., aient été traités dans cet établissement, aucun des médecins chargés du service de l'hôpital n'a jamais avancé que la maladie fût contagieuse ; et s'il était nécessaire je pourrais citer beaucoup d'autres exemples."

Quant à la supposition que l'équipage de "l'Eclair" aurait pu importer la maladie en Angleterre, Sir W. Burnett ajoute :—

"Je n'hésite point à exprimer ma ferme conviction qu'on aurait pu, à l'arrivée du vaisseau à Motherbank, débarquer les malades de "l'Eclair" et les placer dans les salles bien aérées de l'hôpital de Haslar, sans que la santé publique en souffrît le moins du monde. C'est un fait bien connu, et de la vérité duquel je puis donner la preuve la plus satisfesante, que touts les ans, pendant l'automne, des vaisseaux marchands, chargés des produits de la côte d'Afrique, arrivent dans nos ports, ayant perdu souvent la plus grande partie, et même en certains cas la totalité de leur équipage, par l'effet de la fièvre du pays, ou ayant encore au moment de leur arrivée dans la Tamise quelques fiévreux à bord, qu'on envoie à l'hôpital dans cet état. Eh bien, il n'y a pas d'exemple que cette mesure ait jamais produit d'infection ; il est, au contraire, certain que cela n'a jamais eu lieu."

Le Dr. King, qui dit :—

"Les habitants sont en général fermement persuadés que la fièvre fut importée par "l'Eclair," et qu'elle se répandit ensuite dans l'île entière par contagion d'individu à individu. Je me suis donné une peine considérable pour suivre et découvrir l'enchaînement morbide supposé, mais en vain. C'est donc pour moi un devoir impérieux d'exprimer l'opinion décidée qu'il n'existe aucune preuve satisfesante que la maladie se soit propagée par la contagion ou par un poison spécifique qu'on dit émaner des corps des malades, des mourants, et des morts."

Nous sommes entrés dans cet examen détaillé du cas de "l'Eclair" parce que, comme nous l'avons déjà dit, c'est celui auquel on a accordé le plus de confiance comme preuve de l'importation d'une maladie épidémique.

A l'irruption de l'épidémie de la Fièvre Jaune de 1847, aux Barbades, on affirma, comme d'ordinaire, que c'était encore un autre cas d'importation ; mais le Dr. John Davy expose ainsi les faits réels :—

"Je sais qu'on a exprimé l'opinion que la maladie avait été importée de la côte d'Afrique, et cela, par la frégate à vapeur de Sa Majesté "Le Grondeur." Ce bâtiment était affecté au transport d'Africains libérés aux Antilles. Il quitta Sierra Leone le 12 Novembre 1847, et arriva à la Trinité le 5 Décembre. Pendant le voyage, on compta parmi les émigrants 46 morts de dyssenterie chronique, et deux morts de fièvre dans l'équipage. Les émigrants furent débarqués à Port d'Espagne. Aucune fièvre ne fut introduite dans l'île, bien qu'on n'ait, à ce que je sache, pris aucune précaution pour empêcher les communications les plus larges. "Le Grondeur" quitta la Trinité le 8 Décembre, arriva aux Barbades le 10, en repartit le 18, et atteignit les Bermudes le 24. Là, d'accord avec l'usage établi, comme il venait de la côte d'Afrique et avait la fièvre à bord, on le mit en quarantaine ; on fit débarquer l'équipage en séparant les gens bien portants d'avec les malades, et le vaisseau fut nettoyé à fond et fumigé. En examinant la cale et les petits fonds, on trouva qu'ils étaient dans un état de malpropreté repoussante, causée par des amas de matières vegétales, de riz, de copeaux, &c. en décomposition. L'atmosphère dans la soute du charpentier ne supportait pas la combustion. Il n'est pas vrai que la fièvre ait été communiquée aux Bermudes à une famille de 5 personnes qui se réunirent aux malades à terre, mais deux individus de l'île qui s'occupèrent à bord de diriger le nettoyage du vaisseau contractèrent la maladie, ainsi qu'un certain nombre des hommes de l'équipage, ceux-là seulement qui furent employés à ce travail. Le nombre des cas de fièvre, en traitement, provenant du "Grondeur," était de 75, dont 3 seulement se terminèrent par la mort, 72 individus ayant recouvré la santé. J'ai recueilli ces détails dans un extrait du journal de M. Robert M'Crae, chirurgien du vaisseau de sa Majesté "le Grondeur"; j'ai sous les yeux une copie de cet intéressant document, que je dois à la bienveillance de Sir William Burnett, chef du département médical de la Marine."*

A la Conférence Sanitaire récemment tenue à Paris, un des délégués, Mr. Grande, insista d'une manière toute particulière sur le cas de "la Tentadora" et du "Duarte," vaisseaux qui, disait-il, avaient tout récemment introduit la Fièvre Jaune à Oporto. Il paraît que ces vaisseaux arrivèrent du Brésil à Oporto pendant l'automne de l'année dernière, que des cas de Fièvre Jaune se montrèrent à bord pendant la traversée, et que plusieurs personnes qui visitèrent les vaisseaux à Oporto furent attaquées de la Fièvre Jaune. Le Dr. Sutherland soutint que ces faits, en admettant même qu'ils fussent exacts, ne fournissent aucune preuve de l'importation; qu'il n'y eut, en effet, d'attaqués, que les seuls individus qui allèrent à bord; qu'aucun de ceux qui furent attaqués ne communiqua la maladie à aucune personne de la ville, quoiqu'on n'eût pris aucune précaution pour isoler les malades; que ce cas offre un exemple de plus que c'est le vaisseau qui est à craindre et non le pays d'où il vient; qu'il est, par conséquent, absurde de mettre en quarantaine les arrivages du Brésil; et que le seul moyen rationnel à adopter dans la circonstance présente, était de nettoyer les vaisseaux infectés.

S'il était arrivé que, par une coïncidence, une irruption de fièvre eut eu lieu à Oporto dans un temps raisonnable après l'arrivée de ces vaisseaux on n'aurait pas manqué de soutenir, sur des preuves soi-disant incontestables, que la Fièvre Jaune avait été importée dans cette ville, comme on l'affirma dans le cas de "l'Eclair" à Boa Vista.

Nous croyons nécessaire de faire encore mention d'un dernier exemple d'importation prétendue; à savoir l'introduction de l'épidémie de Fièvre Jaune de 1828 dans la garnison de Gibraltar par le bâtiment "le Dygden." Nous appelons une attention toute particulière sur ce cas, parce

* *Voy.* la Note, Appendice No. I., p. 227.

qu'il a été examiné plus rigoureusement qu'aucun autre, et que, pour ce motif, il offre un exemple plus complet qu'on ne peut en obtenir ordinairement de la manière dont on assemble les dépositions en de pareils cas.

Comme on avait fait les assertions les plus positives que l'épidémie avait été introduite à Gibraltar par un vaisseau venu de la Havane, "le Dygden," Sir George Murray, alors Sécretaire d'Etat pour les Colonies, nomma une Commission spéciale pour s'enquérir des faits de ce cas. Cette commission consistait du juge-rapporteur, du sécretaire colonial ou civil, du capitaine de port et chef du département de la quarantaine, du maire de la ville, ou chef de la police, du médecin en chef de la garnison et d'un chirurgien d'état major. C'était le vœu de Sir George Murray que le gouverneur remplît les fonctions de président, par le motif que "l'investigation proposée ayant pour but de déterminer un fait, ce but peut être plus justement atteint par l'examen soigneux de témoins impartiaux que par l'application de recherches scientifiques." Mais Sir George Don, "ne se trouvant pas de force à remplir cette tâche," nomma pour présider à sa place et sur le désir du sécretaire d'état, exprimé dans une dépêche subséquente, le surintendant anglais de la quarantaine, Sir William Pym.

Les faits qu'on alléguait et qu'on voulut établir devant le comité, en vue de prouver que cette épidémie avait été importée par le vaisseau "le Dygden" étaient, 1°, que ce vaisseau était arrivé de la Havane avec la Fièvre Jaune à bord ; 2°, que pendant qu'il était en quarantaine dans la baie, il avait été visité de la garnison, par une famille du nom de Fénic et que les premiers cas de l'épidémie avaient eu lieu dans cette famille.

Le premier témoin appelé pour prouver cette prétendue visite au vaisseau fut une femme du nom de Villalunga, qui déclara qu'elle demeurait dans la cour de la maison de Fénic, que Fénic était un fabricant de cigarres, qu'elle travaillait avec lui à en faire, qu'elle avait entendu le garçon (fils de Fénic) dire que sa sœur, son père et lui, étaient allés à bord d'un vaisseau dans la baie, le dimanche, veille du jour que ce garçon tomba malade, et qu'il lui avait dit qu'ils étaient allés à bord "pour boire, manger, et se divertir," et "que son père avait vendu du tabac à bord de ce navire."

Le second témoin qu'on fit comparaître fut un enfant,

Caffiero, âgé de 11 ans, qui dit qu'il était dans l'habitude de jouer avec les deux Fénic : qu'il demeurait tout près d'eux ; qu'il joua avec eux *touts les jours avant leur mort*, et qu'il ne passait pas un jour sans les voir quand ils étaient malades au lit.

Mr. Howell, Avocat Rapporteur, fait observer sur ces déclarations, que :—

" Le seul témoignage qui jusqu'à cette époque (10 Avril) avait été donné pour mettre la maladie de la famille Fénic en rapport avec une visite à bord, est le récit fait par Villalunga, sur ouï-dire, et encore ne donne-t-elle aucun compagnon à Fénic et à ses deux enfants dans leur excursion supposée du dimanche." * *

" Huit jours après cet examen rapporté plus haut, le garçon Caffiero reparaît comme témoin (à savoir, le 18 Avril) avec une histoire entièrement nouvelle, et qui si elle était croyable, serait extrêmement importante, parce qu'il affecte de parler de faits qui avaient auparavant reposé sur le témoignage fondé sur des ouï-dire de Villalunga, faits dont maintenant Caffiero, après le laps de huit jours se représente comme témoin oculaire. A sa réapparition cependant il s'abstient soigneusement de donner aucune date, soit jour de la semaine, ou mois, ou même saison de l'année. Ce soin d'éviter les dates peut sans injustice être attribué aux variations entre lui et Villalunga, dans leur journal respectif de la maladie des enfants de Fénic. Caffiero dit maintenant, " je connaissais Salvo et Catalina Fénic, et j'allai à bord avec eux ; *je ne me rappelle pas* le jour. Ce fut à bord d'un trois mâts. *Je ne me rappelle pas* à quelle nation il appartenait. Nous restâmes sur le pont sans descendre. Nous restâmes à bord environ une heure. Fénic le père nous mena à bord, il ramait lui-même ; il but et mangea à bord et puis rapporta *un paquet de hardes à terre*."

" Jusqu' alors ni lui ni Villalunga n'avaient parlé d'un paquet de hardes.

" La seconde déposition de ce garçon est ainsi conçue :—" Je ne comprenais point le langage des gens du bord ; il me semblait qu'ils parlaient comme des Juifs ou des Maures. Je ne suis allé à bord qu'une fois. Lorsque nous débarquâmes sur le quai, le Maltais," *c. à. d.* Fénic, " *me donna de l'argent, une pistorine, et me recommanda de ne dire à personne que nous étions allés à bord.*"

" L'effet que ceci avait pour but de produire est évident ; à savoir, que le bâtiment visité était en quarantaine et que Fénic le Maltais avait la conscience d'avoir enfreint les lois de quarantaine, ce qui l'obligeait pour sa propre sûreté à acheter le silence de ce garçon. Cette histoire est pleine de contradictions ; il n'est pas probable qu'un homme ait choisi pour le but de son excursion du dimanche, pour manger, boire et se réjouir, un vaisseau en quarantaine ; il est plus improbable encore que Fénic se soit mis gratuitement dans un péril extrême, en emmenant avec lui (pour témoins de son délit) des enfants de l'âge candide de 10, 11 et 13 ans, dans une expédition qui d'après son propre jugement, ainsi que le démontre son action, l'exposait à une punition sévère.

"Mais à l'égard du vaisseau "le Dygden," je trouve qu'il avait déjà reçu pratique et qu'il était admis à entrer en libre communication avec la terre, le 6 Août, *quatre jours avant la visite alléguée de Fénic*, dont la date, malgré le manque de mémoire de Caffiero dans son second interrogatoire, a déjà été fixée au dimanche 10 Août, par Villalunga. Ce jour là donc, Fénic ne pouvait se rendre coupable d'aucun crime en allant à bord, et l'histoire de la séduction et de l'injonction au silence se transforme en une tentative grossière et mal déguisée dans le but de donner un air de culpabilité à un évènement fabuleux qui, fût-il vrai, n'eût pas cessé d'être innocent.

"Son second interrogatoire se termine ainsi :—"Ma mère était blanchisseuse et lavait pour une négresse qui demeurait dans la maison à côté. La femme de Fénic refusa de laver le paquet de linge qu'il rapporta à terre ; il le proposa à ma mère qui le refusa aussi ; il le donna alors à une anglaise ; je la connaissais ; *elle est morte ; je ne sais ni son nom, ni où elle demeurait.*" Je trouve dans mes notes qu'il ajouta, "Ceci arriva l'hiver dernier," quoique ces mots ne figurent point dans les minutes. On lui demanda alors, "Dans quelle saison de l'année êtes-vous allé à bord?" A quoi il répondit prudemment, "C'était, je crois, l'hiver ou l'été."

"Une déposition pareille, faite de la manière que je l'ai vu, porte en elle touts les caractères de la fausseté. Pour mon compte, n'ajoutant aucune foi à cette histoire et considérant l'extrême jeunesse de ce garçon, son témoignage fait plus à mes yeux que d'entacher de soupçon toutes les autres dépositions issues de la même classe de témoins, dépositions qui ne consistaient que de ouï-dire recueillis dans des conversations avec des personnes mortes depuis, parce qu'il semblerait que cet enfant ait été un instrument dans les mains de quelqu'un d'un âge plus mûr."

Le soupçon qui s'attache à la seconde comparution de cet enfant est confirmé par une réapparition semblable de Villalunga, qui après avoir passé 16 jours sans paraître devant le Comité se présente de nouveau comme témoin le 24 Avril. Elle se rappelle maintenant que Mme. Fénic lui avait demandé de laver des hardes, qu'elle ne les avait pas lavées étant elle-même indisposée, mais que Mme. Fénic lui avait dit avoir donné ces hardes à laver au-dehors.

Mr. Howell commente ainsi sur cette seconde comparution de Villalunga :—

"J'ai fait observer que Caffiero avait ajouté à sa première déposition de quoi lui donner un caractère tout-à-fait nouveau ; je remarque maintenant que six jours après le témoignage corrigé de Caffiero, et seize jours après que la femme Villalunga eut subi son premier interrogatoire, elle revient avec une nouvelle histoire dont, chose étrange, le point principal coïncide avec les changements et les corrections de la déposition de Caffiero."

En interrogeant le seul membre de la famille Fénic, la veuve de Fénic lui-même, il paraît qu'elle nia positivement la prétendue visite de son mari et de ses enfants au vaisseau.

"Sur ma demande," dit Mr. Howell, "on lui rappela particulièrement que ses devoirs envers la société exigeaient qu'elle dévoilât tout ce qu'elle savait, et la manière naturelle dont elle a fait sa déposition me porte à croire qu'elle disait la vérité.

"Elle déclara qu'elle ignorait la cause de la maladie de ses enfants :—"Ils furent soignés par le Dr. Lopez, décédé, qui disait qu'ils avaient un tabardillo ou une indigestion, *provenant d'avoir mangé des figues vertes.* Il ne s'est point expliqué sur la cause du tabardillo. Mon mari était fabricant de cigarres, mais il n'était allé à bord d'aucun bâtiment, soit pour acheter du tabac, soit pour vendre des cigarres. Ni mon mari, ni mes enfants n'allèrent jamais dans la baie pendant l'été ou l'automne dernier. Je sais cela, parce que s'ils y étaient allés, ils me l'auraient dit et qu'ils ne me l'ont point dit." Et en effet on ne peut supposer que les enfants n'eussent point dit à leur mère, ni le mari à sa femme ce qu'ils passent pour avoir communiqué si librement à d'autres."

Cité devant un Notaire Public à Gibraltar (le 14 Novembre 1829), ce témoin déposa plus particulièrement encore—

"Qu'il était complètement faux que son mari fût allé à bord d'aucun vaisseau dans la baie à aucune époque de l'été dernier ; qu'à cause de son âge et de son infirmité, il n'était pas allé en bateau depuis plus de 10 ans ; qu'elle était tout aussi certaine que ses deux enfants n'étaient jamais allés en bateau ou à bord d'un vaisseau ; que quant au garçon Caffiero, ni elle, ni personne de sa famille ne le connaissait ; et que l'histoire de sa visite à bord d'un vaisseau avec Fénic et ses deux enfants est une invention pure."

Mr. Howell résume dans les termes suivants le résultat de son examen des dépositions faites devant le Comité touchant la famille Fénic :—

"Après avoir ainsi examiné en détail les dépositions faites pour rattacher la maladie de Salvador Fénic (premier cas allégué de l'epidémie) au bâtiment "le Dygden,"—et l'on n'a point désigné d'autre vaisseau,—je trouve non seulement qu'elles sont insuffisantes pour établir un cas, même *primâ facie*, mais encore d'après la tournure de ces dépositions, je suis convaincu que l'histoire de la visite de Fénic à ce bâtiment, le 10 Août, est, d'un bout à l'autre, une invention."

Apparemment dans la prévision qu'on ne parviendrait point à rattacher la maladie qui régna dans la famille Fénic à une origine étrangère, on produisit devant le Comité une foule de témoignages tirés, comme le dit Mr. Howell, "de sources très impures," relativement à des exemples où l'on supposait que du linge sale, apporté à terre par des matelots arrivant de la Havane, au commencement de l'épidémie, avait infecté les blanchisseuses.

Après avoir montré en détail les improbabilités et les contradictions qui prouvaient que touts les témoignages produits sur ce point étaient absolument sans valeur, Mr. Howell dit:—

"J'abandonne ici les journaux des blanchisseuses, et le bavardage de leurs commères en faisant remarquer cette objection fatale à touts ces contes de baquets, quelque circonstanciés qu'ils soient, que *pas un ne remonte assez haut pour précéder*, et par conséquent pour expliquer *le premier cas allégué de l'épidémie*, à savoir, celui de Salvador Fénic, qui, comme on nous le dit, tomba malade *le* 11 *Août*, et sur lequel seul repose par conséquent la preuve de l'importation. Et si la tentative de rattacher la maladie de Salvador Fénic à une source étrangère a tout-à-fait manqué son but, comment la maladie du garçon Caffiero pourra-t-elle s'expliquer? Et à quoi faudra-t-il attribuer la maladie de l'enfant de Mr. Martin, le 16 Octobre, cas tout aussi précoce que celui de Caffiero et qu'on n'a pas essayé de faire remonter à l'importation? Aucun des cas des blanchisseuses n'étant antérieur soit à celui de l'enfant de Mr. Martin, soit à celui de Caffiero, qui sont touts deux des cas non douteux de l'épidémie."

Il était essentiel à la preuve de la connexité du "Dygden" avec l'irruption de l'épidémie, d'établir le fait de l'existence de la Fièvre Jaune à bord de ce bâtiment. Il ne paraît pas qu'on en ait produit aucune preuve.* Au contraire le Capitaine du vaisseau déclare que cette maladie n'existait point à bord; le chef du département de la quarantaine après un examen officiel du fait, affirme qu'il n'y a aucune preuve quelconque pour infirmer la vérité de la déclaration du capitaine, et le médecin de la quarantaine, après "avoir minutieusement inspecté le capitaine et l'équipage," dit "qu'il les trouva en parfaite santé."

* *Voyez* Appendice No. I., p. 214.

"J'ai," dit-il, "minutieusement inspecté le capitaine et l'équipage qui j'ai trouvés en parfaite santé. La raison pour laquelle on a mis ce vaisseau en quarantaine pendant quarante jours fut, que deux hommes étaient morts dans la traversée. Il y a maintenant 66 jours pleins que la première mort eut lieu et 61, après la dernière, et rien qui ressemble à la maladie n'a paru depuis ; je n'ai point le motif le plus éloigné d'appréhender du danger pour la santé publique, d'aucune circonstance en rapport avec le "Dygden."

Mr. Howell appelle sur ce rapport de l'officier de santé, une attention toute spéciale :—

"Ce rapport," dit-il, "fut écrit, selon mon impression, dans des circonstances qui lui donnent droit à une grande considération. On avait officiellement désigné ce vaisseau comme véhémentement suspect, au Dr. Hennen, comme médecin de la quarantaine. On lui avait ainsi pleinement placé devant les yeux la responsabilité de sa place et il n'avait *alors* aucun motif de faire un faux rapport de son inspection du maître et de l'équipage du "Dygden," car l'épidémie n'était point, à cette époque-là, commencée. S'il eût remarqué quelques motifs raisonnables de soupçon, il n'avait qu'à adopter le bruit public et à recommander qu'on ne laissât débarquer aucune des personnes, ni aucun des objets susceptibles qui se trouvaient à bord. C'est pourquoi je tiens pour très importantes la conduite et les déclarations du Dr. Hennen, comme officier public, responsable dans de semblables circonstances, où l'erreur, si elle eût été possible, se serait trouvée probablement du côté *d'un excès de précaution.*"

Tel est l'échantillon des preuves produites en cette occasion, pour établir un cas positif d'importation, tentative qui échoue de touts points. Absence complète de preuves que la fièvre existât à bord du vaisseau ; absence complète de preuves qu'il y eût la moindre connexité entre le vaisseau et aucune des personnes du rivage et il y a même absence de preuves que les individus qu'on représente comme ayant introduit le fléau fussent réellement affectés d'une maladie de même nature que l'épidémie qui régna dans la suite.

Le Juge Rapporteur expose ainsi la conclusion à laquelle il est arrivé après un examen minutieux des actes de la Commission.

"Je suis d'avis que les témoignages qu'on a produits n'ont nullement réussi à prouver que la dernière maladie épidémique dût son origine à une source étrangère, et qu'elle eût été introduite soit par le vaisseau suédois "le Dygden," soit par tout autre moyen, et mon opinion est en outre que la dernière épidémie a eu sa source à Gibraltar"

Des observateurs appartenant à la profession médicale, qui se trouvaient sur les lieux, et qui, bien que n'étant pas membres du Comité en surveillaient soigneusement les actes, arrivèrent sans exception à la même conclusion. Le Dr. Smith résume ainsi qu'il suit, le résultat de l'examen qu'il fit du sujet :—

"Je crois que tout homme candide qui a mûrement pesé les dépositions faites sur ce sujet devant le Comité et les faits que j'ai avancés, admettra que la maladie n'était pas importée. Touts les efforts qu'on a faits pour établir la doctrine de l'importation ont manqué leur but et j'ai ouï dire que le Secrétaire des Colonies, Sir George Murray, et Sir James M'Gregor, Directeur-Général du Département Médical de l'Armée, sont touts deux convaincus qu'il n'y a pas le moindre fondement à une telle croyance ; mais qu'il y a, au contraire, toutes les raisons de supposer que la maladie devait son origine à des causes qui existaient dans les murs de la garnison."

Ceux qui portèrent leur attention sur ce sujet à cette époque, firent, sur la manière dont cette investigation avait été conduite, plusieurs commentaires qui paraissent mériter d'être cités.

On se plaignit que le résultat de l'enquête était jugé d'avance. On trouva à l'appui de ceci que le Président du Comité avait adressé au secrétaire militaire de la garnison, peu de jours avant que la première séance n'eût lieu, une lettre officielle dans laquelle, entre autres observations tendant directement à préjuger le cas, il affirme "qu'on a souvent trouvé des traces que la fièvre en question était due à l'importation, et c'est contre cette source *seulement* que nous devons diriger nos efforts pour prévenir le retour de la maladie."

Il paraît encore qu'avant la réunion du Comité on publia dans la Gazette du Gouvernement où on n'admet rien que par ordre, une intimation officielle des vues et des désirs des autorités locales, dans les termes suivants :—

"Le fléau dont nous venons d'être délivrés par la Providence Divine doit être une espèce de maladie exotique. Cette maladie est dans son origine indépendante de toute chose inhérente au sol que nous habitons, ne pouvant exister pendant les mois d'hiver, et tout-à-fait distincte de la fièvre rémittente et de la fièvre intermittente et sans rapport avec ces fièvres qu'on peut dire inconnues dans cette garnison."*

"Deux causes," fait observer Mr. Howell, "ont concouru à agir d'une manière fâcheuse sur les actes du Comité. *Primo*,

* *Voyez* la Note, pp. 94, 95.

la conviction qui régnait généralement au milieu de la population *civile* de Gibraltar que la prospérité de cette communauté serait compromise s'il était prouvé que l'épidémie avait été engendrée sur place, à cause des prohibitions et des restrictions qui, on le supposait, devaient dans ce cas frapper ses rapports commerciaux avec les autres ports. De là, l'appui passionné que la population civile accordait d'une voix unanime à l'idée que, non seulement la dernière épidémie, mais toutes les précédentes avaient été importées de pays étrangers, et la croyance également unanime qu'une doctrine différente serait fatale à la prospérité commerciale de la place. Il faut reconnaître que les *militaires* étaient exempts de ce sentiment d'intérêt personnel, distinction entre les deux classes dont il faut tenir compte en appréciant la valeur des témoignages reçus par le comité, et surtout le témoignage des médecins.

"La *seconde* cause qui agit d'une manière fâcheuse sur l'enquête, fut la publication, le 12 Janvier 1829, dans le journal officiel du Gouvernement (qui n'admet dans ses colonnes rien qui n'ait une autorité officielle) d'un article annonçant péremptoirement que la dernière épidémie avait été importée à Gibraltar et dénonçant comme dépourvue de bon sens toute personne qui soutiendrait une opinion différente. Cette notification officielle des sentiments du Gouvernement local (précédant de 12 jours seulement la nomination du comité d'enquête) ne pouvait manquer d'encourager les témoignages d'un côté et de décourager ceux de l'autre."

On se plaignit aussi de la partialité du choix des témoins.

"Il a toujours paru très extraordinaire et inexcusable," dit le Dr. Gillkrest," que dans cette espèce d'enquête, que le Secrétaire d'Etat avait eu l'intention de rendre si bienfaisante pour les intérêts de l'humanité, le surintendant de la quarantaine en qualité de président, se soit arrogé le droit en plusieurs occasions de choisir les témoins, ce qui évidemment préjugeait la question et interceptait une grande partie de la vérité.

"Plusieurs officiers de la garnison qui avaient une grande expérience de la marche de l'épidémie ne furent point interrogés du tout, ou ne le furent que d'une manière fort imparfaite. Je fus de ce dernier nombre, quoique chirurgien du 43me Régiment et présent pendant toute l'épidémie. Après un examen très superficiel, j'informai officiellement le président que j'avais beaucoup de choses à dire, mais, comme les autres, je ne fus point rappelé dans la suite.

"Je fus induit, autant par ce que je devais au service dont je faisais partie depuis tant d'années, que par ce que je devais à la cause de la vérité, à protester contre de tels actes. On trouvera cette protestation, je le présume, parmi les documents relatifs à l'enquête, envoyés de Gibraltar au bureau des Colonies à Londres."

On se plaignit encore de la manière dont les preuves adoptées en cette occasion, avaient été recueillies, manière qui excita les soupçons de quelques-uns des membres de la Commission, et qui les amena définitivement à condamner ces preuves, et à rejeter le Rapport auquel elles servaient de base. *Voyez* la Lettre de Sir George Murray et la Réponse du Colonel Chapman, le Secrétaire Civil, p. 274; aussi le Rapport du Juge Howell, Appendice II. pp. 245, 273.

Nous n'avons pas besoin de poursuivre plus loin cet examen des cas de prétendue importation. Nous croyons qu'il sera évident d'après les échantillons que nous avons produits des espèces de documents sur lesquels ils reposent, que personne ne se fierait à de pareilles preuves dans les affaires ordinaires de la vie; et cependant la croyance dans le fait de l'importation et les actes qui sont en réalité la suite de cette croyance, embrassent des questions de santé, de propriété et de vie dans une proportion incalculable; et nous pensons que la clarté et le poids des preuves requises pour justifier de tels actes devraient être proportionnés aux conséquences si importantes qui peuvent en résulter.

Quand une maladie éclate soudainement dans une ville ou dans un district, et qu'on la croit d'origine étrangère, et fortement contagieuse:—

"On établit immédiatement un cordon," dit le Dr. Smith," on enferme les habitants, toutes les communications sont interrompues, et ceux qui ne sont pas assez heureux pour se sauver avant que l'alarme n'ait été donnée, deviennent selon toutes les probabilités, victimes de la maladie. Heureusement pour nous, nous avons eu à Gibraltar, les moyens de salut dans nos mains, et la translation au Terrein Neutre, aux Plaines d'Europe, à Windmill Hill ou dans la Baie, met à l'abri de la maladie. Mais il n'en est pas ainsi à Cadix et dans beaucoup d'autres grandes villes. Là, il faut que les habitants attendent patiemment leur sort, comme des gens dans une maison qui brûle, avec les portes et les fenêtres fermées pour les empêcher d'en sortir."

"L'opinion," dit Mr. Amiel, "que les épidémies qui ont paru dans cette garnison et sur la côte de la Péninsule ont constamment été importées par des bâtiments venant de la Vera Cruz, de la Havane ou des Antilles, a été très répandue. Mais cette opinion paraît être fondée plutôt sur des préjugés populaires et sur les illusions de la terreur que sur des investigations philosophiques. * * * * L'arrivée dans cette garnison d'une ou de plusieurs personnes malades de cette fièvre maligne lors de l'irruption de l'épidémie, n'en prouve ni l'origine étrangère ni la propagation par la contagion; car, d'une part, la fièvre a éclaté là où il n'y avait pas la moindre possibilité d'introduction étrangère, et d'autre part, un certain nombre d'individus atteints, ont été quelquefois débarqués dans d'autres lieux sans préjudice pour la santé des habitants."

"Ce fut à Berbice, au fort Cange, que s'offrit le seul exemple de mesures publiques de précautions prises sous l'impression que la maladie épidémique était contagieuse. Le Cap[e] Warburton, sur les instances de l'aide-chirurgien Turner, établit un cordon sévère et défendit toute communication avec la ville de New Amsterdam. Aucun cas ne s'était, avant ce temps, montré dans la garnison. Un effet du cordon fut d'empêcher les regrattiers et autres revendeurs d'apporter des provisions fraîches, des fruits &c., aux soldats. Les soldats furent ainsi par nécessité réduits à leurs propres ressources *pour passer le temps.*

"Cependant, bien que toute communication eût été coupée avec la ville, la Fièvre Jaune épidémique parut bientôt dans la garnison, et le pauvre Dr. Turner tomba victime non de la Fièvre Jaune, suivant le praticien qui le soigna, mais d'une fièvre inflammatoire, résultat de l'extrême fatigue, de l'anxiété d'esprit et du chagrin.

"Les infractions directes ou ouvertes," dit le comité de médecins de Barcelone, "au cordon sévère dont la ville était entourée fournirent au peuple même l'occasion de le tourner en ridicule, et de lui appliquer les épithètes les plus outrageantes."

"Les vexations éprouvées par ceux qui quittaient Barcelone et les mesures arbitraires adoptées par chaque communauté individuelle, furent une insulte à l'humanité et la preuve la plus authentique de l'ignorance où peuvent être plongées les nations par la routine vicieuse des lois sanitaires."

"Dans touts les climats," dit Humboldt, "les hommes s'imaginent tirer une consolation de l'idée qu'une maladie qui passe pour pestilentielle a été apportée du dehors. Cette croyance flatte l'orgueil national. Habiter un pays qui produit des épidémies pourrait être jugé une circonstance humiliante ; et il est plus satisfesant de considérer que la maladie est étrangère et que l'irruption a été purement l'effet d'un accident dont il sera facile de se défendre dans une autre occasion. Le peuple adopte aussitôt cette explication de l'origine de la maladie parce qu'elle est facilement comprise. De leur côté, les médecins en général, en demeurent satisfaits, parce que le mot importation les délivre de toute responsabilité et de la peine d'étudier la nature et la cause réelle de la maladie. De ceci est née la facilité remarquable avec laquelle la doctrine de l'importation a été si ardemment reçue par toutes les classes lorsqu'une épidémie se manifeste dans un pays, et qu'un vaisseau, un voyageur, un ballot de marchandises, arrivent en même temps. C'est ainsi, que la Havane, la Vera Crux et les villes maritimes des Etats-Unis s'accusent constamment les unes les autres de l'importation de la Fièvre Jaune pendant les mois d'été, tout comme les habitants de l'Egypte rapportent à l'arrivée de vaisseaux grecs l'apparition de la peste ; tandis qu'en Grèce et à Constantinople la maladie est attribuée à des vaisseaux venant d'Alexandrie et de Rosette."

On n'aura pas manqué de remarquer, au sujet de plusieurs des cas précédents d'importation prétendue, le manque évident d'habileté de la part des investigateurs médicaux à examiner les témoins sur des questions de fait et à arracher toute la vérité à des individus dominés, par la répugnance, l'intimidation, les préjugés ou l'intérêt. Il semble d'ailleurs que les départements médicaux de l'armée et de la marine aient, sur ce sujet, un désavantage tout particulier pour découvrir et exposer la vérité ; la discipline, en effet, qui, sous d'autres rapports, est si essentielle au service, prédispose l'officier subordonné naturellement et souvent, peut-être à son insu, à adopter les vues et à soutenir les opinions qui passent pour les plus agréables au chef du département dont dépendent principalement ses espérances d'avancement dans la profession. Pour l'honneur des deux services, nous devons déclarer qu'il se présente continuellement des exemples où toutes les considérations de cette nature sont mises de côté ; mais sans doute on n'eût point exprimé des observations telles que les suivantes, si la difficulté n'eût été réelle et quelquefois très oppressive.

"Sous l'empire d'un règlement médical dans cette garnison," dit le Dr. Smith, "on avait ordre de rapporter sous un seul titre toutes les variétés de fièvre. Tel était en effet (si je puis ainsi m'exprimer) l'esclavage de la presse médicale militaire à Gibraltar, depuis la fin de la fièvre épidémique de 1814, jusqu'à l'arrivée de feu le Dr. Hennen en 1826, que c'eût été pour le chirurgien d'un corps une abominable hérésie de rapporter un cas de fièvre sous tout autre titre que celui de fièvre simple continue. Aussi, quoique les maladies fébriles soient les plus fréquentes des nombreuses maladies traitées dans les hôpitaux civils et militaires, il est impossible de dresser aucune table exacte des fièvres d'après les relevés de ces établissements, vu qu'on n'a établi aucune distinction entre les différentes espèces de fièvres rémittentes et continues. C'est aux auteurs d'une telle mesure qu'en appartient la responsabilité. A mes yeux, c'est une tentative, qui n'a que trop bien réussi, d'arrêter la marche de la vérité, et qui ne le cède en rien à l'application directe de la baïonnette. Nous devons à la mémoire du Dr. Hennen de déclarer qu'à peine avait-il pris depuis deux semaines la direction du département, qu'il abrogea ce fâcheux état de choses. Cette mesure fit bientôt voir que ni la fièvre intermittente, ni la rémittente ou la Fièvre Jaune continue n'étaient des formes aussi rares de maladie dans la garnison que Sir William Pym et d'autres praticiens de son école s'étaient, pendant une série d'années, efforcés de les représenter. "Bien loin que les fièvres rémittentes soient rares et que les intermittentes ne se présentent jamais à Gibraltar, le Dr. Hennen dit à la page 114 de sa topographie médicale, "Je n'hésite nullement à affirmer que les fièvres rémittentes se présentent fréquemment * (en parlant de Gibraltar), qu'on rencontre annuellement la fièvre rémittente bilieuse d'automne, et que des cas de véritable Fièvre Jaune (ainsi que l'ont décrite les auteurs qui ont traité des maladies des Antilles) accompagnée de véritable vomito négro se montrent tant à l'hôpital civil que dans des habitations particulières.'"

Et un peu plus loin, dans le même paragraphe, il ajoute :—

"'On a affirmé que ces fièvres sont le produit exclusif du Terrein Neutre et des alléges de la baie ; mais chaque année enregistre de nombreuses preuves qui renversent cette opinion." "Je puis, avec confiance," continue le Dr. Smith, "joindre mon propre témoignage de la vérité de ces observations. J'ai déjà vu cette année (1830) dans la garnison trois cas bien marqués de Fièvre Jaune sporadique dont deux étaient accompagnés de vomito négro."

Mr. P. Wilson, de l'état major médical de l'armée alors en retraite, et chirurgien de l'hôpital civil,† écrivit ce qui suit au Dr. Chervin, en refusant de prendre aucune part ultérieure aux investigations faites en 1828-29 :—

"Je voyais, de plus en plus, touts les jours, l'intention manifeste de torturer les faits dans le sens de la contagion se traduire en efforts positifs ; c'est pourquoi ne pouvant me résoudre à l'idée d'ajouter mon nom à des documents officiels, rédigés avec partialité, je jugeai plus convenable de me retirer tout-à-fait.

"Dans une enquête franche et loyale, mes lumières le permettant, j'irai aussi loin que qui que ce soit, mais me laisser influencer par tel ou tel nom, pour me concilier l'opinion ou m'ouvrir les portes de la faveur,—non, Monsieur ! je ne sacrifierai jamais mon indépendance à de telles considérations."

Ceux qui voient la maladie seulement sur une petite échelle, et qui observent que dans ce cercle restreint, une attaque est souvent suivie d'une autre dans la même famille, et la seconde d'une troisième, et ainsi de suite, croient tout naturellement que le second cas est causé par le premier,

* *Voyez* la note, pp. 94, 95.
† Maintenant chirurgien de l'Hôpital Colonial à la Nouvelle Zélande.

et le troisième par le second et rapportent ainsi naturellement toute la série d'événements à la contagion. C'est sur cette catégorie de preuves qu'est basé l'édifice entier de la quarantaine. Ce n'est que lorsqu'on examine, sur une large échelle, les faits relatifs au développement de la maladie ; lorsqu'on trouve que la même maladie éclate en même temps dans des villes différentes et éloignées, et dans des parties différentes et éloignées de la même ville et que partout où sévit la maladie les causes locales sont invariablement semblables, ce n'est qu'alors, disons-nous, que l'on peut corriger la première fausse impression et tirer une conclusion plus juste. Le tort des autorités constituées c'est de ne pas étudier l'action des causes sur un vaste champ, et de s'en rapporter aux déclarations des officiers de quarantaine, qui jugent d'un point de vue nécessairement restreint et qui d'ailleurs par intérêt particulier, sont peu portés à étendre la sphère de leur observation. Il est résulté de là que les recherches sur la question d'importation et de contagion ont rarement eu ce caractère rigoureux qui eût pu révéler toute la vérité et qui a perdu plusieurs occasions très précieuses de décider la question.

Les témoignages précédents qui expliquent le caractère, le mode de propagation et les conditions localisantes de la Fièvre Jaune, ont, nous le pensons, pour conséquence évidente : qu'il est moins raisonnable encore d'espérer que la quarantaine ou les cordons sanitaires, puissent avoir aucune influence réelle pour arrêter les progrès de cette maladie, qu'il le serait de se fier à de tels expédients dans le choléra épidémique. Le témoignage suivant du Dr. Davy, touchant l'insuccès uniforme et signalé de ces mesures dans la Fièvre Jaune, est d'accord avec le témoignage exprimé par tout observateur, presque sans exception, qui a eu une connaissance étendue et pratique de la maladie.

« Les Inspecteurs-généraux d'hôpitaux qui ont servi dans les Antilles pendant les quarante années qui viennent de s'écouler, et parmi lesquels se distinguent les noms respectés de Sir Charles Ker, du Dr. Jackson et du Dr. Fergusson, sont touts persuadés que la Fièvre Jaune, en y comprenant de nombreuses variétés ou modifications, est d'origine locale, et ne se propage point par la contagion ; il en faut pourtant excepter un Mr. Green, qui était contagioniste dans toute la rigueur du mot, et qui, pendant l'épidémie de 1819 qui sévit dans des limites plus étendues qu'il n'est d'ordinaire, agit en conformité avec ses principes, voulant même appliquer en toute rigueur les réglements de la quarantaine d'après la manière pratiquée dans la Méditerranée, où il avait servi antérieurement, et où il avait été témoin de la peste. On n'a point encore oublié aux Barbades, le caractère vexatoire et futile de ces mesures. Avant de commencer une entreprise de cette nature, (en supposant même que la maladie à écarter soit contagieuse,) on ferait bien de considérer jusqu'à quel point elle est praticable. Si la doctrine de la contagion est fausse, que de maux inévitables résultent de la tentative d'appliquer la quarantaine dans toute sa rigueur ; les récits des témoins oculaires de la peste nous en présentent, à chaque pas des exemples frappants qui découlent de la terreur panique de l'abandon des vivants, de l'oubli des morts; bref un amas d'horreurs et même de crimes."

Dans notre troisième rapport nous nous proposons d'examiner les décisions de la conférence sanitaire internationale qui vient de terminer ses travaux à Paris. En attendant il nous sera permis de faire observer que l'étendue de la réforme que la conférence propose d'appliquer à la quarantaine contre la Fièvre Jaune démontre l'opinion de ses membres, touchant la sévérité excessive et inutile des coutumes présentes. On en pourra juger par ce fait qu'avant que la conférence n'eût commencé ses travaux, touts les arrivages des pays sujets à la Fièvre Jaune étaient, dans les différents ports, soumis à une quarantaine s'étendant de 3 à 21 jours pour les passagers et les vaisseaux, et variant de la libre pratique à 28 jours de quarantaine sur les marchandises ; tandis qu'on a proposé de substituer à ces interruptions irrégulières et excessives du commerce, une quarantaine constante de 3 à 7 jours pour touts les arrivages à bord desquels aucun cas ne se serait présentés pendant la traversée, et de 7 à 15 jours s'il en avait paru. La conférence a proposé en outre que la quarantaine cessât avec la cessation de la maladie.

Du reste, cette mitigation même de la quarantaine a été basée principalement sur des assertions générales d'utilité qu'aucun témoignage ne soutenait ; les seuls cas qu'on ait mis en avant comme preuve de la possibilité d'importer la Fièvre Jaune et de la nécessité qui s'en suit de réglements de quarantaine sont précisément ceux que, par anticipation, nous avons examinés et réfutés dans ce rapport.

Un examen attentif de touts les témoignages précédents touchant la Fièvre Jaune nous a fait arriver aux conclusions suivantes :—

1°. Que les épidémies de Fièvre Jaune éclatent simultanément dans des villes différentes et éloignées les unes des autres, et dans des parties différentes et éloignées de la même ville, souvent dans des circonstances où la communication avec les personnes infectées était impossible.

2°. Que les Epidémies de Fièvre Jaune sont ordinairement précédées par des cas individuels ou sporadiques de la maladie, cas qui ne sont pas moins communs pendant les saisons où ne règne aucune épidémie.

3°. Que bien que les Epidémies de Fièvre Jaune s'étendent quelquefois sur une grande étendue de pays, elles sont plus fréquemment limitées quant à l'espace sur lequel elles se répandent, n'enveloppent pas, souvent, toute une ville, ni même un district considérable de cette ville.

4°. Que les Epidémies de Fièvre Jaune ne s'étendent point de district en district d'après une règle de progression graduelle, mais qu'elles ravagent souvent certaines localités, tandis qu'elles épargnent entièrement ou ne visitent que légèrement d'autres localités toutes voisines avec lesquelles les habitants sont en communication constante.

5°. Que lorsque les Epidémies de Fièvre Jaune envahissent un district, elles ne se répandent point des maisons les premières infectées aux maisons les plus voisines, et de là aux maisons adjacentes pour s'étendre ainsi comme d'un centre; mais que souvent, au contraire, elles se restreignent rigoureusement à certaines maisons d'une rue, à certaines chambres de la même maison, et souvent même à de certaines chambres d'un même étage.

6°. Qu'en général, lorsque la Fièvre Jaune éclate dans une famille, un ou deux individus seulement en sont attaqués, ceux qui soignent les malades y échappent ordinairement ; et lorsque plusieurs membres d'une famille en sont successivement attaqués ou que ceux qui soignent les malades ont à en souffrir, c'est que l'épidémie était générale dans la localité, ou que les individus attaqués étaient allés dans un district infecté.

7°. Que lorsque la Fièvre Jaune règne dans une localité, l'isolement le plus sévère dans cette localité n'assure aucune protection contre la maladie.

8°. Que, d'un autre côté, tel est le succès qui suit la translation d'une localité infectée, et la dispersion des malades dans un district salubre, que par cette mesure seule la marche ultérieure d'une épidémie est souvent arrêtée tout d'un coup.

9°. Que cette dispersion des malades n'est suivie d'aucune transmission de la maladie, pas même lorsque les malades sont placés dans les salles d'un hôpital au milieu d'individus souffrant d'autres affections.

10. Qu'il est impossible de concilier aucun des faits précédents avec une autre conclusion que celle-ci ; c'est que quelle que soit la cause excitante de la Fièvre Jaune, elle est locale ou endémique dans son origine, et l'évidence de cette conclusion est par conséquent cumulative.

11. Que les conditions qui influent sur la localisation de la Fièvre Jaune sont connues, définies et en grande partie susceptibles d'être éloignées ; et qu'elles sont, en substance, les mêmes que les causes localisantes du Choléra et de toutes les autres maladies épidémiques.

12. Que, comme dans le cas des autres maladies épidémiques, à proportion qu'on éloigne ou qu'on diminue ces causes localisantes, la Fièvre Jaune cesse de paraître, ou ne revient qu'à des intervalles plus éloignés et sous des formes plus bénignes.

13. Qu'outre les causes localisantes extérieures ordinaires, il y a encore une cause constitutionnelle prédisposante d'une importance immense, nous voulons dire, la non-acclimatation —c'est-à-dire, l'état du système amené par la résidence dans un climat froid ; en d'autres termes, le sang européen, exposé à l'action du soleil du tropique ; d'où résulte cette leçon pratique, qu'il faut prendre le plus grand soin d'empêcher les individus ou les corps de troupes récemment arrivés dans la zône de la Fièvre Jaune, d'aller dans un district où la maladie existe pour le moment ou dans lequel elle a existé peu avant.

14. Qu'il n'y a point de preuve que la Fièvre Jaune ait jamais été importée.

15. Que par conséquent les moyens de protection contre la Fièvre Jaune ne sont point les restrictions de la quarantaine et les cordons sanitaires, mais des travaux et opérations hygiéniques, ayant pour objet l'éloignement et la prohibition des diverses conditions localisantes, et lorsque ces travaux permanents sont impraticables, l'éloignement temporaire, en tant qu'il est possible, de la population des localités infectées.

Nous croyons qu'il est de notre devoir de déclarer, en concluant, qu'après l'examen le plus consciencieux que nous ayons pu faire de la masse de témoignages qu'on nous a soumis et dont nous avons déduit les conclusions précédentes, nous n'avons pas trouvé un seul fait, ou une seule observation clairement définie et relevée d'une manière authentique, en opposition avec la teneur générale de ces témoignages. Nous n'avons pas rencontré de cas exceptionnels. A la vérité, nous avons trouvé en désaccord sur quelques points les opinions d'autorités pour lesquelles nous professons un grand respect, mais ces différences, pour la plupart, ont rapport à des matières purement professionnelles et scientifiques. Sur la grande question pratique de savoir si, quelle que soit la nature et le mode de propagation de la Fièvre Jaune, la Quarantaine et les Cordons sanitaires peuvent offrir une protection réelle contre l'introduction et le développement de cette maladie, nous croyons qu'il y a maintenant, pour la négative, une unanimité générale d'opinion, en conformité avec les témoignages que nous avons présentés. Nous croyons aussi qu'il y a le même accord général pour cette autre conclusion pratique : que la substitution de mesures hygiéniques à l'isolation et aux restrictions de la quarantaine offrirait une protection plus certaine et plus efficace.

De récentes recherches nous ont fait obtenir, par rapport à la Peste du Levant, de nombreux renseignements dont nous nous proposons d'exposer les résultats dans notre Troisième Rapport ; résultats qui nous paraissent d'une grande valeur pratique, en ce qu'ils montrent, d'un côté, quelles mesures l'expérience a prouvées inefficaces et même nuisibles ; et de l'autre, les mesures auxquelles on peut avoir recours avec l'espoir fondé d'empêcher l'irruption, ou d'arrêter les progrès de cette redoutable maladie ; et par là, de mettre un terme à la nécessité de ces interruptions fâcheuses pour le commerce et les communications internationales que la quarantaine, si universellement imposée à cause de la Peste, a occasionnées jusqu'ici.

De Votre Majesté

Les très humbles et très obéissants serviteurs,

SHAFTESBURY.
EDWIN CHADWICK.
T. SOUTHWOOD SMITH.

Whitehall, 7 *Avril* 1852.

APPENDICE No. 1.

RAPPORT SUR LA FIÈVRE JAUNE.

PAR LE DR. GILLKREST.

INTRODUCTION.

Londres, 28 *Octobre* 1851.

MILORDS ET MESSIEURS,

LA sagesse des mesures prises pour instituer un système d'investigation minutieuse de toutes les matières relatives aux maladies qui, sous une forme épidémique, enlèvent en masse des créatures humaines, a été particulièrement démontrée dans toute l'étendue de l'Angleterre, pendant la récente invasion du choléra ; car quelque grandes qu'aient été les afflictions récemment éprouvées, la sagesse, l'énergie et l'humanité qu'on a si promptement déployées, étaient certainement les moyens de mitiger toujours, et dans de très nombreux exemples, de limiter ce fléau, qui autrement eût produit des désastres incalculables.

La contagion dans la Fièvre Jaune reste encore une question d'une grande importance nationale pour l'Angleterre, à cause de ses colonies, de son commerce, de ses flottes et de ses armées.

On a écrit en différentes langues des volumes pour soutenir la doctrine erronée qui touts les ans livre à une mort inévitable un nombre infini de nos semblables.

On verra, par ce que je prends la liberté d'exposer dans le rapport suivant, combien l'humanité a besoin d'être protégée contre des opinions si fausses et si destructives.

Beaucoup d'hommes éminents ont fait de grands efforts pour désabuser l'esprit public sur une question d'un intérêt si vital. Mais il faut, sur ce sujet, assigner le premier rang aux travaux de feu le Dr. Chervin de Paris ; à l'égard duquel je demande à donner l'extrait suivant du rapport d'une commission nommée par l'Académie des Sciences de Paris, en 1827, pour adjuger le prix Monthyon destiné aux travaux des sciences médicales. Les membres de la commission étaient : MM. Portal, Boyer, Chaptal, Duméril, Dulong, Gay-Lussac, de Blainville, Frédéric Cuvier et Magendie.

Le Rapport de ces messieurs, après avoir exposé certaines démarches extraordinaires que fit le Dr. Chervin pour s'assurer de la nature contagieuse ou non de la Fièvre Jaune à la Guadeloupe où il s'était rendu de Paris dans le seul but de faire des investigations, continue en ces termes :—" Ceci n'est rien encore ! Ce fut, au contraire, alors que le Dr. Chervin conçut le plan le plus sage et le plus vaste que jamais médecin ait formé pour le bien de l'humanité.

" Il ne lui suffisait plus de s'être assuré que la Fièvre Jaune n'était pas contagieuse à la Guadeloupe ; il fallait constater si elle n'avait point ce caractère dans d'autres localités et sous d'autres latitudes ou climats. Il était surtout nécessaire de convaincre les gouvernements de l'Europe, afin que le commerce fût délivré de précautions inutiles dont le poids se fesait sentir, et qu'on épargnât aux nations la grande dépense des établissements sanitaires. Dans l'accomplissement de cette tâche le Dr. Chervin n'eut d'autre moteur, que son ardente philantropie,— d'autres moyens, que le sacrifice de son patrimoine,—d'autre appui, que son inclination et ses forces physiques. Déclarons-le à l'honneur de l'humanité, ce n'est que par ces moyens seuls qu'une entreprise pareille peut s'accomplir ; et en effet, le but qu'un gouvernement puissant pouvait à peine espérer d'atteindre à grands frais, le Dr. Chervin se le proposa.

" Le Dr. Chervin accomplit cette gigantesque entreprise, sans parallèle dans l'histoire de la médecine, d'une manière heureuse mais avec des efforts inouis et une persévérance au-dessus de tout éloge."

Parlant du soin qu'avait pris le Dr. Chervin de réunir les témoignages de centaines de médecins dans toutes les parties du monde où l'on sait que règne la Fièvre Jaune, le rapporteur ajoute—

" Il visita en huit ans, toutes les colonies appartenant à la France, à l'Angleterre, à l'Espagne, à la Hollande, au Danemark, à la Suède. Il visita toutes les parties de l'Amérique du Nord, où la Fièvre Jaune s'était montrée, depuis la Nouvelle Orléans jusqu'à Portland, dans l'état du Maine ; de sorte que de Cayenne jusqu'à cette dernière ville, il traversa 37 degrés de latitude sur lesquels il fit porter ses investigations."

" En conséquence la commission propose de lui adjuger le prix de 10,000 fcs., pauvre récompense sans doute des nombreux sacrifices qu'il a dû faire ; mais quand un homme a, comme le Dr. Chervin, tant mérité de la science et de l'humanité, et montré un si grand désintéressement, *on voit la couronne et non pas sa valeur.*"

Bien que je croie fermement que les opinions de beaucoup de personnes ont été sans raison influencées relativement à la nature contagieuse de la Fièvre Jaune, cependant je suis prêt à admettre sans hésitation que d'autres, au nombre desquels se trouvent quelques-uns de mes amis, ont été trompés par l'apparence de contagion qui se présente si fréquemment et par l'insuffisance des investigations qu'ils ont faites de toutes les circonstances en rapport avec ce sujet.

En effet, je crois d'après le contenu des pages qu'on va lire, que cette maladie semble exiger une étude toute spéciale quant à sa nature et aux phénomènes qu'elle présente.

Ceux qui m'ont aidé dans mes investigations pourront, j'en ai la confiance, rendre témoignage de la bonne foi qui a présidé à ces travaux.

En terminant, permettez-moi, Milords et Messieurs, d'entretenir l'espoir que le travail que je soumets aujourd'hui à la sanction de votre honorable Conseil, comme un legs fait à mon pays, pourra contribuer à attirer l'attention du Gouvernement de sa Majesté et de la Législature vers une investigation plus efficace de ce sujet;—et que les mesures à la fois humaines et énergiques qui ont si à propos écrasé la tête de cette hydre qu'on nomme "la Contagion" dans le choléra, mettront un terme au règne d'un système qui place continuellement à la merci de personnes remplies de préjugés, profondément intéressées ou peu versées dans la matière, la grande question du salut d'une portion considérable de nos forces navales et militaires dans les différentes parties du monde.

J'ai l'honneur d'être,
Milords et Messieurs,
Votre obéissant serviteur,
J. Gillkrest, D.M.

Inspecteur-Général des Hôpitaux Militaires, et Membre Correspondant de l'Académie Nationale de Médecine de Paris.

Au Conseil Général de Santé.

RAPPORT.

J'ai pris sur moi la tâche pénible d'écrire sur la Fièvre Jaune, maladie qui dans sa forme maligne a enlevé un nombre infini de créatures humaines, aux Antilles, dans les deux Amériques, dans différentes parties de la côte d'Afrique et les îles adjacentes, comme à Gibraltar et dans plusieurs villes de l'Espagne ; une fois à Lisbonne (1723) et une fois à Livourne (1804).

Je ne puis mieux donner une idée de la difficulté de mon entreprise qu'en citant les paroles suivantes de l'Académicien Français, Moreau de Jonnès,* 1820:—"Plusieurs causes puissantes ont contribué à faire de la Fièvre Jaune une maladie dont l'origine est incertaine, la cause inconnue, le caractère équivoque et les conséquences si terribles qu'il ne nous est pas moins difficile de découvrir les moyens de la prévenir que de l'arrêter ou de la traiter."

Avec certaines restrictions quant à l'impossibilité d'arrêter cette maladie et peut-être de la traiter (excepté pourtant dans sa forme la plus maligne) je reconnais pleinement la justesse de ce qu'avance Mr. Moreau de Jonnès, d'accord d'ailleurs avec ma propre expé-

---

* Savant, autrefois dans l'armée, qui après avoir servi comme aide-de-camp à la Martinique en 1802, a notablement figuré dans les discussions relatives à la contagion de la Fièvre Jaune et du choléra spasmodique, quoiqu'il n'appartînt pas à la profession médicale.

rience aidée de laborieuses recherches, pendant le cours d'une longue existence,—mais je ne puis admettre que la maladie n'ait pas été souvent prévenue ou arrêtée par un changement de station.

NOMS DONNES À LA MALADIE.

L'Académicien cité plus haut n'a pas énuméré moins de trente-six noms employés en différentes langues pour désigner cette maladie, noms dont il suffira de mentionner les suivants : "*Yellow fever*," "*Black Vomit fever*," "*Bulam fever*," "*Fièvre jaune*," "*Vomito négro*," &c. Quelques auteurs ont adhéré à la désignation de *fièvre rémittente bilieuse*, d'autres l'ont appelée *pestilentielle*, à cause de ses ravages, et un auteur moderne la nomme Pestilence Hæmagastrique, d'un seul de ses symptômes qui, du reste, est loin d'être constant.

Les anomalies que présente cette maladie ; l'absence, pendant le cours d'une épidémie, de quelques-uns des symptômes qui, sous l'observation d'un médecin, avaient été très marqués dans une autre ; le fait noté par des praticiens que certains symptômes prééminents pendant telle période d'épidémie ont été tout-à-fait absents pendant telle autre : le fait aussi que, dans la même salle d'un hôpital, des malades souffraient de symptômes groupés d'une manière si diverse qu'un praticien inexpérimenté en arrivait à croire qu'il avait devant lui trois ou quatre maladies n'ayant entre elles qu'une très faible affinité. Toutes ces circonstances ont hérissé de difficultés la tâche d'assigner à cette maladie une place exempte d'objections dans les classements nosologigues.

Quelques-uns ont classé, parmi les fièvres continues, la Fièvre Jaune, dont les symptômes ne leur ont pas paru correspondre avec ceux que les nosologistes ont posé comme caractéristiques des fièvres rémittentes ; tandis que selon les observations d'autres personnes dont on ne peut mettre en doute l'exactitude, la maladie a pris la forme rémittente la moins équivoque : bien plus, il existe des témoignages très respectables pour prouver que, dans quelques rares occasions, elle a revêtu le caractère de fièvre intermittente. Ce n'est point ici le lieu de définir ce qui constitue rigoureusement la fièvre rémittente, il est clair que dans la plupart des pays, les opinions sont en désaccord sur ce sujet. Les rapports d'observateurs exacts tendent à prouver que, bien souvent, les fièvres rémittentes peuvent être masquées de manière à tromper sur leur véritable caractère.

Tomassini, la plus grande autorité médicale de l'Italie, dit au sujet du classement des maladies :—

"Tant il est vrai que l'entreprise de classer les maladies a souvent entrainé dans des contradictions les auteurs les plus éclairés."*

Ecoutons ce que l'expérience avait appris au Dr. Elliotson, médecin de l'hôpital de St. Thomas, au sujet des fièvres rémittentes :—

* Tomassini, Recherches sur la Fièvre Jaune, p. 24.

"La fièvre rémittente se présente quelquefois d'une manière insidieuse et à moins qu'on ne soit parfaitement au courant de ses allures, on peut la laisser passer inaperçue aussi facilement que quelques formes de l'épilepsie. J'ai eu, dans ma pratique, de nombreux cas de fièvre rémittente qui, outre les symptômes de fièvre continue, n'étaient caractérisés que par une excessive transpiration."—*Gazette médic. de Londres*, 3 Janvier 1831.

On ne peut donc, avec justice, accuser de beaucoup d'inexactitude ceux qui, se bornant selon toute probabilité au seul champ de leur propre observation, ont considéré la Fièvre Jaune comme appartenant à la classe des fièvres continues ; mais il est important de montrer s'ils ont raison, ceux qui soutiennent que la maladie n'a aucune espèce d'affinité avec les fièvres rémittentes, et qu'elle ne prend jamais d'autre forme que la continue.

Sur ce point il sera bon de citer des autorités respectables. Le Dr. Rush, dans son rapport sur les épidémies de Philadelphie en 1793 et 1794, parle distinctement de rémission dans plusieurs pages :—"La rémission était plus évidente dans cette fièvre que dans la fièvre bilieuse commune. Elle avait ordinairement lieu dans l'après-midi." * "Le délire," dit-il, "alternait dans quelques cas avec l'exacerbation et la rémission de la fièvre."† Parlant de la seconde forme de cette fièvre, il dit qu'elle était suivie de "rémission évidente."‡ A la page 45 de son rapport de l'épidémie de 1794, il dit que la maladie "paraissait le plus fréquemment sous la forme de fièvre rémittente. L'exacerbation avait le plus ordinairement lieu dans la soirée." Dans un autre passage souvent cité : "Jamais l'unité de notre fièvre d'automne n'a été plus clairement démontrée que dans notre épidémie présente. Ses gradations principales, à savoir : l'intermittente, la rémittente douce, la fièvre inflammatoire bilieuse et la Fièvre Jaune maligne passaient des unes aux autres dans beaucoup de cas. Une fièvre tierce s'est terminée par la mort avec le *vomito négro* et une fièvre avec injection de sang à la face et aux yeux s'est terminée par une fièvre quotidienne qui a cédé à quelques doses de quinquina."§

Le Dr. John Hunter, dans ses observations sur les maladies de l'armée à la Jamaïque, 1796, p. 62, dit : "Les fièvres qui règnent à la Jamaïque sont de l'espèce intermittente ou rémittente. Les fièvres rémittentes sont à la fois les plus fréquentes et les plus fatales." A la page 63, il en décrit les symptômes ordinaires ; et à la page 318, il dit, "Lorsque la fièvre rémittente est de la pire espèce, la couleur jaune de la peau se montre très fréquemment ; mais la Fièvre Jaune n'est point une maladie différente, et touts les malades ne deviennent pas jaunes, même dans les cas mortels, cependant dans ces cas-là, on a d'ordinaire désigné la fièvre régnante sous le nom de *Fièvre Jaune*."

---

* Rapport sur l'Epidémie de 1793, p. 79. † Op. cit., p. 62. ‡ Ibid., p. 82.
§ Lettre au Dr. Miller, Magasin Médical de New York, vol. vi. p. 249.

Dans quelques observations sur la Fièvre Jaune, par le chirurgien d'état major Nodes Dickenson (Journal Médico-Chirurgical, Vol. ii. 1820, p. 190—1), nous trouvons le passage suivant :—

" Pendant un temps, des sensations de chaud alternent avec des sensations d'un froid léger."

" La vérité est, à ce qu'il paraît, que les actions morbides qui constituent la Fièvre Jaune, sont marquées d'une rapidité presque inconcevable ; et la durée de l'état de froid est, relativement, imperceptible, sans en être, en général, moins réelle ; quoique, de ce qu'il a lieu pendant la nuit, il soit rarement remarqué par le malade et même par le praticien à une période si récente de la maladie.

" Dans le site de la plupart des ports de mer des Antilles, on observe le plus fréquemment la forme continue. Mais nous avons souvent remarqué qu'une exposition égale aux intempéries et des excès commis dans des lieux notoirement connus pour abonder en émanations marécageuses (comme les villes de la Pointe à Pitre à la Guadeloupe, le Fort Royal à la Martinique) ont été suivis d'attaques du caractère rémittent."

Mr. Campbell, du département médical de l'armée, dans un rapport officiel daté de Montserrat, 1825, donne comme raison qu'il a de croire que les fièvres rémittentes, etc., des Antilles sont des degrés de la même maladie,—que pendant une épidémie de Fièvre Jaune aux Barbades en 1821, il observa, " la différence la plus marquée dans le type et les symptômes de certains cas sur des malades de la même caserne ou de la même cabane, où il était impossible de douter un seul instant que la maladie n'eût été produite dans les deux individus par une seule et même cause morbifique, si modifiée pourtant par des conditions physiques en rapport avec le malade, que ces cas paraissaient des maladies toutes différentes et exigeaient des méthodes différentes de traitement."

Le fréquent retour de la Fièvre Jaune en Espagne donne un intérêt tout particulier sur le point en question aux écrits des médecins de ce pays. Feu le Dr. Arejula à qui le sujet de la Fièvre Jaune, telle qu'elle parut en Espagne dans la dernière moitié de ce siècle, était si familier (ayant été désigné par le Gouvernement Espagnol pour visiter les différentes provinces et rendre compte des diverses épidémies qui y régnaient 1803—1804,) informa itérativement l'auteur du présent rapport que cette maladie prenait très souvent une forme rémittente très marquée. Dans la description qu'il fait de l'épidémie de Malaga en 1803,* il nous dit qu'on avait reconnu l'efficacité de l'emploi du quinquina pendant les rémissions. A la page 71, il s'exprime clairement au sujet des rémissions ; et à la page 139, il nous informe que la maladie " mérite, sans aucun doute, le nom de fièvre rémittente."† Il dit même en décrivant une épidémie de *vomito*

* *Voy.* son ouvrage sur la Fièvre Jaune, p. 25.

† " Merece sin duda el nombre de calentura remittente."

négro : "Le changement de notre fièvre rémittente en intermittente qui se présenta aussi dans quelques cas à la fin de l'épidémie, était une indication que la maladie était sur le point de s'éteindre."

Les opinions écrites du Dr. Velasquez de Séville sont la corroboration complète des assertions d'Arejula. Les médecins suivants, contemporains de ce dernier, avaient été témoins de quelques-unes des épidémies de Fièvre Jaune en Espagne : le Dr. Balmis, qui appelait la maladie telle qu'elle s'était montrée pendant l'épidémie de Cadix de 1800, "une fièvre rémittente putride, maligne ;" le Dr. Flores Moreno, qui décrit dans son ouvrage "des accès et des rémissions ;" le Dr. Alfonso de Maria de Cadix, dit : "Lorsque la Fièvre Jaune dégénérait en intermittente." Dans le troisième volume des *Decadas* de Hurtado, publiées à Madrid, se trouve un mémoire relatif à une des épidémies de Séville, mémoire signé par les Drs. Gabriel Rodriguez. Serafin, Adame, Velasquez et Chicon, et qui a pour but d'établir que "quelquefois, bien que rarement, la fièvre se présentait en suivant le type d'une intermittente."* Dans les *trozos ineditos* du Dr. Salva, professeur de médecine à Barcelone, se trouve la preuve qu'on a vu la maladie prendre la forme rémittente.

On peut constater que les archives des épidémies de Gibraltar offrent les noms suivants à l'appui du fait qu'il n'est pas rare que des rémissions aient lieu dans cette maladie : les Drs. M. Mullin et Browne, MM. Sproule, Wild, Martindale, Amiel, Dow, Donnett, Humphries, Lee et Hugh Fraser. Quant à moi, les caractères de rémission ne me parurent point assez évidents pour m'autoriser à parler d'une manière décidée sur ce sujet. Si l'on a présente à l'esprit la citation que j'ai faite du Dr. Elliotson, relativement à la manière insidieuse dont se produisent les caractères de rémission et à la facilité avec laquelle ils échappent à l'observation ; et si l'on considère aussi que mon régiment (le 43e) avait été plus tôt et plus sévèrement attaqué qu'aucun autre régiment de la garnison, on comprendra facilement qu'au milieu des pressants besoins des malades, des symptômes aussi passagers aient pu passer inaperçus.

Mais quelque légitime qu'il eût été, au milieu d'opinions discordantes, de douter de l'existence de la Fièvre Jaune sous une forme rémittente, des autorités récentes dans quelques-unes des Antilles Françaises, et dans les Etats-unis, ont si fort soutenu l'affirmative qu'il ne reste plus guère de place à la chicane. La preuve est en effet si accablante que, quelque répugnance que j'aie à prouver ce qui l'est déjà, je ne puis m'empêcher de renvoyer aux faits suivants dont l'importance sera justement appréciée par les membres de la profession médicale.

J'appellerai particulièrement l'attention sur deux mémoires

* "Alguna vez, aunque rara, se presenta la calentura siguiendo el tipo de intermittente."

du Dr. Rufz, Paris, 1842, sur l'épidémie de Fièvre Jaune qui régna à St. Pierre de la Martinique de 1838 à 1841.

Je dois me borner à établir, d'après la page 33, "qu'il n'a vu aucun cas favorable à la doctrine de la contagion ;"—et page 57, que de Septembre 1839, à Décembre 1840, l'épidémie à St. Pierre, dans le plus grand nombre des cas prit une forme intermittente ou rémittente "bien prononcée." L'emploi du sulfate, dans ces cas, paraît avoir été efficace.

Il constate que le chirurgien de la frégate "l'Herminie," traita, en Septembre 1838, à la Vera Cruz, plus de cent cas de "*vomito*" intermittent. Je renvoie le corps médical, en général, à ces mémoires dans lesquels on trouvera des preuves surabondantes de l'affinité qui existe entre la Fièvre Jaune et *les formes périodiques de fièvre.*

Les rapporteurs, les Drs. Londe et Chervin, renvoient aussi au mémoire de Mr. Dutroulau, au sujet d'une épidémie semblable qui avait des rémissions bien marquées, à Fort Royal de la Martinique.

Mr. Bertulus dans son mémoire sur l'importation de la Fièvre Jaune en Europe, page 66, dit : "Ces symptômes," [les symptômes généraux] "duraient de vingt-quatre à vingt-six heures, quelquefois même plus longtemps, et étaient accompagnés d'une altération extraordinaire du visage ; puis, de vrais paroxysmes de fièvre rémittente pernicieuse paraissaient bientôt, et leurs phases, bien qu'assez distinctes quelquefois, se confondaient les unes dans les autres dans la plupart des cas ; ces paroxysmes se succédaient avec tant de rapidité, qu'il était réellement impossible de découvrir le moment d'intermission qu'on attendait avec impatience pour administrer le sulfate de quinine."

Un ouvrage publié par le Dr. Bartlett, professeur de médecine au Collège de Transylvanie (Philad. 1847) sur l'histoire, la diagnose et le traitement des fièvres des Etats-unis, est plein de renseignements sur ce sujet, et doit à l'avenir être consulté par touts ceux qui veulent acquérir une connaissance approfondie de la Fièvre Jaune. On y voit (ce qui, du reste, a toujours été assez clair) que ce n'est point en Angleterre qu'on peut espérer d'obtenir la description la plus complète *des fièvres périodiques ;* en effet les "*formes pernicieuses*" si bien détaillées par Torti, Ramazzini, Baglivi, Lancisi et d'autres anciens auteurs italiens, ne se présentent point dans la pratique de nos médecins.

Parmi la grande variété de renseignements au sujet des fièvres américaines, le Dr. Bartlett cite le suivant tiré des papiers du Dr. Lewis, de Mobile, qui pendant l'épidémie de 1843, traita des cas dans la partie sud de la ville, où la fièvre rémittente régnait sur une très grande échelle tant parmi les naturels que parmi les acclimatés. Le Dr. Lewis décrit une forme de maladie qu'il appelle Fièvre Jaune *rémittente* et *intermittente*, et nous dit que seize cas de fièvre rémittente * ou intermittente prirent le rang et le degré de Fièvre Jaune et que ces cas se présentaient touts chez des individus non-acclimatés. Il estime le nombre de cas pendant l'épidémie (1843) à 100, sur lesquels 50 eurent une issue fatale.

Parmi les formes variées que prennent les fièvres périodiques de l'Amérique, ainsi que le démontre le Dr. Bartlett, on trouve (p. 354) "la variété *algide*" qui fut observée par moi et par d'autres dans l'épidémie de Gibraltar, en 1828, et dont j'ai touché quelques mots dans des écrits publiés en Angleterre † et en France, ainsi qu'il suit :—" Le malade, quoiqu'en possession de ses facultés, gît le plus souvent sur le dos, dans un état de collapsus, les membres sans pouls, moîtes et frappés d'un degré de froid bien au dessous de celui qu'on trouve à un cadavre sous une température atmosphérique égale ; tandis que, selon toute probabilité, il arrivera au malade de se plaindre d'une chaleur interne insupportable et de rejeter sans cesse ses couvertures." Plus forte encore, cependant, est la citation suivante tirée d'un manuscrit rédigé par moi dans la section chirurgicale de l'hôpital, à la fin de l'épidémie ; manuscrit rédigé au su de touts les chirurgiens de l'armée qui se trouvaient présents, et que j'avais invités à m'indiquer les erreurs que j'aurais pu commettre à l'égard de leur corps respectif : "Il faut," disais-je, "s'attendre maintenant à un mouvement singultueux, extrêmement violent ; on ne sent plus le pouls aux poignets, les extrémités deviennent presque aussi froides que le marbre en hiver, et même plus froides de plusieurs degrés qu'aucune substance sur laquelle on pourrait alors mettre la main, ou que ces mêmes parties du corps quand la vie est éteinte. Ce froid accompagné d'une moîteur gluante au toucher cause une secousse particulière à ceux qui appliquent la main sur les membres du malade."

Parmi d'autres cas algides qui furent observés dans la garnison, il y en eut deux d'une nature très remarquable, qui se présentèrent dans l'hôpital du 42me Régiment, confié alors, à cause de la maladie de l'aide-chirurgien M'Grégor, aux soins de Mr. George Browne ‡ (aide-chirurgien au 43me Regiment), qui me pria de visiter ces malades avec lui.

Ce praticien a récemment confirmé les expressions énergiques dont je me suis servi en parlant de ces cas. La seule mention qu'il en fait même après un laps de temps si considérable, semble produire en lui une impression des plus pénibles ; à l'occasion d'un de ces cas, il parle "de la secousse que lui causa *le froid intense* du corps du malade,—de l'absence du pouls,—de la voix brisée comme dans le choléra algide,—de la parfaite présence d'esprit et de la promptitude à répondre rationnellement à toutes

* *Voy.* aussi Thomas, de la Fièvre Jaune, p. 35.

† Encyclopédie de Médecine Pratique (1833), Art. *Fièvre Jaune* : où les symptômes généraux et les apparences morbides de la maladie sont donnés avec détails. Il est donc inutile que je les répète ici.

‡ Maintenant chirurgien des Grenadiers de la Garde.

les questions,—tandis que, à son extrême étonnement, le corps était pâle comme le marbre le plus blanc ;"—présentant, en somme, une apparence qui dépassait tout ce qu'il avait vu auparavant et ce qu'il eut l'occasion de voir depuis. Mr. Browne pense que le malade vécut deux jours en cet état.

Dans le second cas cité, les symptômes étaient très semblables, à l'exception de l'extrême pâleur, qui était remplacée par une tendance à une certaine couleur livide ou plombée * des oreilles ou du tour des oreilles ; c'était là en effet l'apparence la plus commune présentée dans nos cas algides pendant cette épidémie.†

Mr. Browne m'assure que, après mûre considération, il est convaincu que le terme "Algide" est ici parfaitement applicable ; et que le passage à cet état était *soudain*, ainsi qu'il a été remarqué par Maillot, qui fait observer aussi que ces symptômes algides sont exclusivement particuliers aux fièvres d'un type périodique.

Ayant été l'année dernière en rapport avec le Dr. Jamieson, chirurgien d'état-major, qui a une très grande expérience des fièvres des Antilles, ce praticien m'écrit ce qui suit :—"Pendant ma résidence à la Jamaïque de 1834 à 1845, j'ai vu *plusieurs* cas de la variété algide de la Fièvre Jaune." Il dit aussi qu'il fut témoin de la guérison d'un "cas de la variété algide de Fièvre Jaune, traitée avec succès par la quinine, à Kingston, Jamaïque, vers 1843-44, dans la personne du sergent McHugh, alors du 60e, puis du 48e et maintenant, je crois, officier dans un régiment des Antilles ; la quantité de quinine donnée pendant toute la durée de l'attaque surpassait 700 grains."

Je suis d'avis que si les épidémies de Fièvre Jaune pouvaient toujours être examinées de près, on trouverait les cas algides beaucoup plus fréquents qu'on ne le suppose ; car je trouve, en consultant Arejula sur les épidémies d'Espagne, qu'il parle souvent de la variété froide de cette maladie.—Voyez page 168, où il fait mention *du froid de marbre* ("el frio marmoreo") et aussi pp. 160, 173, 259, et dans plusieurs autres.

Le Dr. Lafuente par rapport à la variété *froide* de la Fièvre Jaune en Espagne, donne des symptômes d'un caractère assez reconnaissable dans le compte qu'il rend de ce qui arriva à Medinia Sidonia, en 1801. A la page 28 *b*, et 28 *c*, on trouve le mot "lipirico" et "lipiricos ;" qui, si nous le rendons par "Lipyria" nous ramène au mot précis employé par la plupart des anciens auteurs sur la fièvre, où la privation de la chaleur était un trait principal : mot employé depuis par Torti et admis par Cullen.

HISTOIRE DE LA MALADIE.

Avant d'entrer dans des détails, il est à propos de constater qu'on veut parler ici d'une maladie dans laquelle se présentent, indépen-

* Apparence citée pour s'être présentée à Cadix, 1800. Arejula, p. 172.

† Le Dr. Bobadilla avait remarqué des cas de cette espèce dans les années précédentes.

damment d'autres symptômes, une couleur jaune de la peau, partielle ou générale (sans être pourtant constante), et peu avant la mort, le vomissement, encore moins *constant*, d'un fluide noir ou brun foncé. Comme il faudra renvoyer fréquemment aux épidémies de Fièvre Jaune d'Espagne, et que malgré tout ce qui a été écrit sur ce sujet, un médecin français (le Dr. Rochoux) qui est allé étudier, en 1821, l'épidémie de Barcelone, niait encore en 1828, l'identité de la Fièvre Jaune, en ce pays, avec la fièvre du vomito négro des Antilles et des deux Amériques, il convient de poser en fait que "*la parfaite identité*" de la maladie a été admise * comme incontestablement prouvée à Gibraltar en 1828.

Parmi les écrivains qui ont traité de la Fièvre Jaune, on trouve les noms d'hommes respectables qui soutiennent que ce n'est que dans les temps modernes que cette maladie a fait son apparition sur le continent d'Amérique, dans les Antilles et dans certaines parties de l'Europe. On a fait voir, comme preuve du contraire, que si l'on n'a point observé que cette maladie eût régné comme épidémie pendant les siècles passés dans cette partie voisine de la Méditerranée où pratiquait Hippocrates, il n'en est pas moins vrai qu'une fièvre, dans laquelle se présentaient les deux symptômes considérés par la plupart des écrivains comme caractéristiques de la maladie, (la couleur jaune de la peau et le vomito négro,) était familière à cet observateur attentif.

Humboldt nous rappelle que la date de la première description d'une maladie ne fournit point du tout la preuve qu'elle ait paru alors pour la première fois ; et bien qu'on ne trouve l'ensemble des symptômes de la Fièvre Jaune pleinement et exactement décrit que dans les auteurs du siècle dernier, cela n'établit point d'une manière concluante la non-existence de semblables épidémies dans des périodes plus éloignées. En conséquence de l'état de la médecine dans les premiers âges et du nombre si restreint des médecins que les malades étaient assez fréquemment tout-à-fait privés de secours médical, la nature exacte d'un grand nombre d'épidémies qui régnèrent de temps en temps sous le nom de "peste," "maladie pestilentielle," "mort noire," "mort jaune," etc., ne nous a point été transmise. Nous en avons une preuve remarquable dans les épidémies qui régnèrent jadis en ce pays-ci sous le nom de "suette," les récits qu'on a faits de cette maladie n'étant nullement satisfaisants. Admettre que, entre certains parallèles de latitude, toutes les anciennes épidémies désignées sous le nom de peste avaient le caractère de la véritable peste, tandis que toutes les épidémies des temps modernes, qui ont si fréquemment affligé les habitants des mêmes latitudes *n'ont point eu* les caractères de la peste, mais ceux de la Fièvre Jaune, ce serait admettre une hypothèse peu en rapport avec le cours ordinaire de la nature. Le père Dutertre,

* *Voy.* Bulletin des Sciences Médicales, vol. xviii. p. 90 (1829). Cette identité semble avoir été mise hors de doute par la preuve que j'ai donnée que nous avions occasionnellement, à Gibraltar, la même espèce de dépôts hémorrhagiques ou tumeurs que le Dr. Keraudren et d'autres ont remarqués dans la Fièvre Jaune des Antilles.

un des plus anciens écrivains qui aient traité de la Fièvre Jaune des Antilles, emploie le terme "peste," en détaillant des symptômes qui ne correspondent point à ceux de la peste, mais à ceux qui sont particuliers à la Fièvre Jaune.

Il nous faudrait pour donner un aperçu, même partiel, des arguments employés par différents écrivains anglais pour ou contre l'assertion que la Fièvre Jaune a été importée pour la première fois aux Antilles en 1793, plus d'espace que nous n'en pouvons convenablement accorder à ce point. L'importation de cette maladie dans l'île de la Grenade pendant cette année-là reposait principalement sur l'autorité de feu le Dr. Chisholm qui croyait avoir trouvé l'origine de la fièvre en la faisant remonter au vaisseau "le Hankey" nouvellement arrivé de l'île de Bulama, île située près de la côte occidentale de l'Afrique. Ce récit de l'importation dans les Antilles d'une "*nova pestis*," comme on l'appelait alors, a depuis donné lieu à beaucoup de controverse ; mais ceux qui consulteront *l'Essai sur la Fièvre Jaune* de Bancroft, et un petit traité sur la maladie publié en 1818, par le Dr. James Veitch, chirurgien expérimenté de la Marine, trouveront des détails d'une nature très intéressante qui tendent à prouver qu'en cette occasion le Dr. Chisholm avait certainement procédé sur des données très inexactes.

A l'égard de l'importation alléguée de la maladie à la Grenade par "le Hankey," je dois renvoyer aux observations du Dr. Cragie d'Edimbourg. Ce médecin distingué expose ce qui suit dans sa "*Pratique de la Médecine*," vol. i.

"Le Dr. Chisholm soutenait que la maladie ainsi engendrée et importée était une nouvelle maladie pestilentielle, inconnue auparavant dans les Antilles, entièrement différente de la Fièvre Jaune et de la fièvre pestilentielle maligne ; il lui appliqua spécialement le nom de Bulam. Tout ceci cependant avait pour origine des faits controuvés et une ignorance complète de l'histoire antérieure de la fièvre des Antilles.

"On peut donc regarder comme certain que la maladie désignée alors et depuis sous le nom de Fièvre de Bulam, par un degré d'ignorance et un défaut de compréhension presque sans égal dans l'histoire de la médecine, n'était autre que la forme habituelle de fièvre commune, en certaines saisons, à toutes les Antilles et qui y a toujours régné, depuis que des relations commerciales ont été pleinement établies entre l'Europe et ces îles, surtout parmi les Européens nouvellement arrivés ou ne résidant que depuis peu." Il était vraiment impardonnable au Dr. Chisholm et à ses adhérents d'appliquer le terme de "*nova pestis*" à une maladie depuis longtemps notée exactement par un célèbre nosologiste, SAUVAGE, et d'autres écrivains qui devaient être consultés. Sans avoir recours aux anciens auteurs espagnols et français, les Drs. Chisholm et Pym auraient pu trouver d'après les auteurs suivants au moins, qu'il n'y avait rien de nouveau dans la matière :—

Town, 1736; Lining, 1758; Hillary, 1766; Mackittrick, 1766; Lind, 1772; Hunter, 1788;* Moseley, 1790.

Le père Dutertre semble le premier qui nous ait transmis les détails des symptômes et des progrès de cette maladie dans les Antilles.* On l'appelait alors *coup de barre*, à cause des remarquables douleurs musculaires que souffrait un malade, pendant une attaque, comme provenant de coups violents; et le père Dutertre la considérant, quand il la vit pour la première fois, comme une nouvelle maladie la désigne "la peste inconnue auparavant dans ces îles." Il cite particulièrement la couleur jaune de la peau; et quoiqu'il dise que la maladie fut importée dans les îles par "quelques vaisseaux," et dans une autre page par un certain vaisseau "le Bœuf" de la Rochelle, il dit que ceux qui "étaient employés à éclaircir le terrein dans les différentes îles et étaient exposés aux vapeurs et aux exhalaisons empoisonnées, en étaient principalement attaqués." †

Le père Labat, en débarquant à la Martinique en 1649 trouva que la maladie sévissait dans cette île, et les moines qui faisaient partie du couvent de son ordre en souffraient sévèrement. Il nous dit qu'il eut la maladie deux fois lui-même; que certaines personnes en étaient souvent attaquées si soudainement et si cruelle-

---

* Sir W. Pym affirme p. 51, 2e édition de son ouvrage, que la santé générale à la Jamaïque, avant l'arrivée du "Hankey," était bonne et (entre autres autorités auxquelles il renvoie à l'égard de périodes subséquentes à celles qu'on va mentionner) il cite (p. 55) le Dr. Hunter quant à la salubrité de Fort Augusta et de Stony Hill, en 1781–82, pour preuve de son assertion.

En consultant "les Observations sur les Maladies de l'Armée à la Jamaïque," &c., du Dr. John Hunter, D.M., Londres, 1796, pp. 26 et 27, nous trouvons en effet que cet écrivain parle favorablement des deux localités sus-mentionnées, mais elles sont, en termes exprès, citées parmi les exceptions et par contraste avec l'état maladif pour ne pas dire mortel des autres parties de l'île pendant la période en question, ce qui paraîtra suffisamment d'après les citations suivantes:—

Ainsi, à la page 11, le Dr. Hunter dit, "Quatre régiments furent en 1780, envoyés d'Angleterre à la Jamaïque; ils y arrivèrent le 1er Août, et avant la fin du mois de Janvier suivant, en moins de six mois, près de la moitié d'entre eux étaient morts, et le reste, en grande partie, était impropre au service."

A la page 57 il dit, "La moyenne du nombre des malades, pendant trois ans et demi, en y comprenant les convalescents, donne, au plus fort de la maladie, un tiers de l'armée comme incapable de service, et un huitième, lorsqu'elle était le plus faible. La moyenne annuelle des morts est en somme d'environ un sur quatre, et celle des soldats réformés d'environ un sur huit, ce qui fait monter la perte à environ $\frac{3}{8}$e du tout. En moins de quatre ans, il mourut dans l'île de la Jamaïque, 3,500 hommes; on en réforma moitié autant, ce qui fait en tout 5,250 hommes perdus pour le service, dans ce court espace de temps, par l'effet du climat et d'autres causes de mortalité, sans qu'un seul homme fût mort de la main de l'ennemi."

Parlant des symptômes de la maladie, p. 64, il dit: "Le vomissement est quelquefois constant et violent, surtout dans la pire forme de cette maladie, et le sang, souvent dans un état de dissolution, est poussé dans l'estomac et vomi sous la forme de ce que les Espagnols ont appelé le vomito négro."

"Est il donc croyable, qu'ayant ce livre sous les yeux, le surintendant Anglais de la quarantaine puisse écrire ce qui suit, à la page 59 de sa 2de édition?

"Ces citations de la plus haute autorité prouvent que pendant plusieurs années avant 1793, il n'y eut pas d'exemple que cette espèce de maladie qui est caractérisée par le vomito négro, etc., ait régné comme épidémie aux Antilles."

* Histoire générale des Antilles.

† Ibid., p. 81, édit. in 4to.

ment qu'elles tombaient dans les rues, que des hémorrhagies par les différents orifices naturels avaient lieu, même par la peau, et que la maladie se terminait ordinairement par la mort en 5 ou 6 jours. Il dit que la maladie était appelée maladie de Siam, d'après la croyance qu'elle avait été importée à la Martinique par un vaisseau de guerre "l'Oriflamme" qui, en revenant de Siam avec les restes des établissements des hôpitaux de Mergay et de Bancock, toucha au Brésil où il fut infecté de la maladie qui y régnait depuis 7 ou 8 ans."* Ce récit de l'introduction de la maladie à la Martinique remonte à l'année 1688, quelques années avant l'arrivée du père Labat dans cette île, et son assertion semblerait reposer tout-à-fait sur l'opinion qui régnait alors relativement aux circonstances.

A la page 337 de *l'Essai sur la Fièvre Jaune* du Dr. Bancroft, nous avons la preuve de l'existence de la maladie à St. Domingue en l'année 1731 ; et, dans les pages suivantes, qu'elle y a régné comme épidémie en 1733, 1734, 1739, 1740, 1741, et 1743.

L'insalubrité de cette île se manifesta bientôt après sa découverte ; car il paraît que la maladie qui régnait parmi les gens de Colomb lui donnait une grande inquiétude. On pouvait à peine s'attendre à rien de bien précis sur la nature de la maladie dont ils souffrirent. Un historien récent, Washington Irving, nous informe seulement que "lorsqu'ils tombaient malades leur cas était bientôt désespéré." On peut cependant tirer des anciens auteurs espagnols des inductions satisfesantes. Oviedo, dans son *Historia General de las Indias*† parle d'une grande mortalité parmi les gens de Colomb en 1494, qu'il attribue à l'humidité de l'Ile. Il dit que ceux qui revenaient en Espagne étaient jaunes ou couleur de safran ; que trouvant le pays si malsain, on refusait d'y aller,‡ et qu'en conséquence, 300 condamnés furent en une fois envoyés à St. Domingue. Il ajoute que quand le roi lui offrirait les Indes, il n'y voudrait point aller. Mr. Moreau de Jonnés cite§ sur le même sujet, un ou deux autres passages d'Oviedo que je n'ai pas pu vérifier en recourant à l'édition que j'avais sous la main. Herrera (Madrid, 1601,) donne encore des détails sur la violence, la soudaineté de l'attaque de la maladie qui emporta un si grand nombre des gens de Colomb à St. Domingue, et il renvoie à une lettre‖ écrite en 1498 par Colomb au Roi d'Espagne, et dans laquelle il attribue la maladie de ses gens, peu après leur arrivée, à des circonstances particulières de l'air et de l'eau.

A l'égard des récits de l'existence de la Fièvre Jaune à des périodes éloignées sur le continent Américain, il paraîtrait que le Dr. Fournier Pascay, de Paris, qui pendant plusieurs années, consacra une grande attention à toutes les questions en rapport

---

* Nouveau Voyage aux Iles de l'Amérique, tome I.

† Edit. in folio 1547, liv ii., chap. 13.

‡ Liv. iii., chap. 4.

§ Monographie de la Fièvre Jaune.

‖ Liv. iii., chap. 15.

avec la maladie, considère qu'elle est identique à celle dont Ferreira da Rosa fait mention dans sa description de Fernambouc, imprimée à Lisbonne en 1649. Au commencement du siècle dernier la maladie, par son apparition dans diverses parties de l'Amérique espagnole sous le nom de *vomito prieto*, attira vivement l'attention ; et l'historien Ulloa qui résida pendant plusieurs années dans ce pays y fait particulièrement allusion. Le mot *prieto*, soit dit en passant, est le terme portugais ou l'ancien espagnol pour *noir ;* auquel on a maintenant substitué le mot *negro* partout en Espagne. Une petite brochure de 62 pages, par un Dr. Gastelbondo, écrite à Carthagène (Amérique du Sud) en 1753, et imprimée à Madrid en 1755, fut probablement le premier ouvrage *ex-professo* sur la fièvre du vomito négro, comme elle se montra, dans l'Amérique du Sud ; il rend compte de l'expérience qu'il a acquise de la maladie pendant 40 ans ; il dit, dans le titre, qu'il va écrire sur une maladie qui se présente fréquemment dans cette partie du monde ; il mentionne le changement de climat et la manière de vivre parmi les causes de la maladie dans les nouveaux-venus ; et dit que les naturels de Carthagène et de la Vera Cruz, etc., n'étaient point sujets à des attaques de la véritable fièvre du vomito négro, quoiqu' exposés à la chapetonnade, maladie qui y ressemble à quelques égards.

Dans l'Amérique du Nord, le règne de la Fièvre Jaune, comme épidémie, avant 1793, paraît incontestable et on peut citer des autorités pour prouver qu'elle a paru à Boston, en 1693 ; à Philadelphie, en 1695, 1741, 1751 et 1762 ; à Charlestown, en 1695, 1732, 1739, 1745 et 1768 ; à New York en 1702 ; et dans la Virginie en 1744.

Nous venons maintenant à l'histoire de la Fièvre Jaune dans cette partie de l'Europe où sa fréquente apparition pendant la dernière moitié du siècle, a si justement excité l'attention des membres de la profession médicale et de ces gouvernements qui placent l'investigation de semblables sujets au rang de leurs premiers devoirs. Quelques écrivains (parmi lesquels était Sir Gilbert Blane) ont constaté que la première apparition de la Fièvre Jaune en Espagne eut lieu à Cadix, en 1764 ; puis en 1800 cette maladie reparut dans la même ville, et Malaga la vit, pour la première fois, en 1803.

Il paraît étrange que, à l'égard de Cadix, ces écrivains aient passé sous silence les remarquables épidémies qui eurent lieu dans cette ville pendant les années 1730, 1731, et 1736, épidémies mentionnées par différentes autorités, les deux premières étant très particulièrement citées par Villalba, dans son curieux ouvrage "Epidemilogia Española." Il semble également extraordinaire que ces écrivains aient négligé l'épidémie de vomito négro qui régna à Malaga en 1741, épidémie décrite par le Dr. Rexano, et depuis souvent citée. A l'égard des épidémies qui régnèrent en Espagne avant celles de Cadix et de Malaga, beaucoup de personnes pensent qu'il n'est point parfaitement établi que la maladie ait été dans aucune d'elles d'un caractère analogue à celle qui nous occupe ; car, dans ces temps-là on appelait "peste" ou "maladie pestilentielle" toutes les épidémies causant une grande mortalité. Deux médecins, les Drs. Checa et Molina, envoyés officiellement pour s'enquérir de la nature de la maladie dans des épidémies appelées pestes, mentionnées comme ayant régné à Malaga en 1678 et 1679, déclarèrent que ce n'était pas la peste. Les œuvres des médecins espagnols étant peu connues des membres de la profession médicale en général, nous pensons qu'on verra avec plaisir des citations de quelques-uns d'entre eux sur le sujet qui nous occupe.

Le Dr. Hurtado de Madrid* produit des preuves du règne de la maladie, comme épidémie, dans les siècles précédents. Il cite le Dr. Garcia Suelto comme étant aussi de l'opinion que ces épidémies parurent à des époques bien plus éloignées que 1730, et cite de lui les paroles suivantes : "Les hommes les plus distingués de notre corps médical se meuvent pour ainsi dire dans une carrière nouvelle pour eux, mais depuis longtemps connue d'Espagnols, leurs compatriotes. Si l'histoire de la médecine en Espagne leur avait été plus familière, ils se seraient servis des excellentes descriptions et des éclaircissements importants qu'on trouve dans l'ouvrage d'Antonio Fonseca, sur la peste et les maladies contagieuses, et sur la fièvre épidémique de 1621." Hurtado cite aussi Sebastian Nuñez, Pablo Correa, Manuel de la Cerda, et d'autres.

La fréquente application du mot *atrabilis*, dans les temps anciens pour désigner tout fluide foncé rendu par l'estomac, a contribué, sans nul doute, à créer de l'obscurité quant au caractère des maladies ; et en Espagne, les médecins, faute d'un meilleur terme, ont employé quelquefois les mots *fiebre dudosa* (fièvre d'une nature douteuse) en parlant de la maladie épidémique. Villalba cite Escobar, à propos d'une épidémie qui régna à Carthagène pendant l'automne de 1648, maladie qui fut attribuée à des causes locales. Escobar constate que dans son temps, les fièvres endémiques de Carthagène et d'Alicante devenaient quelquefois *pestilentielles* dans les mois d'automne. Il paraît d'après l'ouvrage de Villalba, qu'en 1648, d'autres villes que Carthagène, comme Cadix, Séville, Alicante et Valence, furent affligées de l'épidémie ; et il est remarquable que quelques écrivains de cette époque constatent que la maladie fut transportée d'une de ces villes aux Antilles, d'où elle fut rapportée en Espagne, et recommença ses ravages à Barcelone, à Gérone, à Tortose et "presque dans toutes les villes de la Catalogne." Nous pouvons, du moins, tirer de ceci la conclusion que l'identité des maladies d'Espagne et des Antilles était alors reconnue.

Suivant Villalba, trois épidémies formidables eurent lieu dans des temps éloignés à Barcelone, pendant une période de 18 ans ; une

* Cet écrivain, comme beaucoup d'autres medicos, n'avait pas, avant la déclaration de la constitution de 1821 en Espagne, la liberté de publier ouvertement ses opinions sur ces matières.

en 1497, une autre en 1501, et la troisième en 1515 ; et comme elles ont régné pendant les mois d'été ou d'automne, on en a conclu qu'elles étaient identiques avec les épidémies modernes d'Espagne. Villalba cite à Barcelone en 1589, une épidémie qui dura de Juin à Décembre ; les morts jusqu'au 20 Octobre s'élevèrent à 10,935. En cette occasion, les médecins de Barcelone soutinrent que cette maladie *n'était pas la peste.*

Un Dr. Porcel écrivait en 1565, sur une épidémie qui avait régné à Saragosse, l'année précédente, et qui finit dans le mois de Décembre. Il dit que les symptômes étaient quelquefois très insidieux ; que le malade semblait aller bien,—pouls naturel, peau d'une chaleur tempérée, etc.,—jusqu'au quatrième jour ; alors la figure s'altérait et des évanouissements avaient lieu, suivis ordinairement par la mort ; il ajoute que le malade éprouvait de l'insomnie, une extrême anxiété, (se roulant dans son lit) une douleur particulière dans la région de l'estomac, et qu'il vomissait un fluide de nuances variées (fluide qu'il appelle choléra). Il note, en outre, que la figure devenait livide et jaune (*livido y amarillo*).

On cite encore l'ouvrage du Dr. Andosilla, dans lequel il parle, sous le nom de peste, d'une maladie qui régna dans quelques villes d'Espagne en 1600. Il fut officiellement chargé de visiter ces villes, et décrit la maladie comme ayant, non les caractères de la fièvre mais d'autres "nouveaux pour lui." En 1649, un Dr. Morillo qu'on avait employé à Marbella et dans d'autres villes d'Andalousie pendant une épidémie, alla aussi à Gibraltar pour être témoin d'une épidémie qui, suivant une vieille histoire espagnole de Gibraltar, par Ayola, fut si fatale, que le peuple, perdant toute confiance dans les secours humains, institua, à l'hermitage voisin de St. Roque, des processions qui furent célébrées touts les ans au mois d'Août jusqu'à la reddition de la garnison aux Anglais en 1704.

On trouve dans les archives de cette garnison, qu'elle a, dans l'automne de 1727, perdu 500 hommes de la fièvre, mais le caractère de la maladie n'y est point décrit. Il ressort d'un document en ma possession, daté de Londres, de la main de feu W. Hill, sous-inspecteur des hôpitaux, qu'en 1798, le 48e régiment arriva d'Angleterre à Gibraltar, et que bientôt après, une fièvre violente se déclara parmi les soldats, fièvre qui en emporta environ une centaine. Il dit que cette fièvre fut restreinte aux recrues dont il y avait un grand nombre et que "le Dr. Harness, alors médecin de la flotte de Lord St. Vincent, et plus tard l'un des commissaires du comité pour les malades et les blessés, déclara que c'était *précisément la même qu'il avait vue aux Antilles.*" * Dans la *Medicina Nautica* de Trotter, il est dit que 257 morts causées par la fièvre eurent lieu dans la garnison sus-mentionnée, en 1800. La mortalité moyenne n'y étant annuellement que de 38.

* Addenda (A), page 206.

A l'égard donc de Gibraltar, ces faits peuvent être considérés comme suffisants pour établir que préalablement à la fièvre épidémique de 1804, la maladie y avait fait son apparition d'une manière formidable ; il est en effet bien connu que le long de cette partie de la côte d'Espagne, nulle autre forme d'épidémie ne se montre aussi fatale. On peut ajouter que le Dr. Monro dit dans son ouvrage sur les maladies des armées, qu'en 1799, il parut à Gibraltar une fièvre qu'il considère comme semblable à celle des Antilles.

Il est probable que l'existence des *causes* de la Fièvre Jaune ne s'est point limitée aux localités de l'Espagne citées comme ayant été visitées par la maladie ; ces causes peuvent également avoir existé dans un nombre infini d'autres endroits, quoiqu'on ne les y ait pas reconnues, à cause du défaut de population. On ne peut pas toujours dire avec certitude qu'un pays est fiévreux avant que la présence d'habitants ne l'ait fait reconnaître pour tel.

Parmi les épidémies de Fièvre Jaune dans d'autres parties de l'Europe, la plus remarquable est celle qu'ont décrite Palloni, Tomassini et d'autres, comme ayant eu lieu à Livourne en 1804. Le Dr. Kennedy a rendu compte d'une épidémie qui régna à Lisbonne en 1736, et d'après les symptômes, il y a peu de raison de douter de l'identité de la maladie avec la Fièvre Jaune. Le professeur Salva de Barcelone, considère comme analogue à la Fièvre Jaune d'Espagne, une fièvre accompagnée de couleur jaune à la peau, qui s'étendit considérablement dans un district du Canton de Berne, durant une période de chaleur très extraordinaire, dans l'année 1762, et dont il est question dans un volume des comptes-rendus de l'Académie des Sciences pour 1763. Quelques praticiens reconnaissent aussi cette maladie dans la fièvre accompagnée de couleur jaune à la peau, d'hémorrhagies, etc., décrite par Franklin, comme se présentant en Hongrie.

L'existence accidentelle de cette fièvre à des points de la Méditerranée plus avancés que ceux dont il a été fait mention, repose sur des autorités respectables. Feu le Dr. Alexandre, chirurgien des forces de sa Majesté, qui avait une grande expérience de la Fièvre Jaune aux Antilles, m'assura dans une circonstance particulière qu'il avait été témoin en Sicile, d'un grand nombre de morts causées par cette maladie, en 1806, peu après le retour du corps d'armée commandé par Sir John Stewart, de la Calabre inférieure où déjà quelques cas s'étaient manifestés parmi nos troupes. Quelques personnes ont insisté sur l'existence de cas sporadiques de Fièvre Jaune avec le vomito négro même en Angleterre et en France ; les cas cités dans le Dictionnaire de Médecine, vol. xxi. p. 17, comme ayant eu lieu à Paris dans l'été si chaud de 1822, semblent les plus dignes d'attention.

On peut difficilement admettre pour concluante, en lisant les Archives des Indes Orientales, la mention faite à la page 46 des rapports du Bengale sur le Choléra, d'une fièvre accompagnée de couleur jaune à la peau, qui eut lieu dans cette présidence en 1816.

Mais nous trouvons dans un mémoire de Mr. Walsh, du département médical de notre armée pendant la guerre du Birman, que ce praticien, tandis qu'il était chargé du traitement des cas de la fièvre qui régnait dans l'armée, fut surpris par l'apparition soudaine de plusieurs cas accompagnés de vomito négro et de couleur jaune à la peau. Il est notoire, ainsi que l'a remarqué le Dr. Johnson, dans son ouvrage sur les climats tropicaux, que ces symptômes parurent dans une fièvre qui régna dans les hôpitaux à l'Ile d'Edam, appropriée aux malades des forces employées pour la réduction de Java, en 1811.

On rapporte que cette maladie a régné sur une grande échelle à Sierra Leone en 1823.

CAS SPORADIQUES.

On a toujours considéré que c'était un point d'une très grande importance, lié à l'histoire de la Fièvre Jaune, de constater si c'est un fait que, dans les parties du monde où on observe que règne épidémiquement la maladie, des cas solitaires ou épars (sporadiques) ont eu lieu dans les années ordinaires. Il est inutile d'ajouter un seul mot de confirmation à la masse de preuves que fournissent sur ce point les Antilles et l'Amérique. En Europe très peu de personnes tiennent encore contre cette assertion ; en Angleterre il n'y en a pas plus de deux ou trois. Mais dans ces dernières années on a accordé tant d'attention à ce sujet, qu'à moins qu'il ne se trouve des gens préparés à prouver que des symptômes groupés ensemble dans un certain ordre, réunis aux mêmes apparences *post-mortem*, ne constituent pas toujours la même maladie, il serait tout-à-fait oiseux de discuter plus longtemps sur ce point. Au nombre de beaucoup d'autres médecins français qui se sont attentivement occupés de la Fièvre Jaune et qui ont reconnu l'existence de cas sporadiques en Espagne, se trouvent les Drs. Pariset et Robert, chefs des contagionistes. En Espagne, le Dr. Arejula, contagioniste influent et le Dr. Flores Moreno, contagioniste aussi, reconnaissent ouvertement l'existence de ces cas sporadiques dans leurs ouvrages ; sans compter les Drs. Piquillem, Salva et plusieurs autres hommes marquants. J'ai en ma possession un corps de preuves tiré des registres et d'autres sources authentiques à Gibraltar, si imposant qu'il suffirait seul à placer la matière hors de doute. Dans le mois d'Avril 1829, on examina, à ma sollicitation, les archives de l'hôpital civil de cette garnison et un certificat dont la teneur suit, fut rédigé et recouvert de neuf signatures :—

Gibraltar, 13 *Avril* 1829.

"Nous soussignés déclarons avoir ce jourd'hui suivi attentivement la lecture des trente neuf cas précédents extraits et abrégés des registres de l'hôpital civil et les avoir comparés avec le texte original.

"Nous exprimons l'opinion unanime que, à l'exception du No. 23

(Samuel Bird) ces cas sont identiques à ceux de la fièvre épidémique qui a existé dans cette garnison pendant la dernière partie de l'année 1828.

(Ont signé) JOHN GILLICE, (*a*)
Aide-chirurgien au 12e Régiment.
A. BROWNE, D.M. (*c*)
Aide-chirurgien au 23e Régiment, W.F.
EDWARD DOW, (*b*)
Sous-inspecteur d'hôpitaux en activité.
HUGH FRASER, (*a*)
Chirurgien de l'hôpital civil.
GEORGE BROWN, (*a*)
Aide-chirurgien au 43e Régiment.
J. MILLAR, (*d*)
Aide-chirurgien d'état-major.
J. GILLKREST, D.M., (*b*)
Chirurgien au 43e Régiment.
R. AMIEL, (*c*)
Chirurgien au 12e Régiment.
CHERVIN, D.M. (*f*)

(*a*) Les messieurs ainsi marqués se sont trouvés à Gibraltar pendant toute la durée de l'épidémie.

(*b*) Ces messieurs ont été témoins d'épidémies aussi bien aux Antilles qu'à Gibraltar.

(*c*) Ce praticien avait été témoin de trois épidémies à Gibraltar.

(*d*) Ce praticien avait vu la Fièvre Jaune, ou fièvre de Bulam, du Dr. Pym, aux Antilles.

(*e*) Ce praticien avait vu la Fièvre Jaune à Gibraltar pendant une partie de la saison épidémique de 1828.

(*f*) Le Dr. Chervin avait fait une étude particulière de la Fièvre Jaune pendant quinze ans, antérieurement à 1829, dans différentes parties du monde, et avait vu plus de cas de Fièvre Jaune qu'aucune personne vivante.

On trouve aussi la preuve de ce fait dans un rapport rédigé pour le comité de transportation, par le Dr. Gray, ex-médecin de la flotte de la Méditerranée et pendant plusieurs années, médecin de l'hôpital naval de Gibraltar. Après avoir constaté que les fièvres rémittentes (accompagnées de selles noirâtres, d'hémorrhagies par la bouche, le nez, etc.) sont plus ou moins endémiques à Gibraltar, il dit :—

« J'ai aussi observé dans quelques exemples, une matière d'une couleur foncée, rejetée de l'estomac, et ressemblant au marc de café. Pendant la longue durée de mon service, ma mémoire ne me fournit pas un seul exemple de fièvre communiquée d'une personne à une autre, soit parmi les membres du service médical, soit parmi les garde-malades."

Et dans un document (publié dans la seconde édition de l'ouvrage de Sir Wm. Burnett) par le chirurgien d'état-major Glasse, qui avait servi dix ans à Gibraltar, et avait été témoin des épidémies de 1804 et de 1813, ainsi que des cas de Fièvre Jaune qui se présentèrent en 1810, etc. ; il dit :—

« Pendant l'automne, j'étais dans l'habitude de voir des cas solitaires de fièvre, accompagnée de vomito négro et d'autres symptômes graves, tant dans la ville que dans "le *Sud*" (*voy. plan T.*) sans que la maladie se communiquât pour cela aux autres personnes enfermées dans le même bâtiment."

Dans une lettre à Sir James M'Grigor, le Dr. Thomas Smith, chirurgien du 23e régiment, rend compte d'un cas sporadique de Fièvre Jaune arrivé à Gibraltar en Mars 1830, craignant qu'un cas si marqué n'attirât pas autrement l'attention du Directeur général des hôpitaux d'Angleterre.

Après avoir détaillé d'autres symptômes, le Dr. Smith fait une mention expresse de la présence de la couleur jaune à la peau et du "vomito négro;" il constate aussi des hémorrhagies, la suppression d'urine, le hoquet, le dérangement des fonctions cérébrales avec jactation. Le malade mourut le quatrième jour de son admission à l'hôpital.

Il est tout-à-fait certain que pendant les vingt dernières années les cas sporadiques fortement caractérisés de cette maladie ont été très rares à Gibraltar, tandis que, pendant le même temps l'existence de cas sporadiques de la vraie Fièvre Jaune même à Londres et à Paris, repose sur des autorités incontestables.

CONTAGION.

Considérant les idées fausses qu'on se fait si souvent à l'égard des mots *Infection* et *Contagion*, je crois nécessaire d'expliquer le sens que je leur attache ici.

J'entends par contagion, d'accord, je pense, avec les auteurs médicaux de France et des autres nations continentales, le pouvoir de communiquer la maladie, de la personne d'un individu attaqué à celle d'un autre,—soit par le contact même,—(c'est la contagion *immédiate* des Français) par le moyen du linge, de la literie ou toute autre matière quelconque ;* par le moyen de l'air, dans une chambre où se trouve un individu attaqué de cette maladie ; la faculté de se propager au moyen d'excrétions ou d'exhalaisons des corps des personnes attaquées ; ou, finalement, au moyen des exhalaisons des corps de ceux qui en sont morts.

La transmission d'une maladie d'une des manières précédentes étant clairement démontrée, on peut raisonnablement soutenir qu'elle a le pouvoir de s'étendre davantage, ou de se disséminer généralement.

Par *infection*, je désire faire entendre (à la manière des Français je pense) un principe qui produit la maladie et dépend entièrement de causes *locales;* sans aucun rapport aux émanations des malades ou des cadavres de ceux qui sont morts de la maladie.

C'est ainsi que j'appelerais un lieu de malaria ou une localité malpropre, un *foyer d'infection.*

Les discussions sur la contagion ou la non-contagion de la Fièvre Jaune ont une ancienne origine et se continuent encore aujourd'hui.

* Ceci est, avec ce qui suit, la contagion *médiate* des français et des autres autorités.

Dans ces dernières années, en effet, des écrivains qui attachent un intérêt profond à cette importante maladie, ont invité ceux qui ont acquis une grande expérience sur ce sujet, "à ne point souffrir qu'il restât dans son état présent."

Gibraltar étant sous touts les rapports une station d'une haute importance pour le Gouvernement Britannique, et mes services s'y étant prolongés pendant un grand nombre d'années dans des positions auxquelles s'attachait une grande responsabilité, j'ai la confiance qu'on trouvera que je n'ai rien avancé qu' avec le soin et la fidélité que réclame l'importance d'un pareil sujet. L'intérêt que j'ai si longtemps éprouvé pour tout ce qui touche à la santé de cette garnison me porte naturellement à donner aux épidémies de Fièvre Jaune, qui y ont éclaté, la première place à ma considération.

La calamité d'une épidémie à Gibraltar plus qu'en tout autre lieu, fournit de plus grandes facilités pour constater la vérité quant à son origine et à ses progrès.

Gibraltar ayant une étendue fort limitée et étant placé sous un gouvernement militaire et une police fort stricte, offre, quand c'est le vœu des autorités, touts les moyens de faire les investigations les plus exactes ; et la population civile et militaire (s'élevant à environ 22,000 habitants) tout en étant trop faible pour empêcher d'arriver à la vérité des faits, est cependant assez considérable pour fournir touts les matériaux nécessaires à des conclusions solides.

Dans ces circonstances, il se présente de nombreuses occasions de découvrir les assertions erronées.

J'ai précédemment fait allusion à ce que je considère comme la première épidémie citée de Gibraltar en 1649. C'était, je crois, la Fièvre Jaune, à cause de la mortalité qu'elle occasionna et parce qu'elle prit naissance dans le mois d'Août. Depuis l'occupation par les Anglais, les invasions suivantes de Fièvre Jaune ont eu lieu à Gibraltar.

1804.

La plus sévère dont on se souvienne (commencée en Août) et sur une population d'environ 15,000 habitants, il y eut le nombre suivant de morts.

Dans le militaire -	869
Dans le civil - -	4,864
	5,733

1810.

(Cas épars ou sporadiques.)

Dans le militaire - -	6
Dans le civil - -	17
	23

1813.

Dans le militaire - -	391
Dans le civil -	508
	899

(Du 8 Septembre au 3 Décembre.)

1814.

Dans le militaire - -	114
Dans le civil - -	132
	246

(D'Août en Novembre.)

1828.

Dans le militaire - -	507
Dans le civil - - -	1,170
	1677

D'Août au 14 Janvier 1829, époque à laquelle eut lieu la dernière mort de la Fièvre Jaune.

Dans touts les exemples précédents, on observera que la maladie a commencé pendant ou vers le mois d'Août, ce qui est l'ordinaire dans la grande majorité des épidémies de Fièvre Jaune par toute l'Espagne.*

Il serait impossible d'entrer complètement dans les innombrables détails en rapport avec l'origine et les progrès de la Fièvre Jaune à Gibraltar en 1804, 1810, 1813 et 1814.

Mais dans les ouvrages de Sir William Burnett, directeur général du département médical de la Marine ;—dans ceux de feu le Dr. Bancroft,† sous-inspecteur général des hôpitaux ; de Mr. Amiel,‡ autrefois de l'état-major et attaché pendant plusieurs années aux pauvres civils de plusieurs des districts de Gibraltar, puis chirurgien du 12e Régiment de la garnison, et enfin pendant plusieurs années chirurgien de l'hôpital civil, et, en réalité, l'historien de toutes les maladies du Rocher pendant près de quarante ans,—et finalement dans les ouvrages du Dr. O'Halloran,§ anciennement du 64e régiment, on trouve d'amples détails (fournis surtout par le Dr. Bancroft, dans la suite de son essai sur la Fièvre Jaune) montrant les efforts très préjudiciables faits par des personnes, ayant

* "Cette épidémie, qui régna en Andalousie en 1804, commença pendant le mois d'Août, dans dix des vingt-trois villes où elle régna cette année-là, et en Septembre, dans huit."—Tiré du manifeste de 15 médecins de Barcelone (Maclean, inconvénients des lois de quarantaine, p. 131.)

† "Essai sur la Fièvre Jaune," et "Suite de l'essai sur la Fièvre Jaune."

‡ Mémoire sur la Fièvre Jaune.—Journal Médico-chirurg. d'Edimbourg, Avril 1831.

§ Sur la Fièvre Jaune des côtes méridionales et orientales d'Espagne.

sur l'utilité de la quarantaine des vues exagérées, pour prouver que la maladie était d'une nature excessivement contagieuse.

Il sera donc indispensable que ceux qui désirent se faire une idée juste des faits relatifs à la Fièvre Jaune qui se produisirent pendant ces années, se rendent familiers les écrits des auteurs cités plus haut dont j'eus l'occasion de vérifier bien des assertions après mon arrivée en 1822. Le Dr. Amiel m'assura que l'opinion répandue * par le surintendant actuel de la quarantaine en ce pays que la maladie avait été arrêtée, en 1810, par la recommandation qu'il avait faite de séparer les cas, est tout-à-fait fallacieuse; car, ainsi qu'il m'a été aussi spécialement certifié par Signor Bobadilla, praticien respectable, ayant résidé pendant nombreuses années à Gibraltar, la marche de la maladie fut arrêtée, comme on trouve toujours que cela arrive, par un vent froid qui se mit à souffler du nord.†

Il doit être évident qu'il est de la dernière importance de présenter un pareil sujet sous son véritable jour. Malgré le corps de preuves existant contre la contagion dans toutes les épidémies de Fièvre Jaune jusqu'à l'année 1814 et quoiqu'il paraisse, d'après les ouvrages du Dr. Bancroft, que parmi les médecins de cette garnison la majorité des opinions avait grandement été contre, il était pourtant naturel que des personnes sans préventions se laissassent influencer par les rapports publiés par deux officiers du département de la quarantaine ‡ qui, ayant été sur les lieux, avaient eu de grandes occasions d'arriver à la vérité. La circonstance à laquelle on fait ici allusion est l'assertion que pendant l'épidémie de 1813, les gens employés dans les chantiers ayant été strictement séparés du reste de la garnison restèrent exempts de la maladie. Il y avait donc ici, *si cela était vrai*, preuve à l'appui de l'utilité de la quarantaine et de l'importance de séparer les gens bien portants des malades. Mais quel ne fut point l'étonnement éprouvé par le corps médical, en apprenant que DES DÉCLARATIONS INFIDÈLES AVAIENT ICI PRIS LA PLACE DES FAITS, ainsi que l'a démontré le Dr. O'Halloran. Pendant mon séjour à Gibraltar, j'eus, en m'adressant aux autorités officielles des chantiers, d'amples moyens de confirmer l'assertion du Dr. O'Halloran, qu'en 1813 il avait paru dans cet établissement plusieurs cas de la fièvre régnante et qu'on avait eu à y déplorer plusieurs morts; en effet, j'ai donné dans un autre endroit ‖ les noms de vingt trois personnes attaquées (dont sept moururent) de sorte qu'il est impossible d'entretenir une impression favorable de l'exactitude ou de la franchise des officiers de la quarantaine; du reste, les remarques justement sévères du Dr. O'Halloran,

* Voy. Pym sur la fièvre de Bulam.

† Voy. Addenda (B), p. 209.

‡ Sir William Pym,—et l'inspecteur W. W. Fraser; dans une lettre publiée par ce dernier et adressée à Lord Chatham, alors gouverneur. Mr. Fraser fut plus tard nommé officier de quarantaine à Liverpool.

‖ Voy. Addenda (C), p. 210.

restées sans réponse, prémunissent, contre le danger d'une crédulité trop hâtive, les observateurs futurs de circonstances liées à l'intérêt public, ainsi que les officiers de l'armée et de la flotte auxquels le surintendant de la quarantaine a dédié son ouvrage.

Epidémie de Gibraltar en 1828.

J'en viens maintenant aux faits relatifs à la contagion, ainsi qu'ils s'offrirent pendant l'épidémie de 1828, lorsqu'il m'échut en partage d'en observer la naissance, les progrès et la fin. Au commencement de l'épidémie, il y avait très peu de médecins dans la garnison, qu'on pût appeler anticontagionistes. Ayant la crainte que notre chef médical, feu le Dr. Hennen, ne fût disposé à se décider, peut-être trop tôt, contre l'importation et la contagion, le Dr. Thomas Smith, ex-chirurgien du 23 Régiment, et moi, nous lui écrivîmes pour le prier d'accorder une nouvelle attention aux rapports concernant l'importation de la maladie, par un vaisseau suédois, appelé le Dygden, venant de la Havane ;* mais l'examen impartial de touts les faits dont on témoigna devant nous dans la suite, ne nous laissa aucun doute que la cause ne fût d'une nature strictement locale. Dans le comité composé d'éléments si étranges, qu'on nomma pour faire une enquête sur l'origine de la maladie, il s'est passé beaucoup de choses qu'on a trop long-temps laissé couvrir d'un voile.

A la fin de l'épidémie, feu Sir George Murray, alors Secrétaire d'état pour les colonies, envoya au Gouverneur de Gibraltar une dépêche recommandant l'institution d'une commission d'enquête, commission que le Gouverneur lui-même devait présider,† dans le but d'établir l'origine de la maladie, et de décider la question de l'importation qu'on disait avoir eu lieu.

Cependant, avec la sanction du Secrétaire d'état, le Gouverneur trouvant cette tâche au dessus de ses forces, nomma, pour tenir sa place (au grand étonnement de touts ceux qui avaient lu les ouvrages du Dr. Bancroft et de Sir William Burnett) le Dr. Pym, surintendant anglais de la quarantaine. Faisant ainsi de ce dernier un juge présidant dans sa propre cause et convertissant, ainsi que mes lecteurs s'en apercevront, une investigation sur un sujet des plus importants *en mesure tout-à-fait dérisoire.*

Le comité était composé ainsi qu'il suit :—

Président.

Le Dr., maintenant Sir William Pym.

Membres.

Mr. T. Jones Howell, Avocat Rapporteur et Juge à la Cour de la Vice-Amirauté.

* Voy. Addenda (D), p. 212.

† "Comme l'objet de l'investigation proposée est simplement de s'assurer d'un fait, et peut plus convenablement s'accomplir par un examen attentif de témoignages impar-

Le Colonel CHAPMAN, du corps royal du Génie, secrétaire colonial ou civil, etc.

Le Lieutenant Colonel FALLA, major de la place, en cette qualité, chef de la police et par conséquent responsable de la condition hygiénique de la ville, de l'état de la population, de l'admission des étrangers, etc.

Mr. WILLIAM SWEETLAND, pendant longues années capitaine de port, et en qualité de maître de la pratique, chef du département de la quarantaine.

Le Dr. BROADFOOT, médecin en chef et pendant plusieurs années du département de la quarantaine à Corfou et à Gibraltar.

Le Dr. BARRY, chirurgien d'état-major, secrétaire de trois commissions relatives à la Fièvre Jaune ; nommé pour cette occasion vice-inspecteur de la santé.

Ce qui suit est le sommaire des opinions émises par le Président et les membres du comité :—

Le PRÉSIDENT.—" D'après les fortes preuves apportées au comité que la première personne attaquée par la dernière fièvre épidémique a été en rapport avec les bâtiments, mon opinion est que la maladie était d'origine étrangère et que les causes locales ou atmosphériques n'ont eu aucune part à sa production ; Gibraltar est un des lieux les plus sains de l'Europe, aucun soldat n'y est mort de la fièvre pendant les mois d'Août, de Septembre et d'Octobre, et cette maladie n'a emporté que 19 soldats dans le cours des cinq années antérieures à 1828, pendant les mois insalubres d'Août, de Septembre et d'Octobre."*

Le Juge HOWELL.—" Après une revue attentive des pièces de ce comité, je suis d'avis que les témoignages qu'on a produits n'ont nullement réussi à prouver que la dernière maladie épidémique dût son origine à une source étrangère et qu'elle eût été introduite soit par le bâtiment suédois le Dygden, soit par tout autre moyen ; et mon opinion est en outre, que la dernière épidémie a eu son origine à Gibraltar."

Le Colonel CHAPMAN.—" Jugeant d'après le témoignage produit devant le comité, de la manière dont il a été donné, et de l'espèce des personnes qu'on a mises en avant comme témoins, je suis décidément d'avis que la dernière maladie épidémique avait une origine locale. Quant à l'importation de la dernière épidémie,

---

tiaux que par l'application de recherches scientifiques, je recommande de confier cette enquête à un comité présidé par vous-même." *Extrait d'une lettre de Sir George Murray à Sir George Don*, 31 *Oct.* 1828.

* Quelles inductions rationnelles nous avons là ! Ce qui suit est un autre échantillon de la manière dont raisonnent les contagionistes :— " Pendant que la maladie sévissait à bord des transports dans la baie, la garnison continua à jouir d'une parfaite santé (jusqu'au 20 Octobre 1810) lorsque, *par suite, je dois le supposer*, d'une infraction aux règlements de la quarantaine, infraction qu'il fut pourtant impossible de constater, une famille de Minorcains attachés aux chantiers fut, dans le quartier sud, attaquée de la maladie."— P. 49, 1re édit. ; 29, 2e. édit.—*Observations sur la Fièvre de Bulam par Sir William Pym.*

je suis d'avis que les efforts qu'on a faits pour prouver l'introduction de la maladie, après des mois entiers d'une enquête préalable faite par ceux mêmes qui désiraient prouver cette introduction, ont tout-à-fait manqué leur but."

Mr. SWEETLAND.—" Après l'examen le plus attentif du témoignage qu'on a produit, je n'ai rien découvert qui ait apporté la conviction dans mon esprit quant à la cause ou à l'origine de la dernière fièvre épidémique. D'un côté, il n'a pas été démontre qu'aucune des causes avancées à l'appui de la doctrine que la maladie avait une origine domestique, existât à un plus haut degré dans l'année 1828 que dans beaucoup des années précédentes, lorsque la garnison était exempte de la maladie ; et de l'autre, aucun vaisseau n'est arrivé, pendant l'été dernier, avec la Fièvre Jaune à bord et la maladie ne s'est point montrée non plus sur aucun des bâtiments dans le port. En l'absence donc de preuves des deux côtés, je dois m'abstenir de hasarder une opinion sur un sujet qui a jusqu'ici trompé les recherches des médecins les plus savants de touts les pays."

Le Lieutenant Colonel FALLA.—" Mon opinion est que la dernière épidémie n'avait point une origine locale ; mais d'après les fortes présomptions qui résultent des preuves qui sont devant le comité, je pense qu'elle a été introduite."

Le Dr. BROADFOOT.—" Son opinion fort développée, peut littéralement être considérée comme autant en faveur de l'importation que de l'origine locale."

Le Dr. BARRY.—" Je suis d'avis que la dernière épidémie n'avait point une origine locale et qu'elle a été importée."

A l'égard des assertions de quelques-uns des membres du comité concernant la condition de la ville, je fus très frappé, dès mon arrivée, de la propreté générale des rues ; mais, après une résidence d'une certaine durée, mes observations me convainquirent que dans d'innombrables localités, sa condition hygiénique était extrêmement imparfaite, malgré le grand soin apparent pris par les autorités, d'empêcher les accumulations d'immondices contraires à la santé.

Pendant la saison d'été, les égoûts retiennent nécessairement une quantité d'ordures, jusqu'au moment où elles sont emportées par les grosses pluies périodiques dont dépendent entièrement, dans toutes les saisons de l'année, le nettoyage de ces égoûts. Aucun été ne se passe sans que des odeurs repoussantes n'émanent de ces égoûts, tant dans l'intérieur de la ville qu'autour des casernes et des maisons du district appelé "Sud"* surtout pendant la durée d'un vent d'est, soufflant par bouffées– ou celle d'un vent d'Ouest direct.

Les puisards sont nombreux, la ville n'étant que partiellement pourvue de lieux d'aisance qui n'ont souvent qu'une quantité d'eau insuffisante, tandis que beaucoup d'égoûts sont construits sans une pente convenable. Il a été établi par les investigations qui eurent

* Voy. Plan, no. 8.

lieu dans l'automne de 1828, que dans les districts à l'intérieur des murs où la fièvre régna d'abord (Nos. 24 et 25 *) il y avait dans quelques-uns des conduits des égoûts et des fosses, une accumulation d'ordures plus grande que d'ordinaire. Je suis d'avis que, quand certaines causes, ou pour mieux dire, quand certains états conditionnels existent, favorisant par leur assemblage fortuit, l'émanation terrestre du poison particulier qui produit la Fièvre Jaune, il est probable qu'un développement accéléré de ce poison a lieu près de ces endroits ; et à ce point de vue, les égoûts corrompus peuvent être considérés comme des accessoires.† Nier que l'influence des localités (par ex. le voisinage d'égoûts, etc.) ne coopère à développer la maladie, ou même à lui donner un plus haut degré de malignité, serait exclure des faits qui, dans l'esprit de personnes impartiales, doivent être tout-à-fait concluants.

On peut sans doute trouver à redire à la manière dont une grande partie de la ville est construite. Beaucoup de logis habités par les classes les plus pauvres sont excavés et appuyés sur l'escarpe pour faire place aux bâtiments dont les rangées s'élèvent les unes après les autres jusqu'à une très grande hauteur. Beaucoup de maisons, à cause de leur construction sur le flanc du Rocher, ont nécessairement une ventilation très insuffisante.

Un trait commun aux habitations est l'existence de petits "patios" ou cours carrées fermées, dans lesquelles on entre par d'étroites allées et dont les maisons, consistant de plusieurs étages, sont occupées, chacune, par plusieurs familles.

C'est pourquoi Gibraltar doit être considéré comme beaucoup trop peuplé, ce dont on pourra peut-être se faire une idée en consultant le plan attaché à ce rapport, plan qui fait voir le petit espace occupé par la ville, près de l'extrémité nord du rocher.

Ce ne fut qu'après ma nomination au grade de médecin en chef ‡ en 1833, que considérant qu'il était de mon devoir, comme surintendant général de la santé, de visiter toutes les ruelles, les allées et "les patios," je pus me former une idée de l'extrême encombrement et de la mauvaise ventilation de ces localités et de la difficulté de concevoir comment de semblables lieux pouvaient en général être salubres, parmi une population mêlée, d'environ 15,000 individus à l'intérieur des murs sans compter les militaires.

Car nous avons ici, dans la provision insuffisante de l'eau,—dans l'existence de puisards et d'égoûts mal construits,—et dans l'encombrement de la population,—précisément le même assemblage de causes prédisposantes et localisantes qu'on trouve dans les nids à fièvre de Londres et d'autres grandes villes, et qui sont si nuisibles pendant le règne des maladies épidémiques.

Il est parfaitement établi, relativement à la première appari-

* Plan (A). † Voy. la lettre du Dr. Hennen à Sir G. Don, Addenda (E.), p. 212.

‡ Peu après ma nomination, il fut décidé par le bureau des colonies, sans aucune communication de ma part, que le médecin en chef remplirait la fonction de membre médical du comité de quarantaine.

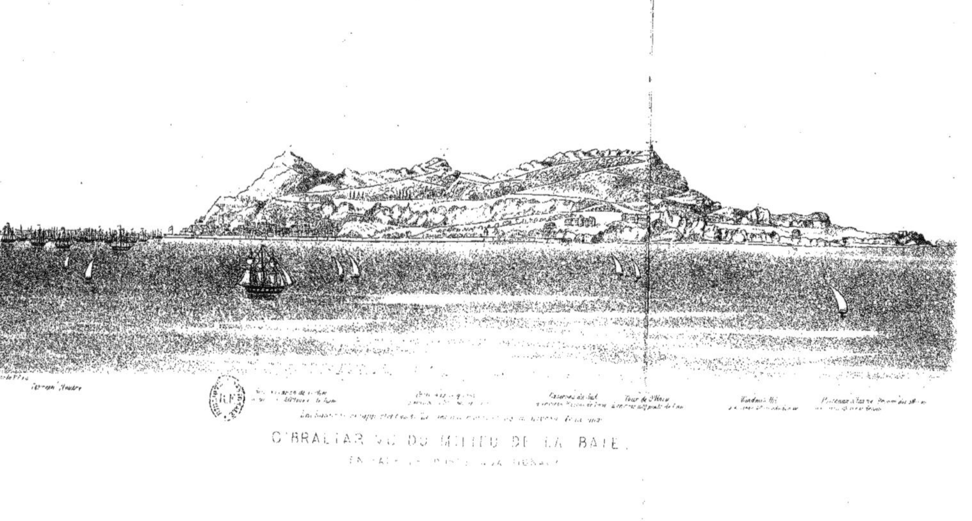

GIBRALTAR VU DU MILIEU DE LA BAIE.

tion de la Fièvre Jaune en 1828, que feu le Dr. Hennen, à une époque aussi peu avancée de la saison que la fin de Juillet, visita une femme dans le district où la maladie commença à régner,* femme qui, suivant le récit du docteur à Mr. Woods, alors aide-chirurgien au 94e régiment, présentait la forme la plus pure de la véritable Fièvre Jaune : cette femme mourut.

On concevra sans peine que dans une maladie où les symptômes sont quelquefois très légers, il n'ait pas été facile de constater quels furent les individus les premiers attaqués ; mais on admet généralement que 29 cas s'étaient présentés jusqu'au 1er Septembre dans les parties méridionales et les plus chaudes de la ville.†

A l'apparition des premiers cas de fièvre, des bruits vagues circulaient çà et là que la maladie avait été importée par le vaisseau suédois "le Dygden."

La première preuve que la fièvre n'avait point été ainsi importée se trouvait dans un document que j'avais vu, document rédigé par Mr. Sweetland, Capc du port, d'où il résultait clairement que personne à bord de ce vaisseau n'avait pu communiquer la fièvre à terre, par la simple raison qu'on ne peut transmettre aux autres ce qu'on n'a pas soi-même.‡

A peine l'épidémie fut-elle sur son déclin que je préparai un rapport étendu concernant la Fièvre Jaune, dans lequel j'entrai dans touts les détails relatifs à la première apparition de la maladie qui existait alors à Gibraltar, ainsi qu'à ses progrès.

J'ai soumis ce manuscrit à différentes personnes hautement placées, et j'avais l'intention d'incorporer dans ce rapport une grande partie, sinon la totalité des témoignages que j'avais recueillis, en vue de montrer le peu de fondement des assertions relatives à l'importation et à la contagion de la maladie dans la garnison. Mais les circonstances m'ont mis à même de renvoyer le lecteur à une exposition claire de toute la marche suivie dans cette occasion, présentée de manière à la rendre plus concluante et en même temps plus satisfaisante.

J'ai donné les diverses opinions des membres du comité dont j'ai parlé plus haut ; Sir George Murray, cet observateur pénétrant, après les avoir mûrement considérées, jugea convenable de prier Mr. Howell, seul membre judiciaire attaché au comité, de donner les raisons qu'il avait pour ne pas être en faveur de l'importation ou de la contagion. Ce magistrat fit une réponse très élaborée dont on trouvera copie dans l'Appendice No. 11.

J'avais consigné dans mes détails du progrès de l'épidémie, des conclusions semblables à celles qu'on trouve exprimées dans ce document ; et il a toujours paru très extraordinaire et inexcusable que dans ce comité d'enquête que le Secrétaire d'Etat avait eu l'intention de rendre si bienfaisant pour les intérêts de l'humanité,

* District 24. Plan, Lettre A.

† 24 et 25 Districts du Plan.

‡ Voy. Addenda (F.), p 214.

le Surintendant de la Quarantaine en qualité de président, se soit arrogé le droit en plusieurs occasions de choisir les témoins, ce qui évidemment préjugeait la question et interceptait une grande partie de la vérité.

Plusieurs officiers de la garnison qui avaient une grande expérience de la marche de l'épidémie ne furent point interrogés du tout, ou ne le furent que d'une manière fort imparfaite. Je fus de ce dernier nombre, quoique chirurgien du 43e Rég. et que j'eusse été présent pendant toute l'épidémie. Après un examen très superficiel, j'informai officiellement le président que j'avais beaucoup de choses à dire ; mais, comme les autres, je ne fus point rappelé dans la suite.

Je fus induit, autant par ce que je devais au service dont je faisais partie depuis tant d'années, que par ce que je devais à la cause de la vérité, à protester contre de tels actes. On trouvera cette protestation, je le présume, parmi les documents relatifs à l'enquête, envoyés de Gibraltar au bureau des Colonies.

Outre les observations de Mr. Howell sur la déclaration du témoin Catalina Fénic, je crois à propos de constater que cette femme ayant été citée le 14 Novembre 1829 devant un notaire à Gibraltar, déposa qu'il était faux que ses enfants eussent visité "le Dygden."*

Je puis dire qu' à mon arrivée aux Antilles en 1801, les progrès effrayants de la Fièvre Jaune à la Martinique et à la Dominique parmi les régiments nouvellement arrivés *seulement*† ne manquèrent point de me convaincre que les chefs sous lesquels je servais, avaient raison de ne la point considérer comme une maladie contagieuse. Cette idée ne fut jamais entretenue, ni même discutée, tant les faits étaient simples et évidents.‡

A l'égard de l'épidémie de Gibraltar en 1828, je puis assurer que dans le 43e Régiment, les admissions à l'hôpital pour cas de Fièvre Jaune ne commencèrent que le 12 Septembre et quoique, de ce jour là au 29 Septembre, 43 cas eussent été traités, aucun serviteur de l'hôpital ne tomba malade. Le premier jour qu'un serviteur fut attaqué fut le 30 Septembre ; il avait l'emploi de cuisinier et ses fonctions n'avaient aucun rapport avec les salles, ni avec les malades ; il couchait dans une cuisine. Le porteur d'eau tomba malade pendant qu'il était en train d'apporter de l'eau d'une certaine distance, et ses occupations ne l'appelaient jamais dans les salles. Ce ne fut qu' à cette époque, que le quartier sud, dans lequel il y avait environ 173 maisons § et où l'hôpital contenant les malades de six régiments était situé,|| fut affecté par les exhalaisons nuisibles qui régnaient. Ce qui arriva à l'égard des soldats

* Voy. Addenda (H.), p. 223. † Voy. Appendice no. IV., p. 381.

‡ "A mon grand étonnement," dit Mr. Dariste, qui avait passé aux Antilles un grand nombre d'années, "je trouvai à mon retour dans mon pays qu'on agitait avec chaleur la question relative à la propriété contagieuse de la Fièvre Jaune."

§ Plan, Nos 8, 8, 8. || Plan, Lettre (D.)

d'ordonnance du 43e Régiment, se fit aussi remarquer dans les autres régiments, et aux yeux des officiers de santé, qui n'avaient point eu auparavant de moyens de juger, ce fut une circonstance frappante, bien propre à inspirer la confiance. Ceux de nos soldats d'ordonnance permanents qui en souffrirent restèrent pendant un mois, jour et nuit, en contact continuel avec les malades avant d'être attaqués. Mr. Martin, chirurgien du 73e, dit qu' après qu'on eut transporté son hôpital à la caserne de Windmill Hill,* *aucun serviteur de l'hôpital ne tomba plus malade.*

La même chose eut lieu dans le 94e, confié aux soins médicaux de l'aide-chirurgien Bulteel, régiment dont l'hôpital avait été aussi transporté à Windmill Hill.

Mais une circonstance qui arriva dans le 43e, est bien propre à décider la question de la transmission par le contact, ou par l'absorption de l'atmosphère dans une salle où sont placés des malades de la Fièvre Jaune ;—il était impossible d'imaginer une expérience qui fut plus de nature à mettre ces matières à l'épreuve.

Le manque de serviteurs tirés du civil depuis le commencement de l'invasion de l'épidémie jusqu'au 13 Octobre (période d'un mois exactement) fit qu'on nous envoyait quotidiennement deux ou trois hommes des casernes ou du camp† établi à l'extrémité nord du rocher. Ils étaient relevés toutes les vingt quatre heures, à une ou deux exceptions près. Le nombre de ceux qui nous furent envoyés pendant le mois s'éleva à 69. Nous avons donc ici une expérience faite sur une échelle telle que les plus difficiles ne peuvent refuser de l'admettre.

Je donne (Addenda T., p. 240) les noms de ces hommes‡, et pour écarter touts les doutes à l'égard d'un document si important, j'ai obtenu la signature de l'adjudant du régiment, signature qu'on y trouvera apposée. J'ai ajouté, pour chaque homme, la date de son jour de service à l'hôpital.

Il résulte de l'examen de ce document :

1°. Que les deux tiers de ces hommes ne furent point attaqués.

2°. Que tandis que les soldats du camp qui ne s'étaient jamais approchés des malades, mais qui avaient avec la ville plus ou moins de communication (en montant la garde, etc.) tombaient malades dans la proportion de 1 sur $3\frac{1}{4}$, il arriva que ces soldats d'ordonnance souffrirent ensuite dans une proportion beaucoup moindre.

3°. Qu'un tiers de ceux qui furent attaqués, avaient à la suite de leur service à l'hôpital, monté la garde ou fait quelques corvées dans des localités où d'autres hommes étaient fréquemment tombés malades.

4°. Que si l'on considère que les preuves de la période latente de la Fièvre Jaune sont limitées à quelques jours seulement, ce docu-

* Plan, Lettre (F.)

† Plan, Lettres (M.) et (P.)

‡ Je présentai cette liste avec les diverses particularités, à la commission nommée pour s'enquérir de l'origine, etc., de la Fièvre Jaune ; et je présume qu'elle a été envoyée au bureau des Colonies, avec les actes de cette commission.

ment démontre de la manière la plus évidente que les attaques, dans aucun des cas, ne peuvent être attribuées au service que ces hommes firent dans l'hôpital. On verra que quelques-uns furent attaqués plusieurs jours après la période latente estimée et quelques autres ne le furent qu'après plusieurs semaines ; touts étant dans l'intervalle exposés à l'influence des causes locales.

Il est inutile de rapporter les devoirs auxquels étaient assujettis dans les quartiers de l'hôpital les 69 hommes dont nous avons parlé ; soutenir les malades sur la chaise percée,—les laver,—aider à leur nettoyer la bouche lorsqu'ils étaient affectés d'hémorrhagie ; —faire leur lit ;—les changer de linge ;—les veiller pendant la nuit ; en un mot, remplir en tout l'office de gardes-malades.*

Indépendamment de ceux-ci, d'autres furent employés à transporter de la literie souillée aux magasins de la caserne, sans qu'il arrivât rien qui fût de nature à faire croire à la transmission par les "*fomites*." Quant aux femmes employées comme blanchisseuses par les administrateurs, je puis affirmer, après avoir pris touts les renseignements possibles, que les résultats furent les mêmes que parmi celles dont les noms sont donnés dans la liste des blanchisseuses pour les hôpitaux militaires, (Addenda lettre U., p. 243) et que les attaques de ces femmes ne pouvaient, en aucun cas, être considérées raisonnablement comme un effet d'avoir lavé le linge de gens attaqués de la Fièvre Jaune.

Parmi les officiers de santé attachés aux hôpitaux militaires dans le district méridional, on remarqua des faits semblables à ceux qui concernaient les soldats d'ordonnance, &c., aucun d'eux n'étant tombé malade que dans une période avancée de l'épidémie, quand les familles habitant les maisons particulières du voisinage étaient depuis longtemps attaquées. Ceci se fit remarquer d'une manière toute particulière dans un établissement formé vers la fin de l'épidémie sur un terrein près du fossé de l'orrillon†, front septentrional, où parmi les soldats d'ordonnance *susceptibles*‡, et les officiers de santé particulièrement *susceptibles* à cause de leur récente arrivée d'Angleterre, il n'y en eut pas un attaqué de la fièvre.

Je passe maintenant à la non-transmission de la Fièvre Jaune

---

* L'expérience que nous fîmes relativement aux serviteurs de l'hôpital, confirma ce qu'on a remarqué en mainte occasion ; surtout à Barcelone en 1821, (ainsi qu'il est dit dans le rapport sur les documents du Dr. Chervin, rapport lu à l'académie de médecine de Paris) où dans un exemple de 150 personnes nommées pour servir dans des maisons occupées par des malades, la proportion de celles qui souffrirent, n'excéda pas celle de la masse des habitants attaqués. Sur 32 personnes employées à l'hôpital appelé Nazareth, près de Barcelone, dans la même année, aucune ne fut attaquée pendant les 37 jours que cet hôpital resta établi ;—mais plusieurs souffrirent quelque temps *après leur retour à la ville*, quand l'établissement eut été dispersé. Un autre exemple semblable arriva à l'hôpital de la Reine, près de Barcelone, dans la même année. Voy. aussi l'Appendice, No. III., p. 284.

† Plan, Lettre (G.)

‡ Ce mot a été employé partout dans son application commune par rapport à la Fièvre Jaune, c'est-à-dire, que les individus en question n'avaient point eu de première attaque.

aux malades en traitement dans les hôpitaux pour d'autres maladies.

Avant qu'on eut exclusivement approprié "l'hôpital naval" à des cas de fièvre épidémique, toutes les maladies appartenant à six régiments furent pendant quelques semaines traitées dans ce bâtiment; et pendant le séjour des cas non-fébriles dans l'hôpital (qu'on se bornait simplement à placer dans des salles différentes, par suite d'un arrangement général) les mêmes résultats eurent lieu; aucun malade ne fut saisi de la fièvre avant qu'elle ne se fût répandue parmi les habitants du district où est situé l'hôpital. Ceci, je pense, s'accorde avec ce qui arriva à Gibraltar dans des épidémies précédentes et ce qu'on a si souvent constaté comme arrivant aux Antilles et en d'autres lieux.

Au commencement de l'épidémie la population des districts les premiers infectés, consistant d'environ 4,000 habitants, abandonna la ville, d'après l'ordre des autorités, et campa sur le terrein neutre. Ils emportèrent avec eux leur literie et leurs meubles, &c., ce que firent aussi des familles qui avaient eu antérieurement quelques-uns de leurs membres attaqués.

Si la maladie avait eu un caractère contagieux, quel eût été le résultat d'une pareille mesure?—nécessairement que la fièvre se serait répandue dans le camp, dans les cabanes, &c., mais ceci n'eut pas lieu.*

La maladie ne se répandit point des convalescents appartenant à l'armée qui se rendirent au camp. Mais une circonstance est particulièrement digne d'attention. Je fus informé par Mr. Hugh Fraser de l'hôpital civil que du grand nombre des pauvres qui avaient été traités dans cet établissement un tiers au moins rejoignirent leurs familles à l'encampement emportant leurs hardes, &c., et cependant point de dissémination de la maladie! Plusieurs d'entre eux avaient été congédiés faute de place avant d'être avancés en convalescence, et quelques-uns pendant qu'ils saignaient encore de la bouche.† Peut-on exiger une preuve plus forte que celle-là?

Le cours de la maladie dans la vie civile à Gibraltar fournit les

* Le surintendant de la quarantaine dans la seconde édition de son livre (1848) page 34, dit:—"Sur le terrein neutre, il y a une constante et forte brise ou courant d'air suffisant pour détruire la contagion de toute maladie, et c'est ainsi qu'on peut expliquer comment la contagion ne s'y répand pas." Nous avons ici un exemple des infatigables efforts de ce personnage pour ne perdre aucune occasion de tourner toute chose conformément à ses vues de contagion; car au lieu de cette constante et forte brise sur le terrein neutre pendant les mois d'été, l'air est souvent stagnant et la chaleur intolérable. Dans mes fréquentes visites au camp pendant l'épidémie, j'ai souvent éprouvé une oppression insupportable dans les tentes; et mon opinion est que le poison producteur de la Fièvre Jaune, au lieu d'être engendré dans le corps des soldats et ensuite dissipé par de fortes brises, n'est point produit du tout sur la surface nue de cette localité.

† Dans l'épidémie de Fièvre Jaune à Livourne en 1804, il arriva des circonstances analogues à celles-ci. On rapporte que 6,000 personnes quittèrent cette ville pour Pise après l'irruption de la maladie, et que l'armée française s'y rendit aussi, emmenant avec elle 180 hommes attaqués de cette maladie, cependant la maladie ne se propagea pas à Pise. Voy. *Palloni* sur la Fièvre Jaune à Livourne en 1804.—Addenda (I.), p. 224.

plus amples détails en corroboration de la nature non contagieuse de la maladie, fondée sur les faits déjà cités. Ce serait une tâche interminable de désigner des exemples dans lesquels, contrairement à toutes les lois de la contagion jusqu'ici observées, deux ou trois membres susceptibles d'une famille échappèrent tandis qu'ils rendaient toute espèce de bons office, à un nombre égal d'individus attaqués de la maladie. Je n'ai pas l'intention d'attacher aucune importance à l'immunité d'un *individu* dans une famille. C'est une circonstance, nous le savons, qui arrive touts les jours dans des maladies réputées contagieuses ; mais dans des maladies de cette dernière espèce, des hommes d'une grande intelligence et de beaucoup d'expérience se sont occupés d'arriver à la moyenne des nombres qui peuvent échapper : quelques-uns l'ont estimé à 1 sur 26, tandis que d'autres l'ont estimé à 1 sur 34.

Or les exemples d'exemption dans des personnes *susceptibles* à Gibraltar n'étaient nullement en rapport avec ces proportions,— car si l'espace me le permettait, je pourrais citer un grand nombre d'exemples dans lesquels la majorité fut du côté de ceux qui échappèrent, quoique "*susceptibles.*" L'importance de faits semblables doit nécessairement contribuer beaucoup à la formation d'idées justes parmi les personnes vouées à l'examen de semblables sujets. Mais ces personnes concevront que là où un *seul individu* a été attaqué, bien qu'entouré de personnes susceptibles, la preuve de la non-transmissibilité de la maladie se multiplie au point d'équivaloir à une démonstration.*

Il faut constater, comme conclusion à tirer des observations de personnes non prévenues, que le nombre des personnes attaquées n'était point en proportion avec la quantité d'individus exposés au contact des malades.† Des coïncidences, offrant une apparence de contagion peuvent se présenter et se présentent en effet quelquefois pendant une épidémie ; mais il est à présumer que de pareilles circonstances quelque ingénieusement qu'on les représente, n'auront, de nos jours, que peu de chance d'influencer l'opinion publique. L'occurrence des attaques en raison inverse de l'exposition au danger (si la contagion eût existé) fut un des faits les plus frappants qui eurent lieu. Je dois à l'obligeance de plusieurs de mes amis, officiers de santé dans l'armée, des notes sur différents régiments d'où il ressort que dans des familles, parmi les militaires, le père, la mère ou l'enfant étaient tombés malades

---

* Parmi de nombreux exemples, le cas d'une femme nommée Ackerman, du 73e Régiment fut remarquable, vu qu'elle resta pendant toute sa maladie sous un hangar où il n'y avait pas moins de 18 ou 20 individus *susceptibles*, sans que la maladie se transmît à aucun d'eux.

† Il s'offrit dans la famille de Mr. Duguid une circonstance remarquable à l'appui de ceci. Quelques-uns des membres de cette famille, ayant contracté la maladie pendant leur résidence en ville, furent transportés, pendant qu'ils étaient malades sur le terrein neutre et logés sous un étroit hangar, où plusieurs autres personnes de la famille, ainsi que j'en ai été informé, communiquèrent avec les malades, sans être attaqués de la maladie. Ici, il est manifeste que ces personnes non affectées durent leur sûreté à ce qu'elles avaient quitté une localité infectée.

dans 144 cas, et que le nombre total composant ces familles s'élevait à 516, dont 372 ne furent point attaqués. Dans ces cas l'exposition au danger, si la contagion eût existé, était infiniment plus grande que parmi les soldats non mariés, qui avaient des lits séparés.

Il faut observer que dans les familles la répugnance à se séparer qu'éprouvent les membres qui les composent leur fait faire de très grands efforts pour cacher la maladie. Ayant examiné les listes des personnes attaquées parmi les 516 dont il a été parlé plus haut, je puis affirmer qu'il était impossible de faire remonter la maladie d'aucun membre d'une famille à la contagion. Toutes les fois qu'il y en eut plus d'un d'attaqué, ils avaient été également exposés aux causes locales ; lorsque ceci n'avait point eu lieu, ils restaient exempts de maladie, bien qu'en contact immédiat et continuel avec leurs parents malades dans la maison ou la tente. Ceci fut très clairement établi dans beaucoup d'exemples.

Mr. Amiel dit que :—" Quatre-vingt douze femmes du 12ᵉ Régiment et 190 enfants, à qui on ne permit jamais de repasser la barrière de Bayside, ont continué à jouir d'une parfaite santé ; et une femme seulement, (celle de l'armurier) qui pendant cette période obtint la permission d'entrer et de rester quelques jours dans la garnison, attrappa la fièvre et en mourut."

" Plusieurs de ces femmes passaient la nuit dans les mêmes lits que leurs maris attaqués et souffrant de la fièvre épidémique et continuèrent en outre ainsi que leurs nombreux enfants à se servir de la même literie après qu'on eut transporté les hommes à l'hôpital ; mais, dans aucun cas, la maladie ne fut contractée par la femme ou les enfants, même après qu'ils se furent si complètement exposés au danger."

Aucun régiment n'eut aussi peu de femmes ou d'enfants exposés à la malaria du Rocher que le 12ᵉ ; et l'exemption fut précisément en proportion. A quelque point qu'on prenne cette question on semble arriver plus près de la démonstration.

Il ne faut point omettre d'autres circonstances pour démontrer qu'il n'y avait point d'analogie entre cette épidémie et les maladies réputées contagieuses. Dans les épidémies de petite-vérole, de rougeole, de scarlatine, &c., d'autres maladies existent simultanément, mais en 1828, comme dans les épidémies semblables à Gibraltar ou autre part, toutes les autres maladies semblaient passer dans la forme de celle-là, ou être empêchées de se montrer.*

Dans les maladies réputées contagieuses, les changements de température n'ont point une influence si manifeste sur leur disparition ; et il semble incompatible avec la contagion que les épidémies de Fièvre Jaune, paraissent et disparaissent, comme on sait qu'elles le font, à certaines saisons de l'année.

A l'égard de l'efficacité de fumigations pour empêcher la propa-

* On comprendra que je parle de ce qui semble une loi générale ; il y a certainement des exceptions.

gation de maladies réputées contagieuses, l'analogie avec la Fièvre Jaune cesse. Ayant vécu dans l'intimité du Dr. Arejula, je reçus de lui un petit mémoire sur l'inefficacité des fumigations. Il avait l'intention de publier ce mémoire avec son ouvrage sur la Fièvre Jaune en 1806, mais il fut supprimé par ordre de son gouvernement alors absolu.

Examinons de qui nos soldats auraient pu recevoir la contagion pendant les quatre mois que dura la maladie. Nos hommes se mêlaient-ils à la population civile ou entraient-ils dans des maisons qui auraient pu contenir des malades ?—Non,—les soldats restèrent pendant plus de trois mois de cette période, campés à l'extérieur des murs, sans être autorisés à entrer dans la ville, si ce n'est pour les besoins de leur service. On peut dire que la majorité de ceux qui furent attaqués n'avaient fait que se rendre à leurs corps de garde que les habitants n'étaient certainement pas dans l'habitude de fréquenter, et où, tout aussi certainement, ils ne furent en contact avec aucune personne atteinte de la Fièvre Jaune. Arrivé à son poste, ce n'était point au milieu d'une dense population que le soldat était placé en sentinelle ; il n'avait autour de lui personne qui pût lui communiquer la maladie. La garde qui veille sur les ruines de Pompéia ne se trouve point au milieu d'une solitude plus profonde que n'étaient souvent nos soldats à Gibraltar, lorsqu'ils aspiraient le souffle mortel *dans des districts abandonnés par les habitants.* La contagion !—nos hommes étaient éloignés de tout contact avec les malades ;—hors de la portée de la voie, hors de vue. Si en présence de touts ces faits la doctrine des propriétés contagieuses de la Fièvre Jaune trouve d'actifs défenseurs capables d'influencer le gouvernement, je ne sais rien qui puisse décider la question en ce qui concerne les colonies anglaises, si ce n'est le Parlement Britannique.

Causes Locales.—Concurremment à ce qu'on peut déduire de ce qui précède, il arriva plusieurs circonstances qui démontrèrent l'origine locale de la Fièvre Jaune à Gibraltar en 1828, et des observations semblables ont été faites partout où l'on sait qu'a régné la maladie.

Parmi les troupes, ceux qui souffrirent les premiers furent les soldats du génie dont les quartiers étaient dans la partie basse du district * où la fièvre fit sa première apparition. Il y eut ceci de remarquable que ce fut le 43e qui souffrit sérieusement immédiatement après quoique ses quartiers fussent aux casernes casematées à l'autre extrémité (nord) de la ville.† Ceci demande une explication. Le 12e Régiment dans des casernes de Town range ‡ (situées comme celles des soldats du génie dans la partie basse du district le premier infecté) quitta la ville pour camper sur le terrein neutre le 5 de Septembre, époque à laquelle quelques cas avaient paru dans ce régiment ; et aussi longtemps qu'il cessa de

* Plan, Lettre (R.) † Plan, Lettre (P.) ‡ Plan, Lettre (Q.)

fournir des hommes de service dans la ville (18 jours) on n'y vit point de fièvres excepté parmi ceux qui, en raison de leur service comme soldats d'ordonnance, commis, &c., étaient restés dans la ville. Le 42e et le 43e touts les deux dans la même rangée de casernes avaient fait tour à tour le service dans le voisinage du district insalubre ; et comme il se trouvait que c'était alors le tour du 43e, les soldats eurent à monter ces gardes et à faire un autre service dans d'autres postes abandonnés par le 12e. A cette exception près, le 42e et le 43e étaient dans les mêmes conditions.

Dans ces circonstances le 43e passa d'un état de santé parfaite * (n'ayant point eu un seul cas de fièvre pendant la précédente quinzaine) à un état de souffrance déplorable ; et avant que la maladie eût fait une impression sur aucun des autres régiments, le 43e avait souffert une perte sérieuse. Ceci se passait alors que les sentinelles étaient solitaires, au milieu de lieux désolés.

L'effet de la localité était ici manifeste.

Les postes qui semblaient renvoyer le plus grand nombre de malades, étaient ceux qu'on nommait North Flat Bastion, Southport, Convent and Provost.†

Non seulement les hommes du 43e furent parmi les premiers attaqués, mais la maladie prit, parmi eux, un degré extraordinaire de malignité. Feu le Dr. Hennen (médecin en chef) dans son rapport au directeur-général des hôpitaux de Londres dit que "le cachet de la mort semble marqué sur les hommes du 43e régiment qui ont été attaqués."

Le sous-inspecteur en activité Dow parle aussi de la virulence extraordinaire avec laquelle la maladie parut dans le 43e et les médecins qui exerçaient avec moi et d'autres encore en font mention. On sait que des circonstances comme celles-ci accompagnent ordinairement les maladies provenant de la malaria ; elles se présentent fréquemment dans la Fièvre Jaune.‡

Dans l'épidémie de Gibraltar en 1814, Mr. Donnet, chirurgien

* Il y avait eu plus de 30 cas de choléra, et une mort dans le régiment après son arrivée de Portugal quelques mois auparavant.

† Plan, Lettre (W) château mauresque.

‡ Des faits semblables ont été observés par le Dr. Johnson à Philadelphie, ainsi que par les Drs. Monges et Hodge de cette ville. Ces deux derniers constatent que dans tel endroit ou dans tel temps, presque touts leurs malades guérirent ; tandis que dans tel autre endroit et dans tel autre temps, la maladie fut si violente que presque touts leurs malades moururent. Dans l'épidémie bénigne de 1793 à Philadelphie, Mr. Monges, sur 300 malades, perdit seulement un enfant. Les descriptions de ces différences abondent dans les auteurs. On raconte que dans une épidémie à Cadix le régiment de Sarragosse perdit 800 hommes sur 1,200. D'après un rapport des autorités de Barcelone, la perte dans un seul établissement pendant l'épidémie de 1821 fut de 1,265 sur 1,739. Mr. Berthe, chef d'une commission durant une épidémie à Séville, déclare que la perte dans une partie de la ville fut seulement de 1 sur 18, tandis que dans une autre, elle fut de la moitié. Il dit aussi de l'épidémie de Cadix en 1800 que dans quelques parties de la ville la mortalité fut dix fois plus grande que dans d'autres. Dans une épidémie à Xérès, un tiers de la population fut emporté, c'est-à-dire, selon toute probabilité les quatre cinquièmes des individus attaqués. Mr. Moreau de Jonnès dit que dans une épidémie dont il fut témoin à la Martinique presque touts ceux qui furent attaqués moururent. Dans le livre de Sir William Pym nous trouvons beaucoup d'exemples d'une grande mortalité sur un point et d'une perte comparativement faible sur d'autres.

du département de la marine, ne perdit qu'un individu dans 32 cas; tandis que la maladie sur d'autres points était beaucoup moins traitable. En 1828, en même temps que sur un point, elle visitait une famille d'une manière si bénigne qu'elle n'y faisait point une seule victime, la maladie, sur un autre point, emportait la totalité d'une grande famille; et sur 34 juifs traités à l'hôpital civil dans le commencement de l'épidémie, 33 moururent. Touts ces faits ne sont-ils pas loin de caractériser les épidémies réputées contagieuses? Nous savons que les maladies contagieuses diffèrent en force par rapport aux individus suivant certaines circonstances, mais des différences, constantes comme celles-ci, n'ont pas lieu.

La sécurité plus grande qu'on a remarqué exister dans les étages supérieurs durant les maladies causées par la malaria, a été dans quelques exemples pleinement vérifiée à Gibraltar en 1828. Dans un cas particulier toute une famille vivant à un étage supérieur, échappa; tandis que touts les membres d'une autre famille, au rez-de-chaussée du même bâtiment furent atteints.

L'existence des causes locales fut aussi démontrée par le fait que des personnes qui s'étaient bien portées sur le terrein neutre pendant qu'elles soignaient leurs parents malades, furent attaquées à leur retour dans la ville, bien longtemps après, lorsqu'elles n'étaient plus en contact avec des malades.

L'aide-chirurgien Fraser du 73e Régiment, qui avait vécu dans l'établissement du Lazaret, sur le glacis, près du terrein neutre,* se porta bien tant qu'il y resta, mais fut attaqué, à son retour dans la garnison où il eût dû être infiniment moins exposé à la contagion, si celle-ci eût existé. Un homme, père de plusieurs enfants, en eut plusieurs d'attaqués au commencement de Septembre, pendant qu'il résidait dans le quartier où la maladie parut d'abord. Il s'en alla au camp où les enfants qui avaient été malades, rejoignirent leurs parents après leur guérison et touts continuèrent à se bien porter tant qu'ils vécurent dans l'encampement. Il retourna chez lui quelque temps après, lorsqu'il crut pouvoir le faire avec impunité (on avait fait des purifications, &c.) mais le reste de la famille fut bientôt attaqué. Ce serait une tâche interminable que de citer touts les exemples semblables qui arrivèrent. Le monde médical en trouvera de nombreux détails dans un ouvrage publié depuis par le Dr. Chervin.

Le peu d'efficacité d'une séclusion parfaite loin des personnes attaquées de la maladie, ainsi que loin de celles qui se sont mises en contact avec les malades a été clairement démontré en 1828 et dans d'autres épidémies de Gibraltar, (voyez le cas remarquable des chantiers en 1813.†)

Un exemple remarquable à portée de ma propre observation se présenta dans la maison d'une dame résidant près des casernes de Rosia.‡ Sa nièce fut attaquée de la maladie, qui se termina par la mort, quoiqu'on eût depuis quelque temps adopté l'isolement le plus complet. Dans un autre cas un soldat de la garnison qui

* Plan. Lettre (H.) † Addenda, (C.), p. 210. ‡ Plan. Lettre (S.)

avait soigné les malades à l'hôpital pendant trois jours, s'alarma, et quitta son poste, sans avoir été atteint. Après un intervalle de plusieurs jours cependant, passés dans une réclusion solitaire à la prison prévôtale (château mauresque*) cet homme fut attaqué et mourut. Je ne serais point embarrassé de trouver beaucoup d'autres exemples de cette catégorie.

De l'aveu de tout le monde (sans excepter Sir W. Pym) chaque fois que la Fièvre Jaune a été épidémique en Espagne, elle a paru dans une certaine saison, et elle a diminué, avec une égale régularité, aussitôt qu'une basse température s'est fait sentir ; cet accord général a nécessairement un grand poids pour établir l'origine locale de la maladie ; puisqu'on sait que la chaleur favorise la production des maladies qui tirent leur origine d'émanations malfaisantes.†

Tout ce qu'on observa en 1828, quant à l'influence des causes locales à produire la Fièvre Jaune, avait été mentionné par des personnes impartiales dans le cours d'épidémies antérieures à Gibraltar.

Le voisinage des bâtiments de Boyd ‡ fameux en 1804, devint encore un des points d'où émana l'origine de la maladie, quoiqu'aucune trace ne restât des maisons qui existaient pendant cette

* Plan, Lettre (W.)

† Quelques occurrences affectant la classe inférieure des animaux qu'on observa pendant l'épidémie, étaient des preuves de l'existence d'une atmosphère morbifique. Le Dr. Arejula avait antérieurement observé que les oiseaux abandonnèrent Cadix, Malaga, &c., tant que dura la maladie, mais qu'ils revinrent lorsqu'elle disparut. Il nous informe qu'il annonça aux habitants de Malaga que leur épidémie allait cesser simplement parcequ'il avait vu les moineaux revenir aux lieux qu'ils fréquentaient d'habitude ; il nous dit que les chiens surtout souffraient des mêmes symptômes que les personnes attaquées ; puis venaient les chats, la volaille et les serins, ceux-ci mouraient après avoir rendu du sang par le bec ; les chiens et les chats souffraient aussi de ce même symptôme mais les vomissements et les déjections noirâtres, étaient plus communs dans ces derniers. "Des trois chiens couchants et des deux chats qui étaient dans ma maison, aucun n'échappa à une attaque et dans tous j'observai les déjections noires des intestins. Les chiens guérirent et les chats moururent. Les chevaux que je vis mourir avaient ou le froid de marbre des extrémités, ou des convulsions générales. On peut présumer que les pigeons et les autres oiseaux souffrirent de la même maladie, mais je n'en fus pas témoin, je ne la remarquai point non plus dans les poissons, mais on assura qu'il y avait alors une grande mortalité parmi eux." Je ne sache point qu'on ait remarqué tout cela à Gibraltar en 1828, mais il est hors de doute qu'il y eut une mortalité extraordinaire parmi les animaux tels que chiens, chats, singes, perroquets, &c. Dans une cour petite et très mal ventilée, dans laquelle plusieurs domestiques tombèrent malades, trois chiens moururent. Mr. Bonfante, négociant de Gibraltar, fit une liste de 11 animaux qui moururent dans sa maison. Mr. Duguid, autre négociant, m'informa aussi que neuf ou dix chiens étaient morts chez lui et que la peau du plus grand nombre était devenue jaune. Je vis moi-même deux de ces chiens pendant qu'ils vivaient encore, avec la peau jaune. Il fut affirmé par un des domestiques qu'une chienne, la plus vieille d'entre ces animaux avait peu de temps avant son attaque abandonné le lieu où elle couchait d'ordinaire, et essayé de s'établir à un étage supérieur du bâtiment. Mr. Danino perdit aussi plusieurs chiens. Un singe, appartenant à Mr. Griffiths, mourut ayant distinctement la peau et les yeux jaunes. Un gardeur de chèvres demeurant dans la partie sud du Rocher perdit un nombre considérable de son troupeau. Quelques-uns des médecins particuliers m'informèrent qu'ils avaient remarqué le vomito négro dans quelques-uns des animaux qui périrent. Il est curieux que dans le même endroit où les chiens de Mr. Duguid furent attaqués en 1828, un beau chien d'arrêt plein de santé, amené d'Espagne mourut l'année suivante, souffrant précisément des mêmes symptômes,—la peau et les yeux jaunes, des déjections sanguines, &c. Dans l'examen qu'on fit de ce chien, on ne put découvrir d'inflammation dans aucun des viscères.

‡ A la Lettre B, sur le plan.

année-là. De même que dans les épidémies précédentes, la maladie fut restreinte à la ville pendant quelque temps, puis elle éclata sur plusieurs points dans la partie sud du Rocher.* Tel est le cours d'autres maladies qui n'ont point leur source dans la contagion.

Si l'on demande pourquoi les causes locales produisent la Fièvre Jaune à Gibraltar, &c., seulement à des intervalles de plusieurs années ; je demanderais à mon tour pourquoi le choléra qui sévit à Ceylon en 1817, n'y avait pas paru depuis 48 ans ? Je demanderais pourquoi en 1812, la fièvre parut pour la première fois dans certaines situations élevées du Portugal ? On pourrait demander pourquoi il y eut un interrègne dans l'apparition de la Fièvre Jaune à la Martinique de 1807 à 1816, ainsi qu'il est dit par le Dr. Dariste qui pratiqua dans l'île pendant 30 ans et qui assure que les anciens habitants parlent d'intervalles de vingt-cinq années entre le règne de leurs épidémies. On sait qu'un long interrègne a lieu à Antigua, St. Vincent, Ste. Lucie, Philadelphie (46 ans), Charleston (41), &c., quoique le commerce de ces lieux ne varie ordinairement que fort peu.

Je demanderais pourquoi la maladie très remarquable qui parut à Paris il y a quelques années, maladie à laquelle la faculté donna le nom d'*acrodynia*, ne s'était pas montrée auparavant.

On pourrait faire cent questions semblables, auxquelles il serait aussi difficile de répondre qu'à celle de l'apparition périodique de la Fièvre Jaune. Mais la question suit son cours naturel et pour cent avocats qu'on aurait pu trouver il y a trente ans, du côté de la contagion, il n'en paraîtrait pas dix aujourd'hui (dans les pays où il est permis d'exprimer des opinions libres) pour soutenir ce côté de la question. D'honnêtes gens peut-être qui n'ont point eu d'occasions suffisantes d'étudier la maladie,—et d'autres *intéressés* à soutenir qu'elle est d'origine exotique.

Toutes les personnes sans préventions avoueront que les investigations les plus minutieuses n'ont pu réussir à découvrir la cause immédiate, essentielle, *sine quâ non*, de la Fièvre Jaune.

Jusques et y compris les dernières autorités,‡ il est impossible d'obtenir aucune hypothèse plus satisfaisante que la grande probabilité de l'influence de certaines émanations terrestres. Ce qui paraît cependant tout-à-fait établi, à mon jugement, c'est que,

* Le Dr. Prout dans son ouvrage (Bridgewater Treatise) exprime l'opinion qu'une très petite quantité de malaria peut devenir une source considérable de mal.

† Dans une épidémie de Fièvre Jaune à Séville en 1819, la maladie fut restreinte au quartier appelé Sta. Cruz, et des certificats de médecins donnés alors au Dr. Chervin prouvent que hors de ce quartier les domestiques des hôpitaux, du lazaret, &c., ne furent point attaqués. A Arcos, deux grands districts de la ville restèrent exempts d'infection, lorsque la Fièvre Jaune y parut en 1801 et 1804, quoique les communications avec ces deux districts n'eussent point été interrompues.

‡ Le Dr. Bartlett, professeur à l'université de Transylvanie, dans son superbe ouvrage "Histoire des fièvres des Etats unis, 1847," et le Dr. John Davy, inspecteur-général des hôpitaux, dans son rapport sur la Fièvre Jaune, qui régna dernièrement parmi les troupes aux Barbades. Voy. Addenda (K), comme aussi dans les très-précieuses notes de ce dernier sur la "Relation de l'épidémie de la Fièvre Jaune à la Guyane," par le Dr. Blair, (Londres, 1850.)

quelque puisse être d'ailleurs le mystérieux agent spécial il n'est jamais produit par *la contagion.*

Le temps n'est plus où l'on croyait que la malaria des marais était essentielle à la production de la Fièvre Jaune, et maintenant l'opinion générale paraît être que cette maladie se développe également sur les terreins bas ou élevés; *—elle se montre en effet quelquefois comme épidémie, même sur des montagnes d'une hauteur considérable, loin du voisinage des marais.

Des faits recueillis d'une série de tables météorologiques construites par des ingénieurs et d'autres observateurs à Gibraltar, dans le cours de plusieurs années, sont de nature à contredire l'influence de certains agents qui ont été regardés comme indispensables à la production de la Fièvre Jaune. Ces agents peuvent, néanmoins, avoir quelque effet dans des occasions particulières.

A l'égard de la température de la saison pendant laquelle arrive la maladie, et de sa grande élévation au dessus de la moyenne ordinaire, je trouve que quoique la chaleur ait été une des conditions sous lesquelles la Fièvre Jaune s'est toujours produite, les épidémies de Gibraltar n'ont point eu lieu dans les années les plus chaudes.† L'été de 1828 fut, en somme, un des plus frais dont on eut depuis longtemps le souvenir, car quoique la moyenne des *cinq* mois chauds (de Juin à Octobre) fut un peu plus élevée que l'année précédente, la différence est trop légère pour être prise en considération quand on remarque que plusieurs années salubres ont été beaucoup plus chaudes et que dans les trois mois de 1827 correspondant à ceux qui précédèrent l'épidémie de 1828, la chaleur moyenne fut plus grande de deux degrés et demi.

Pendant plusieurs jours le contraste entre notre état calamiteux dans la garnison et l'admirable tableau présenté par la baie et la côte opposée, rehaussé par la clarté de l'atmosphère et les brises rafraîchissantes qui venaient de temps en temps de l'Atlantique fut des plus remarquables.‡

En vérité, l'état florissant d'un parterre, près de la scène de désolation qu'offrait notre hôpital était loin d'inspirer des sensations agréables.

Etat du Baromètre.—Sur ce point, il y a peu de chose à dire. D'après des observations faites pendant dix ans à partir de 1816, sa plus grande élévation a été de 30·90 pouces, et son état le plus bas de 28·62 pouces.

A l'égard de la quantité de pluie, à l'influence de laquelle on attachait un grand poids, j'ai en ma possession une table des indications du pluviomètre à Gibraltar à partir de 1790, montrant que la Fièvre Jaune a régné tant dans les saisons remarquables

* Voy. surtout, Macculloch sur la Malaria, &c.

† Des faits semblables ont été notés par Humboldt, en traitant de l'origine de la Fièvre Jaune à la Vera Cruz (Essais Politiques, vol. 4, p. 202). Nous tenons aussi des meilleures autorités l'assurance que les épidémies en Espagne ne paraissent pas plus souvent dans les saisons les plus chaudes quoiqu'il ait pu arriver un ou deux exemples de cette nature. En 1752 la chaleur fut si excessive à Gibraltar que les habitants pendant la nuit s'imaginaient que leurs maisons étaient en feu, et que les oiseaux abandonnaient leurs nids, mais aucune épidémie n'eut lieu.

‡ Je crois que Miss Pardoe, dans sa "Cité du Sultan," parle d'un contraste semblable pendant le règne de la peste à Constantinople.

par la chute de beaucoup de pluie que dans celles où il n'en est, relativement, tombé que fort peu.*

A l'égard de certains vents, je ferai observer que (contrairement à ce qui paraît être arrivé en 1804) les vents d'Est n'avaient pas régné plus qu'à l'ordinaire soit avant, soit pendant le cours de l'épidémie. Il paraît que, dans les trois mois finissant en Août 1828, il y eut seulement 39 jours de vent d'Est, et seulement 19. dans les mois de Juillet et d'Août; tandis que dans les trois mois correspondants de 1827 (année salubre) il y avait eu 59 jours de vent d'Est; dont 39 en Juillet et Août.

Il résulte de là, je pense, que l'examen des variations météorologiques ne fournit aucun renseignement suffisant sur la cause de la Fièvre Jaune à Gibraltar.

Il peut être aussi difficile d'expliquer les déviations que la nature fait à sa marche ordinaire qu'il l'est de rendre compte de ses opérations les plus communes. Nous devons nous borner à dire que ces choses sont ainsi ordonnées par la volonté de Dieu. Admettre que la production de la Fièvre Jaune dans des localités particulières, est due au concours des agents extérieurs, c'est seulement ajouter une maladie de plus à la classe nombreuse déjà soustraite par notre raison et notre expérience, aux listes de la contagion. Qui est-ce qui cherche maintenant la cause du choléra spasmodique, de la dyssenterie épidémique, de la grippe, &c. autrepart que dans un assemblage de circonstances, particulières dans chaque cas et possédant un pouvoir d'excitation spécifique dans leur nature?†

Il semble reçu que, pendant les épidémies de Fièvre Jaune, les expériences chimiques n'ont découvert aucune altération bien appréciable dans l'air; il peut arriver que cela soit, et cependant personne ne peut douter que l'air aspiré dans ces lieux ne soit extrêmement pernicieux pour la santé. Mais pendant quelles épidémies des chimistes à la hauteur de cette tâche, se sont-ils occupés de ces investigations? Nulle part, j'ose le dire, de manière à produire la conviction sur ce point. Est-il probable qu'on pût découvrir des propriétés chimiques particulières dans l'atmosphère de touts les lieux où règnent des fièvres rémittentes, intermittentes, &c.? C'est, je présume, ce à quoi on ne pourrait s'attendre; mais les expériences jusqu'ici tentées dans le but de découvrir la composition chimique précise de l'atmosphère, pendant une épidémie de Fièvre Jaune ne peuvent être considérées que comme vagues et nullement décisives.

Quelque fortement que les contagionistes appuient sur l'origine exotique de la Fièvre Jaune, on peut toujours découvrir qu'ils ont le sentiment secret que cette maladie dépend d'un assemblage

* Dans la saison salubre de 1796, il tomba 62·87 pouces de pluie; en 1806, année salubre aussi, 14·76 pouces seulement; en 1828, 21·50 pouces; la moyenne étant d'environ 30 pouces.

† A mesure que notre expérience augmente, nous sentons la force de l'opinion de Leibnitz, que les maladies auxquelles le corps humain est sujet sont aussi variées que les couleurs des fleurs.

Dans "la nouvelle Espagne" de Humboldt nous trouvons le passage suivant :—

"Les phénomènes de la vie sont, sans doute, soumis à des lois immuables; mais nous connaissons si peu l'ensemble des conditions sous lesquelles la maladie s'introduit dans les fonctions des organes, que les phénomènes pathologiques semblent nous offrir, dans leur succession, les plus étranges irrégularités."

de circonstances en rapport avec la saison, circonstances qu'on n'a pas jusqu'ici complètement comprises, et qu'il se trouve bon nombre de ces contagionistes prêts à s'écrier avec Aréjula:—*

"En un mot, quand les jours s'allongent et que le soleil s'approche de notre hémisphère, nous pouvons être [illegible] que la fièvre qui nous a si fort affligés dans ces dernières années, ne nous [illegible] pas; mais quand cet astre commence à s'éloigner de nous et pendant toute la période de son éloignement, nous avons lieu de la craindre; surtout si la saison a été stérile et si des vents chauds ou secs ont régné pendant plusieurs jours de suite."

Beaucoup des faits que j'ai avancés touchant la dernière épidémie de Fièvre Jaune à Gibraltar se trouvent corroborés dans les écrits des praticiens suivants qui étaient présents, à savoir:—Le Dr. Thomas Smith, alors chirurgien au 23e Régiment;† Mr. R. Amiel,‡ alors chirurgien au 12e Régiment, qui avait vu antérieurement trois épidémies à Gibraltar; Mr. Hugh Fraser, pendant plusieurs années chirurgien de l'hôpital civil, et ayant autrefois servi dans le 12e Régiment;§ Mr. P. Wilson,‖ aide-chirurgien attaché pendant plusieurs années à l'hôpital civil, et qui avait appartenu précédemment à la marine militaire.

Dans l'écrit du Dr. Smith en particulier (écrit dont le "*United Service Journal*" pour Février 1831 a rendu compte) le public a l'occasion de voir combien les exposés du surintendant de la quarantaine Anglaise devant l'Académie Espagnole, étaient de nature à agir cruellement contre les intérêts les plus importants de Gibraltar en favorisant la doctrine de la nécessité pour nos voisins d'interrompre toute communication libre avec cette garnison, ce qu'ils ne sont que trop disposés à faire malgré leurs bons sentiments ordinaires.

D'après les écrits que nous venons de citer, il doit être évident que je ne suis pas la seule personne ni la première à prendre la liberté d'attaquer les assertions de Sir William Pym ** sur des sujets en rapport avec la Fièvre Jaune à Gibraltar.

* Aréjula, sur la Fièvre Jaune, p. 228.

† "*Courte esquisse de la fièvre qui régna à Gibraltar dans l'automne de* 1828; *avec des observations sur les réponses de Sir William Pym aux questions à lui adressées par la Société Royale-Médico-Chirurgicale de Cadix, sur l'origine et la nature de cette maladie.*"—(Journal Médical et Chirurgical d'Edimbourg, No. 106.)

‡ Journal Médical et Chirurgical d'Edimbourg, Avril 1831.

§ Journal Médical et Physique de Londres, Janvier, Mars, Avril, Mai 1831.

‖ Nos. 352, 353 et 354 de la Lancette, traduits ensuite en Français à Paris avec addition de notes par le Dr. Chervin en Déc. 1830.

** Dans une lettre datée du 23 Avril 1847, adressée par Sir William Pym aux Lords du Conseil par le canal de l'Honorable W. Bathurst, relativement à un rapport sur la Fièvre à Boa Vista, par le Dr. M'William, se trouve une copie d'un rapport officiel du Conseil des Médecins, &c., réunis à Gibraltar, par un ordre du 24 Janvier, 1829, pour examiner s'il existe ou non une disposition à une seconde attaque de Fièvre Jaune, rapport auquel sont apposées les signatures de plusieurs membres avec les noms du Dr. CHERVIN et de Mr. FRASER, *dissidents.*

Dans la seconde édition du livre de Sir Wm. Pym, cependant, p. 279, où se trouve une prétendue copie de ce même document, on voit une liste des membres au commencement du Rapport, mais la signature est simplement "LOUIS, Président,"—*ce qui induit le Public à penser que le Comité était unanime*

RENVOIS AU PLAN DE GIBRALTAR, POUR SERVIR D'ÉCLAIRCISSEMENT À L'ÉPIDÉMIE DE LA FIÈVRE JAUNE EN 1828.

A.—Districts Nos. [illegible], dans la partie su[illegible] de la ville, de 80 à 90 pieds au-dessus de [illegible] de la mer. En grande partie rocheux, et ayant par conséquent [illegible] égouts et les puisards très près de la surface. Le No. 9 est considéré comme le point où parurent les premiers cas de l'épidémie.

B.—Hôpital civil, établissement bien ventilé, ayant des salles spacieuses, à environ 90 pieds au-dessus du niveau de la mer; confié, pendant l'épidémie aux soins du chirurgien Hugh Fraser et de M. Peter Wilson, aide-chirurgien.

C.—Nouvelle église protestante (maintenant cathédrale) un peu au sud du Bastion du Roi, église qui servit d'hôpital auxiliaire peu avant la fin de l'épidémie.

D.—Hôpital de la Marine, sur un terrein rocheux à environ 80 pieds au-dessus du niveau de la mer, et disposé pour recevoir les malades de six régiments. Les salles sont spacieuses et sont toutes en communication; il y a en outre, un grand corridor ayant des entrées dans les salles. Cependant, l'hôpital étant de plusieurs centaines de pieds inférieur au rocher qui est derrière, les officiers de santé et les domestiques de l'hôpital ne furent point tout-à-fait à l'abri d'attaques de la Fièvre Jaune, comme ceux qui faisaient leur service à la caserne de Windmill-hill, dont on avait fait un hôpital temporaire.

E.—Hôpital de l'artillerie, terrein rocheux, à une grande hauteur au dessus de l'hôpital "de la Marine."

F.—Caserne de Windmill-hill, ordinairement occupée par un régiment; employée comme hôpital par le 73e régiment depuis le 25 Septembre jusqu'à la fin de l'épidémie; située sur un terrein rocheux, à environ 400 pieds au-dessus du niveau de la mer, et ayant une ventilation parfaite au sud, à l'est, et à l'ouest. Au nord il n'existe qu'un étroit passage entre le bâtiment et une masse énorme de rocher.

G.—Hôpital des barraques du Nord, trois bâtiments de bois, n'ayant que le rez-de-chaussée, barraques élevées, vers la fin de l'épidémie, sur un terrein bas, tout près de "Inondation," à l'extérieur du front septentrional des défenses. La ventilation étant ici parfaite comme à Windmill-hill, aucun officier de santé ni domestique de l'hôpital ne fut attaqué de la Fièvre Jaune.*

H.—Vastes tentes fichées sur le *glacis*, hors du front septentrional des défenses; elles servirent de Lazaret pour la réception des pauvres de la ville, dans le commencement de l'épidémie; et furent placées sous la direction de l'aide-chirurgien Fraser, du 73e régiment.

I.—Hangars élevés vers la fin de Décembre, pour servir d'hôpital d'observation et recevoir les cas non-épidémiques de trois régiments.

K.—Tentes servant d'hôpitaux pour les cas non-épidémiques parmi les officiers civils, point extrême de nos lignes du côté de l'Espagne.

L.—Campement civil au front nord, où se retirèrent 4 à 5,000 habitants pendant une période de trois à quatre mois. Cette localité avait été reconnue pour un lieu de refuge pendant les épidémies des années antérieures. Ferdinand VII., roi d'Espagne, fit don aux pauvres d'une grande quantité de blé en cette occasion. Les tentes étaient approvisionnées par le gouvernement Anglais. Après investigation, chacun convint qu'on y avait trouvé la sûreté qu'on espérait quoiqu'un grand nombre de convalescents, d'amis et de parents venus de l'intérieur des murs de la ville se fussent librement mêlés aux gens qui vivaient sous ces tentes. Le sol est sablonneux, à l'exception de quelques acres cultivés en jardins, &c. La longueur de l'isthme, des lignes anglaises aux lignes espagnoles, est de 1650 yards (=1491 met.); sa largeur, de la Baie de Gibraltar à la Méditerranée, varie de 1200 à 1750 yards.

---

* Etaient de service à cet hopital:—le chirurgien d'état-major Barry, le chirurgien M'Leod, du 42e régiment; l'aide-chirurgien Galcani, du 43e régiment: l'aide-chirurgien Davis, attaché au 43e régiment: les aides-chirurgiens Gillice et Dick, du 12e régiment; les aides-chirurgiens d'état-major Bell, Fagg et Moore. Domestiques de l'hôpital:—Thomas Ormsby, Samuel Cordingly, William Blevin, et Joseph Davis, du 12e régiment: John Watt, du 42e régiment. A l'exception de Mr. Gillice, touts les officiers de santé n'étaient que depuis peu arrivés d'Angleterre, et ni officier ni domestique n'avait eu la Fièvre Jaune auparavant.

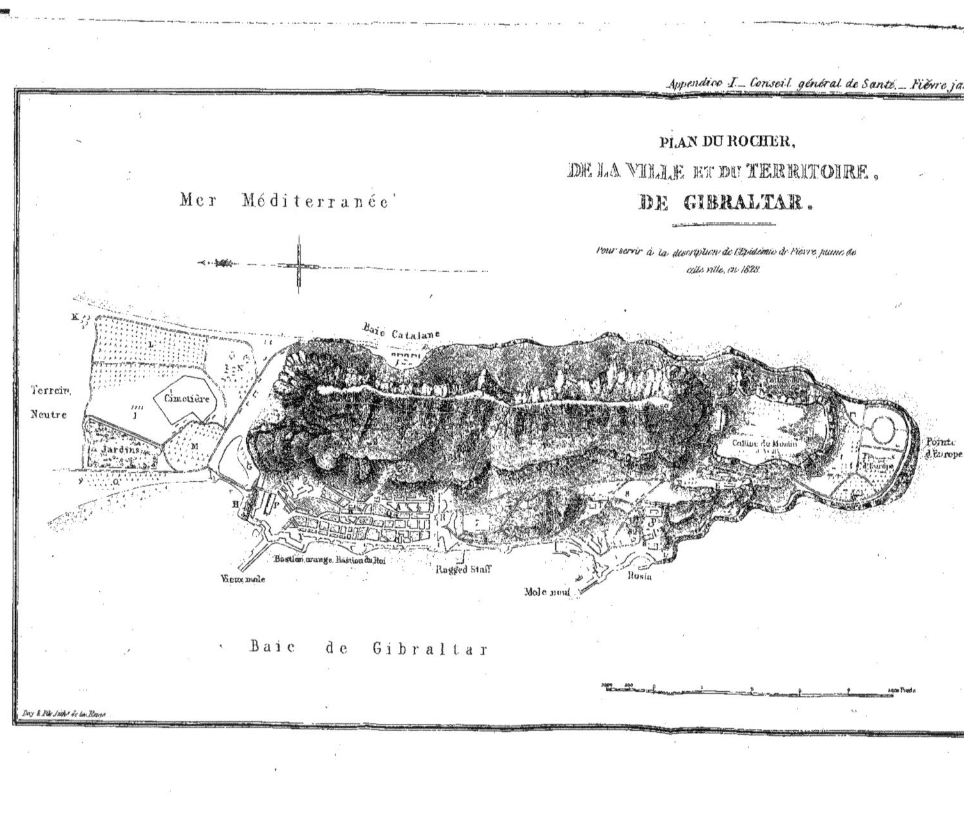
PLAN DU ROCHER,
DE LA VILLE ET DU TERRITOIRE,
DE GIBRALTAR.
Pour servir à la description de l'Épidémie de Fièvre jaune de cette ville, en 1828.
Mer Méditerranée
Baie Catalane
Terrein Neutre
Cimetière
Jardins
Colline du Moulin à Vent
Pointe d'Europe
Bastion orange. Bastion du Roi
Vieux mole
Ragged Staff
Mole neuf
Rosia
Baie de Gibraltar

M.—Campement militaire, occupé par le 12e régiment (qui commença à camper sous des tentes le 5 Septembre), le 42e régiment (qui commença à camper sous des tentes le Septembre), et le 43e régiment (qui commença à s'y mettre le 17 Septembre). On établit ce camp douze jours environ après la première apparition de la Fièvre Jaune dans la ville. On a nié que les soldats dans les limites de ce camp eussent été, en masse, exempts d'attaques, mais le rapport fait voir que cette exemption a été bien réelle.

N.—Beaucoup de personnes des classes respectables et quelques soldats du corps des sapeurs se réfugièrent de ce côté de l'île et furent épargnés par la maladie.

O.—Village composé de maisons de bois, alors occupé pendant les mois chauds par des familles riches, comme étant plus frais que la ville et considéré comme un bon lieu de refuge.

P.—Caserne casematée, près de la barrière du nord, dans l'intérieur de la ville; occupée à l'irruption de l'épidémie par le 42e et le 43e régiment, qui campèrent ensuite avec le 12e régiment au front Nord.

Q.—Casernes de Town Range, occupées par le 12e régiment, avant son campement.

R.—Casernes de "la Parade Hargrave," à l'extrémité de la partie sud de la ville; occupées au commencement de l'épidémie par les soldats du génie.

S.—Casernes "Rosia," dans le district du Sud, tout près de la petite baie appelée Rosia, situation peu élevée. Ces casernes furent occupées par le 23e régiment jusqu'au Septembre, époque à laquelle il campa sur "les plateaux d'Europe," qui ont une surface rocheuse et qui avaient été précédemment considérés comme un lieu de refuge. Ces plateaux sont à environ cent pieds au-dessus du niveau de la mer; et pendant qu'il y resta campé le 23e régiment fut à l'abri de la maladie.

T.—Caserne du sud bâtie sur une position élevée et rocheuse, à environ 80 pieds au-dessus du niveau de la mer. Le 94e régiment en occupa les chambres vastes et bien ventilées jusqu'au 10 Octobre, qu'il alla camper à Windmill-hill.

W.—Vieux palais mauresque, à une hauteur considérable à l'intérieur de l'extrémité nord de la ville; il servit de quartiers à quelques compagnies de l'artillerie royale jusqu'à la fin de Septembre; elles allèrent alors camper, partie, au-dessus des "Carrières de Sable" (marquées No. 6), et partie sur Windmill-hill.

X.—Hangars dans les chantiers, convertis, ainsi qu'un brick dans le Nouveau Môle, en hôpitaux de convalescents, vers la fin de l'épidémie.

Baie Catalane, en partie occupée par des pêcheurs et en partie comme poste militaire à laquelle les piétons parviennent par un étroit sentier. Ce village, situé sur un rivage sablonneux et appuyé sur des rochers de 1,400 pieds, par conséquent sans ventilation ne jouit pas de l'immunité qui fut le partage du campement ouvert.

Renvois aux Chiffres du Plan.

No. 1.—Tour à signaux, à 1,276 pieds au-dessus du niveau de la mer.

No. 2.—Europe Inférieure, ou Pointe d'Europe, à 60 pieds au-dessus de la mer; occupée pendant l'épidémie de 1804, par feu le Colonel Fyers du génie militaire et reconnue dans cette occasion un lieu de sûreté.

No. 3.—Ferme de Bruce, à 712 pieds au-dessus du niveau de la mer.

No. 4.—Ferme de Ince, à 680 pieds au-dessus du niveau de la mer.

No. 5, 5.—Deux camps, "Poco Rico" et "Buena Vista," situés en haut du rocher, près de la ferme de Bruce, et où les soldats du génie furent envoyés au commencement de l'épidémie, dans la croyance que ce serait un lieu de sûreté. Ce lieu n'ayant point offert la sécurité qu'on avait espérée, les hommes le quittèrent pour s'établir sur le Terrein Neutre.

No. 6.—Campement près des "Carrières de Sable," non loin du Nouveau Môle, occupé au commencement de l'épidémie par une compagnie de l'artillerie royale.

No. 7.—Place d'armes, au milieu d'un grand espace disposé en promenade publique et en parterres pour l'agrément des habitants.

Nos. 8, 8, 8.—Habitation dans le district appelé "le Sud," où plusieurs cas de Fièvre Jaune se présentèrent avant que les gardes-malades de "l'Hôpital de la Marine" (D.) ne fussent attaqués.

ANTILLES.

Beaucoup de personnes sans préventions se refusent à tirer, de l'expérience d'un seul lieu, des conclusions sur la non-contagion, c'est pourquoi, il me sera permis, je l'espère de citer d'après des autorités du premier ordre, les résultats observés dans un grand nombre de lieux, où l'on sait que la maladie a paru.

Ceux qui ont abordé le sujet de la Fièvre Jaune savent qu'il est impossible de donner même une légère esquisse de tout ce qu'on a avancé sur cette question. On peut dire que les discussions jusqu'à une certaine période sont condensées dans les ouvrages de Blane, de Fellowes, et de Pym, du côté de la contagion; et de Bancroft, de Jackson, de Maclean et de Burnett, du côté opposé. Les ouvrages élaborés du Dr. Bancroft surtout, (*Essai sur la Fièvre Jaune; suite à un essai sur la Fièvre Jaune*) embrassaient tout ce qui pouvait, à cette époque, passer pour les points les plus dignes de considération.

Il est d'ordinaire de renvoyer au récit qu'a fait le père Labat, de l'importation alléguée de la maladie à la Martinique en 1682, par le vaisseau "l'Oriflamme" de Siam; à quoi on objecte qu'il n'a fait que rapporter des bruits vagues de circonstances arrivées plusieurs années avant sa venue dans cette île, et que si la maladie avait été contractée au Brésil où le vaisseau avait touché, il était d'une fausseté palpable de dire qu'elle avait été importée de Siam. Dans le second volume, page 119, de son ouvrage sur les fièvres des Antilles, le Dr. Chisholm rend compte d'une importation de la Fièvre Jaune dans l'île de la Martinique en 1796, importation dont la fausseté est prouvée dans un article du huitième volume des transactions médico-chirurgicales, par le Dr. Fergusson inspecteur-général des hôpitaux, qui servait avec les troupes à bord du vaisseau qui passait pour avoir importé la maladie. Sans doute il se trouvait des noms respectables parmi ceux qui soutenaient les idées du Dr. Chisholm sur la contagion; mais même en 1801, si peu après les périodes auxquelles il fait allusion, lorsqu'il m'arriva d'être témoin d'épidémies dévastatrices à la Martinique et à la Dominique, le Dr. Théodore Gordon, mon chef expérimenté, ne jugea point nécessaire de suggérer aucune mesure applicable aux maladies contagieuses, et jamais les officiers de santé plus anciens que moi dans le service ne laissèrent échapper de leurs lèvres aucun mot qui exprimât la moindre appréhension de contagion.

Dans les trente années qui viennent de s'écouler le Dr. Fergusson a fourni beaucoup de renseignements précieux sur la Fièvre Jaune; et il est à regretter que le défaut d'espace nous empêche de faire d'aussi larges extraits que nous le voudrions, des documents d'un homme doué de tant d'expérience, de tact et de franchise. L'écrit auquel nous faisons allusion plus haut, est particulièrement intéressant et a rapport surtout à des transactions qui eurent lieu tandis qu'il était médecin en chef aux Antilles, en 1816, &c.

Les convictions du Dr. Fergusson sont tout à fait opposées à la doctrine de la contagion ; et on admettra que les faits qu'il produit dans cet écrit sont de nature à faire une profonde impression.* Il démontre que, sans qu'on apporte aucune restriction aux communications, la position seule (comme cela arrive constamment aujourd'hui parmi nos troupes aux Antilles) suffit pour assurer une exemption relative fort considérable de la maladie, qui, "dans toutes les îles est restreinte à la côte." Il ajoute : "aux Barbades, nos hôpitaux dans ces dernières années ont été sous le coup d'une importation régulière de Fièvre Jaune de la part de la flotte. Mais l'inoculation même n'a pu produire la maladie sur aucun des membres de l'hôpital, par qui, on peut le dire, les malades ont été reçus à bras ouverts ; car on ne prêche pas parmi nous, au grand préjudice du devoir et de l'humanité, ces doctrines anti-sociales de contagions imaginaires."

Les remarques du Dr. Fergusson corroborent ce fait cité par d'autres auteurs que "les différentes parties de la même ville sont différemment affectées et que souvent l'influence de l'infection est si limitée que pendant qu'elle domine à un certain étage d'une maison † ou dans une section de navire, les autres parties de cette même maison ou de ce même navire en restent exemptes." On trouvera dans l'écrit dont ces passages sont extraits, des détails de la plus haute valeur, relatifs à cette maladie parmi l'équipage du bâtiment de transport "la Regalia," employé en 1816 à porter des recrues de troupes noires de la côte de Guinée aux Antilles. Il ressort de ce récit que l'équipage était en bonne santé, avant qu'on eût pris à bord une quantité de tonnes de bois vert à Sierra Leone,‡—qu'il y eut, pendant le voyage beaucoup

* Le résultat de l'expérience du Dr. Fergusson a été officiellement consigné au Département Médical de l'Armée à Londres, et publié aussi, après sa mort, par son fils. (Longman, 1846.) Voy. Addenda, Lettre (L.), p. 229.

† A Gibraltar, pendant l'épidémie de 1828, ceci parut d'une manière très remarquable ; et le Dr. Ramsay, chirurgien des forces militaires dit dans un rapport officiel daté des Barbades, 20 Décembre 1825, que "dans certaines casernes et certains hôpitaux la diagonale même de quelques salles offrait une démarcation assez exacte de la position saine ou malsaine des lits." Voyez aussi sur ce point l'ouvrage du Dr. Wilson sur la Fièvre Jaune (1827), dans lequel il montre que la maladie était restreinte aux hommes dont les hamacs étaient d'un certain côté dans une portion particulière d'un vaisseau.

‡ Il ne sera pas inutile d'attirer l'attention sur l'extrait d'une lettre de Mr. Showers, chirurgien de la colonie de Sierra Leone pendant dix années dont la première fut l'année (1816) pendant laquelle "la Regalia" appareilla de Sierra Leone:—Pendant mon séjour de dix ans à Sierra Leone, je ne vis jamais d'autre fièvre (la fièvre ordinaire du pays) ; mais lorsqu'une fièvre analogue à la Fièvre Jaune des Antilles, accompagnée de vomito-négro, y éclata, fièvre qu'on supposait avoir été apportée de la Méditerranée par un vaisseau nommé "la Caroline," je la reconnus pour une fièvre différente de celle que je viens de décrire comme fièvre ordinaire du pays, et à ma connaissance, aucun des médecins alors à Sierra Leone n'éprouvait de difficulté à la distinguer comme une nouvelle et différente maladie."—(Aiton, Dissertation sur la Malaria, &c., 1832.) Mr. Showers ajoute, relativement à la fièvre de 1823, qu'il avait "des doutes si elle était importée ou contagieuse ; je suis fort enclin à penser qu'elle provenait de l'atmosphère ;" doutes qu'il était d'autant plus fondé à entretenir que, pendant les deux années précédentes, il n'avait point existé d'épidémie de Fièvre Jaune dans aucun port de la Méditerranée. Pour ceux qui avaient été induits à croire que la fièvre du vomito-négro était assez fréquemment exportée de la côte occidentale de l'Afrique, pays

de malades parmi les noirs (principalement de la dyssenterie) et que plusieurs morts s'en suivirent mais la Fièvre Jaune était tout-à-fait limitée à l'équipage ; et selon les expressions du Dr. Fergusson, "le bâtiment à son arrivée aux Barbades ne fut pas mis en quarantaine, mais put communiquer librement avec les ports de mer des Barbades, les Saintes, Antigua et la Guadeloupe, débarquant les malades et les mourants au milieu des habitants et dans les hôpitaux des Barbades et d'Antigua, sans communiquer l'infection nulle part ; et enfin après avoir subi une purification complète, il appareilla de la Guadeloupe pour l'Europe, encombré à l'excès de prisonniers français rebelles et de leurs familles, sortant des prisons dans les circonstances les plus dangereuses pour la santé. Ce bâtiment la veille du jour qu'il quitta la rade de la Basse terre, avait à bord un malade de la Fièvre Jaune qui se mourait, mais cependant il ne communiqua point cette fièvre aux infortunés passagers, ne la laissa point derrière lui à la Guadeloupe et ne l'importa point dans les ports qu'il toucha ultérieurement." Le Dr. Fergusson, en parlant d'une épidémie qui eut lieu, l'année suivante, dit : "Quelle interprétation différente on eût donnée aux faits que j'ai réunis, si la présente épidémie qui désole les îles avait éclaté, dans le cours ordinaire des saisons, une année plus tôt, au temps que "la Regalia" était ici." Je ne ferai plus qu'un extrait. "A la Martinique on établit une stricte quarantaine, dirigée particulièrement contre la Guadeloupe, et on fut dévoré par les Fièvres Jaunes, mais à la Dominique, à Tabago, à St. Vincent, &c., où l'on n'en établit point, il ne s'est point présenté autant que je sache, un seul cas, quoique dans ces dernières îles, les deux vaisseaux de guerre "le Tigre" et "le Childers" eussent importé de la Pointe à Pitre, à l'évacuation de la Guadeloupe, des exemples distincts, bien marqués de la maladie.

L'inspecteur-général Tegart, pendant plusieurs années médecin en chef aux Antilles, dans son rapport officiel au conseil de santé de l'armée, 10 Mars 1823, dit : "Dans les divers rapports annuels des officiers de santé de ce gouvernement, je n'en ai pas trouvé un seul qui favorisât ou soutînt la théorie de la contagion : ils sont touts du côté opposé."* Ceci semble d'autant plus remarquable que l'isolation des cas de Fièvre Jaune était une mesure approuvée peu de temps auparavant par Mr. l'inspecteur Green, un de ceux qui avaient autrefois servi aux Antilles, vers le temps du

---

d'où cette fièvre passe pour tirer son origine, cette façon de la considérer comme un visiteur étranger et comme une importation d'Europe devait paraître quelque peu étrange. L'état de santé du transport "la Regalia" avant son départ de Sierra Leone, joint à ce qui résulte de la lettre de Mr. Showers quant à la non-existence, dans ce pays, de la Fièvre Jaune en 1816, semblerait en faveur de l'opinion du Dr. Fergusson que cette maladie avait été produite par le bois vert embarqué au moment du départ et à du lest impur qui n'avait point été changé depuis plusieurs années. Dans un rapport officiel de Mr. Hartle, il est dit, sur l'autorité de Mr. Mortimer de la Marine Royale, que la frégate "Nayden" ayant chargé du bois vert à la Dominique perdit un tiers de son équipage par la fièvre.

* Addenda (M.), p. 230.

Dr. Chisholm. Mr. Tegart faisant allusion à certains cas qui se présentèrent à Antigua en 1801, dit :—" Le résultat fut que c'était décidément la Fièvre Jaune et la maladie cessa par le changement de place et fut restreinte seulement aux personnes qui occupaient la chambre. On voit ici la cause et l'effet."

Les rapports officiels du Dr. Bone au département médical de l'armée sont dignes d'une considération particulière, en ce qu'il a résidé longtemps dans les Antilles. On trouvera la substance de ces rapports dans la thèse publiée en 1846, par son fils (maintenant attaché au département médical de l'armée.)

Je ne connais personne de plus compétent pour parler de la fièvre des Antilles que le Dr. Bone ; il dit dans un de ses rapports, " Le premier résultat important que j'ai constaté à l'hôpital de la Marine* c'est que la Fièvre Jaune, comme on l'appelle, ne peut d'aucune façon, se communiquer d'une personne à une autre." Il déclare plus loin, " que 35 domestiques blancs avaient été employés à l'hôpital et n'avaient point été attaqués," il conclut par cette observation, " un si petit nombre de personnes aux Antilles croient à la doctrine de la contagion, qu'on peut en toute sécurité les laisser en jouissance de leurs opinions—elles ne peuvent faire beaucoup de mal."

Les faits avancés par le Dr. Bone contre la contagion sont si nombreux que je ne puis, à cause de leur volume, leur accorder un espace suffisant.

Le fils du Dr. Bone nous informe que l'inspecteur Green, médecin en chef aux Antilles en 1818, 1819 et 1820, essaya (avec la sanction des autorités en Angleterre) d'introduire aux Antilles les réglements de quarantaine alors en usage à Malte ; mais ces mesures ayant été vivement combattues par le Dr. Bone et la grande majorité des officiers de santé de la station, la doctrine de la contagion " mourut d'une mort naturelle " peu après le départ de Mr. Green.†

---

* Aux Barbades.

† Les remarques suivantes sont du Dr. Hunter (" Observations sur les maladies de l'Armée à la Jamaïque 1796 : ")—

" Dans la médecine militaire, les grandes améliorations à introduire ne sont pas tant dans la cure que dans la prévention des maladies, qui dépend entièrement d'une connaissance de leurs causes.

" Si la maladie provient de l'air corrompu par le terrein fangeux d'un camp ou les exhalaisons d'un marais, on ne peut y remédier qu'en changeant de situation, ou en prenant soin de ne point venir dans la sphère d'activité de causes si nuisibles.

" Supposons possible pour un moment qu'on fasse une méprise et que la fièvre du camp ou fièvre rémittente ne soit pas considérée comme procédant de ses véritables causes, mais comme dépendant de la contagion. Il est évident que la destruction complète de tout le camp serait la conséquence d'une telle erreur ; et il y a lieu de craindre qu'on puisse produire dans l'histoire médicale plus d'un exemple de cette espèce.

" Par maladie contagieuse, il faut entendre une maladie provenant d'un poison engendré dans le corps des malades, et qui produit dans les autres une maladie semblable. Un trait qui caractérise particulièrement ces maladies c'est que les personnes de tout rang et de toute espèce en sont également affectées. Partout où elles régnent les anciens

Si fortes étaient les convictions du Dr. Bone avant son départ des Antilles qu'en vue de faire pénétrer la vérité dans l'esprit de touts ceux que cela concernait, il envoya, au conseil médical de l'armée,* une formule pour la production de la Fièvre Jaune, recette dont voici un extrait :—

" Prenez un nombre quelconque de soldats nouvellement arrivés aux Antilles,† casernez les dans une situation basse, humide ou à l'ouverture d'un égoût, sur le bord d'une rivière desséchée ou sur le sommet d'une montagne et sous le vent d'un marécage ou d'un terrein non encore nettoyé, avec peu d'eau ou seulement de mauvaise eau ; que leur caserne ne soit construite que de lattes et de plâtre, &c.

[Ici suivent une infinité d'autres circonstances.]

Faites suivre ces instructions à la Trinité ou même aux Barbades, surtout quand l'air est stagnant ou chargé de vapeurs nuisibles, après une longue sécheresse, et vous verrez bientôt les soldats mourir les uns de la Fièvre Jaune, les autres du vomito négro."

Dans le dernier ouvrage sur la Fièvre Jaune du Dr. Blair, édité par le Dr. Davy, 1850, nous trouvons aussi, p. 55, une formule pour donner cette maladie aux gardes-malades :—" Le moyen de donner la Fièvre Jaune à un garde-malade n'était pas de le mettre en contact immédiat avec les malades mais de le renvoyer de l'hôpital. Après avoir battu le pavé pendant plusieurs semaines et être allés dans les districts infectés, ils étaient ordinairement ramenés à l'hôpital comme malades de la Fièvre Jaune. C'est en effet ce qui arriva à plusieurs gardes-malades renvoyés pour mauvaise conduite."

Je ne puis passer sous silence les documents officiels de Mr. Hartle, sous-inspecteur général des hôpitaux, qui servit aux Antilles pendant 30 années consécutives. Son rapport pour 1822 contient des détails d'une nature très intéressante, relatifs à l'introduction de nombreux cas de Fièvre Jaune dans l'île d'Antigua : il dit dans un endroit : " c'est une réflexion agréable et une source de grande

habitants d'un pays souffrent autant que les nouveaux arrivés. Mais ceci n'arrive jamais dans la Fièvre Jaune, la fièvre rémittente ou même la fièvre intermittente, car ceux qui sont habitués au pays ou acclimatés souffrent infiniment moins que les nouveaux arrivés.

" Mais ce qui peut passer pour un *experimentum crucis*, en preuve de la non-contagion est ce qui a lieu quand les malades quittent leur résidence ordinaire et vont dans d'autres situations qui sont salubres, sans répandre la maladie. Ceci arrive constamment dans les fièvres rémittentes des Antilles ; car les bons effets résultant du changement de l'air des villes pour celui des montagnes sont si bien connus qu'on y a généralement recours, mais, certainement, sans le moindre soupçon que les malades puissent causer aucun mal provenant de la contagion.

" Quand la maladie naît d'une cause généralement répandue, la séparation des malades n'est d'aucune utilité. Ainsi des vaisseaux de guerre sont entrés dans un port des Antilles et n'ont eu aucune communication avec les habitants à terre ou les équipages d'autres vaisseaux et cependant, en peu de jours les hommes en grand nombre ont été saisis de la fièvre régnante.

" Si l'on applique ces observations à la fièvre rémittente ou à la Fièvre Jaune, on ne sera point fondé à croire qu'elles procèdent, l'une ou l'autre, de la contagion."

* Rapport sur l'épidémie de la Trinité, 1818. † Voy. Appendice No. IV., p. 381.

satisfaction pour moi de penser que, quoique 107 cas de Fièvre Jaune tels que j'en ai peu vu d'aussi affligeants où d'une nature plus maligne, aient été importés dans l'île par trois vaisseaux depuis Septembre 1821, nous n'avons point *un seul exemple* d'individus attaqués, hors ceux qui furent directement exposés aux causes locales" (les vaisseaux). Il dit que les malades reçus à terre de l'un de ces vaisseaux (le transport "Dasher,") furent soignés par des Européens. Le récit que donne Mr. Hartle, de la Fièvre Jaune à bord du "Pyrame" frégate qui arriva des Barbades au Port-anglais le 3 Janvier 1822, est très important. Les faits suivants sont les principaux qu'il cite. Ni les officiers ni les hommes n'avaient été exposés à l'influence solaire, ou à d'autres causes d'excitation. Une des principales raisons assignées à l'irruption de la maladie fut que ce vaisseau avait été "injecté de goudron minéral qui, avec l'eau de cale, occasionna une émanation considérable." Les seuls vaisseaux de la station qui avaient été injectés de goudron minéral étaient le vaisseau que nous venons de nommer, "le Esk" sloop de guerre et le transport "le Dasher." "Ils souffrirent touts surtout le premier et le dernier d'un type semblable de maladie, la Fièvre Jaune, sous sa forme la plus maligne." Mr. Hartle dit que l'équipage du Pyrame fut débarqué au Port-anglais et que le vaisseau fut désarmé. Lorsqu'on découvrit les anguilliers, les émanations qui s'échappaient de la cale surpassaient tout ce qu'il avait "éprouvé jusqu'alors." Un maître d'équipage s'évanouit en regardant du premier pont dans la cale pendant une inspection d'officiers spéciaux, et eut ensuite une attaque terrible de la maladie. Mr. Hartle lui-même (natif, je crois, des Antilles) qui était parmi les officiers désignés pour examiner l'état du vaisseau, échappa avec une légère indisposition. Il déclare à l'égard des autres que "touts les individus présents à l'ouverture de la cale et des anguilliers furent attaqués de la maladie régnante. Quoiqu'il n'y eût que six mois que la frégate était partie d'Angleterre, et qu'elle passât pour n'avoir quitté les chantiers que depuis peu de temps, on en retira de pleins bateaux d'ordure dont il y avait neuf pouces dans la cale. Les nègres employés à enlever cet amas étaient obligés d'aller de temps en temps sur le pont, tant la puanteur était insupportable, et trois d'entre eux eurent la maladie. Le magasin d'arrière, placé immédiatement sous la Ste Barbe, fut trouvé dans le plus mauvais état, et cela expliquait dans l'opinion de Mr. Hartle, pourquoi touts les domestiques d'officiers et ceux de la salle à manger de l'artillerie avaient souffert. Des objections ayant été faites relativement à l'éloignement de l'équipage au delà des chantiers de construction, après leur débarquement le 15, il se présenta plusieurs cas jusqu'au 30, par suite des visites clandestines que les hommes faisaient à bord ; c'est pourquoi on campa l'équipage à quelque distance des chantiers au fort de Berkeley, tandis qu'on faisait subir au vaisseau un nettoyage et une purification complète ; et, après le retour à bord, la santé de l'équipage continua à être bonne.

Amérique.

Passant maintenant au continent américain, les limites de mon ouvrage ne me permettent de faire que quelques courtes remarques. Jusqu'à l'année 1793, touts les médecins des Etats Unis croyaient à la nature transmissible de la Fièvre Jaune ; mais chaque épidémie diminuait le nombre de ceux qui soutenaient cette doctrine, de sorte qu'en 1825, suivant un almanach commercial d'Amérique, 567 médecins étaient contre la doctrine de la contagion tandis qu'il n'en restait que 28 en faveur de cette doctrine, dans tout le pays. La manière publique dont le célèbre Dr. Rush, autrefois partisan de la contagion, se rétracta, est un fait d'une notoriété historique.* A New York la doctrine de la contagion fut longtemps et ardemment soutenue par le Professeur Hossack et le Dr. Townsend, qui écrivirent beaucoup touts les deux sur la maladie. Les faits qui se présentèrent au Dr. Beck dans le cours de l'épidémie à New York (en 1822) amenèrent l'année suivante† sa rétractation publique de la croyance qu'il avait auparavant professée dans la contagion ; et le Dr. Townsend paraît avoir admis‡ que de 200 médecins de touts grades, trois ou quatre seulement croyaient à la nature transmissible de la Fièvre Jaune. « En 1793, le corps médical était presque unanime à croire au caractère contagieux de cette maladie, et il n'eût pas fallu peu de courage pour braver l'orage qu'une opinion opposée n'aurait pas manqué d'éveiller. Dans cette génération une unanimité égale règne dans le corps médical quant à la nature non-contagieuse de la maladie ; et quiconque avance sérieusement la doctrine opposée n'est pas jugé plus digne d'attention et encore moins de réfutation, que ne le serait, en ce temps-ci un avocat du système astronomique de Ptolémée.»§ Le récit suivant dû à la plume de Mr. Laroche, consul français à Philadelphie, est extrait d'une lettre à un ami, à la date du 20 Juillet 1833. « Un de mes amis le Dr. Morrel est récemment arrivé de la Havane. Pendant une traversée de quelques jours trois personnes moururent de la Fièvre Jaune à bord ; et une quatrième étant tombée malade à bord, mourut à New York dans l'établissement de la quarantaine. Les malades étaient touts *des passagers de première classe*, et avaient reçu les germes de la fièvre dans le port. Les autres

---

* Le Dr. Rush [cité par Sir W. Pym, 1er édit. p. 208], dit « qu'il demande *pardon* aux amis de la science et de l'humanité, si la publication de cette opinion a pu contribuer à la *misère* et à la *mortalité* qui suivent cette maladie. En effet, telle est la peine qu'il éprouve au souvenir de l'avoir entretenue et propagée, qu'elle le privera pour longtemps et peut-être pour toujours du plaisir qu'il aurait eu à se rappeler ses efforts à remplir les devoirs publics de sa place.

† Journal Méd. et Ph. de New York, No. VIII. p. 472. Voy. aussi Addenda (S.), p. 238.

‡ Chervin.—De l'Opinion des Médecins Américains, p. 11.

§ Voy. Journal Américain des Sciences Médicales, Août 1829, p. 523.

passagers qui s'étaient embarqués seulement au moment du départ, sans avoir attendu dans le port, continuèrent à se bien porter et cela malgré le contact inévitable de 12 ou 15 personnes couchant dans une petite cabine. Le Dr. Morrel et les autres passagers furent mis en quarantaine, mais pendant qu'ils y furent, tout le monde allait les voir."

En consultant les diverses brochures publiées par le Dr. Chervin, on trouvera beaucoup de remarques intéressantes sur les épidémies de Fièvre Jaune qui régnèrent en Amérique.

Suivant un rapport lu à l'académie, sur les documents du Dr. Chervin, il paraît que des observations faites par des médecins de plus de trente villes ou cités ont démontré que, dans l'Amérique du Nord, la maladie ne s'est point propagée par le déplacement des personnes qui en étaient attaquées, lors même que celles-ci emportaient avec elles leur literie &c. Il ressort de ces documents que les domestiques de toutes classes qui soignèrent les malades de la Fièvre Jaune, furent constamment exempts de la maladie, partout où les hôpitaux étaient placés hors des influences locales particulières. C'est ce qui arriva à l'hôpital de Bush Hill, près de Philadelphie ; à celui de Belle-vue, près de fort Etienne ; dans celui de la Marine à New York ; ainsi que dans ceux de Norfolk, de Baltimore, de Providence, de Newport, de Boston, et de New London. Ces faits très importants sont vérifiés par les Drs. Chapman, Redmond, Coxe, Mease, Lehman, Mitchell, Parish, Jackson, Perkin, Miller, Tucker, Thomas, Backe, Harlon, Coates, &c., de Philadelphie ; par les Drs. Anderson, Brown, Walker, Drake et Osborne, de New York ; par le Dr. Archer, de Norfolk ; par le Dr. M'Cauley, de Baltimore ; par le Dr. Weaton, de Providence ; par les Drs. Turner et Waring, de Newport ; par le Dr. Townsend, de Boston ; et par le Dr. Lee, de New London. Des preuves dans le même sens, recueillies dans les Antilles furent présentées à l'Académie par le Dr. Chervin en 1827.

Le Dr. Pariset est convenu que la Fièvre Jaune "n'est point contagieuse en Amérique, soit qu'elle ne l'ait jamais été, soit qu'elle ait cessé de l'être." *

Par rapport à l'Amérique, Humboldt est entré dans cette question peut-être plus que personne. Dans son essai politique (vol. iv.) il dit qu'à la Vera Cruz on entretenait l'idée que cette maladie était importée de la Havane et d'autres endroits ; mais à juger des faits qu'il produit, il ne paraît point qu'il y ait des raisons de douter que la maladie ne soit indigène. Cet homme célèbre examine le sujet de la contagion avec cet esprit de philosophie qui le distingue ; il nous fait voir sur quelle échelle une expérience de

* Bulletin des Sciences Médicales, t. xii. p. 126.

Le Dr. P. F. Thomas, après une expérience de 30 ans à la nouvelle Orléans, s'accorde à dire aussi que cette maladie ne montre dans aucune circonstance une propriété contagieuse.—(Voy. son traité de la Fièvre Jaune, Paris, 1848.)

la transmissibilité d'une maladie—celle du transport de personnes attaquées dans des districts salubres—a été faite, et que le résultat est tout à fait en opposition avec cette doctrine; non seulement à Xalapa et plus avant dans l'intérieur, mais à la ferme de Encero à quelque distance de la Vera Cruz; on voit que la maladie se restreint aux personnes qui l'apportent avec elles malgré les rapports les plus libres avec les autres habitants.* Toutes les observations de Humboldt sur la Fièvre Jaune sont du plus haut intérêt; il en est une surtout qui mérite une attention particulière; c'est que, quoique la maladie règne ordinairement touts les ans parmi les nouveaux arrivés à la Vera Cruz, elle n'y a jamais régné comme épidémie de l'année 1776 à l'année 1794, malgré la liberté entière des communications avec la Havane et les autres lieux. Il dit même que pendant les huit années qui précédèrent 1794 "il n'y eut pas un seul exemple de vomito, quoique le concours d'Européens et de Mexicains de l'intérieur fût très grand et que les matelots se livrassent aux mêmes excès qu'on leur reproche maintenant.†" Ce fait est d'autant plus digne de remarque qu'il ne semble pas avoir dépendu d'un état atmosphérique inusité; et l'on peut à peine accorder quelque importance à la circonstance du pavage des rues qui avait eu lieu pour la première fois dans l'année 1775,—considérant que la maladie a reparu si souvent depuis 1794, et a régné si fréquemment dans les rues bien pavées de St. Pierre de la Martinique, de Cadix, de Gibraltar, &c.‡

ESPAGNE.

Tournons maintenant nos observations vers l'Espagne: Il paraît que déjà à la date reculée de 1761 (21 Octobre) un édit royal fut promulgué, exposant qu'il demeurait prouvé par l'expérience des communications entre la Havane et Cadix que la Fièvre Jaune n'était pas contagieuse. Il résulterait de là que

* "Si la surface de la terre n'atteignait point des élévations considérables entre les tropiques, la forme si caractéristique des arbres à feuilles en aiguilles serait presque inconnue aux habitants de la zone équatoriale. J'ai beaucoup travaillé, en commun avec Bompland à la détermination exacte des limites inférieures et supérieures de la région des conifères et des chênes des montagnes mexicaines. Les hauteurs auxquelles ces deux espèces commencent à croître (los Pinales y Encinales, Pineta et Querceta) sont saluées avec joie par ceux qui viennent des côtes de la mer, comme indiquant un climat où, ainsi que l'expérience l'a confirmé jusqu'ici, la maladie mortelle du vomito prieto (une des formes de la Fièvre Jaune) n'atteint pas. La limite inférieure des chênes et plus particulièrement du Quercus Xalapensis (une des espèces mexicaines de chênes que nous avons décrites) est sur la route de la Vera Cruz à la ville de Mexico, un peu au dessous de la Venta del Encero 2,860 pieds (3,048 Anglais) au dessus du niveau de la mer. A l'ouest des montagnes entre la ville de Mexico et l'océan Pacifique, la limite est un peu plus basse, car on commence à trouver des chênes près d'une cabane appelée la Venta de la Moxonera, entre Acapulco et Chilpanzingo à une élévation absolue de 2,328 (2,480 Angl.) pieds.

"J'ai trouvé une différence semblable dans la hauteur de la limite inférieure des bois de Pins des deux côtés du continent."—HUMBOLDT, *Aspects de la Nature.* v. ii. p. 154.

† Essai politique sur le Royaume de la Nouvelle Espagne, vol. iv. p. 194.

‡ Addenda (N.), p. 233.

l'opinion du médecin de la cour Cervo, qu'on avait envoyé pour s'enquérir de la nature des épidémies de Cadix de 1730 et 1731, avait prévalu sur celle de Navarette qui en attribuait l'origine à une importation d'Amérique. Il semble curieux que Arejula, lorsqu'il écrivait en 1806, ait commis l'erreur de supposer que le vomito négro de la Havane, de la Vera Cruz, &c., fût une maladie différente de la Fièvre Jaune. Il se trouve dans l'embarras d'avoir à combattre en faveur de la contagion et de l'importation sous une seule et même dénomination, (*la Fièvre Jaune*) tout en admettant que "nos vaisseaux n'apportaient jamais les germes du vomito-négro, lors même qu'ils avaient en quittant nos possessions la maladie à bord ;" et (en Amérique) "une suite de siècles avaient prouvé aux médecins que la maladie n'était point communicable." Ce praticien, avec les Drs. Coll et Amellor, aussi de Cadix déclarèrent que les médecins chargés de s'enquérir des causes des épidémies de 1732 et 1734, avaient décidé qu'elles ne s'étaient point propagées par la contagion. Dans toutes les épidémies subséquentes la majorité des praticiens espagnols a été en faveur de la doctrine de l'importation et de la contagion, mais il paraîtrait d'après l'assertion du Dr. Salva de Barcelone dans ses Trozos ineditos que les opinions de quelques-uns avaient été influencées par des causes politiques ou autres, car il n'hésite point à déclarer que lorsqu'il alla aux informations, il obtint en particulier, des opinions qui différaient en quelques cas de celles qui avaient été données publiquement. Une commission instituée à Cadix pour faire une enquête sur l'origine de l'épidémie de 1810, déclara qu'on n'avait pu découvrir l'origine de la maladie dans aucune des six irruptions qui avaient eu lieu avant 1805.* L'importation de la maladie à laquelle la commisson fait allusion, comme ayant eu lieu en 1802, avait rapport au débarquement d'environ 500 malades de la flotte de l'Amiral Gravina, à son arrivée des Antilles. Les membres de la commission conviennent que, bien qu'un grand nombre de cas eussent les symptômes les plus caractéristiques et que les communications avec la ville fussent libres la maladie ne se répandit pas et ne se communiqua d'aucune façon. On a aussi constaté que quoique plusieurs cas eussent été envoyés en 1807, à l'hôpital de l'Aguada, à Cadix, par une flotte Française avec laquelle on maintint toute liberté de communication, la maladie ne se répandit pas.

On trouve de nombreux détails touchant l'origine des épidémies de la Fièvre Jaune en Espagne jusqu'à l'année 1820, dans la "*Nueva Monografia*" et dans les "*Decadas*" de Hurtado ; dans

* "En ninguna de estas epocas, exceptuada la de 1805 en que vinò de fuera, se ha podido averiguar con exactitud, el origen de esta calamidad publica." "A aucune de ces époques excepté en 1805, qu'elle a été importée, on n'a pu déterminer avec exactitude l'origine de cette calamité publique.—(*Extrait du Rapport de la Commission.*)

le livre de Mr. Doughty ;* dans les écrits du Dr. Pariset ; et dans diverses brochures publiées depuis 1827 par le Dr. Chervin.

La terrible épidémie de Barcelone en 1821, donna une nouvelle impulsion à la question de la contagion. Les rapports de la commission médicale envoyée de France pour faire des recherches sur la nature de cette maladie, disposèrent un grand nombre de praticiens à croire qu'elle possédait la propriété de se communiquer ; et "*l'histoire médicale*" montre dans le Dr. Pariset, qui était à la tête de la commission, des talents littéraires du premier ordre. Le Dr. Chervin, cependant, suivit pas à pas le Dr. Pariset, non seulement à Barcelone, mais dans toutes les parties de l'Espagne où l'on rapportait des détails relatifs à la propagation de la maladie.

Il résulta de tout ceci une collection de documents, telle qu'il n'en avait jamais été soumis au public sur aucun sujet de cette espèce. On peut juger de la valeur de ces documents, fournis par le Dr. Chervin, comme éclaircissement d'une question d'une haute importance pour la société et depuis longtemps pendante, sur l'opinion de l'Académie de Médecine que nous avons déjà citée dans l'introduction de ce rapport. Je regrette que l'espace ne me permette point de donner beaucoup d'extraits précieux des ouvrages que ce praticien a publiés en 1827 et en 1828.† On y trouve les assertions du Dr. Pariset et d'autres touchant les épidémies de la Fièvre Jaune en Espagne ; et l'on ne peut s'empêcher de reconnaître que le Dr. Chervin a fait voir qu'il s'était glissé beaucoup d'inexactitudes dans ces assertions et que les événements autorisaient des conclusions tout-à-fait opposées à celles qui ont été tirées.

Le Dr. O'Halloran qui était allé à Barcelone pour observer l'épidémie de 1821, avait, avant la visite du Dr. Chervin, indiqué quelques-unes des erreurs extraordinaires du Dr. Pariset, et l'on trouve dans l'ouvrage du Dr. O'Halloran des détails intéressants relatifs à des cas qui se sont présentés sur d'autres points de l'Espagne.

En même temps que le Dr. O'Halloran, feu le Dr. Charles Maclean, de regrettable mémoire, visita Barcelone dans le but spécial d'examiner toutes les circonstances en rapport avec l'épidémie dont on vient de parler.

Plusieurs de ceux qui ont étudié les ouvrages du Dr. Maclean, sont d'avis qu'il a poussé quelques-unes de ses vues jusqu'à l'extravagance, mais les écrits qu'il a laissés au sujet de cette épidémie, sont tout-à-fait suffisants pour lui assurer une place distinguée parmi les membres de la profession médicale.

---

* "Observations et recherches sur la nature et le traitement de la Fièvre Jaune ou fièvre de Bulam."—Londres 1816. Mr. Doughty servait en qualité de chirurgien d'état-major dans notre armée à Cadix en 1810.

† Dans la "Revue Critique" par le Dr. Fermon de Paris, imprimée en 1829, on trouve *un résumé* des circonstances dont il est ici question.

A l'irruption de la fièvre la population de Barcelone était supputée à 120,000. La ville renfermait des médecins qui, se refusant au témoignage de leurs sens, repoussaient toute preuve défavorable à la contagion, pour ne s'attacher qu'à la tradition. Du reste, menacés de punition par le gouvernement d'un côté, et par les tumultes populaires de l'autre, ils sont obligés de céder aux plus absurdes erreurs dont l'humanité a si cruellement à souffrir.*

Mais il se forma, à Barcelone, d'un certain nombre de médecins indigènes et des médecins étrangers qui s'y trouvaient alors assemblés, une société respectable, résolue à donner des leçons de loyauté à ces praticiens timorés. Un manifeste signé par dix médecins espagnols, deux français, deux anglais et un américain fut publié, dans le but de prouver que la maladie n'était pas contagieuse.†

Le Dr. Piguillem, qui dit qu'on le considérait comme le prince des contagionistes était au nombre de ceux qui signèrent ; ayant (ainsi que treize autres praticiens de Barcelone qui avaient aussi changé d'opinion) adopté les vues des non-contagionistes après que la maladie eut régné quelque temps.

Ceux qui s'intéressent à ce sujet pourront tirer beaucoup d'instruction de la lecture de l'ouvrage du Dr. O'Halloran, p. 67.

Un événement remarquable dans l'histoire de la Fièvre Jaune

---

* Extrait de " O'Halloran, sur la Fièvre Jaune des côtes méridionales et orientales d'Espagne," p. 110.

" *Origine de la Fièvre Jaune à Tortosa dans l'année* 1821.

" La maladie, suivant les rapports officiels les plus récents des autorités et du conseil de santé, se montra dans la personne de Salvador Curto, marchand de savon, qui fit voile de Barcelone le 1er Août et qui arriva à Tortose le 4."

A la page 113, le Dr. O'Halloran dit: " Le premier cas marqué parut à Tortosa, dans la personne d'un marin nommé Buenaventura Puich, appartenant au brick Ventura. Après son entrée, il n'eut aucune communication avec Salvador, ni avec personne de sa famille. Lorsque le vomito négro et d'autres symptômes non équivoques d'une maladie maligne se montrèrent, il fut de force arraché de son lit à 8 heures du soir, obligé de s'habiller et la corde au cou, traîné par quatre soldats armés à un lazaret dans la campagne, où il arriva après une marche de trois heures. Le lazaret, étant inoccupé, la porte en fut enfoncée, et la malheureuse et faible victime, privé de secours et même sans eau pour étancher sa soif, fut abandonnée à son sort pendant le reste de la nuit, sans lit pour reposer ses membres, sans personne à qui il put parler et sans aliment d'aucune espèce. Il mourut le 15, avec les symptômes ordinaires de la Fièvre Jaune, savoir: couleur jaune de la peau, hémorrhagies, vomito négro, &c."

A la page 117, il dit, " Le gouverneur militaire Don Miguel de Haro ne laissa pas passer inaperçue la cruauté sans exemple du conseil de santé envers Buenaventura Puich. Pensant que cette conduite était une espèce de raffinement de brutalité non sanctionné par les lois divines ou humaines, il s'éleva contre ces procédés et déposa une plainte formelle devant le chef politique de la Province, qui selon toute probabilité, la traita avec peu d'attention ; car la convenance ou l'inconvenance de traiter avec tant de brutalité notre semblable souffrant de maladie, n'a point encore été, si je suis bien informé, un sujet d'investigation dans la province de Catalogne."

† Addenda (O.), p. 233.

arriva au port du Passage dans la province de Guypuscoa, lieu connu de beaucoup d'officiers britanniques pour avoir été le rendez-vous des transports pendant que nos troupes occupaient les Pyrénées en 1813 et 1814. Il est difficile de donner une idée de ce port singulier situé au fond de la baie de Biscaie, et formant une sorte de dépendance de celui de St. Sébastien. L'entrée est au milieu de rochers escarpés, et si étroite et si oblique que ce n'est pas sans difficulté qu'on la distingue. La ville consiste en une seule petite rue, située sur une plate forme du rocher, rue si étroite que les charrettes et, je crois même, les chevaux n'y peuvent passer, tandis que la base de la montagne d'Olearso est presqu'en contact avec les maisons qui sont mal ventilées, sales, sombres et encombrées.

Le Docteur Arrutti, médecin qui résidait dans cette partie du pays, raconte qu'en Juin 1823, un brick nommé "Donostiarra" fit voile de la Havane avec une patente nette ; et qu'ayant perdu un homme pendant sa traversée (de maladie ordinaire, autant qu'on sache,) il obtint pratique à la Corogne, après dix jours de quarantaine. Ensuite il prit port à St. Andero et arriva au Port du Passage le 3 d'Août, avec un équipage parfaitement sain. Ce bâtiment avait été employé au commerce de ces ports. Comme il avait été à la Corogne et à St. Andero avant son arrivée au Passage il ne fut pas mis en quarantaine dans ce dernier port.

Sa cargaison, composée principalement de sucre et de tabac, fut déchargée. Pendant plusieurs jours de nombreux visiteurs allèrent à bord, sans qu'aucune maladie se fût déclarée parmi eux ou dans l'équipage. Le 15, un douanier qui avait passé plusieurs jours à bord, tomba malade et mourut le troisième jour, le vomito négro s'étant montré. Cet homme passait pour s'être fort occupé à fond de cale à chercher des marchandises de contrebande. Le 22, un homme qui était resté dans la cale à examiner la charpente du navire mourut également ; quelques-unes des planches d'un des côtés de ce bâtiment s'étant trouvées pourries, douze charpentiers furent employés à les enlever, et six sur douze furent attaqués successivement à peu d'intervalle. Cette ouverture du flanc du navire avait commencé le 19 et la maladie commença à paraître le 23, sous une forme non équivoque, dans les maisons auprès desquelles le bâtiment était amarré.

Le Dr. Arrutti fait voir ensuite que la maladie ne s'étendit pas au delà des maisons qui se trouvaient en face du bâtiment ; et que lorsque la maladie atteignit des personnes dont les habitations étaient situées à distance, c'est qu'elles étaient restées pendant quelque temps dans la circonscription de la malaria qui s'échappait du vaisseau. Les noms et les occupations de ces personnes ont été donnés. La chaleur était excessive, 28½° de Réaumur (environ 96° Fahr.) et la direction du vent favorisait le transport des émanations délétères du vaisseau aux maisons : le Dr. Arrutti donne le numéro de chacune des maisons où des personnes furent attaqueés et nomme les différents points où les individus souffrant de la maladie furent transportés, affirmant que, nonobstant les causes accessoires qui résultaient *d'habitations encombrées, sales et mal aérées*, la maladie ne se répandit point; " soit que les personnes atteintes mourussent ou recouvrassent la santé, la maladie ne se communiqua à personne hors de son foyer."*

Il fait observer que "les habitants du Passage avaient la précaution de ne point s'arrêter longtemps dans le foyer de l'infection. Ils visitaient leurs parents et leurs amis et remplissaient envers eux touts les devoirs commandés par l'humanité et la société, et la maladie s'éteignit pour ainsi dire dans sa source.† Il résulte donc que cette fièvre, examinée selon le caractère qu'elle présente, n'offre point un caractère de contagion de la part des individus. On découvrit ensuite que beaucoup de personnes éludant les réglements sanitaires, sortirent sans certificat de santé, et emportèrent avec elles des hardes, même lorsqu'elles provenaient des maisons où des gens étaient morts; mais malgré ceci, la maladie ne se répandit pas le moins du monde dans le pays environnant. Si quelques morts eurent lieu à Loyola, à Renteria, ou autre part, la maladie dans ces cas avait été contractée dans le foyer de l'infection.

" Si cette maladie eût été transmissible par le contact individuel, qui aurait pu en arrêter les progrès ?—Aucun pouvoir humain. Car les gens qui avaient été en contact immédiat avec les malades, les convalescents et les hardes appartenant aux malades se répandirent, quand on fut sur le point d'établir le cordon, à St. Jean de Luz, à St. Sébastien, à Bayonne et dans d'autres endroits."

Voici donc un exemple—non pas de la Fièvre Jaune importée, ni rigoureusement, de la cause de la Fièvre Jaune importée,—mais un développement de la maladie par le concours d'un nombre d'agents. Dans d'autres occasions on a remarqué que la maladie n'éclatait qu'après que les vaisseaux avaient été déchargés de leur cargaison ; et dans cet exemple, on peut concevoir que la grande chaleur, reverbérée, comme elle devait l'être, du rocher auprès duquel le vaisseau allégé était amarré, ait été extrêmement favorable au dégagement d'un principe nuisible s'échappant de ses planches pourries.‡

Dans un autre récit de cette irruption, par le Dr. Montes dans

---

* Page 70.

† Il paraît que le vaisseau fut brûlé et coulé.

‡ Le Dr. Audouàrd de Paris, contagioniste avoué, a rèconnu que cette maladie a Passage provenait des sources qui se trouvaient à bord.—Voy. "Revue Médicale Sept. 1824, p. 83.

Ce praticien qui portait ses idées de contagion jusqu'à la fièvre intermittente, était médecin de l'armée française dans cette partie de l'Espagne, et naturellement les cordons ne furent point oubliés; mais en soutenant ses opinions en cette occasion il dit: ("Revue Médicale," vol. iii., p. 224.) "Néanmoins, il faut convenir qu'au port du Passage la contagion n'était point aussi manifeste qu'à Barcelone;" et il tend à conclure que les premières circonstances liées à cette irruption semblaient prouver la contagion, et les dernières, le contraire. De sorte que, en somme, les assertions du Dr. Arrutti doivent être reçues comme plus dignes de foi.

le 14e vol. des *Decadas de Hurtado*, l'origine en est attribuée à des causes qui se trouvaient dans la ville elle-même, causes indépendantes du vaisseau comme l'a publiquement déclaré le Dr. Zeubeldia ; et nous y apprenons qu'une maladie semblable y régna en 1780 et 1791.* Il n'y a point contradiction cependant, dans les assertions que la maladie ne s'est point propagée de personne à personne ; quoique le Dr. Arrutti semble appliquer le mot contagion† à l'extension de la maladie dans les limites des émanations délétères provenant du vaisseau.

Afrique.

Dans la même année que la fièvre eut lieu au Passage, il se présenta une autre circonstance qu'on a souvent citée.

D'après un rapport officiel rédigé et publié en 1824, par le Dr. (maintenant Sir William) Burnett, l'un des commissaires du Département médical de la Marine, il paraît que dans la première partie de l'année précédente une fièvre s'était montrée à Sierra Leone sous une forme différente des fièvres rémittentes ordinaires du pays, et qu'on disait présenter des symptômes caractéristiques de la Fièvre Jaune. Ce rapport réfute complètement l'allégation que cette maladie avait été importée par le vaisseau marchand "la Caroline ;" et à la page 24, on donne un extrait d'un écrit du chef du département médical à Sierra Leone qui constate que d'après toutes les preuves qu'on avait pu se procurer dans la colonie, on avait sujet de conclure que la maladie n'était pas contagieuse. Il raconte une circonstance curieuse dont il n'y a point d'exemple (si ce n'est pourtant ce qui se passa sous mes yeux aux Antilles), savoir que les femmes européennes et les enfants furent parfaitement exempts.

Le 23 Décembre 1823 Sir Gilbert Blane fit circuler un récit de nature à prouver plus que tout ce qui avait paru jusqu'alors, l'importation et la communication subséquente de la Fièvre Jaune. Il paraît que "le Bann" sloop de guerre quitta Sierra-Leone pour l'île de l'Ascension à la fin de Mars 1823 ; qu'une fièvre maligne régna parmi son équipage durant sa traversée et quelque temps après ; et que le dix-huitième jour après qu'il eut jeté l'ancre à l'Ascension, une maladie qu'on disait être semblable et

* M. Bally dans son rapport sur la Fièvre Jaune au Passage en 1823, assure, pages 5, 6, qu'on disait que des épidémies semblables y avaient régné en 1780 et 1791, après des arrivées des Antilles, et aussi que les troupes françaises en 1808, 1809, et les troupes anglaises en 1813, 1814 avaient beaucoup souffert de la fièvre au même endroit. "Dans ce dernier exemple, on ne soupçonna en aucune façon le typhus américain ; ce fut le typhus d'Europe qui détruisit un grand nombre de victimes dans les hôpitaux." —Voy. Addenda (P.), p. 235.

† Je connaissais depuis longtemps le Dr. Bobadilla, à Gibraltar, et je le considérais comme contagioniste dans le sens de la transmission directe ou indirecte d'une personne à une autre ; mais à ma grande surprise il m'assura que dans un hôpital de los Barrios, quelques années auparavant, il avait expliqué à tout le monde comment il se faisait que les domestiques des malades de la Fièvre Jaune n'étaient pas plus sujets que d'autres à être attaqués.

accompagnée en quelques cas de vomito négro et d'une couleur jaune de la peau, éclata dans la garnison de cette île, garnison consistant de 35 hommes outre les femmes et les enfants.

D'après le rapport de Sir William Burnett, une erreur s'était glissée dans le récit de Sir Gilbert touchant la santé de l'équipage " du Bann " lorsque ce bâtiment quitta Sierra-Leone ; mais ce qui est d'une importance beaucoup plus grande pour l'argumentation et que le dernier de ces messieurs a omis quoique cette circonstance ait été citée par le premier, c'est que " En consultant les journaux des officiers de santé qui, à différentes époques, furent chargés de la garnison avant l'apparition de la dernière épidémie, on voit que non seulement la dyssenterie et l'hépatite ont régné fort souvent, ainsi que des attaques accidentelles de fièvre, mais aussi qu'une fièvre appelée fièvre bilieuse rémittente* attaqua, dans l'année 1818, presque touts les hommes de l'île, ce que l'aide-chirurgien attribue à l'humidité peu ordinaire de la saison de la chasse aux tortues, époque durant laquelle les hommes sont très exposés, forcés qu'ils sont de veiller la nuit pour renverser ces animaux.

" En outre, il se trouve dans le journal de Mr. Robert Malcolm, pour 1818, un cas de cette maladie qui commença le 1er Juin, et se termina par la mort le jour suivant, avec touts les symptômes de suffusion jaune et de vomito négro, &c., qu'on dit caractériser la Fièvre Jaune ; et ayant fait voir ce cas au chirurgien du " Bann " présentement à Londres, il déclare qu'il est exactement semblable aux cas de fièvre qui furent récemment si funestes sur " le Bann " et parmi les soldats de marine de l'Ascension."†

Ici donc, nous avons la preuve, quelqu'ait été d'ailleurs la nature de la maladie qui régna sur " le Bann " et à l'Ascension en 1823, *de l'existence de la même maladie dans l'île, et vers le même temps de l'année en* 1818, *sans qu'on puisse supposer le moins du monde qu'elle ait alors été importée.*

D'après le principe évident que ce qui peut arriver une année sur une petite échelle, peut par une extension de la cause, se

* Il est remarquable que bien qu'on sache depuis quelque temps que la véritable Fièvre Jaune a régné cette année (1850) sur les côtes du Brésil (à Bahia, à Fernambouc à Rio de Janeiro) et qu'il soit aussi constaté par les états des vaisseaux de S.M. "le Cormoran," "le Tyne" et "le Croissant," pour le trimestre finissant le 31 Mars, états envoyés à Somerset house que des cas très malins (*couleur jaune de la peau, vomito négro, hémorrhagies*) régnèrent sur chacun de ces vaisseaux—*le terme de Fièvre Jaune ne paraît point une seule fois dans les états officiels* ;—ils paraissent touts sous le titre de Bilieuse rémittente, tant, je le présume, les rémissions paraissent clairement sous ces latitudes. Si nous consultons les statistiques de la mortalité parmi les troupes aux Antilles pendant une période de plus de 20 ans, l'adoption à la Jamaïque de la même classification ne paraîtra pas moins remarquable, car, tandis que nous savons que pendant la période indiquée, les troupes dans cette ile ont souffert plus que dans aucune autre des Antilles, VINGT CAS SEULEMENT de Fièvre Jaune paraissent sur ces listes pendant les vingt années ; les convictions des divers médecins qui y sont stationnés les portant à croire que le terme de Bilieuse Rémittente, si usité dans les autres parties du monde peut mieux rendre quelques-uns des phénomènes prominents et les plus constants de la maladie.—Voy. Appendice No. III., p. 282.

† Page 10.

reproduire sur une plus grande échelle dans une autre, ceci augmente considérablement la force de la conclusion de la sixième proposition de Sir William Burnett, "qu'une maladie semblable à la fièvre du "Bann" aurait pu régner dans cette île, lors même que "le Bann" n'aurait eu avec elle aucune communication.* Il nous informe que "le médecin en chef de Sierra-Leone était arrivé à la même conclusion dans son rapport officiel;" et considérant combien les faits en rapport avec la question de la contagion se sont multipliés dans les quelques années qui viennent de s'écouler, je suppose que la majorité de ceux qui se sont occupés de la Fièvre Jaune arriveront à la même conclusion plutôt que d'admettre comme cause ce qui, autant qu'on peut conclure des preuves recueillies, n'était arrivé qu'après.

Sir William, quoique porté, en cette circonstance à croire à l'importation, laisse la question entière et fournit touts les détails pour mettre le corps médical à même de se former une opinion. Il signale les assertions erronées touchant la santé de l'île depuis l'époque de notre occupation (1815) jusqu'à l'année épidémique 1823. Il dit: "sur 130 cas de maladie qui sont notés dans ces journaux, il y eut douze morts et 19 furent mis aux invalides et quoique touts les cas dont l'issue fut fatale, soient insérés dans les journaux, on sait fort bien que ces documents contiennent rarement plus d'un tiers des cas qui arrivent réellement." Il nous dit que d'après les médecins à qui était confiée la garnison, bien qu'immédiatement avant cet événement, "les militaires fussent en masse très bien portants, cependant ils n'étaient absolument pas exempts de maladies.†" Il reconnaît "qu'après l'enquête la plus soigneuse, il est impossible de découvrir que la fièvre en question se soit étendue directement du "Bann" à aucun individu de la garnison de l'Ascension:"‡ et en effet, il paraît que la première personne attaquée ne fut point une de celles qu'on savait avoir été sur le vaisseau ou en contact avec les malades, mais un garçon, qui "autant qu'on pouvait le croire et le savoir, n'avait eu d'autre communication avec les malades du "Bann" que de passer touts les jours à une petite distance des tentes pour porter à manger aux poules de son père et qui ne fut jamais à bord de ce bâtiment."§

Les tentes auxquelles on fait allusion, situées à environ 500 mètres de la garnison, servaient d'hôpital pour la réception des malades du "Bann," et toute communication était interdite. Sir William nous informe que les défenses de communication, entre le vaisseau et la garnison n'avaient pas été très bien observées, plusieurs personnes ayant été à bord après le débarquement des malades; mais qu'à partir du temps de la maladie du jeune garçon "on prit toute précaution convenable pour empêcher que la maladie ne s'étendît aux postes avancés; malgré cela, six hommes, deux femmes et sept enfants tombèrent malades à Springs, mais heu-

* Page 11. † Page 52. ‡ Page 53. § Page 14.

reusement personne à la montagne verte, quoiqu'un des hommes faisant partie de ce poste eût été à bord du "Bann."

J'ajouterai seulement que le chirurgien du "Bann," "excellent et intelligent officier," attribuait la maladie à un long séjour du vaisseau dans le port à Sierra Leone où l'équipage avait été fort exposé aux rayons du soleil pendant qu'il réparait le gréement du navire, &c., et que pendant qu'il était de la station de la Jamaïque en 1821, une fièvre avec couleur jaune à la peau et vomito négro parut dans un groupe de 40 prisonniers qu'on avait mis à bord pour une traversée*, maladie qui, selon le journal du chirurgien, ne s'étendit pas à l'équipage, et il n'en put "faire remonter un seul cas à la contagion," quoique "la petitesse du navire et d'autres circonstances ne permissent pas d'établir de séparation entre les malades et l'équipage du vaisseau."

On ne peut douter que l'irruption de la fièvre à l'Ascension ne présentât, à première vue, des motifs suffisants pour soupçonner l'action de la contagion, mais les preuves sont loin d'avoir établi que l'une fût la cause de l'autre ; et beaucoup de personnes, selon toute probabilité, s'accorderont à croire qu'il serait peu logique d'admettre la transmission de cette maladie d'individu à individu, cela équivaudrait en effet à reconnaître, pour *vrai* ce qui ne paraît que *vraisemblable.*†

VAISSEAUX.

En présence de la masse des témoignages publiés, il serait tout-à-fait oiseux de nier l'irruption spontanée de la Fièvre Jaune à

---

* Page 47.

† Nous ne pouvons passer les irruptions de Fièvre Jaune sur la côte occidentale de l'Afrique sans parler de l'ouvrage de Mr. James Boyle, M.R., M.C.S.L., chirurgien de la colonie de Sierra Leone, ouvrage intitulé, "La côte occidentale d'Afrique," Londres, 1831.

Le livre de ce praticien montre de grands talents de plus d'un genre. Parlant de l'épidémie de 1829, à Sierra Leone, il nous dit que "une saison particulière est la cause immédiate de la fièvre épidémique ;"—"qu'on rencontre, chaque année, des cas accidentels de Fièvre Jaune à Sierra Leone," (230)—"que chaque cas mortel était sous l'influence d'une cause générale, *la malaria*," (268) "qu'il paraît qu'à Sierra Leone la maladie n'était pas contagieuse ;" et que "quoique plusieurs centaines d'individus de diverses parties de la colonie visitassent le marché de Freetown touts les jours, aucun cas de maladie ne parut dans aucun des villages."

Mr. Boyle (à la p. 238) considère comme peu fondé le bruit répandu de l'importation de la Fièvre Jaune à Sierra Leone en 1829, par le vaisseau de S. M. "l'Eden," quoiqu'il semble admettre comme possible que la maladie eût été contagieuse à bord de ce vaisseau.

Et à la p. 266, il donne copie d'un document qui, par ordre du gouverneur, fut affiché dans différentes parties de Freetown :—

"*Freetown, Sierra Leone*, 27 *Mai* 1829.

"CONSIDÉRANT qu'il circule dans toute la colonie le bruit que la fièvre maintenant régnante a un caractère contagieux, Son Exc. le Vice-Gouverneur a jugé nécessaire d'appeler, sur ce sujet, les opinions des principaux médecins, et ceux dont les noms suivent déclarent qu'il n'y a pas le moindre fondement dans le bruit que la contagion existe dans la colonie.

(Ont Signé) "J. BOYLE, *Chirurgien de la Colonie.*
M. SWEENY, M.D., *Sous-inspecteur.*
W. FERGUSON, *Chirurgien, R.A.C.C.*"

bord de vaisseaux dans différentes stations : un des exemples les plus authentiques est celui du "Bedford" dans la Baie de Gibraltar en 1794, dont on a, à Somerset House les documents officiels.

Cette année-là, la Fièvre Jaune ne régnait pas dans la garnison, et l'équipage arriva en bonne santé de la Méditerranée, le 24 Août. Le dimanche, 6 Septembre touts les hommes de l'équipage répondirent à l'appel ; mais dans le courant de la semaine, 130 furent envoyés à l'hôpital, avec une fièvre qui possédait les symptômes caractéristiques : 11 moururent avant le 24 Septembre, et les autres furent laissés dangereusement malades au départ du vaisseau qui eut lieu ce jour-là.

Dans ce cas, la seule cause possible qu'on pût assigner, fut qu'on avait retourné le galet qui servait de lest pour l'arrimer. La maladie ne s'étendit pas hors de l'équipage.

On peut expliquer le fait de l'irruption de la maladie parmi les marins du vaisseau anglais "la Carnation," mis à bord du brick "le Palinure" par lequel "la Carnation," avait été capturée en rapportant ces cas, ainsi que ceux qui avaient éclaté antérieurement sur "le Palinure" à une origine qui avait ses sources dans le navire. L'exemple suivant est un des plus récents de l'irruption spontanée de la fièvre du vomito négro à bord de vaisseaux.

Le vaisseau de S. M. "le Blossom," avait été employé pendant l'été de 1830, à relever la côte de Honduras ; et dans le mois d'Août, la maladie commença, ce qui obligea le capitaine à entrer dans le port de Bélize pour obtenir les secours des médecins de la garnison. Du 11 au 30 Août, 48 cas furent reçus à l'hôpital militaire ; deux officiers et huit hommes moururent, et suivant l'aide-chirurgien Watts qui envoya des notes sur les circonstances au Conseil médical de l'armée, le 24 Septembre 1830, ces cas furent accompagnés de vomito négro. Mr. Watts ajoute que la maladie ne s'étendit point aux autres vaisseaux, ni à personne à terre.

Dans un rapport adressé par le Dr. Lindsay, chirurgien du "Blossom," ce praticien dit, "Je suis d'avis que la cause de la présente maladie provient du vaisseau lui-même."

Parmi les chirurgiens de Marine qui ont de cette maladie une connaissance pratique, je trouve peu de soutiens de la doctrine de la contagion. L'extrait suivant est de Mr. Mortimer, pendant qu'il servait aux Barbades en qualité de médecin en chef de la Marine, "Nous n'admettons point que la fièvre des Antilles communément appelée "Fièvre Jaune," soit du tout contagieuse dans aucune de ses formes ou de ses phases. Nous n'avons jamais vu d'exemple qu'elle se soit communiquée aux malades qui se trouvaient dans les différents hôpitaux maritimes pour le traitement d'autres maladies, quoiqu'on n'eût jamais interdit à ces malades de rendre touts les petits services qui pouvaient contribuer au bien-être de leurs camarades souffrants, et qu'au contraire on les y eût encouragés." *

* Voy. Communication aux Commissaires des Transports, Revue Méd. Chir., vol. viii.

Parmi les écrivains sur la Fièvre Jaune le Dr. John Wilson de la Marine Royale est justement célèbre. En citant l'exemple suivant de cruauté et d'ignorance britannique qu'il met en contraste avec la générosité danoise, il dit,* —

" Les avocats de la contagion nous disent que les mesures qui restreignent ou empêchent les communications ne peuvent jamais faire de mal. Dans le cas suivant—c'est à peine si j'aurais cru possible qu'un cas pareil se passât aux Barbades en 1819—il est assez clair qu'il en résulta du mal.

" En Octobre 1819, le vaisseau de S. M. " l'Euryale," venant des Bermudes, jeta l'ancre aux Barbades. Il avait une quantité de cas de fièvre à bord, et deux hommes moururent après son arrivée dans la Baie de Carlisle. La crainte de la contagion agit avec tant de force sur l'esprit de ceux qui étaient au pouvoir qu'on ferma les hôpitaux aux malades du vaisseau. On avait eu l'intention de prendre des mesures pour le mettre en quarantaine, mais on jugea *sagement* que la méthode la plus sûre était de s'en débarasser tout-à-fait. Le bâtiment reprit donc la mer, la maladie augmenta et il relâcha à l'île danoise de St. Thomas, où le gouverneur mu par les sentiments ordinaires d'humanité, dépourvu de préjugés, donna des ordres pour la réception immédiate des malades à l'hôpital. On débarqua d'abord sept hommes, puis ensuite un grand nombre à mesure qu'ils étaient attaqués. Ils furent soignés par des médecins danois ; la plupart recouvrèrent la santé et quand l'œuvre de bienfaisance fut complète, ils retournèrent à leur vaisseau. Jamais on ne crut ni ne soutint qu'ils eussent communiqué à terre la maladie à une seule personne. ' Look on this picture, and on this.' "

Qu'on mette en parallèle avec ces circonstances, les faits honteux qui se passèrent par rapport à " l'Eclair " venant de Boa Vista en 1845, alors qu'on refusa aux malades un asyle hors de la portée du cruel poison qui les détruisait jusque sur nos propres rivages.

On ne peut s'attendre à ce que touts les exemples de l'apparition de la Fièvre Jaune à bord des vaisseaux aient été notés. En 1726, une maladie qu'on dit avoir été la Fièvre Jaune fit un grand ravage dans la flotte de l'amiral Hosier à la hauteur de Portobello. En 1741, la flotte de l'amiral Vernon en souffrit à la hauteur de Carthagène (Amér. du Sud). En 1742, la maladie éclata dans la même flotte à la hauteur de Portobello. En 1776, les vaisseaux espagnols " Angel " et "Astrea " souffrirent de la maladie pendant qu'ils faisaient route pour les Antilles. Elle éclata dans l'escadre de l'amiral espagnol Solano, en 1783. En 1785, sur le vaisseau espagnol " San Ildefonso." En 1793, sur " le San Lorenzo," un des vaisseaux de l'amiral espagnol Aristobal, allant de Cadix aux Antilles ; et dans la même année sur l'escadre

* Mémoire sur la Fièvre des Antilles, 1827, p. 77. Voy. Addenda (Q.), p. 236.

de l'amiral espagnol Borja. En 1794, à bord des vaisseaux de S. M. "le Bedford" et "le Kent." En 1795, à bord de la frégate "le Hussard" sur la côte américaine. En 1801, à bord du vaisseau "la Pénélope" qui portait des émigrants irlandais à New York. En 1802, à bord d'une flotte française allant de Tarento à St. Domingue. En 1803, à bord du "Hibbert," pendant son passage de Portsmouth à New York. En 1802, sur la flotte de l'amiral espagnol Gravina. En 1807, sur "la Phœbé," aux Antilles. Dans la même année sur une escadre française dans la baie de Cadix. En 1808, à bord du brick de guerre "le Palinure." En 1813, d'après le Dr. Pinedo, sur un vaisseau anglais qui arrivait d'Angleterre à St. Domingue. En 1814, sur une flotille de gardes-côtes espagnols. Depuis cette époque, elle a paru sur les vaisseaux de guerre suivants, dans la station des Antilles, — "Iphigenia," "Wasp," "Tribune," "Sapphire," "Scout," "Tamar," "Bustard," "Thracian," "Rattlesnake," "Lively," "Isis," "Scylla," "Pylades," "Ferret," et beaucoup d'autres, particulièrement sur "l'Éclair,"* "le Growler" et d'autres vaisseaux à vapeur.

Effets de l'Émigration.

Nous empruntons au Dr. Chervin les passages suivants qui démontrent combien il est avantageux d'abandonner les localités où règne la Fièvre Jaune.

Dans sa réponse au Dr. Lassis, Paris 1829, p. 13, il fait voir que les bons effets de l'émigration se sont continuellement manifestés,—

"En 1800, 14,000 personnes sortirent de Cadix, lorsqu'il y fut question d'une maladie suspecte.† Ces personnes se réfugièrent à la campagne où elles furent exemptes de l'épidémie ;‡ tandis que sur les 57,499 qui restèrent dans la ville, 48,520 furent malades, et 7,387 succombèrent.

"Au premier Septembre 1803, la population de Malaga était de 51,745 individus, dont 3,730 émigrèrent, et furent exempts de la maladie régnante ; tandis que sur les 48,015 qui restèrent dans la ville, 16,517 furent atteints de l'épidémie, et de ce nombre 6,884 perdirent la vie.§

"Au 1er Juillet de l'année 1804, on comptait dans cette même ville 36,008 habitans, non compris la garnison, les prisonniers et quelques autres personnes. Eh bien ! sur ces 36,008 habitants, 4,548 prirent la fuite, et furent à l'abri de la Fièvre Jaune ;

---

* Voyez Addenda (R), p. 237.

Mr. Forget dans le 10e volume de la Médecine Navale, Paris, 1832, p. 195, et suivantes, fournit un grand nombre de renseignements précieux touchant la production spontanée de la Fièvre Jaune à bord des vaisseaux.

† Arejula, Breve Descripcion de la Fiebre amarilla, p. 434. "Yo conozco un solo medio seguro y eficaz de libertarse del contagio, que es irse pronto lejos, y volver tarde," p. 339.

‡ Ouvrage cité, p. 230. § Trozos ineditos de Salva, p. 12.

tandis que sur les 31,460 qui restèrent dans Malaga 18,787 furent malades, et de ce nombre 11,486 disparurent pour jamais."*

" Pendant que les choses se passaient ainsi à Malaga, on observait à Alicante des faits absolument analogues. Il y avait dans cette ville, avant l'épidémie de 1804, 13,957 habitans; 2,110 se réfugièrent dans les campagnes environnantes, où ils échappèrent au fléau ; mais sur les 11,847, qui ne quittèrent pas leurs foyers, 6,971 eurent à souffrir de l'épidémie, et de ce nombre 2,472 succombèrent.†

" Or, tous ceux qui connaissent le midi de la Péninsule savent combien les campagnes de ce beau pays offrent peu de ressource pour une émigration, et par conséquent combien les émigrés dont nous parlons eurent à souffrir dans ces temps de calamités. Ils se préservèrent néanmoins du fléau qui moissonnait impitoyablement ceux de leurs concitoyens qui étaient restés dans la ville.

" On a observé dans vingt endroits divers des faits parfaitement identiques à ceux que je viens de rapporter.

" Pendant l'épidémie qui affligea si cruellement les habitans de Tortose en 1821, près de 5,000 personnes de la ville se réfugièrent dans les faubourgs de Roqueta et de Jésus, situés de l'autre côté de l'Ebre, et dans les campagnes environnantes. Ces personnes éprouvèrent assurément bien des incommodités et bien des privations, et cependant elles furent à l'abri du fléau qui enleva 2,356 de leurs concitoyens sur environ 5,000 qui étaient restés dans les murs de Tortose.‡

" A la même époque, une partie des habitants d'Asco et de Méquinenza, aussi sur les rives de l'Ebre, se préservèrent également de l'épidémie qui régnait dans leurs villes, en allant s'établir dans les champs, les uns sous des tentes, les autres sous des oliviers très touffus. Ces habitations tout-à-fait agrestes n'étaient certes guère confortables ; néanmoins le mal n'y parut point dès qu'on les eut placées à une certaine distance des bords infects de l'Ebre.§

" Palma, dans l'île de Mayorque, fut aussi, en 1821, le théâtre d'une terrible épidémie, mais qui aurait eu des suites bien plus fatales encore sans l'émigration.

" Ecoutons sur ce sujet la Commission médicale de Barcelone.

" 'Le 15 Septembre, dit-elle, les autorités supérieures, civiles et militaires, firent leur retraite à Valdemosa, village situé à trois lieues au nord de Palma. Les citadins, à leur exemple, se précipitèrent avec effroi hors de leurs murailles pour se répandre dans les campagnes. L'émigration fut si considérable, que de 32,000 habitans, il n'en resta que 12,000 . . . Il fallut trouver des fonds, assurer des subsistances et construire des barraques en rase campagne. Deux campements furent ainsi dressés au pied du Mont Belver, à une demi-lieue de Palma.

* Arejula, ouvrage cité, 4e tableau. † M. Arejula, ouvrage cité, 5e tableau.
‡ Voir la supplique que la municipalité fit au Roi, § Histoire Médicale, &c., p. 61.

"On y appela tous les indigens valides, tous ceux qui, périssant de faim faute de travail, avaient encore assez de force pour se traîner jusque là, ils obéirent." Un air pur et libre les mit désormais à l'abri de la maladie ou selon l'expression du Dr. Pariset de la *contagion.* "Les 12.000 habitants restés dans Palma après l'émigration eurent 7,400 malades et 5.341 morts."*

"On estime que dans le commencement de l'épidémie de Barcelone en 1821, près de 80,000 personnes quittèrent la ville, et à part quelques-unes qui partirent étant déjà malades ou à la veille de l'être elles furent toutes exemptes de la maladie régnante,† quoique soumises à de grandes privations ainsi que le sait très bien Mr. le Dr. Lassis Il y a plus dans un écrit signé de Mr. Lassis lui-même: "Les réfugiés de Barcelone éprouvèrent toutes sortes de vexations." Les habitants des alentours, même ceux des montagnes les plus élevées prirent contre eux les précautions les plus arbitraires; poussés par la crainte d'une contagion imaginaire, on les vit méconnaître les droits les plus sacrés de l'humanité, et donner par cette conduite la preuve déplorable de l'ignorance superstitieuse dans laquelle la routine sanitaire a placé les peuples."

"Malgré tout cela, les malheureux fugitifs de Barcelone, furent à l'abri de l'épidémie, tandis que sur environ 70,000 personnes qui restèrent dans la ville durant cette calamité, on compte près de 10,000 morts."‡

"En 1823, la Fièvre Jaune se montra aussi au Port du Passage. Aussitôt que son existence fut constatée, environ 3,000 personnes prirent la fuite,§ le foyer d'infection fut évacué et grâce à cette sage mesure on ne compta que 40 morts.

"A l'exception de quelques-uns qui étaient déjà malades en partant ou à la veille de le devenir, les émigrés dont il s'agit jouirent touts de la plus parfaite immunité."

Je n'ajouterai plus maintenant, sur la nécessité de l'émigration à l'invasion de la Fièvre Jaune, que quelques mots du Baron Dupuytren dans son rapport à l'Académie des Sciences de Paris, en 1825.

"On doit donc regarder comme incontestable le principe qui consiste à faire évacuer immédiatement les lieux où la Fièvre Jaune s'est déclarée, et tout doit être mis en usage pour obtenir cette évacuation; là, du moins, la rigueur sera toujours justifiée par son utilité."

Lois de la Quarantaine.

Après les détails que j'ai donnés dans les pages précédentes, il ne m'est pas permis de douter que ceux qui m'ont suivi n'arrivent

* Histoire Médicale, p. 70.

† Ibid. p. 25.

‡ Ibid. p. 134.

§ Mr. Arruti Tradado de la Fiebre Amarilla, etc., p. 79.

à la conclusion que les lois de la quarantaine par rapport à la Fièvre Jaune sont non seulement inutiles, mais cruelles et injustes, —qu'elles produisent souvent de grandes privations et de grandes souffrances,—et qu'au lieu d'arrêter les progrès de la maladie, elles augmentent souvent le nombre des victimes en confinant les personnes sur des vaisseaux ou dans des localités infectées à terre, mettant ainsi dans l'impossibilité d'échapper à la source réelle de la maladie,—et causant finalement un tort considérable aux rapports commerciaux. Il me serait, je crois, difficile de montrer sous un meilleur jour la nécessité de l'abrogation de ces lois qu'en citant le passage suivant d'un ouvrage sur la Fièvre Jaune,* par le Dr. Reider, de Vienne, qui fit une étude particulière de cette maladie, et qui dans ce but fit plusieurs voyages aux Antilles et sur le continent de l'Amérique, où, comme le Dr. Chervin, il fut à même d'étudier tous les traits caractéristiques de cette maladie. Il dit, p. 106,—

"Toutes ces circonstances sont de nature à remplir d'horreur le cœur de tout homme sensible et honnête ; et nous sommes vraiment obligés de nous faire violence pour ne pas donner cours à notre indignation contre les partisans de la contagion, qui veulent encore continuer à défendre leurs opinions erronées, et qui, jusqu'à ce jour, ont employé touts leurs efforts pour obscurcir et défigurer la matière, au grand préjudice de la vérité ;—qui n'ont jamais cessé de tromper les gouvernements qui croient de leur devoir, par rapport à cette maladie, de se rendre au jugement, et au savoir des médecins,—qui n'ont jamais cessé de la représenter comme contagieuse, et ont induit ces autorités à adopter à son égard, les mesures les plus fausses et les plus contraires,† et à négliger les moyens convenables, prophylactiques, et *préservatifs*, et autres qui auraient pu mettre un terme aux épidémies désastreuses de cette maladie ;—ainsi, ce sont eux qui ont toujours agi contrairement à la vérité, aux intérêts des gouvernements et de l'humanité."

Comme conclusion, je demande la permission de citer l'extrait suivant d'un document fourni à la commission américaine à Albany, en 1845,‡ par le Dr. Reece de New York, qui dit,—

"Je suis d'avis qu'il faut compter le caractère oppressif de notre système de quarantaine parmi les restes de barbarie qu'une législature éclairée doit se hâter d'abroger pour l'honneur de notre caractère comme peuple.

"Il n'y a point de prétexte pour perpétuer un système fondé sur l'ignorance et qui ne produit que l'injustice publique et particulière, la cruauté et le mal."

---

* Mémoire sur la Fièvre Jaune, Vienne, 1828.

† "Vingt-six personnes furent retenues en quarantaine d'observation à la Venta des Capucins de Reinteria, pour avoir communiqué avec Ajarbé, le charpentier, qui y mourut (de la Fièvre Jaune) le 31 Août, et le temps prescrit par le comité sanitaire de Bayonne étant expiré, sans qu'aucune de ces personnes fut attaquée, je consentis à leur mise en liberté le 28 Sept."—ANDOUARD, *de la Fièvre Jaune au Port du Passage*, 1823.

‡ Addenda (S.), p. 238.

ADDENDA.

LETTRE (A.)

Le passage suivant d'une lettre de l'ex-chirurgien d'Etat-Major Hill, en date du 13 Juin 1832, fait voir que la Fièvre Jaune régna d'une manière sérieuse dans le 48e Régiment pendant l'automne de 1798.

« Le 48e Régiment étant revenu des Antilles extrêmement réduit fut complété par des recrues des différents corps supplémentaires au nombre de 1,100 avec lesquelles il s'embarqua immédiatement à bord du Calcutta, vaisseau de la Compagnie des Indes, le 1er Septembre 1798, à Lymington et arriva à Gibraltar le mois suivant ; avant l'embarquement de ce régiment, il y avait eu un détachement à bord et deux ou trois cas de petite vérole s'étaient déclarés ; le bâtiment avait été fumigé et blanchi, mais néanmoins on débarqua quelques cas de petite vérole à Gibraltar à l'arrivée du régiment dans cette forteresse ; du reste les hommes étaient en bonne santé malgré leur grand nombre à bord du vaisseau et tel était l'état de l'équipement qu'ils se présentèrent avec leurs différents uniformes de milice provinciale, n'ayant pas eu le temps, avant de quitter l'Angleterre, de se faire faire l'uniforme convenable.

« Peu après l'arrivée de ce corps à Gibraltar plusieurs cas de Fièvre Jaune ou bilieuse rémittente éclatèrent, se multiplièrent rapidement et eurent une issue fatale. Le Dr. Harness, médecin de la flotte de Lord St. Vincent (qui plus tard fit partie de la Commission pour les Malades et les Blessés) déclara que cette fièvre était précisément la même que celle qu'il avait vue aux Antilles et qu'elle exigeait le même traitement ; en effet la fièvre avait le même type, mais sous une forme plus grave que je ne l'ai vue souvent pendant les mois d'automne, surtout quand on avait la mauvaise coutume de faire camper les Régiments sur le Terrein Neutre sous prétexte de les conserver en bonne santé.

« Il est à remarquer que les jeunes recrues eurent seules à souffrir ; aucun des officiers dont la plupart étaient revenus depuis peu des Antilles, ne fut atteint, mais parmi les subalternes, il y avait des hommes qui n'avaient jamais quitté l'Angleterre auparavant.

« Le Régiment fut à son arrivée cantonné dans le bastion du Roi, casemate à l'épreuve des bombes, pas assez spacieuse pour loger convenablement la moitié du bataillon ; les hospices étaient également mauvais et encombrés.

« Les autres Régiments de la garnison ne souffrirent pas plus qu'à l'ordinaire et la maladie ne s'étendit pas au delà du 48me. On ne craignit pas de voir la fièvre s'étendre soit dans l'armée, soit parmi les habitants et on n'eut recours à aucune mesure préventive, car alors la doctrine antisociale d'une contagion idéale n'existait pas.

« (Signé) WM. HILL,

« *Inspecteur adjoint des Hôpitaux.* »

[*Voy. le Plan ci-joint de Gibraltar.*]

La liste suivante des cités, villes et villages d'Espagne, dans lesquels on admet que la Fièvre Jaune a existé depuis 1800, ne sera pas sans intérêt pour les membres de la profession médicale, mais dans la plupart de ces endroits la maladie fut restreinte à des localités circonscrites où les conditions hygiéniques étaient notoirement défectueuses et ne s'étendit point à la masse de la population.

En Andalousie.

Cadix.—Bâtie à l'extrémité d'une langue étroite de terre, s'avançant dans la mer à une distance de 6½ milles environ. Lat. 36, 32. Nombre de maisons 4,020 ; population 53,500.

St. Fernando.– Dans l'île de Léon, près Cadix. Situation basse. Population 3,400.

Puerto de Sta. Maria.—Située en face de Cadix. Situation basse. Population 17,500.

Puerto Real.—Dans la baie de Cadix, en face de cette ville. Situation basse. Population 5,000.

Rota.—Sur la côte, à une lieue de Puerto de Sta. Maria. Population 7,997.

Chipiona; lat. 36. 40.—Sur un rocher de la côté, près de l'embouchure du Guadalquivir, à cinq quarts de lieue de San Lucar et à 3 lieues de Cadix. Population 500.

Ayamonte; lat. 37. 13.—A l'embouchure de la Guadiana, près des frontières du Portugal, dans un pays stérile. Population 6,300.

Medina Sidonia.—Dans l'évêché de Cadix et à cinq lieues E.S.E. de cette ville ; à 4 lieues de la mer. Vieille ville bâtie sur une colline élevée. Population 9,300.

Vejer.—Dans l'évêché de Cadix, sur une colline très élevée mais cultivée ; à une petite distance de la mer, en face du Cap Trafalgar. Population 8,172.

Los Barrios.—Petit village, situé dans les montagnes, à 14 milles environ à l'Ouest de Gibraltar, sur la route de Cadix.

Algesiras.—Située dans la baie de Gibraltar, et en face de la ville de ce nom ; peu élevée au dessus du niveau de la mer ; de grandes chaînes de montagnes s'étendent derrière la ville. Maisons, 2,200 ; population 9,800.

Gibraltar; lat. 36. 6. 42.—Population, (en y comprenant la garnison et le district appelé Sud, aussi bien que le territoire au delà des murs près du Terrein Neutre) 22,000.

Ximena.—Dans l'évêché de Cadix, à 20 milles environ de Gibraltar, dans la direction du N.O. ; situation sur une colline. Population 6,000.

Paterna de la Ribera.—Petite ville située au pied des montagnes de Xérès, dans l'évêché de Cadix. Population 1,500.

Xérès de la Frontière; lat. 36. 41.—A quatre lieues N.O. de Cadix, sur une colline dans un pays fertile. Population 31,000.

San Lucar de Barameda; lat. 36. 47.—A l'embouchure du Guadalquivir ; situation basse. Population 16,500.

Arcos de la Frontière.—Situé sur un rocher très élevé, dans l'évêché de Séville, à 10 lieues N. de Cadix. Maisons 3,050 ; population 10,000.

Villa Martin.—Archevêché de Séville, sur la Guadaleta, rivière, à 13 lieues de Cadix et à 12 de Séville. Population 2,700.

Espera.—Archevêché de Séville ; situation basse ; près d'une petite rivière qui se jette dans la Guadaleta en face d'Arcos, à 10 lieues de Cadix. Population 2,900.

Lebrija.—Archevêché de Séville, dans une plaine à 2 lieues du Guadalquivir. Population 6,700.

Utrera.—Archevêché de Séville, à 2 lieues de Séville ; située entre deux collines ; rues larges et pavées. Population 1,105.

Alcala de Guadayra.—Archevêché de Séville; petite ville situeé sur une colline. Population 5,000.

Séville; lat. 37. 24.—Sur le Guadalquivir ; située dans une grande plaine, à 24 lieues N.N.E. de Cadix. Maisons 12,055; population 100,000.

Carmona; lat. 37. 48.—Archevêché de Séville, sur une colline à 6 lieues E. de cette ville. Population 18,000.

Moron.—Archevêché de Séville, au pied de la chaîne de montagnes appelée Sierra de Ronda, à 10 lieues N.E. de Séville. Population 7,500.

Ecija; lat. 37. 31.—Archevêché de Séville, dans une plaine sur la rive occidentale du Xénil, à 6 lieues de sa jonction avec le Guadalquivir, dans un pays fertile. Population 34,727.

Antequera.—Dans une plaine entre Grenade et Séville ; bâtie en partie sur un terrein en pente ; rues droites et larges ; à 26 milles N.N.O. de Malaga. 13,000 habitants.

Cordoue; lat. 37. 52.—Située dans une plaine près de la Sierra Morena, sur le Guadalquivir ; à 70 milles de la mer en droite ligne. 46,500 habitants.

Montilla.—Archevêché de Cordoue, à 6 lieues S.E. de cette ville ; située en partie sur une colline. Population 12,000.

Espejo.—Archevêché de Cordoue ; dans une plaine sur la rivière Guadajoz, à 5 lieues de Cordoue.

La Rambla.—Ville dans l'archevêché de Cordoue. Population 7,800.

Corlotta.—Archevêché de Cordoue, à 5 lieues S.O. de cette ville. Grand village ; population environ 2,000 ; à 26 lieues de la mer.

Aguilar.—Ville de l'archevêché de Cordoue. Population 11,000.

Grenade.—Située près des montagnes de la Sierra Nevada, à 927 pieds au dessus du niveau de la mer ; à 16 lieues de Malaga, et à 31 milles environ de la mer en ligne directe. Population 80,000.

Malaga ; lat. 36. 43.—A la base d'une chaîne de collines ; ayant à l'est une colline très remarquable. Environ 7,000 maisons ; population 52,000.

Velez Malaga.—Située à 14 milles environ à l'Est de Malaga, sur le penchant d'une colline, à deux milles de la mer, sur la rivière Velez. Population 14,000.

Alhaurin.—Petit village sur une éminence, à peu de distance de Malaga. Population, environ 400.

Churriana.—Petit village entre Alhaurin et Malaga, situé sur une éminence.

Alhaurinejo.—Village situé à une lieue et demie environ de Malaga.

Vera.—Evêché d'Almeria, située à 3 milles environ de la mer, dans une plaine. Population 8,000.

El Palo.—Village à une lieue environ à l'Est de Malaga.

El Borge.—Petite ville, évêché de Malaga. Population 1,200.

Ronda.—Située au milieu d'une chaîne de montagnes de ce nom, à une très grande élévation au-dessus de la mer ; à 60 milles N. de Gibraltar. Population environ 18,000.

Et ainsi de *La Carraca*, *Chiclana*, *Las Cabezas*, *Sn. Roque*, *Mairena*, *Estepa*, *Carrana*, *Los Palacios*, *Villafranca*, *El Archal*, *Dos Hermanos*, *Tribujena*, *Bornos*, *Zara*, *Almeria*, et *Ubrique*.

Total en *Andalousie*, 59.

Dans la province de Murcie.

Murcie ; lat. 37. 58.—Située sur la rivière Segura, à 9 lieues N. de Carthagène. Population environ 35,000.

Carthagène ; lat. 37. 35.—Territoire peu fertile. Population environ 30,000.

Jumilla.—Evêché de Carthagène, à 10 lieues de Murcie, au pied d'une colline, à 40 milles de la mer et à 65 milles N.O. de Carthagène. Population 8,000.

Molina.—Petit village, à deux lieues de Murcie, dans une plaine, sur la rivière Segura. Population environ 1,300.

Archena.—Située à 4 lieues N. de Murcie, dans une plaine au pied d'une chaîne de montagnes près la rivière Segura. Population environ 800.

Ojos.—A cinq lieues N. de Murcie, dans une vallée étroite, sur la rivière Segura. Population 300.

Ricota.—A cinq lieues et demie N. de Murcie, dans une plaine au pied d'une chaîne de montagnes, et à un quart de lieue de la rivière Segura. Population environ 1,000.

Alberca, *Yelar*, *Alcaria*, *Mazarron*, *Las Aguilas*, *Totana*, *Lorca*, *Ziera*, *Villa-nueva.*

Total dans la province de *Murcie*, 16.

Dans la province de Valence.

Orihuela ; lat. 38. 8.—Située dans une plaine, près d'une chaîne de montagnes sur la rivière Segura, et à 14 milles de la mer. Population. 25,500.

Guardamar ; lat. 38. 15.—Petit port de mer, à l'embouchure de la rivière Segura. Population 4,000 environ.

Alicante; lat. 38. 20.—Située dans un pays fertile, sur le bord de la mer, au pied d'une haute colline. Maisons, 4.500; population, 21,000.

Penacerrada.—Petit village à une lieue d'Alicante, composé de 42 familles, 158 habitants.

St. Juan.—Petit village dans le voisinage d'Alicante.

Elche, Alcantarilla, Palmar, Lebrilla, Albama, Tabarca (petite île).

Total dans la province de *Valence*, 11.

En Catalogne.

Barcelone; lat. 41. 21.—Située au milieu d'une plaine, dans une grande baie, ayant à l'Ouest une montagne remarquable. Maisons, 19,000; population environ 120.000.

Barceloneta.—Située près de Barcelone, et dans la même baie, éloignée de cette dernière ville d'un quart de mille.

Tarragone; lat. 41. 7.—Située à l'embouchure de la rivière Francoli, à une élévation de 760 pieds au-dessus de la mer. Population, 11,000.

Tortosa; lat. 40. 48.—Située sur la rive gauche de l'Ebre, à 4 lieues de la mer. Population, 13,000.

Asco.—Petite ville sur la rive droite de l'Ebre, en partie sur une colline, à 13 lieues de Tortosa. 300 maisons; population, 1,300.

St. Eloy, Escala, Torreuela.

Total en *Catalogne*, 8.

En Aragon.

Mequinenza.—Evêché de Saragosse, au confluent de l'Ebre et de la rivière Segra; à 40 milles de la mer en droite ligne. Population 1,469.

Nonaspe.—Village près de Mequinenza, sur la petite rivière Nonaspe. Population, environ 1,000.

Total en *Aragon*, 2.

Dans la *Vieille Castille*, 1,—*St. Andero.*

Dans le *Guypuscoa*, 1.—*Le Port du Passage.*

Total des localités en Espagne, 96.

Dans la grande majorité de ces localités la maladie ne s'étendit que médiocrement.

Lettre (B.)

Copie d'une lettre adressée au Dr. Gillkrest par le Dr. Bobadilla, 2 *Novembre* 1829.

" Monsieur,

" J'ai reçu la lettre que vous m'avez fait l'honneur de m'écrire hier et dans laquelle vous me demandez quelques détails sur les faits en rapport avec la Fièvre Jaune qui régna à Gibraltar en 1810.

" Nous avions reçu l'ordre de porter à la connaissance du Gouvernement touts les cas suspects; conformément à mon devoir, j'indiquai au Dr. Pym (que nous avions alors pour médecin en chef) trois endroits de la ville, avec les noms des individus malades qui m'étaient connus; un d'eux se trouvait dans une maison appartenant à Mr. Boschetti, en face du marché à la viande; un autre, dans le marché aux herbes et le troisième dans la petite rue de Bonastero dans une maison appartenant à Mr. Beloty. Je réservai, dans ce moment, mon opinion sur le vrai caractère des maladies, laissant par déférence au Dr. Pym ce point à décider; mais, malgré cela il vint chez moi le même jour à minuit, pour avoir mon opinion; je lui déclarai alors que ces cas possédaient les caractères de la vraie Fièvre Jaune et il prit immédiatement les mesures que je jugeai convenables et que nous avions été dans l'habitude de prendre en Espagne, mesures qui, jointes à *un vent du nord qui dura sept jours*, et qui purifia complètement l'atmosphère, firent cesser la maladie, *ainsi que j'avais prédit au Dr. Pym que cela arriverait, dès le premier jour que le vent commença à souffler.*

" Je suis, etc.

(Signé) Joaquin Bobadilla."

" Copie conforme à la traduction anglaise aux mains du Dr. Gillkrest.

Henry T. Maxted."

Je crois important de faire remarquer, touchant la Fièvre Jaune à Gibraltar en 1810, à laquelle le surintendant de la quarantaine dit avoir coupé court en plaçant pendant 14 jours "un cordon de troupes autour de la partie infectée du district sud ;" que l'endroit entouré par le cordon (voy. p. 30, Pym, 2de édition) était loin d'être le seul où parurent des cas de Fièvre Jaune, car M. Amiel fait voir qu'en dehors du cordon la femme de l'aide-chirurgien Martin mourut du vomito négro. Il parut aussi des cas aux casernes de la Tonnellerie (Plan, lettre P.) dans le 7me bataillon de vétérans, sans compter cinq ou six cas sur d'autres points.

Lettre (C).

Extrait de O'Halloran "de la Fièvre Jaune sur les Côtes Méridionales et Orientales de l'Espagne. P. 167 et seq.

"Il y a quelques points dans l'ouvrage du Dr. Pym sur lesquels je dois appeler l'attention du lecteur. Je regrette de me trouver dans la nécessité d'en agir ainsi, mais les erreurs palpables qui paraissent dans son ouvrage sur des sujets qui touchent si essentiellement au bien-être de l'humanité, exigent impérieusement que je dise la vérité comme je la sens. Si je n'en agissais point ainsi, si je ne le fesais pas sans réserve, je serais à mes propres yeux extrêmement coupable. Je suis prêt à répondre, sous toutes les peines possibles, de l'exactitude fondamentale de ce que j'avance, et j'y vais procéder de la manière la plus concise que je pourrai, laissant au lecteur à en tirer ses propres conclusions. Je suis responsable du fait.

"Le Dr. Pym à la page 55 de son livre [1re Edit.] faisant allusion à la fièvre qui régna à Gibraltar en 1813, dit—' De 500 personnes confinées dans les chantiers, pendant tout le temps de la maladie il n'y eut pas d'exemple qu'une seule d'entre elles eût été attaquée, quoique ce lieu parût plus propre que les autres à l'existence d'émanations marécageuses et que, pendant la fièvre de 1804, il eût souffert en commun par suite de la non interruption des communications."

"[A la page 139] "Les ouvriers appartenant aux travaux maritimes ont été tenus en stricte quarantaine dans les chantiers de construction, très près de l'endroit où la maladie s'était montrée en 1810 ; s'il y a, à Gibraltar, un endroit favorable à la production des miasmes marécageux, c'est assurément celui-là, et en 1804, il partagea le sort du reste de la garnison ; cependant ces ouvriers ont continué à se bien porter cette année, ainsi qu'une autre partie des habitants qui se sont établis à Camp Bay, et ont supprimé toute communication avec les gens infectés.'"

Le Dr. O'Halloran s'exprime ainsi

"La lecture des citations précédentes me frappa vivement à mon arrivée à Gibraltar, dans la présente année (1829). Je considérais l'exemption de la fièvre dont avaient joui les chantiers dans l'année 1813 comme une circonstance singulière, tout-à-fait en opposition avec la doctrine que j'étais enclin à embrasser. Je n'avais pas douté des assertions du Dr. Pym ni de celles de Mr. [W. W.] Fraser : car, l'un étant à la tête du bureau de la santé en Angleterre, et l'autre chef du Département Médical de Gibraltar, on devait attendre de ces deux praticiens des informations authentiques que leur position élevée dans le service les mettait plus que d'autres à même d'avoir. Il arriva cependant par hasard qu'un médecin qui avait vu l'épidémie de 1813, me dit dans le cours de la conversation que la fièvre avait sévi, dans une certaine proportion, au milieu des chantiers pendant cette année-là ; et qu'en m'adressant à Mr. Buck, qui était renfermé avec les autres et qui maintenant est l'officier inspecteur chargé de cet établissement, j'obtiendrais sur ce sujet des informations particulières et authentiques.

"Je m'adressai à Mr. Buck, et j'obtins de lui et de son principal commis le renseignement suivant, dont l'exactitude peut être considérée comme officielle.

"Le 18 Septembre 1813 on publia un ordre pour empêcher toute communication entre les hommes des chantiers et les habitants de Gibraltar.

"Il est enjoint à touts les officiers et commis de se rendre aux chantiers ce soir et toute communication cessera avec la garnison au point du jour demain matin.

(Signé) PERCY FRASER, *Commissaire.*"

Aux officiers respectifs.

" MORTS et CAS de maladie dans les CHANTIERS de GIBRALTAR, pendant l'automne de 1813, depuis le 18 Septembre jusqu' au 23 Décembre. Extrait des registres.

" *Morts.*

" 1. Marion Thomas, charpentier, envoyé au lazaret, où il mourut.

" 2. La sœur de Mr. Pontez, scieur de long, mourut le 20 Septembre, dans la soupente du hangar à bateaux. On suppose que c'est cette femme qui a communiqué la maladie.

" 3. Antonio Mattas, (on ne fait pas mention de la date), mourut après une très courte maladie, dans le hangar à bateaux. Une hémorrhagie du nez, de la bouche etc., précéda sa mort.

" 4. Mme. Hamlyn, mourut dans le magasin aux poulies.

" 5. Juan Mirobas mourut le 24 Septembre, sur le quai du carénage.

" 6. Francis Guerero, homme de peine, mourut le 6 Octobre.

" 7. Antonio Sowsa, le mourut 20 Octobre.

" 8. L'enfant d'Herbert, mourut le 20 Octobre dans la voilerie.

" *Malades.*

" William Walker Harder; Samuel Fursman; William Bernard; Robert Monk; William Betts, envoyé au lazaret; William Ancel; William Whitehead; Patrick Thoneo; Joseph Caprella; Rafael Pons; Antonio Fiel; Mme. Canter; William Salmon; Robert Newman; Mme. Denham; Diego Dalmuda."

" Les rapports entre les malades et les gens bien portants continuèrent sans interruption. Le nombre des personnes renfermées, suivant le compte de Mr. Buck, qui examina les livres en ma présence, se montait à 170. Le Dr. Pym le porte à 500.

" La population des chantiers sortit de quarantaine le 24 Décembre 1813.

" La liste précédente des morts, des malades, etc., dans les chantiers de Gibraltar pendant la période en question, (je rougis de le dire, pour l'honneur de la profession médicale) est authentique.* Le fait ne peut être mis en doute, et il est à présumer qu'on aurait pu s'assurer de la vérité en s'adressant au premier venu dans les chantiers. On doit supposer que les impressions que reçoivent ceux qui sont présents à ces tristes scènes de maladie, que la crainte perpétuelle d'une attaque imminente, le désir de l'éviter et l'impossibilité d'y échapper, dans les limites étroites où ces individus sont renfermés, ont laissé dans la mémoire des traces qui ne s'effacent pas rapidement. Il n'eût donc pas été difficile à ce chef du département médical de s'assurer du fait positif, sur une échelle aussi restreinte que celle de Gibraltar; de cette manière il se serait épargné une mortification et n'eût point eu à se reprocher le mal public qui a pu résulter de son rapport erroné. Je ne puis deviner comment on pourrait expliquer l'erreur en question ou ce qu'on pourrait admettre pour atténuer une méprise aussi flagrante.† La preuve que nous donnons est concluante contre la vérité de l'assertion du Dr. Pym; et la

---

* Les autorités du chantier de construction terminèrent un certificat qu'elles donnèrent au Dr. O'Halloran par les paroles suivantes, 29 Août, 1823, " La vérité de l'assertion que des morts ont eu lieu dans cet établissement (les chantiers) ne peut être mise en doute, et la liste des malades est inférieure au nombre des personnes attaquées; mais dans beaucoup d'exemples, ceux qui souffraient cachaient leur maladie dans la crainte d'être envoyés au Lazaret, ou d'être séparés de leurs amis et de leurs parents.

† A mon extrême étonnement, je trouvai l'assertion de Sir W. Pym répétée dans la seconde édition de son ouvrage (page 34) imprimée en 1848, bien qu'il fût venu deux fois à Gibraltar après que son erreur eut été ainsi publiquement exposée.

négligence avec laquelle il a fait ce rapport ou le motif qui l'a poussé à modifier un fait important de manière à lui ôter toute ressemblance avec la vérité, ne peut manquer d'encourir la réprobation des hommes consciencieux quelles que soient les doctrines qu'ils adoptent. Il ne m'appartient pas de chercher à excuser les erreurs ou les négligences d'autrui ; mais peut-être suggérera-t-on l'idée que les chantiers n'étaient pas sous le contrôle du commandant militaire et qu' à cette cause est due l'inexactitude du document. Cette excuse, s'il était possible qu'on la fît, ne serait pas valable, car plusieurs des malades, quelle qu'ait été d'ailleurs l'issue heureuse ou fatale de leur maladie, furent logés dans le lazaret qui fesait partie de la surintendance."

Lettre (D).

Extrait d'une Lettre du Dr. Gillkrest au Dr. Hennen en date du 4 Septembre 1828, *sur l'origine de l'épidémie de Gibraltar.*

" Autant qu'on peut s'en rapporter au jugement humain, je pense qu'un haut degré de probabilité s'attache aux témoignages tels que je les ai entendus, touchant le système *d'écoulement des eaux* ; mais dans une question sur laquelle il a toujours existé une si grande diversité d'opinions, il est important de ne point négliger tout-à-fait l'assertion [que la maladie a été *importée* par un vaisseau étranger] et comme ce sont autant de points qui font partie du domaine de l'histoire vous me pardonnerez peut-être de suggérer, si vous n'y êtes point encore tout-à-fait décidé, qu'on institue une enquête médicale formelle ; j'ajoute que c'est aussi l'opinion de bien des gens."

Extrait d'une Lettre du Dr. Smith au Dr. Hennen, sur le même sujet.

" En même temps je ne puis m'empêcher de penser que si cette croyance a le moindre fondement [*l'importation* de la maladie par le vaisseau suédois "le Dygden,"] elle mérite la plus sérieuse considération et avant de rien déterminer sur l'origine et la nature de l'épidémie actuelle, si je puis la désigner ainsi, il faut instituer, sur cet important sujet, l'investigation la plus minutieuse et la plus impartiale. De la manière dont sera décidée cette question dépend en grande partie la nature des moyens qu'il conviendra de recommander pour extirper la maladie, aussi bien que les chances de salut qu'offre aux gens bien portants une séparation prompte et efficace des malades."

Lettre (E).

Copie d'une Lettre du Dr. Hennen, Inspecteur-Général des Hôpitaux, à Sir George Don sur l'apparition des premiers cas de l'épidémie.

" Bureau de l'Inspecteur, Gibraltar,

" Monsieur, " 29 Août 1828, 9 heures a.m.

" M'en référant à ma lettre en date de ce jour, j'ai maintenant l'honneur d'informer votre Excellence que j'ai minutieusement inspecté le District No. 24, en compagnie de Mr. Wilson de l'hôpital civil, de Mr. Wood, l'officier de santé attaché à ce district, et d'autres officiers d'état-major, et c'est avec beaucoup de regret que je dois exposer à votre Excellence que presqu'à chaque pas que j'ai fait dans ce district, j'ai eu lieu de m'étonner, non que la fièvre y eût éclaté, mais qu'elle ne se fût pas étendue plus loin.

" Je serais entraîné à parler de choses étrangères aux points qui touchent à ma profession si je m'étendais sur tout ce que j'ai vu ou entendu pendant l'inspection que j'ai faite de ce district, mais voici les conclusions auxquelles je suis irrésistiblement conduit et sur lesquelles j'appelle l'attention spéciale de votre Excellence, comme le seul moyen d'empêcher une répétition de ces horreurs qui eurent lieu dans cette garnison à l'époque de l'heureuse arrivée de votre Excellence en 1814.

"A quelque cause qu'il faille l'attribuer, la densité de la population pauvre est incroyable pour qui ne l'a pas vue. De nombreux individus couchent sous des hangars sans ventilation, sans écoulement et généralement construits des matériaux les plus légers, dans des rangées de lits aussi serrées que sur un vaisseau de transport encombré. Ils vont à leur travail de bonne heure et reviennent au coup de canon du soir, fermant pendant le jour leur misérable abri nocturne et le laissant saturé des émanations de leur couche, de leur nourriture et des réceptacles débordants de leurs ordures. Il serait dégoûtant d'entrer dans plus de détails. Je soumets très humblement à votre Excellence l'indispensable nécessité de faire disparaître la totalité de ces abris qui, je suis fondé à le croire, ne sont point autorisés par le Gouvernement et sont uniquement le produit d'une sordide avarice. Telle a été la confiance des propriétaires de ces hangars dans leur permanence qu'ils en ont couvert plusieurs de plaques de fer, mesure qui tout en contribuant à mettre de l'argent dans les poches des propriétaires en conservant ces misérables abris, doit tendre spécialement à en faire des foyers de contagion.

1°. "Si j'osais donner mon opinion, je recommanderais d'instituer immédiatement un comité d'administrateurs, d'officiers et de médecins pour s'enquérir, dans l'étendue de la garnison, de l'état de touts les bâtiments temporaires qu'il faudrait raser incontinent ainsi qu'on a déjà fait auparavant pour plusieurs, s'ils n'étaient point jugés propres à servir de logement à des créatures humaines, ou s'ils présentaient des risques pour la santé publique. Il est vrai qu'ensuite à cause des demandes croissantes des basses classes, il s'en est élevé avec une rapidité incroyable contrairement à l'esprit de ces admirables réglements de police établis par Votre Excellence.

"Quoique mes récentes observations m'aient conduit à une conclusion positive à l'égard de l'état du district No. 24, je ne puis douter que touts les autres districts ne soient dans un état semblable.

"2°. Sans vouloir impliquer aucun individu dans l'accusation d'avoir négligé son devoir, je recommanderais que les sergents de police de districts reçussent les ordres les plus positifs d'observer spécialement leur consigne touchant la propreté des lieux qui leur sont confiés. A ce sujet, je dirai seulement qu'un très respectable officier de santé m'a assuré qu'il voit rarement un sergent de police parcourir le terrein qui lui est assigné; assertion dont la véracité ne m'a été que trop confirmée par le sens de la vue et de l'odorat. A ce propos, je pourrais dire que j'eus des preuves répétées que les ordres de Votre Excellence pour le placement, dans des situations commodes, de barils, de paniers, &c., destinés à recevoir la boue et pour l'enlèvement des immondices par les boueurs, paraissent en beaucoup de cas avoir été entièrement négligés.

"Je me ferai un devoir et un plaisir d'accompagner toute commission qu'il plaira à Votre Excellence d'instituer pour étudier les causes multipliées qui à présent menacent la santé publique. Je ne perdrai aucune occasion de visiter toutes les parties de la garnison et je ferai connaître à Votre Excellence toute circonstance qui, dans mon opinion, pourra tendre à la conservation de la santé publique.

"(Signé) J. HENNEN, D.M.,
"*Inspecteur des Hôpitaux.*"

Dans son rapport officiel pour l'année 1826, p. 145, le Dr. Hennen, parlant de l'épidémie de 1814, dit:—

"Ces cas parurent d'abord sur le côté de la colline, bien au dessus de l'ancien nid de fièvre (les constructions de Boyd) plusieurs éclatèrent aux constructions de Cavallero, situées tout près de l'égoût d'Arengo; ce sont peut-être les maisons les plus élevées sur le Rocher, mais elles sont aujourd'hui dans un état bien différent de ce qu'elles étaient en 1814. A cette époque les constructions de Cavallero rivalisaient avec celles de Boyd pour la malpropreté. Il n'y avait ni égoûts, ni privés et la population consistait d'environ 300 Portugais de la plus basse classe; à la distance d'à peu près 50 pas on avait établi le *grand dépôt* des ordures de la garnison, dépôt dont l'odeur était insupportable et les essaims de mouches qui infestaient tout le voisinage dépassaient toute croyance." Parlant d'autres points ayant rapport à cette partie de la ville, il ajoute:—"Faut-il donc s'étonner que la fièvre y ait fait son apparition?"

LETTRE (F.)

Le document suivant a été fourni à Mr. T. Jones Howell, par feu Mr. W. Sweetland.

"*Mémoire relatif au vaisseau suédois "le Dygden," Capitaine H. G. Gerle.*

"Ce vaisseau arriva ici de la Havane le 28 Juin dernier, après une traversée de 47 jours; il n'avait qu'une partie de sa cargaison, le tiers peut-être, et n'avait à bord que du sucre et du bois de campêche. L'équipage se composait de seize personnes, y compris le capitaine, toutes en santé, lorsqu'on mit à la voile. Le 27 Mai, il mourut un matelot et le 1er Juin il en mourut un autre, c.à.d. le 15me et le 19me jour après le départ du bâtiment. Les vêtements et la literie de ces individus furent jetés à la mer avec leurs corps. La maladie dont ces hommes moururent ne s'étendit à personne de l'équipage qui continua à se bien porter jusqu'au jour de l'arrivée qui eut lieu, comme je l'ai dit plus haut, le 28e Juin; 27 jours s'étaient donc écoulés depuis le jour de la dernière mort jusqu'à celui où le bâtiment avait jeté l'ancre.

"Le vaisseau fut visité par le Dr. Hennen, inspecteur de la santé, qui fit l'enquête nécessaire sur l'état de santé de l'équipage et qui se convainquit que le vaisseau n'offrait aucune circonstance qui le distinguât d'une arrivée ordinaire des Antilles. On le mit en quarantaine de 40 jours, temps fixé par une proclamation pour les vaisseaux à bord desquels il y avait eu des morts occasionnées par la fièvre, et toutes les fois que la mort n'est le résultat ni d'un accident, ni de voies de fait, on présume toujours que la fièvre en a été la cause.

"Peu après l'arrivée du "Dygden" on écrivit d'ici en Espagne, et aussi en Italie, qu'il était arrivé avec la Fièvre Jaune à bord, et qu'il avait perdu plusieurs hommes par cette cause; en conséquence de ce renseignement le gouvernement d'Alicante étendit la quarantaine de Gibraltar de huit à seize jours.

"Ces circonstances jointes à d'autres encore qui vinrent à ma connaissance, me déterminèrent à engager le Dr. Hennen à se tenir sur ses gardes et à n'omettre aucune formalité; en conséquence le docteur allait régulièrement visiter "le Dygden" quand son devoir l'appelait sur mer. Rien n'étant arrivé qui pût exciter des soupçons sur l'état sanitaire du bâtiment, à l'expiration du terme de vingt jours, selon les prescriptions de la loi, on permit à l'équipage de commencer le déchargement de sa cargaison. On plaça à bord deux gardes de la santé sous la surveillance desquels le linge et les hardes, la literie et les voiles étaient successivement exposés à l'air chaque jour; et le vaisseau et l'équipage furent deux fois fumigés. La quarantaine expirant le 6 Août, le vaisseau fut relâché et il mit à la voile le 12 de ce mois en destination de Cadix.

"Les rapports injustes dont "le Dygden" avait été l'objet pendant son séjour ici l'avaient devancé à Cadix où l'on refusa de l'admettre par la raison, ainsi que je l'ai appris, qu'il avait perdu des hommes pendant qu'il purgeait sa quarantaine dans notre baie, et il fallut la production d'un certificat envoyé d'ici pour détruire ce bruit et lever cet obstacle.

"On dit alors que le refus des autorités de Cadix d'admettre le vaisseau avait pour cause l'état de maladie où se trouvait "le Dygden" à son arrivée. A ceci on opposa un certificat officiel délivré à Cadix de l'état parfait de santé de son équipage à ce moment.

"Il est peut-être inutile de relater les bruits moins importants propagés au préjudice de ce vaisseau infortuné; qu'il suffise de dire que la plus grande partie de ces bruits fut contredite par ceux mêmes qui passaient pour en être les auteurs; plusieurs étaient d'ailleurs si absurdes qu'ils n'avaient pas besoin de réfutation. On s'était, j'imagine, fatigué de ce sujet et il se passa bien des jours sans que j'en entendisse reparler.

"Vers la fin d'Août ou dans tout le commencement de Septembre la fièvre éclata dans la partie haute de la ville, près d'un égoût, disait-on, qui était bouché et répandait une odeur pestifère, capable selon le médecin en chef d'amener sans l'action d'aucune autre cause, une pareille maladie, opinion adoptée par beaucoup de personnes qui passaient pour très capables d'en juger la probabilité. La croyance générale fut cependant que la maladie n'avait point pris son origine ici et cette doctrine fut soutenue par la masse entière de la population qui chercha avidement des faits pour démontrer l'importation de la fièvre.

"On commença à répandre sourdement le bruit que six hommes étaient morts à bord du "Dygden" pendant qu'il purgeait sa quarantaine, qu'un des gardes de la santé en sortant du vaisseau avait porté la fièvre dans sa maison, située dans le district infecté et qu'il y était mort ; et que sa sœur qui avait lavé son linge, était à l'article de la mort, attaquée de la même maladie ; l'apparition de ces personnes qui étaient parfaitement connues dans la ville suffit pour démentir cette invention.

"On rapporta ensuite qu'une femme qui avait lavé le linge du capitaine avait été une des premières victimes de la maladie pestilentielle, et que c'était elle et non la sœur du garde de la santé qui avait lavé le linge de ce dernier. Cette histoire eut du crédit pendant quelque temps.

"Ce fut, je pense, environ un mois après la première apparition de l'épidémie que le garde de la santé dont il est ici question en fut attaqué. C'était un des cas les plu graves qui se fussent présentés; il se croyait sur son lit de mort et son médecin partageait cette idée ; ce fut sous cette impression qu'il fit la déclaration dont la teneur suit:—

"Qu'en allant à bord du "Dygden" lui et son compagnon trouvèrent l'équipage composé de quatorze individus y compris le patron, touts en parfaite santé. Qu'ils observèrent très strictement leurs instructions parce qu'il y avait eu deux morts à bord pendant la traversée: faisant touts les jours déployer et aérer les voiles et les vêtements du capitaine et de l'équipage pendant les onze jours qu'ils restèrent à bord, faisant laver les hamacs et les hardes des matelots. Chacun jouissait de la santé la plus parfaite, les hommes travaillant touts les jours et prenant leurs repas de fort bon appétit. Que lui et son compagnon firent fumiger deux fois le bâtiment, ainsi que le Capitaine et son équipage. Quant à lui, il débarqua le 6 Août et le Capitaine ayant exprimé le désir d'acheter des cravattes il l'accompagna dans une boutique où se fit l'emplette et d'où les dites cravattes furent portées chez le Garde de Santé et faites par sa sœur qui demeurait avec lui. Il termina sa déposition en déclarant que la femme qui avait lavé son linge était en bonne santé et logeait près de lui dans le Camp Civil d'où sa déclaration est datée.

"Le Garde de Santé à son rétablissement, confirma dans toutes ses parties l'exposé précédent, son compagnon le corrobora pleinement; et touts deux affirmèrent le fait suivant dont l'importance est capitale. 'Qu'il était d'usage à bord du "Dygden" que l'équipage lava son linge deux fois par semaine, et que le capitaine avait un domestique fort adroit qui non seulement lavait mais repassait son linge. Qu'il ne fit pas blanchir de linge ici, et quand on lui demanda s'il voulait d'une blanchisseuse, il refusa, disant qu'il ferait blanchir son linge à Cadix où le blanchissage était à meilleur marché, de sorte qu'on ne peut douter qu'il ne fit rien blanchir à Gibraltar.

"Quelqu'un m'ayant dit qu'il avait des raisons de croire qu'un des Gardes de la Santé, envoyés à bord du "Dygden" avait dit que le capitaine l'avait informé que son équipage avait été attaqué à la Havane par une fièvre appelée "la Fièvre Dengue."

"Il expliqua, quand on le questionna, que le capitaine lui avait parlé de l'existence de cette fièvre dans cette ville, où elle était très générale durant quatre ou cinq jours, et passait sans tuer le malade, mais qu'aucun matelot de son équipage n'en avait été attaqué.

"Je ne sais quel nouveau terrein d'attaque on prépare mais on ne l'a certainement point abandonné quoique, à présent, la preuve de l'introduction par le "Dygden" repose, il semble, sur la déclaration que la fièvre était sortie des caisses de sucre lorsqu'on les ouvrit ici. Je ne sais si l'on en ouvrit quelques-unes ou non, ou si la Fièvre Jaune peut être emballée et déballée d'une caisse de sucre. Mon opinion, fondée sur une longue expérience, est que la maladie dont nous sommes frappés n'est pas la Fièvre Jaune, mais bien la maladie que nous avons eue ici en 1804, 1810, 1813 et 1814.

"Gibraltar, 10 Novembre 1828.

(Signé) "Wm. Sweetland."

Traduction de la patente de santé du bâtiment le "Dygden."

"Nous soussignés, membres du bureau de la Santé, Don Antonio Gaston y Navaretti, Chevalier de l'Ordre Royal Militaire de St. Hermenegilde, décoré des croix de la Marine et de Chilœna, capitaine de frégate dans la marine Royale et capitaine de ce port, nommé par Sa Majesté; le Docteur Ciriaco de Arango, premier magistrat adjoint par le Très Excellent Sénat, et le Docteur Don Lorenzo Hernandez, médecin consultant honoraire des Armées Royales et premier médecin président du Conseil Royal médical de cette Cité toujours très fidèle de St. Christophe de la Havane et de l'île toujours loyale de Cuba,—

"Certifions par ces présentes que par la grâce de Dieu, notre Seigneur, au départ de ce port du vaisseau "le Dygden," Capitaine Gerle, cette cité et les villes environnantes sont exemptes de toute peste ou maladie épidémique contagieuse et aussi que le dit Capitaine avec les quinze hommes de son équipage sont en état de parfaite santé suivant la liste d'enrôlement; et conformément au dernier ordre, nous délivrons la présente patente de santé.*

(Signé) Ciriaco de Arango,
Antonio Gaston,
Le Docteur Lorenzo Hernandez."

La Havane, 9 Mai 1828.

Lettre (G).

Réponses faites par plusieurs officiers de santé aux questions envoyées par le département médical de l'armée à Londres, après la fin de l'épidémie de 1828 à Gibraltar.

Le Chirurgien d'Etat-major Dow, inspecteur-adjoint breveté des Hôpitaux.

"*Pensez-vous que la maladie soit originaire de Gibraltar ou qu'elle ait été importée? Etablissez les faits sur lesquels votre opinion est fondée.*

"Je pense que la maladie est originaire de Gibraltar [N'établit point les faits sur lesquels cette opinion est fondée].

"*A quels égards la dernière épidémie diffère-t-elle de la fièvre bilieuse rémittente de cette même ville à certaines saisons de l'année?*

"La différence principale entre la dernière épidémie et la fièvre bilieuse rémittente est dans les rémissions de celle-ci et dans la gravité et la rapidité plus grandes avec lesquelles les symptômes de celle-là se produisent et surtout par rapport à son issue fatale.

"*Pensez-vous que la maladie soit contagieuse c. à. d. qu'elle se propage par contact, et les cas les plus récents semblent-ils avoir été contagieux?*

"Je ne connais aucun cas bien authentique de cette maladie qui se soit propagé par le contact.

---

* Il faut observer qu'en recourant aux anciennes patentes de santé, dans la possession du Capitaine du port de Gibraltar, toutes les fois que des cas de Fièvre Jaune ont accidentellement paru à la Havane, cette circonstance a été invariablement notée au verso, et les membres du bureau virent qu'il n'y avait rien de semblable sur la patente de santé du "Dygden," de sorte que le document prouvait non seulement que la Fièvre Jaune ne régnait pas épidémiquement à la Havane mais qu'il ne s'y était présenté aucun cas sporadique pendant que "le Dygden" y était.

"*Pensez-vous que la maladie épidémique ait été propagée par la viciation générale de l'atmosphère sur le Rocher?*

"Je pense que la maladie a été propagée par la viciation de l'atmosphère sur le Rocher, parce que la maladie n'attaqua point les personnes qui cherchèrent un refuge à bord des Vaisseaux et sur le Terrein Neutre. L'atmosphère d'une chambre de malade n'est point exempte de la viciation générale ; du reste, je ne nie point que dans des appartements encombrés, sales, mal aérés, les individus soient beaucoup plus sujets à être attaqués de la fièvre que dans des appartements propres et parfaitement ventilés, lors même que ceux-ci renfermeraient des malades. Je pense aussi que les positions élevées n'offrent aucune sécurité si les moyens de ventilation ou de propreté sont relativement défectueux.

"*La malaria ou les émanations de terreins marécageux ont-elles influé sur la production de l'épidémie et dans ce cas, quelle en a été l'influence?*

"Je ne crois pas que les émanations des terreins marécageux de la côte, dans le voisinage du Rocher aient eu aucune influence sur la production de la dernière épidémie.

"*Quelles furent les suites de cette maladie ; obstructions viscérales, fièvre, &c.*

"On a remarqué que les suites les plus fréquentes de cette maladie étaient un dérangement hépathique et une débilité générale occasionnant une convalescence prolongée.

"*A-t-on remarqué pendant l'épidémie d'autres maladies aiguës, particulièrement la fièvre intermittente?*

"Je n'ai observé aucun cas de fièvre intermittente pendant l'épidémie ; il parait qu'on a admis à l'hôpital du 94e quelques cas de dyssenterie et de diarrhée pendant la première partie de la maladie."

LE CHIRURGIEN D'ETAT-MAJOR DIX, EN DATE DE GIBRALTAR, 1829.

"*Quel était l'état des égoûts publics, avait-on remarqué une différence sensible dans la propreté des rues, des maisons, etc.?—Parlez de ce sujet avec détail.*

"L'état des égoûts publics était, depuis plusieurs années, l'objet d'améliorations progressives, on n'y voyait aucune cause de maladie qui n'eût existé les années précédentes ; quoique j'aie lieu de croire que les égoûts contribuent à la viciation générale de l'atmosphère, attendu que ceux qui viennent des routes supérieures se trouvent, je crois, très près de la surface, et qu'ils sont à cause du manque de pluie, presque bouchés à l'époque où sévit la fièvre. D'ailleurs, l'Inspecteur des Travaux de l'État m'a dit qu'il y en a plusieurs qui ne sont pas poussés jusqu'à la marque des eaux basses sur le mur d'enceinte. Quant à l'état des rues et des maisons, je ne sache aucune cause qui n'existât à un degré égal ou pire dans les années passées."

Au sujet des cas sporadiques, Mr. Dix dit :—

"Je n'ai vu que dix ou douze cas de la dernière épidémie, et ils ne me parurent différer en aucune façon, des cas sporadiques graves de la Fièvre Jaune dont j'avais été témoin ici touts les ans de 1820 à 1826."

"*Regardez-vous la maladie comme épidémique, propagée par la viciation générale de l'air du Rocher?*

"Oui, épidémique, et propagée par la viciation de l'air du Rocher ; car, quiconque ne l'avait point encore eue était pour ainsi dire sûr de l'attraper s'il s'aventurait à coucher dans la ville.

"*La malaria et les émanations des terreins marécageux ont-elles influé sur la production de cette maladie, et dans ce cas, quelle influence ont-elles eue?*

"Je pense que la malaria a donné naissance à cette maladie."

LE CHIRURGIEN MCLEOD, DU 42me RÉGIMENT, A LA DATE DU 16 AVRIL 1829.

"*Pensez-vous que la maladie fût contagieuse, c. à. d. propagée par contact, et les cas les plus récents semblent-ils avoir été contagieux?*

"Je n'ai, dans aucun cas, appris que la maladie eût été communiquée d'une personne à une autre."

L'AIDE-CHIRURGIEN BULTEEL, DU 94e RÉGIMENT.

"*Avez-vous jamais été aux Antilles et à Gibraltar, et avez-vous dans l'un ou l'autre de ces pays été témoin d'une invasion pareille de maladie?*

"Je n'ai jamais été aux Antilles, mais dans toutes les diverses stations de la côte occidentale de l'Afrique, j'ai été témoin de semblables invasions de maladie.

"*Pensez-vous que la maladie soit originaire de Gibraltar ou qu'elle ait été importée? Etablissez les faits sur lesquels votre opinion est fondée.*

"N'ayant à ma connaissance personnelle aucun fait à éclaircir touchant l'origine de la maladie, et dans l'impossibilité d'en découvrir aucun qui établisse qu'elle est contagieuse, je suis naturellement porté à conclure qu'elle a une origine locale, provenant de la sécheresse et de la grande chaleur, cette dernière ayant été plus forte que celle que j'ai soufferte en Afrique. La position élevée du Rocher s'opposant d'ailleurs à la ventilation lorsque règne un vent d'Est, un nuage ou un brouillard l'enveloppe du sommet à la base, et cause des exhalaisons fébriles, qui à mon arrivée ici, régnaient et se prolongèrent. Je remarquai la décroissance de l'épidémie en Novembre, et l'amélioration visible des cas les plus graves à l'approche d'un vent d'Ouest, qui ne dura que peu de temps et le vent d'Est reparut.

"*Pensez-vous que la maladie soit contagieuse, c.à.d. qu'elle se propage par le contact et les cas les plus récents semblent-ils avoir été contagieux?*

"Je ne crois pas la maladie contagieuse; parmi les nombreux soldats d'ordonnance qui soignèrent constamment les malades et qui étaient nécessairement exposés aux effluves les plus désagréables, un seul attrapa la maladie et guérit, attaque que j'attribuai à la fatigue de corps, aux veilles et à une ivresse récente. A mon arrivée, nombre d'individus atteints d'autres affections, qui couchaient dans les mêmes salles que les fiévreux et qui soignaient les malades échappèrent à la maladie. Il va sans dire que je les fis placer dans une salle séparée; il y eut aussi un soldat d'ordonnance du 94e Régiment à l'Hôpital Naval, qui assurait-on avait attrapé la maladie en soignant les malades, le 6 Septembre dernier; d'après le récit même de cet homme, il avait été dans le district No. 24 en compagnie d'un Sergent du 12e Régiment qui contracta aussi la maladie; je forme donc mon opinion sur ces exemples très concluants. Un exemple non moins frappant c'est que les officiers faisaient constamment avec moi le tour des salles pour visiter les malades de leurs propres compagnies ainsi que deux officiers, leurs confrères, gravement atteints et auxquels ils ne manquaient jamais de serrer la main. Je puis affirmer positivement qu'aucun d'eux ne fut atteint de la maladie.

"*Regardez-vous la maladie comme contagieuse, propagée par la viciation générale de l'air du Rocher?*

"Je regarde la maladie comme épidémique, d'après cette circonstance que les hommes sont invariablement tombés malades lorsqu'ils étaient de garde, et après être venus dans la ville, où la viciation était beaucoup plus grande; mais je sais un exemple d'un homme qui servait comme cuisinier dans la compagnie de grenadiers, homme qui n'était jamais sorti du Camp à Windmill Hill pendant l'épidémie, mais qui se trouvait à la cantine avec nombre d'autres hommes, lorsqu'on affirma qu'il y avait un garçon atteint de la maladie, dans la pièce adjacente. Cet homme dit lui-même qu'il n'approcha jamais du malade; il fut pourtant attaqué de la maladie après un accès d'ivresse, ayant d'ailleurs des habitudes fort sobres. Je puis aussi affirmer sur des autorités respectables qu'une jeune fille a été atteinte de l'épidémie à la Tour des Signaux, sans avoir jamais eu de communication avec la ville."*

L'AIDE-CHIRURGIEN BROWNE DU 23e RÉGIMENT, A LA DATE D'AVRIL 1829.

"*Quel était l'état des égoûts publics; avait-on remarqué une différence sensible dans la propreté des rues, des maisons, etc.? Parlez de ce sujet avec détail.*

"Je ne faisais point partie de la garnison au commencement de la dernière épidémie et je n'en puis parler. Ce témoin fournit cependant, sur des rapports officiels des preuves remarquables que les égoûts étaient en mauvais état.

"*Pensez-vous que la maladie soit originaire de Gibraltar, ou qu'elle ait été importée? Etablissez les faits sur lesquels votre opinion est fondée.*

---

* Autorités réduites à néant par les observations du Dr. Chervin, ainsi qu'il le raconte dans un de ses ouvrages.

" Je regarde la dernière fièvre épidémique comme originaire de Gibraltar, par les raisons suivantes. 1°. Parce que je ne sache point qu'il existe aucune preuve de son importation et que lorsqu'elle a été importée dans d'autres lieux, même sur une grande échelle, aucune épidémie ne s'est produite à la suite. 2°. Parce que la maladie ne s'est communiquée ni par les individus qui en étaient attaqués, ni par ceux qui en étaient convalescents, ni par les hardes portées par les malades, quand ces malades et convalescents (ou *fomites*) furent transportés au delà de la source locale d'infection, ce qui, dans la dernière épidémie eut lieu sur le Terrein Neutre, à Windmill Hill, à Europa Flats, personne n'ayant dans ces localités, contracté la maladie par contact avec les malades, les convalescents ou leur linge sale, etc. Je sais qu'un petit nombre d'individus, se montant peut-être à 15 ou 20, tombèrent malades dans ces localités, sans qu'il fût à la connaissance de personne qu'ils fussent entrés dans la garnison ; mais en même temps, c'est un fait établi que des fièvres d'une nature excessivement grave se produisent annuellement dans la première de ces localités, qui fournit au moins les trois quarts du nombre total de ces cas ; et lorsqu'on trouve de nombreux exemples dans lesquels des femmes de soldats campées dans ces lieux, ont lavé le linge sale, etc., de fiévreux, sans en avoir souffert, est-il croyable qu'un peu de vomito négro sur le pan d'un habit, ait causé la maladie. Je puis à l'appui de cette assertion citer le danger auquel sont exposés les ordonnances et les malades traités pour d'autres affections à l'hôpital naval, individus dont aucun ne contracta la fièvre épidémique, avant qu'elle n'eût paru dans le voisinage immédiat, parmi les habitants qui n'avaient eu aucune communication avec les malades et étaient en général fort désireux d'éviter toute occasion de s'approcher d'eux. 3°. Parce que la maladie a été épidémique en automne ou plutôt dans les six derniers mois de l'année seulement, saison si notoirement connue pour la production de fièvres de malaria, et aussi parce qu'elle a été comme ces dernières, soudainement arrêtée par un abaissement de la température. 4°. A cause de la sévérité particulière de la maladie, en tant que contractée dans certaines localités, montrant par là une différence dans la concentration ou la virulence de la cause dans ces situations, fait généralement observé dans les fièvres de malaria, et si différent de l'action ordinaire de la contagion, considérant surtout que ces localités sont souvent loin d'être, ou les plus peuplées et les plus sales, ou même les plus mal aérées. Comme preuve de ce que j'avance ici, je puis citer la nature extrêmement aggravée des cas admis à l'Hôpital Militaire, et provenant du Bastion du North Flat, de Southport et de Convent Guards, fournis principalement par le 43e Régiment au commencement de la maladie, et aussi la très grande mortalité parmi les hommes employés à la culture du jardin de Bouvier et du jardin qui l'avoisine au Sud. 5°. Parce que la Fièvre Jaune ne paraît jamais sous une forme épidémique dans aucun lieu où des cas sporadiques de la même maladie ne se sont pas déjà produits ; ces cas démontrant l'existence de la cause locale, bien que l'action de celle-ci puisse être limitée par des circonstances à nous inconnues et qui influent sur la production ou la propagation de la malaria. C'est un fait incontestable que des cas sporadiques se présentent dans la garnison presque touts les ans, car la différence de durée, qui selon quelques-uns, les distingue de la maladie épidémique, est une conséquence naturelle d'une cause moins étendue et probablement moins active, et après tout, c'est une différence purement supposée, attendu que beaucoup de cas de la dernière invasion se sont tout autant prolongés. L'exemption contre une seconde attaque est aussi en faveur de l'identité de la maladie, dans la grande majorité des exemples. On dit que des cas sporadiques de variole se présentent sans être suivis d'une épidémie ; des cas de Fièvre Jaune peuvent se présenter de même, mais je ne connais aucun exemple de cas sporadiques de variole, paraissant annuellement dans certaines situations, différant en nombre seulement dans différentes années, ni de variole épidémique, perdant uniformément sa qualité contagieuse quand on éloigne d'une certaine localité un sujet qui en est attaqué. 6°. A cause de la fréquence des rechutes dans la dernière épidémie, presque un cinquième des malades dans le Régiment (23e) ayant souffert d'une seconde attaque et un ou deux d'une troisième. Ce fait est sans analogie avec aucune maladie contagieuse connue, telle que la petite vérole, la rougeole, la fièvre scarlatine, la peste ou même le typhus, maladie dont la contagion est beaucoup plus douteuse. 7°. A cause de la disparition presque entière dans la garnison de toute autre maladie aiguë pendant le règne de la dernière épidémie, circonstance qu'on n'observa dans aucune épidémie de nature contagieuse, telle que la petite vérole, la rougeole, etc., ces maladies régnant quelquefois simultanément sans exercer aucune influence évidente sur leur propagation réciproque ; preuve que la Fièvre Jaune épidémique procède d'une viciation locale de l'atmosphère, tandis que la petite vérole, etc., dépendent en quelque mesure d'une contagion spécifique quant à leur propagation. 8°. Parce que la Fièvre Jaune est limitée à certains parallèles de latitude et à certaines élévations entre ces parallèles et aussi parce qu'elle attaque les émigrants des contrées septentrionales ou districts salubres avec plus de violence que les personnes acclimatées et les habitants des lieux où elle règne ; particularités dans lesquelles elle coïncide avec les formes plus concentrées des fièvres de malaria. J'ai à peine besoin de dire que les Troupes Anglaises à Lieria (Portugal) en 1827, eurent à souffrir de la fièvre rémittente dans une proportion triple des habitants de ce lieu, et l'on pourrait produire des milliers d'exemples semblables. 9°. Parce que, dans quelques épidémies la Fièvre Jaune attaque trois individus aux étages inférieurs pour un à l'étage supérieur. Les aides-chirurgiens Brown du 43e Régiment et Gillice du 12e, ont observé que les Soldats d'Ordonnance et autres qui couchaient dans les salles inférieures de l'Hôpital Naval pendant la dernière épidémie, étaient en général attaqués plus tôt que ceux qui couchaient dans les salles supérieures, à côté des malades. Dans la famille de Bosano à Rosia, touts les individus *susceptibles* au nombre de huit, à l'étage supérieur, échappèrent à la maladie, tandis que touts les membres de la famille Belasco, qui vivaient directement au dessous et qui n'avaient point encore eu la maladie, furent attaqués. 10°. A cause du non succès de toutes les tentatives de communiquer la maladie, soit en inoculant du sang, du vomito négro, de la salive, etc., soit en avalant ces fluides, et à cause de l'inutilité de la fumigation, de l'expurgation et de toute mesure "sanitaire" quelconque, autre que l'éloignement des habitants de la localité particulière, pour arrêter les progrès ou diminuer la mortalité de la maladie.

" *A quels égards la dernière épidémie diffère-t-elle de la fièvre bilieuse rémittente du même lieu, à certaines saisons de l'année ?*

" La fièvre bilieuse proprement dite n'est point une maladie commune à Gibraltar et l'on peut généralement faire remonter au Terrein Neutre les cas qu'on observe à l'Hôpital, mais la fièvre commune-continue d'automne de la garnison, ne diffère à aucun égard de la majorité des cas benins de la dernière épidémie. Dans la fièvre d'automne continue il n'était pas rare de voir des exemples dans lesquels la mort avait lieu du 2e au 7e jour, et les cas se terminaient généralement, soit par la convalescence ou par la mort, ou devenaient distinctement rémittents ou intermittents du 7e au 14e jour ; sous le rapport de la durée, donc, la différence entre la fièvre des années ordinaires et la dernière épidémie, est bien plus imaginaire que réelle, en tant que ma connaissance imparfaite du sujet me permet de juger. L'apparence particulière des yeux, la nature et le siège du mal de tête, et le défaut de rémissions, sont des symptômes communs à toutes les deux, quoique plus fréquents, et mieux marqués dans la maladie épidémique. La présence du teint jaune, du vomito négro, de selles foncées et noires et les hémorrhagies, sont rares dans les années ordinaires, mais prenant 1826 pour exemple on rapporte que près de trente cas semblables se sont offerts dans les hôpitaux civils et militaires, sans compter ceux de l'artillerie et du 64e Régiment, dans lequel on dit que plusieurs cas ont été traités. Je n'affirme pas que le vomito négro se soit présenté dans touts les cas, mais un petit nombre d'entre eux eurent ce symptôme, plusieurs eurent des selles foncées et touts la couleur jaune de la peau, tandis que le nombre des cas de fièvre portés sur les listes des 12e, 13e, et 94e Régiments, cantonnés dans le District Sud, prouve jusqu'à l'évidence une prédominance inaccoutumée de cette maladie parmi eux, en comparant au 42e dont les quartiers étaient à Windmill Hill, ou même avec le 23me, logé dans la ville. Je conçois que cette prédominance extraordinaire dans le District Sud, d'une fièvre qui n'a jamais passé pour avoir été importée, quand les symptômes de teint jaune et de vomito négro étaient plus fréquents dans la garnison que pendant le règne de cette maladie dans les années ordinaires, je conçois, dis-je, que cette fièvre, comme celle de 1810, fasse partie de la série dans la progression des fièvres qui ont pris leur origine à Gibraltar, et dont la fièvre pestilentielle maligne est la dernière et la plus grave. La seule différence entre l'épidémie et les fièvres continues d'automne dans la garnison résulte de la prédominance épidémique, de la présence plus fréquente du teint jaune, des hémorrhagies, du vomito négro et des déjections foncées ou noires;—de la mortalité proportionuellement beaucoup plus grande et de la tendance beaucoup moindre de celle-là à se transformer en fièvre rémittente ou intermittente après le cinquième ou le septième jour. La grande fréquence du pouls, et la chaleur de la peau, sont des symptômes communs à la fièvre d'automne continue et à la maladie épidémique; mais ils ne sont nullement particuliers à cette dernière, attendu qu'il n'est pas rare que le pouls marque de 45 à 90, surtout lorsque le délire ou un degré de stupeur, se montre dès le commencement de la maladie; la chaleur de la peau est souvent modérée et dans les cas dont l'issue est fatale, elle s'abaisse généralement beaucoup pendant plusieurs heures (48 quelquefois) avant la mort. L'apparence cadavérique la plus ordinaire, à savoir, le changement de couleur du foie, se remarque dans l'une et dans l'autre, comme aussi les taches de couleur foncée autour du cardia qu'on prend si fréquemment pour une gangrène de l'estomac. J'ai évité de mettre en contraste l'épidémie avec la fièvre bilieuse rémittente, parce que cette dernière maladie est rare dans la garnison, mais il faut observer que la couleur jaune pâle de l'œil et de la peau (qu'on dit particulière à l'épidémie) les vibices, les hémorrhagies, la présence du vomito négro dans l'estomac après la mort, et l'éjection de cette matière pendant la vie, ont aussi été décrites dans des épidémies d'un type rémittent, en Italie, en Suisse et dans d'autres parties de l'Europe comme aussi dans les Indes.

" *Quels sont les symptômes diagnostiques?*

" En répondant à la question précédente j'ai fait remarquer les distinctions principales entre l'épidémie et les fièvres communes continues de Gibraltar, et je n'ai pas besoin de faire observer que la supposition que les cas sporadiques qui se montrent touts les ans dans la garnison, sont des cas soit d'hépatite, soit d'ictère, est tout-à-fait incroyable.

" *Pensez-vous que la maladie soit contagieuse*, c.à.d., *qu'elle se propage par le contact, et les cas les plus récents semblent-ils avoir été contagieux?*

" Je n'ai aucune preuve que la maladie se soit communiquée par le contact, vu que l'enfant qui couchait dans le même lit que le père ou la mère atteint de l'épidémie, y échappait souvent, et quelques individus qui ont soigné touts les autres membres d'une grande famille ont eu le même bonheur. Il était rare que deux soldats du 23e, venant de la même tente, fussent admis à l'hôpital dans l'espace d'un mois, et l'on peut à peine trouver un exemple que cela soit arrivé dans l'espace d'une semaine, et jamais sans que le second individu attaqué n'eût monté une garde dans l'intervalle. Les hommes mariés passaient souvent la première nuit qui suivait leur attaque dans la même tente que leurs femmes et leur famille; et je ne connais aucun exemple parmi les militaires où ce manque de précaution ait été suivi de mauvais effets. Bref, on n'a pu découvrir aucune relation évidente entre la première introduction de la maladie dans une maison et son développement ultérieur dans une famille: car dans beaucoup d'exemples l'intervalle entre le premier et le second cas dans la même maison a été de quelques semaines et même de deux mois, tant que la maladie n'était point générale dans les environs; mais aussitôt que la maladie était devenue fréquente dans le voisinage, touts les autres membres de la famille, jusque-là bien portants, tombaient malades en peu de jours. Les exemples d'individus d'une famille attaqués coup sur coup dans la sphère d'une influence épidémique sont au contraire très nombreux. Mais ceci est plus particulièrement une conséquence de la viciation générale de l'atmosphère, que d'une qualité contagieuse d'une maladie et prouve fort peu en faveur de l'un ou de l'autre côté de la question. Les cas les plus récents ne paraissaient pas différer du reste par aucune propriété contagieuse.

" *Pensez-vous que la maladie soit contagieuse*, c.à.d., *qu'elle se propage par l'atmosphère infecte d'une chambre de malade?*

" On peut poser en fait que l'atmosphère d'une chambre de malade ne communique pas la maladie avec une facilité plus grande que l'atmosphère générale des districts où règne l'épidémie; et hors de ces districts, la maladie n'est plus épidémique et ne peut se transmettre nulle part. Cette déduction, selon moi, est établie par le fait des personnes qui étant allées à St. Roque et dans d'autres lieux, y sont tombées malades sans que cela ait affecté la santé de leurs serviteurs immédiats; par celles qui tombèrent malades dans les campements civils et militaires et qui, dans aucun cas, n'ont communiqué la maladie; et par les soldats de service auprès des malades de l'hôpital naval qui n'y ont été atteints que lorsque les habitants des maisons voisines étaient déjà attaqués de l'épidémie. Il faut remarquer que les attaques des soldats de service à l'hôpital de l'artillerie et d'une garde-malade à l'hôpital civil, passent pour faire exception à ce qui est exposé ici; mais les faits relatifs aux premiers, en tant que je sache, sont incomplets sur plusieurs points très essentiels pour déterminer la question; et la garde-malade était dans l'habitude d'aller voir son mari, soldat du 23e régiment, quand il était de service en ville et elle s'était trouvée avec lui à la garde de South Port peu de temps avant d'être attaquée; elle fréquentait aussi une maison garnie dans la partie basse du district No. 24, occupée par la femme d'un sergent du 12e régiment.

"*Regardez-vous la maladie comme épidémique, propagée par la viciation générale de l'air du Rocher?*

"Je pense que la maladie a été produite par une viciation de l'atmosphère du Rocher, et que cette malaria est plus ou moins active en proportion de la distance de sa source, de son accumulation et de sa concentration dans des situations particulières.

"*La malaria ou les émanations de terreins marécageux ont-elles influé sur la production de l'épidémie, et dans ce cas quelle en a été l'influence?*

"Il n'y a point de marais proprement dits, dans le territoire de Gibraltar, ni même à une distance considérable; d'ailleurs les courants d'air passant au-dessus des marais du pays environnant peuvent rarement atteindre la garnison, vu qu'ils doivent d'abord passer sur le Terrein Neutre où les vents soufflent pendant sept jours sur huit de l'Est à l'Ouest, ou *vice versâ*, de manière à rompre le cours ou changer la direction des brises, qui portent avec elles des émanations marécageuses.

"*A-t-on remarqué dans le cours de la fièvre des jours critiques?*

"Le cinquième jour était plus souvent fatal que tout autre, et la moyenne de la durée de la maladie était d'environ sept jours.

"*Quelles furent les suites de cette maladie, obstructions viscérales, fièvre aiguë, &c.?*

"Dans plusieurs cas du 23e régiment une forme obscure de fièvre rémittente suivit l'attaque épidémique, mais ses paroxysmes ne commençaient pas toujours par des frissons, et ne se terminaient pas uniformément par une transpiration, et elle était aussi irrégulière dans ses accès que dans toute autre partie de son cours. J'ai vu la jaunisse dans un cas, une hépatite dans deux, et dans un petit nombre, des affections dyssentériques plus ou moins sévères, suivre la maladie épidémique; et dans un sujet, elle parut développer la phthisie qui devint très rapidement fatale; un ou deux cas admis à l'hôpital vers la fin de l'épidémie devinrent distinctement rémittents dès le commencement.

"*A-t-on remarqué d'autres maladies aiguës pendant l'épidémie, particulièrement des fièvres intermittentes?*

"Toutes les autres maladies aiguës avaient presque disparu; et il n'y avait plus de fièvres intermittentes, ni rémittentes, maladies qui, comparativement se montraient fréquentes dans le Régiment depuis son retour de Portugal jusqu'au commencement de l'épidémie, l'ophthalmie aussi avait disparu.

"*Les personnes qui avaient été attaquées une fois ou qui avaient eu la Fièvre Jaune des Antilles, étaient-elles sujettes à une seconde attaque? Etablissez le nombre de chacune de ces catégories?*

"Je crois que les chances d'une seconde attaque sont très faibles; mais, cependant, je ne considère pas cela comme aussi positif qu'on paraît le croire généralement. Le seul soldat du Régiment qui affirmait avoir eu la maladie pendant une période épidémique aux Barbades, et qui avait servi huit ans aux Antilles dans un autre Régiment mourut d'une attaque pendant la dernière épidémie. Il semblerait d'après la table de l'Appendice * qu'une forte attaque de fièvre rémittente garantit jusqu'à un certain point d'une attaque de Fièvre Jaune, mais sur une échelle si limitée qu'on ne peut

* *Note tirée de la Table de Mr. Browne dans l'Appendice à son rapport.*

Proportion des cas de fièvre relativement au nombre de troupes, 142 sur 530, ou 1 sur $3\frac{52}{71}$.

Proportion des cas épidémiques après la fièvre intermittente, 25 sur 93, ou 1 sur $3\frac{18}{25}$.

Proportion des cas épidémiques après la fièvre rémittente, 11 sur 61, ou 1 sur $5\frac{6}{11}$.

en tirer de conclusion. Cependant, comme un petit nombre des individus qui ont vécu un certain temps dans un climat chaud n'ont pas souffert de fièvres rémittentes et que cette classe d'individus est épargnée sans la condition d'une attaque préalable de Fièvre Jaune; c'est une question à décider de savoir combien la résidence pure et simple ou le fait d'avoir souffert de la fièvre rémittente, peut contribuer à cette exemption.

"*Quel est l'état de la santé dans les parties voisines d'Espagne et de Barbarie?*

"Je ne sache pas qu'aucune maladie épidémique ait prévalu dans les parties voisines d'Espagne et de Barbarie; mais on affirma, qu'en Novembre dernier, quelques cas de fièvre d'une forme aggravée, avaient paru à Algésiras et on a dit depuis que des contrebandiers avaient communiqué avec la garnison. Cette dernière assertion est importante, si elle est vraie, en ce qu'elle prouve la nature non contagieuse de la maladie; tandis que la première serait aussi une preuve de l'influence des causes physiques et d'une origine locale."

Lettre (H.)

Déposition de Catalina Fénic.

Gibraltar, 14 Novembre 1829.

"Catalina Fénic, veuve de Félix Fénic (alias Mateo) a fait ce jourd'hui en présence des soussignés une déposition, dont la teneur suit, et qu'elle se déclare prête à affirmer sous serment devant l'autorité compétente:—

"Déclare qu'elle est veuve de Félix Fénic, mort dans l'automne de l'année dernière; dit que son mari avait environ 68 ans et qu'il était d'une constitution délicate; qu'il habitait Gibraltar depuis 33 à 34 ans.

"Dépose qu'en 1804, elle était femme d'un nommé Salvador de Ortega, alors ami intime de Félix Fénic dont il est ici question, et qu'elle épousa en 1805 après la mort de son premier mari, (Salvador de Ortega) mort en 1804 de la fièvre épidémique.

"Déclare et est prête à jurer que son second mari (Félix Fénic) eut en 1804 une violente attaque de la fièvre épidémique de cette année, maladie pendant laquelle, elle-même et son premier mari (Ortega) sont souvent allés voir Fénic, que même elle l'a soigné conjointement avec une autre femme morte depuis; que pendant cette maladie, Fénic habitait une petite maison au bas de l'escalier qui se trouve devant l'hôpital civil appelé alors les Casernes Bleues; que pendant les épidémies de 1813 et 1814, son mari résida à Gibraltar sans éprouver aucune indisposition de la fièvre de ces années.

"Expose qu'après la mort de leurs deux enfants (Salvador et Catalina Fénic) qui arriva vers le milieu d'Août 1828, ainsi qu'il en est fait mention dans les actes du conseil des commissaires, son mari eut un profond chagrin; qu'un certain jeudi, la police vint chez eux, les avertir, ainsi que d'autres habitants du district, de se rendre à l'encampement; que ce jour là son mari se plaignit beaucoup qu'une forte rupture qu'il avait depuis nombre d'années et qui l'incommodait de temps en temps, le faisait plus souffrir qu'à l'ordinaire et augmentait de volume, qu'elle fit porter son mari à l'hôpital civil le lendemain où il fut examiné par Mr. Fraser et d'autres médecins, mais comme ce n'était pas un cas de fièvre, il fut renvoyé chez lui; le lendemain soir ils furent, ainsi que touts les habitants du district, envoyés à l'encampement du Terrein Neutre.

"Là, son mari fut examiné par le Dr. Hennen et d'autres, mais ne reçut point l'ordre de se rendre au Lazaret où étaient envoyés touts les fiévreux; il mourut le lundi matin, dans la tente qu'ils habitaient; personne ne donna l'ordre de fumiger ou de laver cette tente, et la veuve ne prit aucune précaution pour empêcher la contagion, sûre qu'elle était que son mari n'était pas mort de la fièvre; déclare qu'il n'y eut point de vomissement, point de couleur jaune de la peau, ou autres signes d'une mauvaise fièvre. Dit qu'il se plaignait beaucoup d'un mal de gorge et qu'il fut question parmi les médecins qui le virent de le saigner, mais qu'ils dirent qu'ils n'avaient point sur eux de lancette.

"Quant à l'assertion que son mari avait été à bord d'un vaisseau quelconque dans la baie, pendant le cours de l'été dernier, elle affirme très positivement que ce n'est point vrai, attendu que, vieux et infirme, il ne sortait jamais sans l'avertir, et elle est sûre qu'il n'était point entré dans un bateau depuis 10 ans.

"Elle est également certaine que ses deux enfants, Salvador et Catalina Fénic, n'ont été à bord d'aucun bateau ou vaisseau, ainsi qu'il est dit dans les actes du conseil des commissaires, attendu qu'elle ne les quittait jamais des yeux et qu'ils ne couraient pas de côté et d'autre comme d'autres enfants et qu'ils n'avaient point du tout l'habitude d'aller sur l'eau.

"Quant au garçon Francisco Caffiero, elle déclare que, ni elle ni personne de sa famille ne le connaissait, et que tout ce qu'il avait dit aux commissaires touchant la visite faite à bord par son fils Salvador (âgé de 13 ans) et Catalina (âgée de 11 ans) était un mensonge impudent.

"Déclare que ses enfants n'eurent aucun des symptômes de l'épidémie de Gibraltar avec lesquels elle s'était familiarisée pendant sa longue résidence ; que le médecin (Lopez) remarqua quelques fragments non digérés de figues dans leurs déjections, qu'ils n'eurent point de vomissements, que leur apparence après la mort ne changea pas comme celle de ces personnes qu'elle avait vues mourir de la Fièvre Jaune, et qu'elle ne peut se persuader qu'ils sont morts de cette maladie.

"Dit que, pendant la maladie de ses enfants, cinq de leurs camarades, (enfants de sa commère Juaquina) venaient constamment les voir, mais qu'aucun de ces enfants ne tomba malade; que touts ces enfants cependant subirent ensuite l'épidémie, quand quelques-unes des familles obtinrent la permission de retourner à leurs habitations nettoyées.

(Signé) Hugh Fraser, *Chirurgien de l'Hôpital Civil.*
A. Browne, *D.M., Aide-Chirurgien au 23e R. W. F.*
J. Gillkrest, *D.M., Chirurgien au 43e Régiment.*"

"Je soussigné, certifie par la présente que le 13e jour de Mai 1829, Catalina Fénic, nommée dans la déclaration précédente, a comparu devant moi, et que je lui ai interprété en entier la susdite déclaration, qu'elle a confirmée dans toutes ses parties dans les termes les plus complets et les plus positifs, ajoutant que son mari avait, plusieurs années avant sa mort, cessé tout-à-fait d'aller dans la baie, et qu'étant vieux et infirme, il gagnait sa vie à acheter du tabac qu'il fabriquait en cigarres.

(Signé) Alexandre Shea, *Notaire Public, Gibraltar.*"

Lettre (I.)

Le Dr. Palloni a rendu compte de l'invasion de la Fièvre Jaune à Livourne, en 1804, aussitôt qu'elle fut terminée, fièvre qu'on a ordinairement désignée sous le nom d'épidémie, quoiqu'elle se soit limitée à quelques rues.

Il conclut en ces termes :—

"Je terminerai ce petit essai par deux observations fort courtes. La première est que si d'un côté, la description que nous avons donnée avec exactitude de la maladie qui a régné dans cette ville montre la plus grande analogie avec le typhus ictérodes de Sauvages et Cullen, et par conséquent avec la fièvre des Antilles, il convient, de l'autre côté d'avouer que, soit par des circonstances locales ou par une différence de climat ou par la propriété moins diffusible de l'atmosphère morbifique, les effets et la propagation de cette maladie ont été chez nous infiniment plus doux et plus restreints que dans tout autre endroit où s'est développée une maladie analogue.

"L'autre observation qui peut servir d'explication à la précédente est que l'infection de cette fièvre est d'une nature telle que l'air pur et renouvelé décompose l'action morbifique à une petite distance du malade; au contraire un air stagnant et plein d'exhalaisons animales en devient aisément le véhicule. Voilà pourquoi elle s'est plus particulièrement manifestée dans les rues sales et mal aérées de la ville et surtout dans les maisons des pauvres, dans lesquelles outre la disposition des individus, nécessaire à l'action de toute contagion, la petitesse des chambres, le manque de propreté et le nombre des habitants, multiplient les points de contact et facilitent l'infection. Au contraire dans les rues propres et spacieuses, et dans les maisons commodes et bien aérées, la maladie ou s'est rarement manifestée, ou a été facilement arrêtée. Ainsi, nous pouvons confirmer la remarque de Currie que même dans les hôpitaux bien situés et propres, l'infection morbifique s'est bornée à l'individu attaqué sans s'étendre à ceux qui souffraient de maladies d'une autre nature, différant à cet égard des autres maladies épidémiques et contagieuses. Et finalement, pour la même raison, la fièvre dont nous parlons a surtout sévi dans des villes maritimes, sans s'étendre dans l'intérieur du pays; et aucun germe de l'infection ne s'est développé dans ceux qui ont quitté le district où elle régnait, à moins qu'ils ne fussent déjà malades à leur départ, l'infection paraissant ainsi avoir été corrigée et détruite par le changement d'air et de situation. En effet, si nous exceptons deux ou trois rues de Livourne, que la maladie semblait, pour ainsi dire, avoir choisies pour son domicile, peu d'autres parties de la ville en furent attaquées, et à quelques exceptions près, elle ne s'étendit point à la plus petite distance de la ville, de sorte que nombre de personnes allaient des districts les plus infectés au pays environnant et que beaucoup de marchandises y étaient transportées journellement.

"Lorsqu'il arrivait à un homme bien portant de se mettre en contact avec ceux qui étaient atteints de la maladie, il ne communiquait jamais l'infection à d'autres à moins d'en être lui-même attaqué. Et, en effet, quoique l'on prît de plus grandes mesures de précautions à l'égard de ceux qui étaient réellement attaqués de la maladie et à l'égard de leurs effets et des autres objets qui leur appartenaient directement, cependant nous n'avons point remarqué que les autres individus bien portants de la même famille ou les autres parties de l'ameublement de la même maison fussent jamais devenus un véhicule d'infection. L'argent, les marchandises et d'autres matières circulaient continuellement dans la ville et au dehors, et cependant l'infection ne se répandit pas par leur moyen. J'ai d'ailleurs observé qu'une habitude acquise graduellement de recevoir les impressions de ce miasme lui ôtait son action; en effet, parmi les nombreux prêtres qui visitaient quotidiennement ceux qui souffraient de cette maladie, un seul fut attaqué et en mourut; aucun des aides des hôpitaux n'en éprouva les effets et seulement deux ou trois des autres personnes attachées pendant longtemps aux malades contractèrent la maladie.

" Si donc, pour contracter l'infection, il est besoin (outre une disposition naturelle) du voisinage ou du contact de quelqu'un qui en soit atteint, des hardes qu'il portait pendant la maladie et du concours d'un air enfermé, stagnant et rempli d'exhalaisons animales;—s'il suffit d'un peu d'habitude pour en éluder la force;—si des personnes bien portantes amenées dans le voisinage des malades et la marchandise exposée à l'air libre n'ont jamais porté l'infection à une petite distance de la ville;—si, finalement, l'air pur et la ventilation détruisent l'action morbifique alentour de son centre ou de la personne attaquée;—qui ne voit la différence entre la maladie régnant à Livourne, et toutes les autres contagions épidémiques, et le peu de force et de facilité à se répandre dont elle est douée? Qu'elles sont fausses et peu fondées, les idées et les craintes conçues à son égard dans les districts peu éloignés de cette ville! Mais nous ne pouvons avancer d'argument plus fort et plus convaincant de l'utilité du renouvellement d'un air pur et frais, que celui que fournissent les heureux résultats obtenus dans le nouvel hôpital temporaire de St. Jacques. Situé à peu de distance de la mer, mais loin des exhalaisons insalubres de la ville, il était ainsi exposé à une ventilation libre, avantage dont sa construction et la disposition de ses parties lui permettaient de jouir complètement; il est vraiment digne de remarque que cet hôpital était à peine ouvert pour la réception des malades, que non seulement la virulence et l'étendue de la maladie commencèrent à décliner, mais que beaucoup d'individus qui paraissaient sur le point de succomber, échappèrent à la mort. C'était merveille de voir qu'à peine les malades, languissants, abattus, pour ainsi dire vaincus par la maladie, étaient emportés de leurs maisons et placés dans ce nouvel asyle, que le principe vital semblait en un moment recouvrer son pouvoir ; ils revenaient à la vie ; et avouaient qu'une sensation de bien-être succédait à la langueur et à l'angoisse ; et la maladie prenant un caractère plus doux, cessait de résister à l'art médical, et cédait à la méthode curative convenable, déjà déterminée, et bientôt les malades passaient à un état de convalescence qui n'était ni long ni pénible.

Lettre (K).

Extrait de "*Détails sur la Fièvre qui régna dans la Garnison de Ste. Anne des Barbades, en* 1847, 1848 *et* 1849 *par le Dr.* John Davy, *Inspecteur Général des Hôpitaux.*" Edin. Journal Méd. et Chir. Octobre 1849, page 277.

(Le 66me, le 72me, le 88me, et l'Artillerie furent les Régiments qui eurent à souffrir, et sur une force de 1,200 hommes, il y eut 196 morts.)

Page 281.—" Relativement à l'origine de la maladie endémique, il faut, je pense, convenir qu'il régnait la plus grande obscurité. Lorsque la maladie commença, le temps était plus frais et plus agréable que d'habitude ; avant qu'elle n'éclata et pendant qu'elle dura, les saisons ne présentèrent rien de particulier. Plusieurs circonstances furent alors désignées comme causes probables, telles que l'accumulation d'une végétation plantureuse dans une cavité négligée entre la caserne de l'artillerie et la caserne de pierre, et sous le vent de celle-ci, cavité d'où s'échappaient des exhalaisons urineuses ; l'état de la Savanne et du terrein adjacent, mal desséchés et sujets à être inondés après de fortes pluies, à retenir l'eau pendant un temps dans un état de stagnation et à se couvrir de fissures après une période de sécheresse, l'état du cimetière situé entre les casernes et le rivage, sur un terrein non convenable, soit trop rocheux, en général, ou sablonneux, ou encombré à l'excès, et finalement, le remuement du terrein à une certaine profondeur et le nivellement de ce même terrein pour les travaux d'amélioration dans les casernes négligées où la maladie fit sa première apparition. Je n'oserais affirmer si une seule de ces circonstances, ou si la combinaison de toutes ces circonstances réunies, influa ou non sur la production de la maladie. Mais il ne me paraît point douteux qu'il faille l'attribuer à une origine locale quelle qu'en ait été la cause. Le fait le plus concluant à l'appui de cette opinion fut l'isolation même de la maladie. Pendant toute sa durée la maladie se restreignit à la garnison de Ste. Anne et pendant une portion considérable de sa durée, aux casernes et aux quartiers où le système des égoûts était le plus défectueux et les causes localisantes, les plus actives.

"Je sais qu'on a exprimé l'opinion que la maladie avait été importée de la côte d'Afrique, et cela, par la frégate à vapeur de Sa Majesté " le Grondeur." Ce bâtiment était affecté au transport d'Africains libérés aux Antilles. Il quitta Sierra-Leone le 12 Novembre 1847, et arriva à la Trinité le 5 Décembre. Pendant le voyage, on compta parmi les émigrants 46 morts de dyssenterie chronique et deux morts de fièvre dans l'équipage. Les émigrants furent débarqués à Port d'Espagne. Aucune fièvre ne fut introduite dans l'île, bien qu'on n'ait, à ce que je sache, pris aucune précaution pour empêcher les communications les plus larges. " Le Grondeur " quitta la Trinité le 8 Décembre, arriva aux Barbades le 10, en repartit le 18, et atteignit les Bermudes le 24. Là, d'accord avec l'usage établi, comme il venait de la côte d'Afrique et avait la fièvre à bord, on le mit en quarantaine ; on fit débarquer l'équipage en séparant les gens bien portants d'avec les malades, et le vaisseau fut nettoyé à fond et fumigé. En examinant la cale on trouva qu'elle était dans un état de malpropreté repoussante, causée par des amas de matières végétales, de riz, de copeaux, &c. en décomposition. L'atmosphère dans la soute du charpentier ne supportait pas la combustion. Il n'est pas vrai que la fièvre ait été communiquée aux Bermudes à une famille de cinq personnes qui se réunirent aux malades à terre, mais deux individus qui s'occupèrent à bord de diriger le nettoyage du vaisseau contractèrent la maladie, ainsi qu'un certain nombre des hommes de l'équipage, ceux-là seulement qui furent employés à ce travail. Le nombre de cas de fièvre en traitement, provenant du "Grondeur" était de 75, dont 3 seulement se terminèrent par la mort, 72 individus ayant recouvré la santé. J'ai recueilli ces détails dans un extrait du journal de Mr. Robert M'Crae, chirurgien du vaisseau de Sa Majesté, le Grondeur; j'ai sous les yeux une copie de cet intéressant document, que je dois à la bienveillance de Sir William Burnett, chef du département médical de la Marine. Mr. M'Crae qui eut les meilleures occasions d'arriver à la vérité, exprime, dans son journal, la conviction que la fièvre eut son origine dans le vaisseau par les causes sus-indiquées et qu'elle n'était nullement contagieuse. Les faits qu'il produit semblent appuyer complètement ces conclusions.*

"Mais si même l'on doutait des conclusions de ce praticien, il n'existe point de preuve que la Fièvre Jaune aux Barbades provînt du Grondeur. Le bruit courait que les deux hommes du 88e Régiment qui furent les premiers attaqués et qui moururent avaient été à bord. Il résulte d'une enquête consciencieuse que cette rumeur était sans fondement,—une simple conjecture. Même en prenant en considération le temps de l'arrivée du Grondeur aux Barbades, le 10 Décembre à midi, et que les deux premiers cas fatals dans le 88e se terminèrent le 19 de ce même mois, l'un après un traitement de trois jours à l'hôpital, l'autre, de cinq jours, il semble improbable que la fièvre ait été contractée par une visite au vaisseau, fût-il prouvé, ce qui ne l'était pas du tout, que cette visite eût eu lieu. En outre, les femmes de ces deux hommes eurent aussi la maladie et autant que je puis me le rappeler, car je ne puis trouver aucune note sur ce sujet, elles l'eurent en même temps que leurs maris ou un peu avant, et elles aussi furent victimes de la maladie. Ces ménages occupaient une chambre basse et mal aérée des casernes de fer, chambre destinée non pour l'habitation des soldats mais pour serrer des provisions. Ce fut là que la maladie parut d'abord et à peine échappa-t-il à la fièvre une seule des personnes qui par une tolérance inconsidérée, avaient été autorisées à y loger. C'étaient des hommes mariés et leurs familles, pour qui tout logement séparé est toujours préférable. Il est encore digne de remarque que les habitants de Bridgetown, de même que ceux de Port d'Espagne, à la Trinité, ne furent point visités par la fièvre après l'arrivée du Grondeur, quoique beaucoup d'entre eux, en communication avec l'équipage pour la fourniture des provisions, fussent, on peut le supposer, plus exposés à contracter la maladie, si elle eût été contagieuse que les troupes de la garnison. Le caractère même de la fièvre parmi les hommes de l'équipage du Grondeur et dans le 88e, n'avait point une ressemblance telle qu'on pût les considérer comme spécifiquement identiques. On ne dit point que la couleur jaune de la peau ait jamais paru parmi les premiers. La majorité des cas du vaisseau ne paraissent avoir eu ni une grande sévérité, ni des symptômes dénotant le caractère malin, ce qui est bien marqué par la grande proportion de guérisons, 1 cas seulement sur 25 ayant une issue fatale, tandis que dans la garnison, sur 5 personnes attaquées il en mourait une. Il est vrai que dans quelques cas du Grondeur, il y avait irritabilité de l'estomac et que dans un cas qui se termina fatalement, la mort fut précédée par le vomito négro, exemple unique au dire du chirurgien. Mais l'irritabilité de l'estomac accompagne assez fréquemment la fièvre rémittente des Antilles, et l'on observe quelquefois le vomito négro dans cette fièvre ou dans les cas sporadiques qui peuvent, quoique solitaires, tenir de la nature de la Fièvre Jaune. Les symptômes de l'une et de l'autre (la Fièvre Jaune et la fièvre rémittente) ayant beaucoup de points en commun, sont par conséquent difficiles à distinguer, excepté dans les cas de maladies fortement dessinées.

* "Lorsqu'on ouvrit la cale du Grondeur à Woolwich après son retour de la côte d'Afrique, deux hommes qui couchaient juste au-dessus des écoutilles furent saisis d'une fièvre ayant touts les caractères de la Fièvre Jaune, et peu de jours après ils eurent touts les deux le vomito négro et moururent à l'infirmerie de la Marine où on les avait portés dès le commencement de la maladie." *Bryson sur le Climat et les Maladies de la Station Africaine*, p. 224.

" Les mêmes personnes qui supposent que la fièvre a été importée supposent aussi naturellement qu'elle était contagieuse. On admet généralement que la question de savoir si la Fièvre Jaune est contagieuse ou non, est un problème difficile à résoudre et la manière dont ceux qui ont spécialement traité de cette matière sont divisés d'opinion, est une preuve suffisante de cette difficulté. Je crois devoir avouer franchement qu'à l'invasion de la maladie, j'appartenais à la classe des non-contagionistes et que ce dont fus témoin pendant les progrès de ce fléau ne fit que me confirmer dans cette persuasion. La restriction de cette maladie pendant tant de mois aux localités basses dans lesquelles elle commença à se montrer, sans qu'elle s'étendît aux troupes qui occupaient les casernes plus élevées, quoiqu'il n'y eût pas plus de 1,600 pieds de distance, ni même au 7e Régiment de fusiliers, lorsque le 88e Régiment n'était campé qu'à quelques pieds des casernes supérieures et qu'il envoyait journellement de nouveaux cas de la maladie à l'hôpital—la manière dont en restèrent exempts les habitants de la populeuse ville voisine de Bridgetown, en communication parfaite avec la garnison—le petit nombre de cas de la maladie qui se produisirent dans l'hôpital, soit parmi les soldats d'ordonnance qui soignaient les malades ou parmi les malades eux-mêmes qu'on admettait pour d'autres indispositions—ce sont là des circonstances, il me semble, qui ne se peuvent concilier avec l'idée que la fièvre a un caractère contagieux. J'ai fait allusion au petit nombre de cas de fièvre qui prirent leur origine dans l'hôpital. D'après un rapport que j'ai sous les yeux, il paraît que, du 26 Février au 30 Septembre 1848, dans l'hôpital du 66e, un soldat d'ordonnance au service des malades fut seul attaqué de la fièvre, et cela légèrement, et seulement trois malades qu'on avait admis pour d'autres maladies.

" Quelques autorités médicales soutiennent une doctrine, pour ainsi dire intermédiaire, entre celle de la contagion et de la non-contagion ; à savoir, qu'une maladie non-contagieuse à son origine, peut le devenir dans des circonstances particulières. Il est nécessairement difficile de prouver ceci ou de le réfuter. Il ne faut point perdre de vue que toute maladie épidémique ou endémique a, quant à la manière de se présenter, après sa première apparition beaucoup du caractère d'une maladie contagieuse. Chaque maladie de la première espèce a passé, à une époque ou à une autre, pour appartenir à la dernière. Ceux qui soutiennent cette doctrine d'expédient, pourraient produire à l'appui, la circonstance que, quoique le 7e Régiment de fusiliers royaux en communication avec le 88e, échappa à la fièvre et quoique le 72e de Montagnards, placé dans les mêmes circonstances pendant quelques mois, y échappa aussi, cependant la maladie parut ultérieurement parmi eux et se répandit rapidement après sa première apparition. On peut, en réponse, faire remarquer que, considérant combien les régiments étaient près les uns des autres dans la même garnison, vivant de la même manière, remplissant les mêmes devoirs et souvent en commun, et exposés, en conséquence, partiellement aux mêmes causes, il est plus étonnant que le 72e en ait été si longtemps exempt, qu'il n'est étonnant qu'il n'en ait été finalement attaqué.

" L'histoire de la Fièvre Jaune aux Antilles à partir de l'époque reculée où cette maladie était appelée " Mal de Siam " par les contagionistes de ce temps jusqu'à l'époque récente où on la nomma " Fièvre de Bulam," me semble fournir une nouvelle preuve que toujours elle a eu une origine locale, et qu'elle n'a été contagieuse ni à son commencement ni dans ses progrès. D'après touts les renseignements que j'ai pu réunir, la Fièvre Jaune n'est pas la fièvre prédominante de la côte occidentale de l'Afrique ; il est douteux même qu'elle s'y montre jamais. Toujours sommes-nous certains qu'aux Antilles, elle attaque rarement les individus de la race africaine. Nous sommes certains aussi que les lieux les plus exposés à l'infection ou à la contagion du dehors, tels que les ports communiquant en toute liberté avec d'autres ports ou entrepôts de commerce, ne sont pas plus fréquemment visités par la Fièvre Jaune que les lieux où il y a des troupes en quelque sorte isolées. Je pense aussi qu'il faut admettre qu'il n'y a pas un exemple, pas un seul—pas même celui qu'on a nommé spécialement la Fièvre de Bulam—où on ait fourni la preuve claire et satisfesante, que la maladie était importée et n'avait point une origine locale."

LETTRE (L.)

Quelques remarques de feu le Dr. W. Fergusson, Inspecteur-Général des Hôpitaux.

" A l'égard de la contagion de la Fièvre Jaune, touts ceux qui sont le plus à même de juger, c'est-à-dire, ceux qui ont passé leur vie et prodigué leurs services dans les pays situés entre les tropiques, où elle se montre si souvent, sont de la même opinion. Je ne prétends pas dire, que dans le mélange hétérogène dont se compose notre profession, je n'ai pas entendu quelques hommes soutenir une croyance opposée et l'étayer même de leurs signatures; mais je puis déclarer que je n'ai jamais connu de praticien, pour peu qu'il ait eu l'expérience de cette maladie, agir comme s'il croyait qu'elle fût contagieuse ou prendre aucune des précautions que l'instinct de la peur ou le moindre degré de prudence commune eût dictées en pareil cas ; il se contentait de se déclarer à l'épreuve de la contagion, et ne se faisait jamais scrupule d'aspirer le souffle ou de se reposer dans l'atmosphère de son malade mourant. * * * On ne niera pas, je suppose, que ceux qui servirent pendant la guerre de St. Domingue, où périt un si grand nombre de troupes britanniques, n'eussent eu quelque expérience de la Fièvre Jaune. J'y restai jusqu'à la fin et j'y vis l'œuvre de destruction se compléter. D'abord, chaque nouveau venu, médecin ou non, avait la crainte ou plutôt je devrais dire avait la foi la plus implicite dans la contagion; mais chez aucun ce préjugé ne durait plus de l'année; il s'évanouissait infailliblement, aussitôt que le médicin observait la maladie et qu'il en acquérait l'expérience; et je puis déclarer que dans les dernières années de notre séjour lorsque des centaines de cas s'offraient quotidiennement à nos yeux, je n'ai jamais, quoique mêlé de toutes manières aux chirurgiens, aux convalescents et aux gens bien portants, entendu émettre l'idée de la contagion. Je ne me rappelle point qu'une seule précaution, qu'un avis ou qu'une observation supposant l'existence de la contagion ait été adressée à l'état-major médical de l'armée de quelque côté que ce soit. J'en appelle aux écrits du Dr. M'Lean, au témoignage de Mr. Weir, du Dr. Jackson, des Drs. Théodore Gordon, Borland, de l'Inspecteur Warren, et de touts les officiers de santé qui servaient dans ces parages, pour me soutenir dans cette assertion. J'en appelle au témoignage de touts les officiers de santé, servant maintenant dans les Antilles et qui ont jamais eu l'expérience de la maladie (car il pourrait bien s'y trouver des contagionistes, parmi ceux qui ne l'ont jamais vue) pour dire si jamais de leur vie, ils ont rencontré un cas de Fièvre Jaune qu'ils pussent plus facilement rapporter à une communication personnelle avec un sujet attaqué de la maladie, qu'aux causes naturelles ordinaires dont il a été prouvé qu'elle tire son origine. * * * Il en eût été de même des auteurs qui ont écrit sur les fièvres d'Espagne, si mettant de côté touts leurs doutes, ils n'avaient mis un terme aux recherches en attribuant tout à une contagion importée. Mais s'ils s'étaient enquis au lieu de décider péremptoirement, ils auraient trouvé que pendant les irruptions épidémiques de ces fièvres, non seulement des villes et des districts y échappent tout-à-fait, comme nous le voyons à présent dans les Antilles, mais que différentes parties de la même ville en sont différemment affectées; et l'influence en est souvent si limitée que pendant qu'elles dominent à un certain étage d'une maison, ou dans une portion de navire, les autres parties de cette même maison ou de ce même navire restent salubres, et alors ces auteurs se seraient moins étonnés de ce qu'on a appelé le progrès inconstant de la fièvre pendant le cours rapide d'un automne européen et rien ne les eût empêchés de se l'expliquer par une autre source que par celle à laquelle ils avaient recours. Aux Barbades, nos hôpitaux dans ces dernières années ont été sous le coup d'une importation régulière de la Fièvre Jaune de la part de la flotte. Mais l'inoculation même n'a pu produire la maladie sur aucun des membres de l'hôpital, par qui, on peut le dire, *les malades ont été* reçus à bras ouverts; car on ne prêche pas parmi nous, au grand préjudice du devoir et de l'humanité, ces doctrines anti-sociales de contagions imaginaires. * * * Le médecin dans la vie civile, quelque supérieur qu'il soit en savoir et en talent, ne peut, en ne voyant que des cas isolés, avoir les mêmes avantages, et doit être beaucoup plus sujet à tirer des conclusions erronées. Il peut lui arriver de voir, par exemple, pendant la saison d'automne d'Europe, les habitants d'une maison humide, malsaine, tomber malades de la dyssenterie les uns après les autres, suivant le degré de prédisposition ou la force de résistance des individus respectifs, et conclure de là, avec beaucoup de justesse *apparente*, que la dyssenterie est une maladie contagieuse; mais conduisez-le dans un encampement bien réglé et montrez-lui en les hôpitaux, il y verra (ce que tout médecin expérimenté a vu) mille malades de la dyssenterie soignés par cent domestiques, sans qu'aucun de ces derniers soient affectés; il ne pourra alors s'empêcher de renoncer à son erreur dont il sera guéri à tout jamais. * * * Malheureusement on ne cherche pas toujours ces occasions d'observer, et comme l'expérience de la Fièvre Jaune dans la vie civile est souvent à peu près nulle, restreinte à des saisons particulières et à des circonstances d'exposition aux intempéries de la part du sujet, le médecin civil pourra croire à sa doctrine de contagion jusqu'au bout, et faire les plus grands efforts pour alarmer le public; mais le médecin des armées qui a une fois vu la maladie en masse, et la manière dont elle attaque les troupes nouvellement arrivées ici, ne peut jamais être induit en erreur à l'égard de son caractère non contagieux (si son esprit est capable de distinguer la vérité de l'erreur) et en effet cette fièvre n'est jamais contagieuse dans ces climats."

LETTRE (M.)

Parmi les officiers de santé d'expérience aux Antilles dont j'ai demandé l'opinion par rapport à la contagion ou non-contagion de la Fièvre Jaune, se trouve le chirurgien d'état-major Melvin, qui, je crois, ne servit pas moins de 20 ans dans cette station.

Dans une lettre écrite à un ami, Mr. Melvin s'exprime ainsi :—

"MON CHER DOCTEUR,

"DANS ma dernière lettre, je ne me suis point exprimé aussi clairement que j'aurais dû le faire sur la Fièvre Jaune qui éclata la dernière fois que je me trouvai à Démérara.

"Pendant le temps du dernier service que j'y fis, je fus témoin de deux irruptions de cette maladie parmi les troupes blanches de la garnison. Pendant l'une et l'autre, la plupart des ordonnances et des soldats qui vinrent à l'hôpital pour d'autres maladies légères en furent attaqués et beaucoup d'entre eux en moururent.

"J'y mis un terme la première fois que parut ce fléau des Antilles. Je fis éloigner la plupart des troupes blanches de la colonie.

"Lorsqu'il parut une seconde fois dans un corps nouvellement arrivé, en 1842, les cas de vraie Fièvre Jaune étaient nombreux et de la pire espèce, et pendant l'invasion touts les sous-officiers qui étaient employés dans l'hôpital furent attaqués de la maladie, comme aussi les soldats d'ordonnance (les premiers perdirent trois hommes et les ordonnances deux), je n'eus jamais la moindre idée que la contagion fût la cause de ces attaques parmi les serviteurs de l'hôpital, ni parmi quelques-uns des malades qui furent attaqués de la Fièvre Jaune pendant qu'ils étaient en traitement pour d'autres affections légères, mais je pensais que la cause était extérieure et provenait du site très insalubre de l'hôpital.

"Au vent de l'hôpital se trouvait une vaste étendue de terrein d'alluvion, depuis peu arraché à la mer. Ce terrein, que les marées recouvraient, était, quand elles se retiraient, exposé à un soleil brûlant qui produisait force exhalaisons de sa surface vaseuse; outre cela, de touts côtés, et tout près de l'hôpital, il y avait des fossés malpropres, et le terrein autour de l'hôpital jusqu'à une certaine distance, était fort mal desséché, se couvrant pendant la chaleur, de grandes et profondes fissures qui se remplissaient d'eau pendant la saison des pluies. J'ajouterai que ce terrein de nouvelle formation n'était qu'à quelques mètres de l'hôpital et pendant mon premier séjour dans ce pays, j'ai vu des vaisseaux d'un tonnage considérable qui le traversait à la voile.

"Ayant une opinion bien arrêtée sur l'origine et la cause de cette fièvre qui attaquait les hommes de service à l'hôpital et les malades qui s'y trouvaient en traitement, je résolus de tenter l'expérience de faire passer touts les malades des troupes blanches, de l'hôpital régulier dans un bâtiment à Kingston, à un demi-mille environ et qui autrefois servait d'hôpital. J'éloignai donc touts les malades. Quelques-uns des cas étaient graves ; un des malades rendait des quantités énormes de vomito négro et avait une forte hémorrhagie des gencives et du nez, et une odeur cadavéreuse et désagréable à l'excès émanait de son corps ; bref, c'était un cas tout-à-fait désespéré. Cependant, à ma grande joie, ce malade, aussi bien que touts les autres, guérit parfaitement, ce qui certes n'eût pas eu lieu sans un changement de situation ; et pour comble de bonheur, je n'eus point un seul domestique d'attaqué, et je ne perdis pas un seul malade de la Fièvre Jaune tout le temps que j'occupai ce vieil hôpital. Mais il se présenta des cas de vraie Fièvre Jaune parmi quelques-unes des familles qui habitaient les casernes. Pendant la période dont je viens de parler, je soignai les malades des troupes blanches absolument seul.

" A l'égard du terrein autour de ce vieil hôpital où je fis porter les malades, il était bien desséché, et pardessus tout, il était hors de l'influence du sol vaseux et récemment marécageux si voisin du nouvel hôpital régulier.

" Je ne puis comprendre qu'on soit contagioniste au sujet de la Fièvre Jaune."

Copie d'une Lettre du Chirurgien d'Etat-Major, le Docteur Spence, ex-aide-chirurgien du 52e Régiment de service aux Barbades en* 1838–39, *lettre datée de Bishop-Wearmouth,* 18 *Novembre* 1846.

" MON CHER MONSIEUR,

" CONNAISSANT le désir que vous avez d'obtenir des renseignements relatifs à la cause de la Fièvre, c'est avec grand plaisir que je vous communique quelques observations sur une forme épidémique de Fièvre Jaune qui affecta le 52e Régiment d'Infanterie Légère aux Barbades, vers la fin des années 1838 et 1839.

" Vous savez que le 52e s'embarqua à Gibraltar sur le vaisseau de sa Majesté "l'Hercule," commandé par le Capitaine Toup Nicholas, vers le 13 Octobre 1838, dans l'état de santé le plus parfait, et que la fièvre en ce temps-là n'était pas plus commune qu'à l'ordinaire dans la garnison ; mais la veille de l'embarcation les troupes furent exposées à un déluge de pluie pendant qu'elles faisaient l'exercice pour l'inspection de Son Altesse Royale le Prince George de Cambridge, à la suite de quoi, un homme fut attaqué d'une fièvre gastro-entéritique dont il mourut ; mais sans montrer, je vous le jure, aucun des symptômes de la Fièvre Jaune, telle que je l'ai observée dans la suite. Je ne puis, dans ce moment, mettre la main sur mes notes, je ne puis donc dire avec précision combien de jours cette mort arriva avant notre arrivee aux Barbades, mais je pense qu'il y en avait de dix à quatorze ; quoiqu'il en soit, cependant, le régiment débarqua le 6 Novembre, sans présenter un seul cas de maladie.

" Le jour de notre arrivée nous occupâmes des casernes conjointement avec le 36e Régiment qui le lendemain s'embarqua sur "l'Hercule." Le Major Cross (qui avait habité le quartier des officiers, occupé après lui par Mr. Winterbottom) s'étant rendu à bord avec la fièvre, mourut en trois jours, du vomito négro tandis que le vaisseau était dans le port et son corps fut apporté à terre pour y être enseveli.

" Le 10 Novembre, le Lieutenant Gough du 52e se plaignit le premier d'une indisposition dont il mourut en trois jours ; et entre cette époque et le 31 Décembre, sur 36 individus, officiers, domestiques d'officiers, sous-officiers et soldats attachés à la chambre d'ordonnance ou au magasin du maréchal des logis et dont les occupations ou l'habitation étaient dans le bâtiment servant de quartiers et de réfectoire aux officiers (bâtiment d'où le Major Cross était sorti) 28 furent attaqués de la fièvre, et 10 moururent, tandis que de tout le régiment logé dans la caserne des soldats, à la distance de 50 pas à peine du lieu fatal, il ne se présenta que 30 cas, dont pas un seul ne fut mortel.

* L'un des membres du conseil médical récemment assemblé à Londres pour examiner le sujet de la Fièvre Jaune.

" On institua une investigation dans le temps sur la cause de cette fièvre, particulièrement en ce qui avait rapport à la concentration du virus pestilentiel dans le quartier des officiers, mais après les plus grandes recherches, on ne put découvrir rien de propre à jeter du jour sur ce sujet ; on recommanda toutefois d'évacuer incontinent les quartiers et incontinent la fièvre cessa, car après l'adoption de cette mesure, il ne se présenta plus un seul cas de fièvre. Lorsque ce changement s'effectua, le Capitaine Vigors était au plus fort de la fièvre et fut transporté dans une chambre d'une maison louée temporairement pour servir de réfectoire et de logement aux officiers, et bien que quatre officiers qui étaient arrivés d'Angleterre à la fin de Décembre eussent un libre accès auprès de lui et qu'ils passassent presque tout leur temps dans le nouveau réfectoire, ils ne furent point attaqués, parce qu'ils évitèrent scrupuleusement d'aller dans la localité infectée.

" Jusque-là la cause de la maladie était enveloppée de l'obscurité la plus profonde, mais au moment que j'écris cette lettre, j'ai la conviction la plus complète que la malaria qui causait une telle destruction était engendrée soit par le marais d'eau douce formé par la forte pluie tombée sur un terrein bas, derrière l'hôpital et les quartiers des officiers, ou par les émanations d'un marais renfermant beaucoup de matière végétale et communiquant avec la mer à environ un mille au vent de l'hôpital régimentaire.

" La doctrine de la nature contagieuse de la fièvre est selon moi, si erronée, que je ne m'y arrêterais point, si ce n'était pour vous mettre à même de réfuter, autant que le peuvent mes faibles efforts, les opinions qu'on entretient sur l'origine de la fièvre dans cette occasion particulière. D'abord, si le principe de la contagion existait sur " l'Hercule " (ce que je ne puis admettre, bien que cela ait été, je crois, avancé par le Capitaine Nicholas) est-il donc plus raisonnable de croire qu'elle a été apportée à bord par le soldat du 52e, qui mourut sans aucun des signes caractéristiques de la Fièvre Jaune, que par le Major Cross qui mourut d'un vomito négro, trois jours après son embarquement et qui avait le frisson la veille du jour qu'il quitta la garnison? Le Capitaine Nicholas toutefois, paraît penser différemment et accuse le malheureux soldat du 52e d'être la cause d'une fièvre alarmante qui affecta quelques-uns des officiers de son bâtiment, tandis qu'il transportait le 36e Régiment des Barbades à Halifax; mais il a omis d'établir s'il y en eut d'attaqué d'autres que ceux qui avaient dîné avec les officiers du 52e aux Barbades, et qui s'étaient ainsi exposés à la cause de fièvre existant dans la localité du réfectoire, question qu'il faut, vous en conviendrez, décider, avant de se rendre à ses idées. Pendant que nous sommes sur ce sujet, il sera bon d'appeler l'attention sur le fait que tandis que le 52e Régiment avait tant à souffrir, aucune des autres troupes de la garnison ne fut le moins du monde affectée, ce qui, je pense aurait eu lieu, si c'eût été une maladie contagieuse apportée de Gibraltar, car on ne plaça aucun cordon autour de la caserne, bien plus, tous les soldats malades furent soignés sous le même toît que les soldats du 69e, et autant que je puis m'en souvenir, ce régiment ne présenta qu'un seul cas dans la personne d'un vieux soldat depuis longtemps acclimaté, qui fut prêté par le Colonel Monins, à l'officier appelé soudainement à remplir les fonctions de payeur au décès de Mr. Winterbottom. Ce malheureux écrivit un jour dans la chambre du Capitaine French, et trois jours après il était mort. Et pourtant le Capitaine French n'eut jamais la fièvre.

" Le 1er Novembre 1839, des cas de cette forme particulière de fièvre reparurent dans le 52e, suivant une marche progressive selon le cours direct du vent à partir de l'hôpital (dont les sergents et soldats d'ordonnance furent les premiers attaqués) en ligne droite à travers un marais jusqu'aux casernes. En cette occasion les quartiers des officiers fournirent seulement trois cas fatals, et la maladie parut assez généralement dans la caserne des soldats, et dans les cabanes occupées par les sous-officiers et les gens mariés. Ainsi, quoique l'influence de la cause semblât parcourir un filon plus étendu que dans l'année précédente; cependant la maladie pestilentielle fut presque entièrement restreinte aux quartiers occupés par ce Régiment, puisqu'il ne se présenta que trois cas fatals parmi toutes les autres troupes de la garnison. C'est pourquoi, à la recommandation de Mr. Draper, Inspecteur Général des Hôpitaux, le 52e fut envoyé à un campement à environ un quart de mille du marais dont j'ai parlé plus haut, mais situé au vent et non sous le vent de ce marais; pendant les quinze jours qui suivirent ce changement il ne se présenta aucun cas, et même dans la suite, il n'y eut que trois cas fatals et encore les sujets avaient-ils été employés à la caserne.

"Je suis, etc.,

"THOMAS SPENCE, D.M."

LETTRE (N.)

L'extrait suivant est tiré d'une brochure sur la Fièvre Jaune à Galveston (Texas) en 1839, *par le Dr. Ashbel Smith.*

Ce praticien a étudié à Paris, et, il y a quelque dix ans, il remplissait les fonctions d'envoyé du Texas auprès du Gouvernement Britannique ; il dit:—

"La restriction *exclusive* de la maladie aux personnes très exposées dans le district infecté, le transport fréquent des malades de ce district aux parties salubres de la ville, sans que la maladie se communiquât aux domestiques ou à toute autre personne quelconque, confirment fortement l'opinion de sa nature non-contagieuse.

"Les causes locales sont la décomposition *d'abondantes* matières animales et végétales, qui se produit au dessous et à l'entour des maisons dans le Strand, et les exhalaisons du grand marais voisin et de la fondrière exposés à un soleil ardent, dont la chaleur élève le thermomètre de 84 à 89 degrés Farenheit pendant plusieurs heures par jour, à l'ombre la plus fraîche.

"Dans de nombreux exemples, les malades ont été transportés du district infecté aux parties salubres de la ville, et jamais, autant que je puis le savoir après une enquête minutieuse, les domestiques ni les locataires des maisons ne contractèrent la maladie. Au contraire, la ville, à l'exception du quartier infecté, a joui d'une santé générale parfaite.

"J'ai fait plusieurs autopsies, prenant chaque organe sans dégoût, trempant mes mains dans le vomito négro et dans d'autres fluides, les sentant et les regardant de près; j'ai goûté maintes fois du vomito négro nouvellement rejeté de l'estomac des vivants; je ne pense pas avoir ressenti d'autre incommodité ni d'autre effet que de la fatigue.

"Touts les médecins qui soignèrent cette maladie y échappèrent à l'exception de deux, qui *demeuraient* dans le district *infecté;* les autres demeuraient hors de ce district.

"Après une observation exacte de l'histoire de l'épidémie, aucun fait ne s'est présenté tendant à montrer que la maladie soit contagieuse, qu'elle puisse se communiquer d'une personne qui en est atteinte, à un individu en santé, mais qu'on la contracte seulement en s'exposant dans le district infecté.

"La contagion est un sujet d'une grande importance. Croire à la contagion de cette maladie ce serait priver les malades des soins les plus nécessaires. La non-contagion détruit une partie des horreurs d'une épidémie, puisque l'on admet que l'éloignement même à une petite distance nous met à l'abri de son influence."

LETTRE (O.)

L'extrait suivant est un Résumé du très précieux Manifeste des 15 *Médecins témoins de la Fièvre Jaune épidémique de* 1821 *à Barcelone.*

"Il résulte de toutes les déclarations—

"1°. Que la fièvre qui a régné à Barcelone en 1821 était *indigène.*

"2°. Qu'elle était épidémique.

"3°. Qu'elle n'était *pas contagieuse.*

"4°. Que les mesures sanitaires adoptées par le Gouvernement furent incertaines, entièrement inutiles, et même préjudiciables, excepté celle de *l'émigration.*

" 5°. Que si, au lieu de rester dans une honteuse inaction, espérant d'atteindre une contagion invisible et imaginaire, inconnue dans son essence et impossible à démontrer, on eût employé avec persévérance et énergie touts les moyens propres à éloigner les causes locales, on aurait pu espérer que la maladie ne se remontrerait pas; que cette belle capitale recouvrerait le degré de salubrité dont elle était autrefois en possession, et que le commerce et l'industrie, en un mot, que la prospérité qui s'étend non seulement à toute la Catalogne, mais à toute l'Espagne et même aux nations les plus éloignées, renaîtrait.

" *Barcelone*, 21 *Février* 1822."

Lassis (Simon), D.M., de Paris. (*a*)
Rochoux (J. A.), D.M., de Paris. (*b*)
Francisco Piguillem, D.M., de Barcelone. (*c*)
Francisco Salva, D.M., de Barcelone. (*d*)
Manual Duran, D.M., de Barcelone. (*e*)
Juan Lopez, D.M., de Barcelone. (*f*)
Salvador Campmany, D.M., de Barcelone. (*g*)
Ignacio Porta, D.M., de Barcelone. (*h*)
Jose Calveras, D.M., de Barcelone. (*i*)
Antonio Mayner, D.M., de Barcelone. (*k*)
Raymundo Duran, D.M., de Barcelone. (*l*)
Buenaventura Salmo, D.M., de Barcelone. (*m*)
John Leymerie, D.M., Citoyen des Etats-Unis. (*n*)
Thomas O'Halloran, D.M., de l'Armée britannique. (*o*)
Charles Maclean, D.M., de Londres.

" N.B.—Afin d'éviter tout mal-entendu, je crois bon de faire observer ici, que la première édition du Manifeste, publiée à Barcelone, ne portait que *treize* signatures, les Drs. Leymerie et O'Halloran ayant quitté cette ville avant qu'elle eût paru. On ajouta pourtant leurs noms à l'édition publiée à Madrid, ce qui fit monter le nombre des signatures à *quinze*, nombre primitif de notre association spontanée."

(*a*) " Autrefois Médecin des Armées Françaises et Médecin en Chef de l'Hôpital de Nemours; auteur de " Recherches sur les véritables causes des Maladies Epidémiques, appelées Typhus," etc. Paris 1819.

(*b*) " Membre de la Commission Médicale envoyée par le Gouvernement Français en Catalogne, autrefois Médecin *en second* à l'Hôpital militaire de Fort Royal à la Martinique, auteur de " Recherches sur la Fièvre Jaune, et Preuves de sa non-contagion dans les Antilles." Paris 1822.

(*c*) " Vice-Président de la Sous-délégation de Médecine; Professeur de Clinique; membre de plusieurs sociétés savantes; praticien éminent, qui après s'être distingué comme écrivain *en faveur* de la contagion pestilentielle, eut la magnanimité de confesser la vérité de l'opinion opposée.

(*d*) " Médecin Honoraire du Roi; Professeur de Clinique; Doyen de la Faculté de Médecine de Barcelone; membre de plusieurs académies. Townsend a justement célébré ce vénérable praticien qui eut le courage et l'humanité de résister, heureusement avec succès, à un ordre despotique et barbare de la Cour, qui prescrivait l'usage exclusif d'un remède secret du médecin du Roi, pendant une maladie pestilentielle qui régna à Barcelone.

(*e*) " Membre de l'Académie de Médecine Pratique; converti par conviction, à un âge avancé.

(*f*) " Membre de la Junte Supérieure de Santé en Catalogne; homme d'une grande expérience, de beaucoup de modestie et de discernement; converti par conviction.

(*g*) " Membre de l'Académie, Médecin de l'Hôpital Militaire; le premier à offrir ses services pour soigner les malades du lazaret de la peste. Ayant, dans l'origine une foi si entière dans la doctrine de la contagion, qu'il portait un vêtement de toile cirée.

(*h*) " Membre de l'Académie de Médecine Pratique.

(*i*) " Membre de la Sous-délégation de Médecine.

(*k*) " Praticien respectable, qui exerçait de temps en temps son talent à censurer d'une manière satirique les procédés " sanitaires " de 1821.

(*l*) " Médecin de l'Hôpital Général; il a écrit quelquefois dans les journaux contre la doctrine d'une contagion pestilentielle; il a eu la fièvre; il fut soigné par le Dr. O'Halloran et par moi, en consultation avec dix ou douze de nos Collègues de Barcelone. On lui administra l'extrême onction, mais heureusement il se rétablit, à la grande satisfaction de touts ses confrères et aussi à l'avantage de notre manifeste collectif.

(*m*) "Médecin de l'Hôpital Général; il fit un double service pendant la dernière partie de l'épidémie à cause de, la maladie de son collègue, devoir qu'il remplit avec joie, animé d'un louable désir d'éclairer l'opinion sur les affaires de son département.

(*n*) "Autrefois Médecin en Chef de l'Hôpital de Santiago à Paris, membre de plusieurs sociétés savantes, et attaché à la Légation américaine à Madrid.

(*o*) "Membres des Académies Médicales de Madrid et de Barcelone, auteur de deux ouvrages sur les épidémies d'Espagne, parti volontairement avec la permission de Son Altesse Royale le Duc d'York, pour étudier la fièvre de Barcelone et pour secourir les malheureux habitants de cette ville."—Maclean, *Mauvais effets des Lois sur la Quarantaine.*

Lettre (P.)

Voyez pour avoir le Récit complet de l'Apparition de la Fièvre Jaune à St. Andero en 1813, *la Thèse du fils du Dr. Bone, le Dr. Hugh Bone, de l'Etat-Major Médical.* (*Edimbourg,* 1846) p. 19.

"Dans l'automne de 1813, à la fin de la guerre de la Péninsule, des cas sporadiques de Fièvre Jaune parurent dans les casernes du dépôt à St. Andero en Espagne, et ils devinrent nombreux après les fêtes de Noël. La caserne fut inspectée par le Dr. Erly et par le Dr. Bone, et on supposa, d'après l'état de malpropreté des égoûts et des privés qu'elle était malsaine. Les troupes furent envoyées dans une partie salubre du pays et furent bientôt rendues à la santé. Mais le mouvement des troupes attira l'attention des autorités espagnoles; leur Conseil de Santé inspecta les Hôpitaux britanniques, et décida que la maladie était la Fièvre Jaune, et qu'elle était contagieuse. Les officiers de santé anglais furent de l'opinion unanime que la maladie n'était pas contagieuse, mais les malades qui étaient jaunes furent séparés et mis en quarantaine dans des ambulances situées dans des endroits salubres. Le Dr. Bone était chargé des hôpitaux de quarantaine. Cinquante malades, dont onze moururent, étaient jaunes: ces onze cadavres furent soigneusement disséqués par ce Docteur et par son aide, cependant ni l'un ni l'autre ne contracta la Fièvre Jaune, ni aucun des autres malades de l'hôpital de la quarantaine, ni aucun des domestiques ou des blanchisseuses de l'hôpital, ni aucun des malades ou des domestiques de l'hôpital d' où venaient les malades jaunes. Il calcula que 700 personnes avaient été exposées à l'influence de la maladie, cependant aucune d'elles ne contracta la Fièvre Jaune. Le cordon de troupes fit son devoir; les soldats anglais strictement, les Espagnols avec férocité, mais ils ne purent empêcher toute communication avec l'hôpital de quarantaine.

"Le président du Conseil de Santé avait été professeur dans une des Universités Espagnoles; il était instruit et, pour un Espagnol, libéral et pas bigot. Ayant maintes fois et avec le plus grand soin examiné les malades de la Fièvre Jaune dans l'hôpital de quarantaine, il changea d'opinion et déclara que la maladie n'était que peu ou point contagieuse, et n'était dans beaucoup de cas que la jaunisse. La junte le mit à l'amende pour avoir changé d'avis; il soutint contre elle une polémique; l'argument était en sa faveur, mais le pouvoir était contre lui, et on lui fit payer l'amende; mais les officiers anglais à St. Andero, pensant qu'il était injuste que le professeur fût mis à l'amende pour avoir déclaré la vérité, réunirent la somme par souscription et la présentèrent au professeur avec une lettre bienveillante du Dr. Erly, et le professeur fut dédommagé de la persécution de ses bigots compatriotes."

LETTRE (Q.)

Le Dr. John Wilson, M.R., à la page 142 de son Ouvrage sur la Fièvre des Antilles, renvoyant au cas du vaisseau "l'Iphigénie," à Port Royal, Jamaïque, à bord duquel la Fièvre Jaune avait paru au mois de Février 1820, donne une lettre du Dr. Bancroft, Inspecteur-Adjoint des Hôpitaux dans cette île, adressée au Contre-Amiral Sir Home Popham, dans laquelle nous lisons le paragraphe suivant :—

"Que tout ce que nous avons pu découvrir dans l'histoire et dans la marche de la fièvre tend à nous convaincre qu'elle n'a été ni engendrée, ni propagée par la contagion."

A la page 144, le Dr. Wilson donne la copie d'un document officiel du Dr. Adolphus, Inspecteur-Adjoint des Hôpitaux à la Jamaïque, daté du 4 Février 1820. Après avoir établi qu'il avait fait une inspection très minutieuse de "l'Iphigénie," le Dr. Adolphus dit:—

"D'après les observations que mon expérience des maladies de ce climat m'ont mis à même de faire, il paraît que les neuf dixièmes des sujets européens, soit dans la vie civile ou militaire, ne sont pas seulement sujets à la fièvre, mais en sont effectivement atteints pendant les 12 ou 15 mois qui suivent leur arrivée sous le climat des tropiques; que, lorsque la maladie s'est une fois montrée parmi un corps considérable d'hommes (comme dans l'armée et dans la marine) elle s'étend sûrement avec une infaillible certitude sur une plus grande échelle et sous une forme plus aggravée que lorsque des personnes, dans la vie civile, sont victimes de ses attaques; ceci ne résulte point de la propriété contagieuse, que je nie positivement et entièrement, mais est occasionné par les pressentiments terribles que les hommes entretiennent invariablement dans de telles circonstances, et cette terreur de la maladie qui prédispose, à coup sûr, la constitution aux accès de la fièvre, à la plus légère déviation des règles établies pour la conservation de la santé, parmi les personnes non acclimatées.

"Quand on considère donc, que l'équipage de "l'Iphigénie" n'avait jamais subi ce qu'on appelle emphatiquement l'acclimatation dans sa forme terrible, on ne doit pas s'étonner que la maladie ait paru enfin à bord.

"A l'égard de la nature de la fièvre, je la considère, ainsi que le temps l'a prouvé, comme le produit indigène de ce climat; et c'est de la saison, de la localité, et de la constitution de l'individu que dépend le degré de force ou de bénignité de cette maladie; enfin, je pense qu'elle a été produite par l'élévation de la température et par d'autres causes atmosphériques.

"J. ADOLPHUS, D.M.,
"*Inspecteur-Adjoint des Hôpitaux.*"

Le Dr. Wilson donne ensuite, page 145, une lettre du Chirurgien Macnamara, de l'Hôpital Naval, à Port Royal, Jamaïque, datée du 7 Févier, 1820:—

"*Hôpital Naval, Port Royal,*
"*7 Février*, 1820.

"MONSIEUR,

"Le 14 du mois dernier, quand j'eus l'honneur de vous aller trouver à bord du vaisseau de Sa Majesté, "la Sybille," le nombre des malades dans cet hôpital se montait seulement à 17, dont la plupart étaient en convalescence. Cependant, c'est avec un regret infini que je considère qu'il est de mon devoir de déclarer pour votre gouverne que le soir de ce jour on reçut deux sous-officiers du vaisseau de Sa Majesté "l'Iphigénie" atteints d'une fièvre dont les symptômes étaient d'une nature si marquée et si peu équivoque, que cela m'engagea à représenter au Capitaine Parker la nécessité absolue qu' il y avait pour lui de prendre la mer pour empêcher, si cela était possible, la propagation de la maladie qui manque rarement de communiquer son influence empoisonnée à l'équipage entier d'un vaisseau où elle s'est une fois montrée."

[Il dit alors qu'en conséquence de sa recommandation, le vaisseau prit la mer, mais qu'il revint au bout de quatre jours, la maladie ayant continué à régner à bord.]

"Immédiatement après son arrivée, on envoya 13 cas de fièvre à l'hôpital."

[Il établit alors le nombre d'admissions journalières et de morts jusqu'au 6 Février, le nombre total d'admissions de malades venant du vaisseau étant de 121, dont 30 cas eurent une issue fatale, et il continue :—]

"Malgré les recherches que j'ai été à même de faire pour essayer de découvrir la cause éloignée de cette maladie destructive, elle continue encore à tromper mes recherches, et d'autres praticiens d'un grand talent et d'une grande expérience n'ont pas été plus heureux dans les leurs.

"Il est en vérité bien difficile, Monsieur, d'assigner une cause à la génération d'une maladie à bord d'un vaisseau aussi bien dirigé et où la discipline était aussi strictement observée, que sur l'Iphigénie ; et je suis positivement et décidément d'avis qu'on doit exclusivement attribuer la maladie qui a déjà fait de si grands ravages à bord de ce bâtiment, à l'état particulièrement vicié de l'atmosphère dont l'influence s'est fait sentir tout le long de la côte Américaine depuis la rive nord de l'Orénoque jusqu'à Boston, dans la Nouvelle Angleterre et dans les îles voisines.

"A l'égard des aménagements à bord de l'Iphigénie depuis l'apparition de la maladie, on a eu recours à toutes les précautions que la prévoyance humaine et l'expérience du passé pouvaient suggérer, pour empêcher si cela était possible l'extension d'un ennemi si insidieux. La cale a été débarrassée et on y fit constamment du feu, et je puis affirmer avec confiance que sa charpente est à ce moment aussi sèche que le haut de son grand mât.

"J. MACNAMARA,
"*Chirurgien de l'Hôpital Naval.*"

"*A* ——

(Le nom de l'officier supérieur n'est pas donné dans cette lettre.)

A la page 152, le Dr. Wilson expose ses idées sur la cause de la Fièvre Jaune à bord, qu'il attribue à une décomposition particulière du bois de charpente, des espars, &c., Cette partie du sujet cependant qui embrasse quelque peu de théorie, ne peut pas être traitée ici avec avantage.

LETTRE (R).

A la réapparition de la fièvre à Boa Vista en 1846, les Lords de l'Amirauté ordonnèrent au Dr. King, M.R., l'un des Officiers de santé qui avaient, je crois, le plus d'expérience de la Fièvre Jaune, de partir pour cette île dans le but d'y porter secours, et aussi de faire des investigations sur toutes les circonstances relatives à l'irruption de la fièvre pendant l'année précédente en ce qui touchait la visite de l'Eclair. Ce praticien, dans son rapport imprimé par ordre de la Chambre des Communes, le 10 Mars 1848, dit à la page 1., "J'ose présumer que j'ai réussi à établir des arguments à l'appui de mon opinion, arguments déduits de faits indubitables, qui sont entièrement omis dans le rapport du Dr. M'William."

Les instructions données au Dr. M'William et au Dr. King, furent, d'après ce que je sais, exactement semblables, mais il ne paraît pas que les réponses de l'un ou de l'autre aient été catégoriques. Le Dr. King entre dans des détails très circonstanciés, comme, par exemple, lorsqu'il dit (page 9 de son rapport):—"L'air qui était absorbé dans l'île par toute créature vivante, se trouvait dans des conditions épidémiques pendant les mois d'Octobre, de Novembre et de Décembre des deux années. Ceci ressort suffisamment de l'épizootie universelle et de la grande mortalité qui frappa le bétail (chevaux, vaches, mules, ânes et chèvres) au temps même que la fièvre sévissait parmi les habitants. Il y eut encore cette coïncidence remarquable, qu'après un intervalle de quelques mois, et la disparition de la maladie chez l'homme et chez la brute, la même fièvre éclata de nouveau dans les villes et les villages vers la saison pluvieuse de l'année suivante, et fut encore accompagnée de la même épizootie qui, dans les deux saisons, fit mourir les deux tiers de tout le bétail de l'île."

Il dit que, quoiqu'il n'ait pas eu d'occasions d'observer personnellement, il s'était assuré d'une manière satisfaisante que la maladie qui régnait à Boa Vista était essentiellement la même que celle qui avait régné sur l'Eclair; qu'il avait examiné à Boa Vista touts les survivants qu'on disait avoir été en communication avec l'Eclair, tels que journaliers, blanchisseuses et soldats; cet examen fut fait avec soin et les dépositions furent rédigées en présence de Señor Baptista et de John Jamieson, l'interprète qui était garde-magasin du consul. Il déclare que les journaliers attaqués n'avaient point été exposés à la contagion, si tant est qu'elle eût existé; et que la fièvre ne se communiqua point aux personnes de la maison dans laquelle les officiers anglais et leurs domestiques avaient été reçus.

Le Dr. Almeida de Boa Vista considérait la maladie en question comme un type aggravé de la fièvre bilieuse rémittente, croyance qu'il conserva fermement, ainsi que me l'a assuré le Dr. King,* jusqu'à l'arrivée *d'une communication* à lui adressée par le Surintendant Anglais de la Quarantaine.

Enfin le Dr. King est arrivé aux conclusions suivantes (page 7 du rapport). "C'est donc pour moi un devoir impérieux d'exprimer l'opinion décidée qu'il n'existe aucune preuve satisfaisante que la maladie se soit propagée par la contagion ou par un poison spécifique, qu'on dit émaner des corps des malades, des mourants et des morts," (page 13). "Et je dois maintenant déclarer ma ferme mais consciencieuse croyance que la Fièvre Jaune n'est pas une maladie contagieuse."

Lettre (S).

En conséquence de pétitions d'un grand nombre de citoyens de New York, la Chambre des Députés nomma relativement aux Lois de Quarantaine un Comité choisi qui devait s'assembler à Albany en 1845. Les membres du Comité étaient D. E. Wheeler, C. Comstock et R. H. Hine. Leur Rapport est daté du 22 Janvier 1846.

Nous trouvons l'observation suivante à la page 40 du volume dans lequel leurs actes sont publiés:—

"La voix du genre humain a demandé secours, car, dans bien des exemples, les règles de la quarantaine ont été non seulement nuisibles au commerce, mais encore une source pestilentielle de maladie et de mort."

La Fièvre Jaune semble avoir attiré l'attention spéciale du Comité, et on convoqua plusieurs médecins respectables et expérimentés pour témoigner de la propriété contagieuse ou non-contagieuse de cette maladie.

A la page 171 des actes, le Dr. Hort, de la Nouvelle Orléans, dit:—

"Les faits, tels qu'ils ont été présentés par le Dr. Beck, de la Nouvelle Orléans, relatifs à la fièvre de 1822, dans votre ville (New York) sont par eux-mêmes suffisants pour décider à jamais la question de la contagion; car la Fièvre Jaune ne peut pas être contagieuse à une époque et non contagieuse à une autre; enfin, la preuve que la Fièvre Jaune n'est pas une maladie contagieuse et par conséquent qu'elle ne peut pas se communiquer par le contact personnel, est accablante. . . . Je ne connais pas

* D'après la même autorité, il paraît que le Dr. Almeida était un négociant qui vendait quelques drogues simples dans son assortiment et donnait ses consultations gratuitement. On peut inférer de là que ses opinions, eussent-elles été arrêtées, n'auraient pas eu beaucoup de valeur.

un seul médecin de cette ville (la Nouvelle Orléans) qui croie cette maladie contagieuse et le public, à très peu d'exceptions près, partage la même opinion; il serait difficile de trouver un médecin d'une opinion contraire à la Havane, à la Vera Cruz, aux Antilles, ou, en un mot, dans toutes les parties du monde où règne la Fièvre Jaune. Nous ne connaissons pas de fièvre maligne, particulière au climat des tropiques, qui soit contagieuse. Elles proviennent toutes de l'impureté de l'atmosphère, occasionnée par les exhalaisons de la surface de la terre."

A la page 197:—

"Depuis le premier cas de Fièvre Jaune que j'observai en 1822 jusqu'à présent, je n'ai rien vu qui prouvât que la Fièvre Jaune fût contagieuse; les faits se sont au contraire, accumulés pour prouver le contraire. Mon expérience de la maladie dans cette ville, a eu principalement pour sujets les émigrants Irlandais et Allemands; je les ai, en général, trouvés logés les uns sur les autres, surtout les Irlandais. En plusieurs exemples, où peut-être vingt ou trente individus occupaient deux ou trois petites chambres, touts non acclimatés, j'en ai soigné cinq ou six de la Fièvre Jaune, tandis que touts les autres, quoiqu'en contact constant avec les malades, ont échappé à la maladie. Comment cela pourrait-il arriver dans des circonstances aussi favorables à la propagation de la maladie si la fièvre était contagieuse?"

"Il peut se trouver dans cette ville deux ou trois médecins qui croient que la Fièvre Jaune est contagieuse, mais on peut dire que la faculté est pour ainsi dire unanime contre cette opinion. Les cas sporadiques de la Fièvre Jaune sont tout-à-fait en désaccord avec la doctrine de la contagion. Excepté pendant les trois dernières années que la fièvre a été plutôt sporadique qu'épidémique, la Fièvre Jaune a régné avec régularité comme épidémie touts les ans, mais il y a toujours eu des cas sporadiques."

Dans le cours de l'investigation on produisit beaucoup d'observations pour et contre la contagion, mais les limites de mon rapport m'empêchent de faire de nouveaux extraits des documents et je me borne au témoignage suivant du Dr. Reese, de New York:—

"La Fièvre Jaune n'a jamais été et ne sera jamais importée dans ce port, par mer ou par terre, en la personne des malades, par la raison que ce n'est point une fièvre contagieuse, comme l'est la petite vérole—qu'elle ne se peut communiquer du corps des malades aux gens bien portants. Elle ne peut être importée que dans la cale des navires, et il n'y a aucun danger à redouter des cargaisons ou des personnes.

"La Fièvre Jaune ne se communique point par le contact personnel mais par une atmosphère infectée.

"Aucun nombre de malades ne peut infecter une atmosphère salubre au point de produire la Fièvre Jaune, quoique d'autres maladies puissent être produites par un air impur. Mais si l'air d'un voisinage est infecté par la cause de la Fièvre Jaune, qui est un poison spécifique, toutes les personnes qui le respirent pendant un certain temps sont sujettes à être attaquées, même celles qui ne font que visiter le district infecté pendant quelques heures. Mais dans touts les cas, il est facile de tirer la ligne qui circonscrit le district infecté et au delà de laquelle on peut jouir d'une sécurité parfaite, malgré le contact même des malades et des mourants, qu'on a amenés de l'atmosphère épidémique. . . . . . . Et cependant, j'ai, dans un autre temps, vécu et couché au milieu des malades et des mourants de la Fièvre Jaune qu'on avait transportés dans une localité salubre, sans être témoin d'un seul exemple d'infection parmi les médecins ou les gardes-malades; et n'était la doctrine surannée de l'époque on aurait autant de raisons d'empêcher qu'on apportât dans la ville un voyageur qui se serait cassé la jambe, qu'un malade de la Fièvre Jaune. En effet, il y a tout autant de danger d'attraper une fracture à la jambe dans un cas, que la Fièvre Jaune dans l'autre."

LETTRE (T.)

Liste de 69 Hommes du 43e Régiment, employés (par détachements de 3 à 6 journellement) du 2 au 23 Octobre 1828, au service des Malades pendant la nuit et le jour à l'Hôpital Naval (Plan, lettre D.) pendant la période spécifiée en regard de leurs noms respectifs.

NOMS.	Date du Service à l'Hôpital.	Nombre d'Heures de Service.	Gardes, autres Services, Occupations, &c., des Hommes après leur service à l'Hôpital.	Dates et Localités des Attaques subséquentes.	Nombre de jours qui se sont passés entre la date du Service de quelques-uns de ces hommes et le moment qu'ils ont été attaqués de la Fièvre.	Date du Décès de quelques-uns de ceux qui ont été attaqués.
David Fenning -	2 Oct.	24	2 gardes en ville.	——	—	—
James Brown -	3 „	24	3 gardes au camp.	——	—	—
William Bosworth	3 „	18	3 gardes au camp.	——	—	—
Arch. M'Ilewey -	4 „	24	1 garde au camp et dans la ville -	Garde au camp, 7 Nov. - -	33	—
Thomas Cross -	4 „	24	Avait residé après, pendant plusieurs jours dans une localité infectée.	Au camp, 22 Oct.	17	27 Oct.
Francis Clano -	4 „	24	2 gardes en ville.	——	—	—
George Cox - -	5 „	24	1 garde au camp et en ville.	——	—	—
Edward Dea -	5 „	24	2 gardes au camp et en ville - -	1 heure après avoir descendu la garde de la ville, 30 Oct.	24	—
Jon. Cooper - -	5 „	24	3 gardes en ville.	——	—	—
John Mott - -	6 „	24	2 gardes en ville - - - -	Au camp, 5 Nov., 3 jours après la dernière garde.	29	—
William Taylor -	6 „	24	2 gardes au camp.	——	—	—
Samuel Johnston -	7 „	24	2 gardes au camp.	——	—	—
James Sample -	7 „	24	2 gardes au camp.	——	—	—
John Ryan - -	7 „	24	2 gardes au camp.	——	—	—
David Officer -	8 „	24	2 gardes au camp.	——	—	—
George Gardner -	8 „	24	3 gardes au camp.	——	—	—
Thomas Walker -	9 „	24	3 gardes en ville - - - -	4 heures après avoir descendu sa dernière garde, 24 Oct.	14	—
William Warram -	9 „	24	3 gardes au camp.	——	—	—
John Ried - -	9 „	24	2 gardes au camp, 1 dans la ville -	Pendant sa garde dans la ville, 15 Oct.	5	22 Oct.
George Loftus -	9 „	24	1 garde au camp et 1 dans la ville.	——	—	—
John Campbell -	10 „	24	N'a point souvenir.	——	—	—
Elias Balder -	10 „	24	2 gardes au camp - - -	Le lendemain de sa dernière garde -	26	—

Liste de 69 Hommes du 43e Régiment employés (par détachements de 3 à 6 journellement) du 2 au 23 Octobre, &c.—suite.

Noms.	Date du Service à l'Hôpital.	Nombre d'Heures de Service.	Gardes, autres Services, Occupations, &c. des Hommes après leur service à l'Hôpital.	Dates et Localités des Attaques subséquentes.	Nombre de jours qui se sont passés entre la date du Service de quelques-uns de ces hommes et le moment qu'ils ont été attaqués de la Fièvre.	Date du Décès de quelques-uns de ceux qui ont été attaqués.
Jon. Cooper	10 Oct.	24	3 gardes en ville.	—	—	—
William Gaining	11 „	24	N'a point souvenir.	—	—	—
George Paul	11 „	24	Toutes gardes au camp.	—	—	—
William Harbert	11 „	24	2 gardes en ville.	—	—	—
William Haylock	12 „	24	2 gardes au camp et 1 en ville.	—	—	—
Charles Mandefield	12 „	24	2 gardes au camp et 1 en ville	Pendant sa garde dans la ville, 21 Oct.	8	—
William Mills	12 „	24	Soldat d'ordonnance du colonel au camp.	Au camp, 29 Oct.	16	8 Nov.
Thomas Sinnott	12 „	24	3 gardes au camp et 1 en ville	2 jours après sa garde en ville, la veille du 1 Nov.	19	—
John Williams	13 „	24	3 gardes au camp.	—	—	—
William Carroll	13 „	24	3 gardes au camp.	—	—	—
James M'Mahon	13 „	24	3 gardes au camp.	—	—	—
Patrick Ryan	13 „	24	2 gardes au camp.	—	—	—
John Billett	14 „	24	2 gardes en ville et 1 au camp.	—	—	—
Michael Byrne	14 „	24	2 gardes au camp.	—	—	—
William Taylor	14 „	24	2 gardes au camp.	—	—	—
John Barber	14 „	24	2 gardes au camp.	—	—	—
John Bride	14 „	24	1 garde en ville	Au camp, 26 Oct.	11	29 Oct.
James Cole	14 „	24	1 garde en ville	Au camp, 22 Oct.	7	28 Oct.
William Demmick	15 „	24	3 gardes au camp.	—	—	—
John Goodwin	15 „	24	3 gardes au camp.	—	—	—
Samuel Hillsden	15 „	24	2 gardes au camp et 1 en ville.	—	—	—
John Felgate	15 „	24	Soldat d'ordonnance en ville	En ville, 9 Nov.	24	12 Nov.
John Fell	15 „	24	2 gardes au camp et 1 en ville	Au camp, 2 jours après sa garde en ville, 28 Nov.	43	2 Dec.
William Brown	15 „	24	2 gardes au camp.	—	—	—
Richard Claney	15 „	24	1 garde au camp et 1 en ville	Pendant sa garde en ville, le 7 Dec.	52	—
William M'Gowan	16 „	24	1 garde au camp et 1 en ville.	—	—	—
James M'Cullum	16 „	24	1 garde au camp et 1 en ville.	—	—	—

Liste de 69 Hommes du 43ᵉ Régiment employés (par détachements de 3 à 6 journellement) du 2 au 23 Octobre, &c.—suite.

Noms.	Date du Service à l'Hôpital.	Nombre d'Heures de Service.	Gardes et autres Services, Occupations, &c., des Hommes après leur service à l'Hôpital.	Dates et Localités des Attaques subséquentes.	Nombre de jours qui se sont passés entre la date du Service de quelques-uns de ces hommes et le moment qu'ils ont été attaqués de la Fièvre.	Date du Décès de quelques-uns de ceux qui ont été attaqués
Alex. M'Laughlin	16 ,,	24	1 garde au camp.	—	—	—
Michael Kelly -	16 ,,	24	2 gardes au camp et 1 en ville.	—	—	—
Thomas Shaw -	16 ,,	24	2 gardes au camp.	—	—	—
Edward Sapstead -	17 ,,	23	De corvée au camp - - -	Au camp, 29 Oct. - - -	11	—
George Sloane -	17 ,,	24	2 gardes au camp.	—	—	—
Thomas White -	17 ,,	24	1 garde au camp et 1 en ville.	—	—	—
Bethel Knight -	17 ,,	24	2 gardes en ville et 1 au camp -	A la garde du camp civil, 11 Déc. -	54	—
Thomas Rhoades -	17 ,,	24	3 gardes au camp - - -	A l'Hôpital Naval, domestique d'un officier 4 jours, 21 Oct.	3	—
John O'Brien -	19 ,,	24	1 garde en ville - - -	Pendant une garde en ville, 23 Oct. -	3	—
William Horton -	19 ,,	24	1 garde au camp et 1 en ville -	3 jours après une garde en ville, 9 Nov.	20	—
Maurice Fitzgerald	19 ,,	24	2 gardes au camp.	—	—	—
William Fox -	19 ,,	24	2 gardes au camp - - -	Au camp, 9 Déc. - - -	50	—
Thomas Beale -	21 & 22	48	1 garde au camp et 2 en ville.	—	—	—
Joseph Venables -	21 ,,	24	1 garde au camp et 1 en ville -	2 jours après une garde en ville, 27 Oct.	5	—
John Tale - -	21 ,,	24	2 gardes au camp.	—	—	—
William Beers -	22 ,,	24	2 gardes au camp.	—	—	—
Michael Brady -	22 ,,	24	1 garde au camp et 1 en ville.	—	—	—
Thomas Newman -	22 ,,	24	2 gardes au camp.	—	—	—
Edward Green -	23 ,,	24	1 garde au camp et 1 en ville.	—	—	—
Thomas M'Casey -	23 ,,	24	1 garde au camp et 1 en ville.	—	—	—

(Copie.)

Je certifie que les hommes nommés ci-dessus ont été employés comme soldats d'ordonnance à l'hôpital du 43ᵉ Régiment d'Infanterie Légère pendant les périodes désignées en regard de leurs noms respectifs.

(Signé) JONAH HARRIS, *Lieutenant et Adjudant, au 43ᵉ Régiment d'Infanterie Légère.*

[36]

LETTRE (U.)

Liste des Femmes qui ont blanchi les Hardes, le Linge, &c. de l'Hôpital, et aussi des Officiers attaqués de la Maladie pendant l'Epidémie de Gibraltar en 1828.

Régiment.	Noms.	Age.	Ont commencé à laver.	Pour qui elles ont blanchi.	OBSERVATIONS.
Artillerie Royale.	Elizabeth Wilson	36	14 Oct.	Un officier	Ne fut pas attaquée.
	Jane M'Culloch	40	Ne peut se déterminer avec exactitude.	Un officier	Ne fut pas attaquée.
	Elizabeth Love	34		Un officier	Ne fut pas attaquée.
	Servante, nom connu.	- -	30 Oct.	Une dame qui mourut	Ne fut pas attaquée.
12e Régiment.	Eliza Slater	28	8 Nov.	Un officier	Ne fut pas attaquée.
	Bridget Foster	24	14 Oct.	Un officier	Ne fut pas attaquée.
23e Régiment.	Ann Pager*	26	22 Oct.	4 officiers	Ne fut pas attaquée.
	Margaret Roberts*	29	1 Sept.	2 officiers et l'hôpital régimentaire.	Ne fut pas attaquée.
	Judith Bates*	30	10 Oct.	Un officier	Ne fut point attaquée. Son mari mourut de la maladie.
42e Régiment.	Ann M'Kenzie	29	7 Sept.	L'hôpital régimentaire	Attaquée le 5 Oct., 28 jours après avoir commencé à blanchir. Les individus atteints, habitant le district de l'hôpital, furent généralement attaqués vers le même temps.
	Mary Connell	28	24 Oct.	L'hôpital régimentaire et 2 officiers.	Ne fut point attaquée.
	Jane Patterson	29	7 Sept.	Les hôpitaux du 12e et du 42e.	Ne fut point attaquée.
	Isabella Johnston	32	3 Oct.	2 officiers	Ne fut point attaquée. Son mari mourut de la maladie.
	Mary Deans	34	31 Oct.	Un officier	Ne fut point attaquée.
	Honorah M'Intosh	25	9 Oct.	Un officier	Attaquée le 4 Nov., 26 jours† après avoir commencé à laver.

* Le bruit courait que les deux premières de ces femmes avaient été attaquées; après investigation il parut que ce bruit n'était pas fondé. Elles ne cessèrent jamais leur travail habituel pour cause de maladie.

† A savoir, un mois après que la maladie eut fait son apparition dans la même localité parmi les femmes qui n'avaient pas blanchi pour les malades; son mari fut attaqué antérieurement.

Liste des Femmes qui ont blanchi les Hardes, le Ligne, &c. de l'Hôpital, &c.—suite.

Régiment.	Noms.	Age.	Ont commencé à laver.	Pour qui elles ont blanchi.	Observations.
43e Régiment	Mary Finch	30	12 Sept.	L'hôpital régimentaire	Attaquée le 2 Oct., 20 jours après avoir commencé à laver, et pas avant que d'autres personnes du voisinage ne fussent attaquées.
	Ann Neesom	26	7 Oct.	2 hôpitaux régimentaires et un officier.	Ne fut point attaquée.
	Nancy O'Niel	43	12 Sept.	2 officiers	Ne fut point attaquée.
	Cecilia Pardoe	27	12 Sept.	2 officiers	Ne fut point attaquée.
	Ann Brown	27	12 Sept.	Un officier	Ne fut point attaquée.
	Catherine Pegler	24	5 Oct.	Un officier	Ne fut point attaquée.
	Nancy Peters	26	1 Nov.	L'hôpital régimentaire	Ne fut point attaquée. Le mari de cette femme fut attaqué, mais toutes communications furent interrompues entre eux pendant ce temps.
	Sarah Kelly	36	14 Sept.	2 officiers du 94e régiment, qui moururent.	Attaquée le 8 Oct., en même temps que plusieurs personnes du voisinage, 24 jours après avoir commencé à laver.
73e Régiment.	Mme. Coine	-	Indéterminée.	Une dame	Ne fut pas attaquée.
	Mme. Harris	-	16 Nov.	Un officier, qui mourut	Ne fut pas attaquée.
	Mme. Ried	-	6 Oct.	2 officiers et le 73e régiment d'artillerie.	Ne fut pas attaquée.
	Mme. Watson	-	6 Oct.	Un officier	Ces femmes eurent une légère maladie 3 ou 4 semaines après avoir commencé à laver, lorsque peu de personnes de leur condition et du voisinage échappaient à la maladie.
	Mme. Jones	-	18 Oct.	Un officier	
	Mme. Woods	-	Indéterminée.	Un officier	Ne fut point attaquée.
94e Régiment.	Elizabeth McBride	-	18 Sept.	4 officiers	Ne fut point attaquée.
Dans le civil.	Nancy Skelly	50	1 Sept.	Hôpitaux Régimentaires du 73e et du 94e.	Ne fut point attaquée.
	Maria Bernado	-	20 Sept.	Hôpital civil	Faible maladie, 24 et 26 jours après avoir commencé, et quand peu de personnes échappaient à l'épidémie dans leur district.
	Estrudis Pasheca	-	15 Oct.	Hôpital civil	

(Signé) J. Gillkrest, M.D.

Appendice No. II.

RÉPONSE DE Mr. T. JONES HOWELL,

Juge-rapporteur au Tribunal de la Vice-Amirauté de Gibraltar, et l'un des membres du Comité d'Enquête institué pour déterminer l'origine de la Fièvre Jaune épidémique de 1828 dans la garnison de Gibraltar.

ADRESSÉE À

SIR GEORGE MURRAY,

Alors Secrétaire d'Etat pour les Colonies, et qui avait (le 17 Septembre 1829) prié Mr. Howell d'exposer les raisons sur lesquelles il fondait l'opinion qu'il avait envoyée à l'issue des débats qui eurent lieu à cette occasion, opinion exprimée en ces termes :—

"Après une revue attentive de toute la procédure de ce Comité, je suis d'avis que les témoignages qu'on a produits n'ont nullement réussi à prouver que la dernière maladie épidémique dût son origine à une source étrangère, et qu'elle eût été introduite soit par le vaisseau suédois le Dygden, soit par tout autre moyen, et mon opinion est en outre que la dernière épidémie a eu sa source à Gibraltar.

Gibraltar, 30 *Avril* 1829. T. JONES HOWELL."

Ce qui précède est la conclusion à laquelle je suis arrivé, après avoir pesé le crédit que méritaient les différents témoins, et le degré de croyance de leurs déclarations. J'ai fait une attention minutieuse aux expressions des témoins particuliers, et à la manière dont leur témoignage était donné et j'ai pris des notes exactes de leurs déclarations verbales au moment même qu'ils les fesaient. Ayant ainsi examiné de fort près le crédit des témoins, leur conduite en portant témoignage et le caractère du témoignage lui-même, je suis obligé de déclarer que je n'ajoute aucune foi à ce témoignage.

Deux causes ont concouru à agir d'une manière fâcheuse sur les actes du Comité : *Primo*, la conviction qui régnait généralement au milieu de la population *civile* de Gibraltar que la prospérité de cette communauté serait compromise s'il était prouvé que l'épidémie avait été engendrée sur place, à cause des prohibitions et des restrictions qui, on le supposait, devaient dans ce cas frapper ses rapports commerciaux avec les autres ports. De là, l'appui passionné que la population civile accordait d'une voix unanime à l'idée que, non seulement la dernière épidémie, mais toutes les précédentes avaient été importées de pays étrangers, et la croyance également unanime qu'une doctrine différente serait fatale à la prospérité commerciale de la place. Il faut reconnaître que les *militaires* étaient exempts de ce sentiment d'intérêt personnel, distinction entre les deux classes, dont il faut tenir compte en appréciant la valeur des témoignages reçus par le comité, et surtout le témoignage des médecins.

La *seconde* cause qui agit d'une manière fâcheuse sur l'enquête, fut la publication le 12 Janvier 1829 dans le journal officiel du Gouvernement (qui n'admet dans ses colonnes rien qui n'ait une autorité officielle) d'un article annonçant péremptoirement que la dernière épidémie avait été importée à Gibraltar et dénonçant comme dépourvue de bon sens toute personne qui soutiendrait une opinion différente. Cette notification officielle des sentiments du Gouvernement local (précédant de 12 jours seulement la nomination du comité d'enquête) ne pouvait manquer d'encourager les témoignages d'un côté et à décourager ceux de l'autre.

Ne perdant point de vue ces circonstances, je vais examiner le témoignage qu'on produisit pour prouver que le premier cas de l'épidémie tirait son origine de quelque source étrangère à Gibraltar.

Le cas représenté au Comité comme le premier de l'épidémie, le fut par un praticien espagnol de bas étage, du nom de Cortès, mais plus connu dans la classe du peuple où il exerçait sa profession sous celui de "Jean le Saigneur."

Le rapport de Cortès est ainsi conçu :—

" Rapport du premier cas de fièvre dans mon traitement :—
" Le 9me jour de Septembre 1828, Rosario Cortès, ma *fille* cadette,
" Ruelle du Collège, No. 10,—Fièvre épidémique. N.B. Quelques
" jours avant que le Dr. Braulio Lopez ne tombât malade, je fus
" informé par lui que les deux *fils* de Félix Fénic, nommés Sal-
" vador Fénic et *Catalina* Fénic, étaient morts du vomito négro
" dans le district No. 24. Le premier mourut le 17 Août et le
" second le 20 du même mois.

" JOHN CORTÈS, *Chirurgien.*"

Je sais bien que plusieurs personnes qui ne veulent pas admettre que cette maladie ait été importée, affirment que ces cas des enfants de Fénic n'étaient pas les premiers cas de l'épidémie, mais aucun cas plus récent n'ayant été démontré au Comité, j'admettrai que Salvador Fénic fut le premier malade affligé de l'épidémie, cette manière de voir étant celle de ceux qui soutiennent que l'épidémie a été importée.

En examinant le témoignage donné dans le but de faire remonter la maladie de Salvador Fénic à une origine étrangère, il est nécessaire d'observer les dates d'une manière toute particulière.

Par la liste des morts de la religion catholique, signée par le vicaire catholique, il paraît que " Salvador Fénic, âgé de 13 ans, mourut le 17 Août " (qui dans cette année se trouvait être un *dimanche*) ; " Catalina Fénic, âgée de 10 ans, mourut le 20

Août" (mercredi); et "Félix Fénic," le père, "âgé de 50 ans," ne mourut que "le 7 Septembre suivant."

Le premier témoignage touchant l'histoire de la famille fut porté devant le Comité le 8 Avril 1829, alors que Margarita Villalunga déclara "qu'elle vivait dans la cour de la maison de Fénic; le garçon tomba malade le lundi et mourut le dimanche suivant." Comme nous avons vu que le jour de la mort du garçon était le dimanche 17 Août, ce témoin fixe le jour de l'attaque au lundi, 11 Août. "La fille tomba malade le jour même que le garçon "mourut," à savoir, le dimanche 17 Août, "et mourut le mercredi "suivant," à savoir, le 20 Août. "J'ai entendu dire au garçon, "que lui, sa sœur et son père" (remarquez qu'il n'est question d'aucune autre personne) "étaient allés à bord d'un vaisseau, dans "la baie, le dimanche, veille du jour que le garçon tomba malade," c. à. d. dimanche 10 Août; "le garçon me dit qu'ils étaient allés à "bord pour manger, boire et s'amuser le dimanche; le lendemain "l'enfant tomba malade. Je n'ai jamais entendu dire à quelle "nation appartenait ce bâtiment. *Le garçon m'avait dit* que "son père avait *vendu du tabac* à bord de ce bâtiment, environ "une arroba * de cigarres, comme échantillon, et il espérait, s'ils "étaient goûtés, vendre tout ce qu'il avait au même vaisseau, "c. à. d. environ 30 quintaux de cigarres."

Cette expression fait présumer que le vaisseau qu'on dit avoir été ainsi visité, ne pouvait être chargé de tabac en totalité ou en partie. Nous devons donc attribuer l'origine de l'épidémie, si nous voulons la croire importée par cette famille, à quelque vaisseau autrement chargé, mais venant des degrés prohibés de latitude.

Le témoin ajouta, "le père Félix Fénic avait été autrefois "capitaine de navire et était dans ces derniers temps fabricant "de cigarres." Puis on l'interrogea ainsi qu'il suit:—

"Savez-vous s'il était propriétaire d'un bateau en Août "dernier?—Son fils aîné Joseph, âgé d'environ 22 ans, était "propriétaire d'un bateau au temps que les autres enfants "tombèrent malades et moururent.

"Savez-vous si les enfants qui moururent étaient allés à bord "du bateau de leur frère?—Je ne sais pas.

"*Quelqu'autre personne alla-t-elle à bord avec eux?—Je ne "sais pas!*"

Je considère cette dernière question et sa réponse comme importantes par rapport au témoignage subséquent du garçon Caffiero, et je les ai transcrites de mes propres notes parce qu'elles ne sont pas mentionnées dans les minutes.

Le témoin se représenta alors comme ayant été employée par Fénic en qualité de femme de journée à faire des cigarres, et la suite de son témoignage, ainsi qu'il fut donné *cette fois* (8 Avril) n'a aucun rapport au sujet en question, à savoir l'introduction de l'épidémie dans la famille de Fénic.

* Une arroba est égale à 26 livres. *Gib. prix courant.*

Le second témoin examiné sur ce point fut Cortès l'Espagnol dont j'ai déjà parlé. Il dit que "Salvador Fénic, fils de Félix "Fénic, âgé d'environ 12 à 14 ans, tomba malade le 12 *Août* et "mourut le 17. Sa sœur Catalina Fénic tomba malade le jour "de la mort du garçon. Elle mourut le 20 Août. Le Dr. Braulio "Lopez *qui est décédé*," (j'ai suppléé d'après mes propres notes, ces trois mots qui sont omis dans les minutes,) "m'informa "quelques jours avant qu'il ne tombât malade lui-même qu'il "avait soigné ces enfants et que la maladie dont ils moururent "était la fièvre régnante." Mais le témoin Villalunga avait préalablement déclaré qu'elle était présente quand le Dr. Lopez avait pressé l'estomac et le ventre de la jeune fille et lui avait fait vomir une matière noire et le docteur avait dit que *cela provenait de ce qu'elle avait mangé des figues.*

Je ferai remarquer que ces deux témoins allèguent avoir entendu de deux autres personnes, toutes deux mortes au moment que ce témoignage fut donné, les seuls faits importants qu'ils racontent et qu'ils sont en opposition directe sur un détail important.

Le troisième témoin entendu sur ce sujet fut l'enfant Caffiero dont on reçut le témoignage le 10 Avril. Ce garçon fut le premier malade porté sur la liste des cas épidémiques traités à l'hôpital civil. Il y est désigné comme âgé de 11 ans et comme ayant été admis le 21 Août (jeudi). Or, voici l'histoire racontée par ce garçon ; il était dans l'habitude de jouer avec Salvador et Catalina Fénic *touts les jours avant leur mort;* il demeurait tout près d'eux ; il tomba malade *deux jours avant* d'aller à l'hôpital civil ; il vit Salvador et Catalina Fénic touts les jours quand ils étaient malades au lit, le garçon d'abord et la fille ensuite ; il vit la fille pour la dernière fois *un samedi*, "et le lendemain, dimanche, je tombai malade moi-même ; elle "était malade et au lit ; le garçon alors était mort." Ces dates sont en désaccord avec le journal donné par Villalunga, des évènements survenus dans la famille de Fénic ; suivant elle, la fille n'était point malade le samedi et le garçon vivait encore ce jour là.

Le seul témoignage qui jusqu'à cette époque (10 Avril) eût été donné pour rattacher la maladie de la famille Fénic à une visite à bord, est le récit fait par Villalunga, sur ouï-dire, et encore ne donne-t-elle aucun compagnon à Fénic et à ses deux enfants dans leur excursion supposée du dimanche.

C'est ici que se termina alors cette branche de l'enquête et l'on s'occupa d'autres objets.

Huit jours après son interrogatoire, rapporté plus haut, le garçon Caffiero reparaît comme témoin (à savoir le 18 Avril), avec une histoire entièrement nouvelle, et qui, si elle était croyable, serait extrêmement importante ; parce qu'il affecte de parler de faits qui avaient auparavant reposé sur le témoignage fondé sur des ouï-dire de Villalunga, faits dont maintenant Caffiero, après le laps de huit jours se représente comme témoin oculaire. A sa réapparition, cependant, il s'abstient soigneusement de donner aucune date, soit jour de la semaine, ou mois, ou même saison de l'année. Ce soin d'éviter les dates peut sans injustice être attribué aux variations entre lui et Villalunga, dans leur journal respectif de la maladie des enfants de Fénic.

Caffiero dit maintenant, « Je connaissais Salvo et Catalina « Fénic et j'allai à bord avec eux ; *je ne me rappelle pas* le jour. « Ce fut à bord d'un trois-mâts. *Je ne me rappelle pas* à quelle « nation il appartenait. Nous restâmes sur le pont sans de- « scendre. Nous restâmes à bord environ une heure. Fénic le « père nous mena à bord ; il ramait lui-même ; il but et mangea « à bord et puis rapporta *un paquet de hardes à terre.* » J'ai déjà fait voir que Villaluuga fixe le jour de la visite de Fénic et de ses enfants à bord, au dimanche 10 Août. Caffiero déclare maintenant que ce bâtiment appartenait à la classe des trois-mâts. M'en référant à la liste officielle, je trouve que le seul vaisseau à trois mâts qui n'était point chargé en entier ou en partie de tabac, venant d'une latitude sujette à la Fièvre Jaune, à la date du 10 Août, était le bâtiment Suédois, « le Dygden. »

Le garçon cependant, ne dit rien de la vente de cigarres faite sur le bâtiment, et ni Villalunga ni lui, n'avait jusqu'alors parlé d'un paquet de hardes.

La seconde déposition de ce garçon est ainsi conçue :—« Je ne « comprenais point le langage des gens du bord ; il me semblait « qu'ils parlaient comme des Juifs ou des Maures. Je ne suis allé « à bord qu'une fois. Lorsque nous débarquâmes sur le quai, le « Maltais, » *c. à. d.* Fénic, « *me donna de l'argent, une pistorine,** « *et me recommanda de ne dire à personne que nous étions allés* « *à bord.* »

L'effet que ceci avait pour but de produire est évident, à savoir, que le bâtiment visité était en quarantaine et que Fénic le Maltais avait la conscience d'avoir enfreint les lois de quarantaine, ce qui l'obligeait pour sa propre sûreté à acheter le silence de ce garçon. Cette histoire est pleine de contradictions ; il n'est pas probable qu'un homme ait choisi pour le but de son excursion du dimanche, pour manger, boire et se réjouir, un vaisseau en quarantaine ; il est plus improbable encore que Fénic se soit mis gratuitement dans un péril extrême, en emmenant avec lui (pour témoins de son délit) des enfants de l'âge candide de 10, 11 et 13 ans, dans une expédition qui, d'après son propre jugement, ainsi que le démontre son action, l'exposait à une punition sévère.

Mais à l'égard du vaisseau « le Dygden, » je trouve qu'il avait déjà reçu pratique et qu'il était admis à entrer en libre communication avec la terre, le 6 Août, *quatre jours avant la visite alléguée de Fénic,* dont la date, malgré le manque de mémoire de

* Cinquième partie d'une piastre forte d'Espagne.

Caffiero, dans son second interrogatoire, a déjà été fixée au dimanche 10 Août, par Villalunga. Ce jour là donc, Fénic ne pouvait se rendre coupable d'aucun crime en allant à bord, et l'histoire de la séduction et de l'injonction au silence se transforme en une tentative grossière et mal déguisée dans le but de donner un air de culpabilité à un évènement fabuleux, qui, fût-il vrai, n'eût pas cessé d'être innocent.

Caffiero continue ainsi, "*Je ne me rappelle pas* combien il se "passa de temps après mon retour du vaisseau à terre et le moment "que Salvador Fénic tomba malade :" et il ne se souvient point de cela bien que,—s'il faut ajouter foi au journal tracé de vive voix par Villalunga des faits et gestes de la famille Fénic, faisant remonter avec une précision mathématique les effets aux causes,—il dût être impossible à un membre de la partie de plaisir du dimanche de séparer la visite dans la baie et la maladie qui s'en suivit pour le fils de Fénic, le lendemain ; et surtout pour quelqu'un qui, comme Caffiero (ainsi qu'il le dit dans son premier interrogatoire) avait été dans l'habitude de jouer avec Salvador et Catalina touts les jours avant leur mort, et qui les avait vus touts les jours, pendant qu'ils étaient malades au lit. Salvador d'abord et Catalina ensuite, et qui dit avoir vu Catalina pour la dernière fois le samedi, "et le lendemain dimanche, je tombai "malade moi-même."

Il est impossible de ne pas remarquer le contraste de la déposition de ce garçon le 10, avec celle qu'il fit le 18 Avril ; les dates qu'il fournit dans son premier interrogatoire, par leurs variations avec celles de Villalunga, firent voir l'inconvénient qu'il y aurait à le remettre sur un sujet aussi scabreux dans un second.

Son second interrogatoire se termine ainsi : "Ma mère était "blanchisseuse et lavait pour une négresse qui demeurait dans la "maison à côté. La femme de Fénic refusa de laver le paquet de "linge qu'il rapporta à terre ; il le proposa à ma mère qui le "refusa aussi ; il le donna alors à une Anglaise ; je la connaissais : "*elle est morte : je ne sais ni son nom, ni où elle demeurait.*" Je trouve dans mes notes qu'il ajouta, "Ceci arriva l'hiver der- "nier," quoique ces mots ne figurent point dans les minutes. On lui demanda alors, "Dans quelle saison de l'année êtes-vous "allé à bord ?" A quoi il répondit prudemment, "C'était, je "crois, l'hiver ou l'été."

Une déposition pareille, faite de la manière que je l'ai vu, porte en elle touts les caractères de la fausseté. Pour mon compte, n'ajoutant aucune foi à cette histoire et considérant l'extrême jeunesse de ce garçon, son témoignage fait plus à mes yeux que d'entacher de soupçon, toutes les autres dépositions issues de la même classe de témoins, dépositions qui ne consistaient que de ouï-dire recueillis dans des conversations avec des personnes mortes depuis, parce qu'il semblerait que cet enfant ait été un instrument dans les mains de quelqu'un d'un âge plus mûr.

De nouvelles dépositions toujours de choses dites par des personnes qui sont mortes maintenant,—furent portées devant le conseil le 24 Avril. Josefa Salinas, qu'on représente comme la veuve d'un mineur dit alors, "Je me rappelle que la fille de Félix "Fénic, *décédée,* vint chez moi *un jour,* et *sans que je lui de-* "*mandasse,* me dit qu'elle avait été à bord d'un vaisseau avec "son père et son frère. Ceci se passait un peu avant l'épidémie. "La jeune fille pouvait avoir environ 12 ans; *elle ne me donna* "*pas de détails, et je ne lui fis pas de questions;* elle disait "qu'elle avait eu le mal de mer. Elle me rapporta cela le lundi," 11 Août, "disant qu'elle avait été à bord la veille. Elle dit que "son père était allé à bord pour vendre des cigarres, mais sans "me désigner le navire." A la fin de sa déposition ce témoin ajouta qu'elle avait eu une conversation avec Félix Fénic: "Il "me dit qu'il avait été à bord d'un vaisseau pour vendre des "cigarres; qu'il en avait vendu une arrobe comme échantillon "et qu'il ne savait pas s'il en vendrait davantage. C'est là tout "ce qu'il me dit."

On produisit la déposition suivante faite dans le but de fournir un appui collatéral à la seconde histoire dite par Caffiero. Le 24 Avril Josefa Gonzalès dit: "Je connais Manuel Garcia, et je "connaissais la femme qui vivait avec lui; c'était la marraine "d'un de mes enfants. Je connaissais sa mère Catalina Barne. "et son fils âgé d'environ cinq ans. *Ces deux femmes et l'enfant* "*sont morts.* Ils moururent pendant l'épidémie, ils demeuraient "dans la cour de Chune Plamp" (celle de Fénic) "où les deux "enfants sont morts, a-t-on dit, d'avoir mangé des figues vertes, "environ quinze jours avant qu'on ne fît éloigner les habitants "du 24e district. Catalina Barne." (que ce témoin a déjà déclaré décédée,) "mère de la marraine de mon enfant me dit, avant que "les habitants ne se fussent rendus au Terrein Neutre, que la "mort des deux enfants avait eu pour cause les hardes rapportées "du vaisseau, et non les figues vertes qu'ils avaient mangées, "comme on le disait, elle ne me dit pas que ces hardes eussent "été lavées dans la maison de Fénic. Elle me dit seulement ce "que j'ai déjà déclaré, et en conséquence je priai Catalina Barne "de ne plus venir chez moi, *car je suspectais qu'il y avait de la* "*fièvre dans la garnison.*" Après avoir fait une esquisse de la connaissance qu'elle avait des épidémies de Gibraltar, ce témoin ajoute, "*Elle ne me dit point qu'elle avait vu les hardes;* mais "elle me dit *qu'elle croyait* que ces hardes étaient la cause de "la mort des enfants. Je fus informée que Catalina Barne, sa "fille et son petit-fils étaient morts dans les bâtiments de A. M. "Danino. Elle me dit seulement que les hardes venaient du "bord d'un bâtiment, sans me dire de quel bâtiment." On lui adressa alors les questions suivantes: "Pouvez-vous indiquer "quelqu'un qui pourrait nous dire d'où provenaient les hardes?" "*Non;* je suis allée à l'encampement, je ne puis; *je voudrais le* "*pouvoir.*" Cette dernière expression dénote l'esprit dans lequel le témoin fait sa déposition—si toutefois un tel commérage, pour nous servir du terme le plus adouci, peut être considéré comme une déposition, et s'il suffit de rapporter un bruit pour le faire considérer comme vrai.

On demanda le même jour à Josefa Salinas. " Savez-vous qu'on " ait rapporté des hardes à laver, du bord d'un bâtiment dans la " maison de Fénic ?"—" Je me rappelle que la mère des enfants " Fénic m'envoya chercher pour laver des hardes, je suis blanchis-" seuse ; je n'y allai pas, je lavais dans ce moment chez Mme. Mag-" dalena Roca. On me fit cette demande le mercredi 13 Août qui " suivit le lundi que j'eus la conversation avec la fille Fénic."

" Qui est-ce qui vous transmit cette demande ?"—" On vint " deux fois ; la première, ce fut Serafina, jeune fille qui vivait " alors dans la maison de Fénic ; la seconde, *le soir du même* " *jour*, ce fut Antonio Joné, de Mahon ; ces deux individus " vivent encore ; ces deux commissions avaient pour objet de me " faire venir pour laver des hardes ; le second commissionnaire me " dit, si vous ne pouvez pas venir *aujourd'hui*, venez demain." Nous avons vu que ces commissions furent portées au témoin le *mercredi* (13 *Août*) ; mais malheureusement pour son histoire, quelque circonstanciée qu'elle soit, le bâtiment Suédois, "le Dygden," avait fait voile pour Cadix le mardi (12 Août) la veille du jour que ces commissions pressantes furent envoyées au témoin.

Le même jour (24 Avril) Margarita Villalunga reparaît comme témoin devant le comité après une absence de 16 jours ; elle avait eu dans cet intervalle, tout le temps de reviser sa déposition et de se conformer au récit broché par Caffiero à sa *seconde* comparution. Elle se rappelle maintenant que " Dimanche les en-" fants me dirent qu'ils avaient été à bord ce jour-là et lundi " l'un des deux tomba malade. Mercredi " [Nous avons déjà vu que " le Dygden " était parti la veille pour Cadix] " Mme. Fénic " me demanda de laver des hardes, ce que je ne fis pas, étant moi-" même indisposée. *Je sais* que Mr. Fénic demanda à une autre " femme qui travaillait pour Mme. Magdalena Roca, chez qui je " demeure maintenant, de laver ces hardes, ce qu'elle ne put faire " parce qu'elle était occupée. Mme. Fénic me dit qu'elle avait " donné ces hardes à laver en ville." J'ai fait observer que Caffiero après avoir passé huit jours sans paraître devant le comité, avait ajouté à sa première déposition de quoi lui donner un caractère tout-à-fait nouveau ; je remarque maintenant que six jours après le témoignage corrigé de Caffiero, et seize jours après que la femme Villalunga eût subi son premier interrogatoire, elle revient avec une nouvelle histoire dont, chose étrange ! le point principal coïncide avec les changements et les corrections de la déposition de Caffiero.

John Nichols, ouvrier tailleur, parut comme témoin le même jour (24 Avril), et donna au Comité une nouvelle version de l'histoire touchant la visite au vaisseau en quarantaine. Sa version porte : " Je connaissais la famille Fénic. J'ai été leur voisin

" pendant quelque temps. Le fils aîné était batelier. *Un jour* " il vint me trouver pour faire réparer un pantalon à lui ; il me " dit *qu'il avait failli être noyé*, son bateau ayant chaviré *en* " *revenant d'un vaisseau qui se trouvait dans le bassin* de Qua- " rantaine ; c'était environ *trois semaines avant la mort de son* " *frère et de sa sœur*. Je vis emporter de la même maison les " enfants morts à trois jours d'intervalle l'un de l'autre. On me " dit qu'ils étaient morts d'avoir mangé des figues vertes ; mais " ayant été ici dans les épidémies de 1813 et 1814, je soupçonnai " qu'ils étaient morts de la même espèce de fièvre et je rapportai " la circonstance à feu le Sergent King, qui était Sergent de " Police de ce District. Je connaissais le père de la famille Fénic ; " il était fabricant de cigarres, et avait conduit autrefois un bateau " de provisions."

Le 25 Avril, Antonio Joné, porteur d'eau, informa le comité qu'il avait été envoyé par Mme. Fénic pour chercher une blanchisseuse, Josefa Salinas, dans le temps que les enfants de Mme. Fénic étaient malades. "Je ne sais rien au sujet des *effets* qui étaient à laver " et j'ignore complètement d'où ils provenaient."

La seule déposition qui reste encore sur ce point tend à nier la visite supposée de Fénic et de ses enfants à bord, ainsi que la connexité prétendue entre cette visite et le blanchissage des hardes.

Mr. Leach, commis de la maison Cosens et Cie., déclara qu'il était allé à bord du navire le Dygden le dimanche qui suivit le jour d'admission de ce bâtiment à la libre pratique ; or, comme il reçut pratique le 6 Août, la visite de Mr. Leach a dû avoir lieu le dimanche 10 Août, le jour même assigné aux visites de Fénic et de Caffiero. Mr. Leach dit qu'il resta à bord depuis dix heures ce jour-là jusqu'à midi ou une heure et qu'il ne vit point d'étrangers à bord, si ce n'est son compagnon Mr. Travers. Comme le jeune Caffiero avait dit que Fénic et les enfants étaient restés sur le pont tout le temps qu'ils restèrent à bord, il s'en suit que s'ils s'y étaient trouvés au temps dont parle Mr. Leach, celui-ci les aurait vus. Mais comme nous avons vu que Caffiero s'abstient de désigner aucun temps en particulier, le témoignage de Mr. Leach n'a que peu de portée.

Victoria Ferrari (que les témoins précédents appellent Serafina) déclare qu'elle vivait tout près de la famille Fénic avant l'épidémie, qu'elle y allait habituellement pour laver le linge de Mme. Fénic et le sien en même temps, et quelquefois pour aider dans la maison pendant la maladie de Mme. Fénic. Relativement à la déposition de Josefa Salinas, ce témoin ajoute qu'elle avait été envoyée longtemps avant l'épidémie (plusieurs mois) pour demander à Salinas de laver pour Mme. Fénic. " On ne " m'envoya qu'une fois et Salinas ne vint pas en cette occasion. " *Les effets à laver étaient des objets appartenant à la maison ;* " il y en avait beaucoup, attendu que Mme. Fénic avait été " malade pendant quelques jours; quand elle se trouva mieux, " nous lavâmes elle et moi, ces effets—cela se passa longtemps

" avant que les enfants ne tombassent malades. Le fils aîné de " Fénic avait un bateau. Caffiero jouait quelquefois avec les enfants " de Fénic après qu'ils avaient fini leur travail de confection de " cigarres. Je n'ai eu aucune conversation avec personne de la " famille Fénic touchant mon interrogatoire ici aujourd'hui. Je " ne parle point à la mère et si j'ai parlé à quelqu'un de ses fils, " ce n'était point sur ce sujet." On lui demanda alors, "Etes-vous " sur le point de vous marier avec un des fils de feu Félix Fénic?" Et on dit que le témoin sembla intimer que oui. Cette question était faite évidemment pour ébranler le crédit du témoignage en imputant à Victoria un motif de cacher la connexité supposée de Fénic avec l'importation de l'épidémie de peur d'attirer sur les membres survivants mais innocents de cette famille, l'exécration de la communauté de Gibraltar. Je ne crois point qu'il existât aucun motif intéressé de la nature de ceux que j'ai indiqués; ni qu'il y eût, pour une famille, à redouter qu'on dirigeât contre un de ses membres l'accusation d'avoir introduit la dernière épidémie ou quelque épidémie antérieure. Autant que j'en puis juger d'après ma propre observation, aucun mauvais vouloir populaire ne serait à craindre pour celui qui produirait le témoignage qu'une épidémie a été importée par quelqu'un de ses parents. Au contraire il était probable que l'adhésion persévérante de cette femme et de la veuve Félix Fénic à leurs assertions en opposition aux vœux du public, les exposerait davantage à l'indignation populaire que ne l'eût fait leur acquiescement à une des histoires racontées par d'autres témoins.

Plusieurs exemples démontrèrent au Comité qu'il n'existait, de fait, à Gibraltar aucune répugnance de satisfaire le vœu populaire en avouant une participation à l'importation d'une épidémie. Ainsi Francisca Roca fait une déposition dans le but de montrer que la dernière épidémie avait été introduite par un individu qu'elle dit être matelot; elle ne sait pas, à la vérité, où on le pourrait trouver, ni dans quel mois ou sur quel vaisseau il était venu à Gibraltar, mais elle "pense qu'il est en mer." L'ignorance de cette femme touchant ce que faisait ce matelot est d'autant plus remarquable qu'elle le représente comme son frère. Francisco Roca et Diégo Fabrica déclarèrent, le premier qu'il était père, le second, oncle de ce matelot absent, et touts se présentèrent comme des témoins disposés en faveur de leur parent à établir les prétentions qu'il avait d'être le véritable importateur de la dernière épidémie. On assura pour appuyer les prétentions de ce demandeur invisible qu'il était venu à Gibraltar sur "le Dygden" et avait été congédié; mais malheureusement les listes officielles des matelots congédiés de ce bâtiment, fournies par le Consulat Suédois, ne portaient pas son nom. Devant avoir dans la suite une nouvelle occasion d'exposer plus au long l'absurdité de cette réclamation, j'abandonne ce sujet quant à présent.

Un autre exemple se présente dans la personne d'un homme nommé Santos, à qui l'on attribua l'introduction de l'épidémie de

1804 ; ce Santos est encore à Gibraltar et est loin de souffrir en conséquence de cela, dans l'estime publique.

Le seul témoin qui reste encore touchant l'introduction de l'épidémie dans la famille Fénic est la veuve de Fénic lui-même. On l'interrogea le 25 Avril. Sur ma demande, on lui rappela particulièrement que ses devoirs envers la société exigeaient qu'elle dévoilât tout ce qu'elle savait, et la manière naturelle dont elle a fait sa déposition me porte à croire qu'elle disait la vérité.

Elle déclara qu'elle ignorait la cause de la maladie de ses enfants : " Ils furent soignés par le Dr. Lopez, décédé, qui disait " qu'ils avaient un tabardillo ou une indigestion, *provenant* " *d'avoir mangé des figues vertes.* Il ne s'est point expliqué sur " la cause du tabardillo. Mon mari était fabricant de cigarres, " mais il n'était allé à bord d'aucun bâtiment, soit pour acheter " du tabac, soit pour vendre des cigarres. Ni mon mari ni mes " enfants n'allèrent jamais dans la baie pendant l'été ou l'automne " dernier. Je sais cela, parce que s'ils y étaient allés, ils me " l'auraient dit, et qu'ils ne me l'ont point dit."* Et en effet on ne peut supposer que les enfants n'eussent point dit à leur mère, ni le mari à sa femme ce qu'ils passent pour avoir communiqué si librement à d'autres.

Finalement, par rapport à cette famille, on verra par une note communiquée au secrétaire du Comité par Dias, médecin espagnol, le 30 Janvier 1829, que le Dr. Lopez, qui soigna les enfants de Fénic, attribuait la maladie à ce qu'ils avaient mangé des figues vertes, et que lorsqu'on lui demanda si l'effet eût été le même dans le cas qu'ils eussent mangé des prunes vertes, le Docteur établit une distinction scientifique entre l'action des deux fruits. Toute la lettre de Dias est curieuse, en ce qu'elle fait connaître la science des praticiens espagnols à Gibraltar.

Après avoir ainsi examiné en détail les dépositions faites pour rattacher la maladie de Salvador Fénic (premier cas allégué de l'épidémie) au bâtiment le " Dygden,"—et l'on n'a point désigné d'autre vaisseau,—je trouve non seulement qu'elles sont insuffisantes pour établir un cas, même *primâ facie*, mais encore d'après la tournure de ces dépositions, je suis convaincu que l'histoire de la visite de Fénic à ce bâtiment le 10 Août est d'un bout à l'autre une invention.

Dans la prévision qu'on ne parviendrait point à rattacher la maladie qui régna dans la famille Fénic à une origine étrangère, on tira de sources très impures une foule de témoignages relativement à des exemples où l'on supposait que du linge sale, apporté à terre par des matelots arrivant de la Havane au commencement de l'épidémie, avait infecté les blanchisseuses.

Mary Parody, femme qui, de l'aveu général, n'a aucun titre à la

* Voyez aussi le Rapport du Dr. Gillkrest, Addenda H., p. 223.

confiance, déclara qu'elle "était allée chez Mme. Silcox pour "laver avec elle des hardes qui étaient couvertes de matières "vomies;" pendant cette opération elle (Parody) tomba malade. Le lendemain elle retourna chez Mme. Silcox et la trouva malade au lit. Alors Parody livra les hardes qu'elle avait lavées la veille avec Silcox à deux matelots qui, malgré la demande qu'on leur fit d'attendre jusqu'au lendemain, dirent *qu'ils ne pouvaient attendre parce qu'ils partaient pour Cadix ;* et en conséquence ils emportèrent leur linge encore tout mouillé, *à bord du vaisseau.* Silcox dit à Parody que les hardes provenaient *du vaisseau Suédois* qui était venu de la Havane, et que dans la traversée, neuf hommes étaient tombés malades et trois étaient morts. Parody prit le lit le jour qu'elle livra les hardes mouillées aux matelots. *Il y avait six jours qu'elle y était lorsque le cocher de Mr. Duguid fut enterré.* Feu le Dr. Lopez la soigna cinq ou six jours pendant sa maladie. Lorsqu'elle commença à se remettre elle se rendit à l'Hôpital Civil, mais elle en revint le même jour.

Telle est l'histoire de Mary Parody ; mais les dates obstinément rebelles en détruisent la portée. Le cocher de Mr. Duguid mourut le premier Septembre, et en supposant qu'il ait été enterré le 2, il eût fallu que Mary Parody prît le lit. *au plus tôt*, le 26 Août puisque c'est ce jour-là qu'elle avait livré le linge mouillé aux matelots du vaisseau Suédois. Ce bâtiment toutefois avait fait voile de Gibraltar pour Cadix, le 12 Août, circonstance qui forme un anachronisme fatal à la narration du témoin.

L'intendant de l'Hôpital Civil fixe au 30 Août le jour que Parody se présenta. Il était présent lorsqu'elle expliqua sa maladie au Docteur. Elle se plaignit d'une maladie de la matrice, pour le traitement de laquelle Mr. Wilson lui donna une poudre, *mais ne jugea pas nécessaire de l'admettre à l'Hôpital.*

Anthony Francis, forgeron, déclare que quoique Parody eût assuré au Dr. Woods, qui, à ce qu'il paraît, l'avait vue avant qu'elle n'allât à l'Hôpital, que son indisposition était une maladie de la matrice, elle avait dit en confidence à Francis que si elle avouait la nature de sa maladie au Dr. Woods, il l'enverrait à l'Hôpital, où il paraît pourtant qu'elle finit par aller, bien qu'on ait refusé de l'y admettre comme fiévreuse.

A l'appui du témoignage de Francis, Marie Galt, femme de la même classe que Parody, comparut et donna son opinion médicale que la maladie de Parody était la fièvre épidémique. Parody elle-même déclara qu'elle s'était trouvée à Gibraltar dans toutes les épidémies. Pendant celle de 1804, toute la famille, *excepté elle*, fut malade ; en 1810, il y eut deux morts dans la maison qu'elle habitait, et les autres locataires furent aussitôt envoyés à l'encampement. Dans les épidémies de 1813 et 1814, *aucune des personnes* de la maison qu'elle habitait ne fut malade.

Angela Bebraqua, mère de Parody, déclara que sa fille n'avait point eu la fièvre épidémique en 1804, en 1810, en 1813 ou en 1814

Mr. Amiel, toutefois, chirurgien du 12e Régiment, fit la déposition suivante sur ce sujet :—" Je connais Mary Parody ; elle " demeurait en 1810 tout près de la famille de Mr. Rey, dans le " district sud. Sa mère eut beaucoup d'attentions pour les " membres de la famille Rey pendant leur maladie, et la famille " Parody fut par conséquent envoyée avec la famille Rey et les " autres voisins au Terrein Neutre, par ordre du Dr. Pym. Ces " familles revinrent dans ces mêmes habitations après 16 ou 17 " jours ; deux personnes tombèrent malades *dans ces familles* " après leur retour ; et l'on fit encore sortir la famille Rey, mais " la famille Parody fut maintenue, sur l'assurance que Mr. Fer- " rari, propriétaire de la maison et inspecteur du district, m'avait " donnée et que je répétai au Dr. Pym, que la famille Parody " avait eu la fièvre en 1804." J'ai tiré ce témoignage de mes propres notes qui sont quelquefois plus complètes que les minutes.

Je suis entré dans un plus grand détail à l'occasion de ce témoignage touchant Parody et Silcox qu'il ne paraît nécessaire, parce que ce sont des cas auxquels le comité accordait beaucoup de confiance malgré les anachronismes indiqués plus haut qui en détruisent tout-à-fait la portée ; indépendamment de cela nous avons la preuve que la maladie de Parody en 1828 n'était pas la fièvre épidémique, et de plus, un témoignage présomptif pour montrer queParody avait eu la fièvre épidémique en 1804. A l'égard de Silcox, c'était la femme dont l'isolement extraordinaire a été remarqué si particulièrement par feu le Dr. Hennen et par Mr. Woodward, dans sa déposition verbale.

Un autre canal par lequel on dit que l'épidémie avait été importée de la Havane, c'est par les habits de Teste, garde de santé, lesquels à son retour du " Dygden," furent lavés par ses sœurs et qui, assure-t-on, en infectèrent une de la Fièvre Jaune. Cette histoire fut mise en avant par le praticien espagnol Dias, qui dans une lettre datée du 30 Juin, adressée au Secrétaire dit qu'il ne doutait point que la maladie de Mlle Teste, qu'il fut appelé à soigner le 24 Août, et dont elle avait été attaquée le 21 Août, ne fût la Fièvre Jaune. La lettre de Dias sur ce sujet mérite d'être lue.

Teste, le garde de santé, déclare qu'à son retour du " Dygden " ses habits furent lavés par ses trois sœurs le 10 Août ; sa sœur Marie tomba malade le 21 : " Elle ne fut pas malade de la fièvre " épidémique, car j'entendis le Docteur espagnol Dias qui la " soigna, dire à la Commission Espagnole d'Algésiras que c'était " une fièvre rémittente bilieuse commune." Teste lui-même fut malade de l'épidémie depuis le 11 jusqu'au 26 Septembre, plus de cinq semaines après avoir quitté " le Dygden," et trois semaines après que le blanchissage des hardes que Teste avait portées à bord de ce vaisseau eût infecté sa sœur. On fit alors venir Dias qui dit qu'il avait marqué Melle Teste comme suspecte d'avoir la Fièvre Jaune, soupçon qui plus tard se changea en certitude. Il nie avoir fait aucune observation sur la nature de la maladie de Melle Teste à la Commission Médicale d'Algésiras, il "ne fit "que montrer le malade, attendu que les membres de la Commis-"sion avaient des yeux aussi bien que lui."

Teste, rappelé, répéta sa première déclaration et Dias aussi persista dans ses dénégations. Le Dr. Massias, membre de la Commission d'Algésiras, vint à Gibraltar un des jours suivants et déposa que le Dr. Dias et lui, ils avaient vu Melle Teste en Septembre, et en cette occasion "le Dr. Dias me dit qu'elle avait une simple af-"fection de l'estomac pour laquelle il lui faisait prendre une in-"fusion aqueuse de quinquina." Le Dr. Gillkrest, du 43e Régiment d'Infanterie légère, ajouta à ceci qu'il était présent lorsque, le 4 Septembre, touts les médecins civils se rassemblèrent au bureau du Major de la Place, et qu'on leur demanda, pour l'instruction de la Commission Médicale d'Algésiras, de rendre franchement compte de la nature des fièvres qu'ils avaient traitées pendant l'été. "Ils "déclarèrent touts que jusqu'à ce moment, ils n'avaient point eu "à traiter de fièvres, si ce n'est ce qu'ils nomment fièvres *esta-"cionales*, c'est-à-dire, fièvres de causes locales et paraissant à "certaines saisons de l'année. Je me rappelle parfaitement bien "que le Dr. Dias était présent en cette occasion. Je sais que lui "en particulier, fit une déclaration en ce sens; de fait, comme "c'était l'homme le plus important, je portai sur lui la plus grande "partie de mon attention. Plus tard, le Dr. Mortera et lui me "répétèrent la même chose." Je ne puis m'empêcher de faire observer que ce n'est pas le seul exemple dans lequel le témoignage de Dias a souffert une contradiction. On fit ensuite une déposition à l'appui du témoignage de Dias, en prouvant que *ce garde de santé*, Teste, avait déclaré itérativement sans qu'on l'en pressât, que c'était lui qui avait apporté l'épidémie du "Dygden" à Gibraltar. Il suffit de lire ces dépositions et particulièrement celle de Picardo, pour être convaincu de leur futilité, en ne perdant pas de vue les fonctions publiques que Teste remplissait à cette époque.

Je rapporterai bientôt le détail absurde de Mr. Beneditto Cohen, désigné dans les minutes comme "écrivain public." Cet écrivain affirme que sa fille eut la fièvre épidémique et qu'elle l'attrappa en surveillant et en remuant des hardes en train de bouillir, et il donne comme diagnostique de la maladie un signe qui paraît avoir échappé aux praticiens dont on appela le témoignage sur les points médicaux examinés. Ayant déclaré que sa fille était ainsi tombée malade et qu'il était lui-même tombé malade immédiatement après, il décrit, pour rapporter leur maladie à la classe convenable, un symptôme très simple par lequel on en peut découvrir l'espèce et (ce qui est plus important) il indique, avec l'aide de Cortès, une cure également simple, après avoir donné un long détail à propos d'une femme qu'il dépeint comme "une des favorites de Mr. Horsey," sans nom connu, mais qui portait le sobriquet de Moma. C'était une blanchisseuse et elle avait prié la fille de cet écrivain public de surveiller et de remuer pour elle du linge bouillant pendant son absence ; ce après quoi Moma tomba immédiatement malade, puis Melle Cohen et enfin Cohen lui-même. Après nous avoir informés que cette Moma anonyme lui avait dit que ces hardes qu'elle avait lavées et que sa fille à lui avait lavées et remuées provenaient d'un vaisseau de la Havane, ce témoin continue en ces termes :—

" Trouvant que j'avais *un goût de mouton* dans la bouche et " que ma fille avait aussi *ce même goût de mouton* dans la bouche, " le deuxième jour après que ma fille fut tombée malade, ce qui " était le matin même que je tombai malade moi-même, j'envoyai " à la boutique de Mr. Cortès acheter deux doses de sels, une pour " moi et l'autre pour ma fille pensant que c'était la médecine la " plus convenable. Trouvant que cette médecine, une once et " demie pour moi et une once pour ma fille, ne faisait aucun effet " ni sur l'un, ni sur l'autre, puisque notre état empirait et que " nous avions *un goût de mouton dans la bouche*, le lendemain " matin, je retournai à la boutique de ce même apothicaire, à peine " en état de marcher et avec une fièvre brûlante. Je trouvai le " Docteur, et me procurai un vomitif de Hippo pour moi et un " autre pour ma fille. Il me recommanda de ne pas prendre un " vomitif ou que je mourrais aussitôt, mais de prendre un lavement. " J'entrai en convalescence le 3 Septembre, après avoir été malade " depuis le samedi soir jusqu'au vendredi suivant." Cet homme et sa fille furent immédiatement après envoyés avec les autres personnes du voisinage au Terrein Neutre. J'ai copié cette partie de sa déposition sur mes propres notes, parce que la grave allusion de cet écrivain public *au goût de mouton*, a été omise dans les minutes, et qu'il faut prendre son récit en entier sur ce point pour pouvoir l'apprécier convenablement. Et c'est sur la déposition de cet homme jointe à la déclaration que cette Moma anonyme mourut pendant l'épidémie et qu'elle était dans l'habitude de laver les hardes des équipages,—déclaration faite par cette même Marie Galt dont il est inutile de rappeler la profession ;—c'est sur ces témoignages que je suis sérieusement appelé à prononcer qu'il est prouvé qu'une personne de l'espèce de la Moma anonyme a lavé des hardes provenant de la Havane,—besogne qui l'infecta de la Fièvre Jaune, et que Melle Cohen pour avoir veillé et remué ces hardes attrapa la Fièvre Jaune, maladie qu'elle communiqua à son père.

Ces tentatives pour rattacher l'épidémie à une provenance de la Havane au moyen des blanchisseuses Parody, Silcox, Teste et l'anonyme Moma demeurant sans succès, il reste à considérer un autre effort tenté pour attribuer la fièvre au bâtiment le " Dygden." Cet effort fut tenté par Francisca Roca qui dit avoir eu, à bord d'un vaisseau venant de la Havane, un frère qui y avait eu la fièvre. Il apporta des hardes à terre, qu'elle tira hors du sac, *mais sans les laver*. Quatre ou cinq jours après elle les remit dans le sac et les rendit à son frère qui les remporta et se rembarqua sur un autre vaisseau. "Treize ou quatorze jours après qu'il fut "parti je tombai malade ; je n'ai pas compté les jours. Je gardai "le lit pendant quatre jours." Elle ne sait ni le mois dans lequel son frère arriva, ni le vaisseau sur lequel il servait. Elle ne sait point où il est maintenant, mais elle croit qu'il est en mer. "J'ai été malade de l'épidémie une fois, mais pas plus."

Mr. Charles Bellardo, maître de ce dernier témoin, nous dit à peu près même histoire ajoutant que le bâtiment sur lequel Roca le matelot arriva, était le "Dygden." La seule différence c'est que suivant Mr. Bellardo, Francisca tomba malade le 20 Août, deux jours (au lieu de 13 ou 14) après le départ de son frère ; elle eut "un jour de fièvre et deux jours de malaise." Sa déposition procède alors en ces termes : "Lorsque Francisca tomba malade, "le Dr. Mortera dit que c'était une maladie de foie ; mais quelque "temps après, *lorsqu' on répandit le bruit que "le Dygden" avait "importé la fièvre*, Mr. Marcos Superviele me persuada, à moi "ainsi qu'au Dr. Mortera que ce dernier avait guéri Francisca "Roca de la Fièvre Jaune." Sans rien vouloir insinuer contre la puissance persuasive de l'éloquence de Mr. Marcos Superviele on admettra au moins que dans la présente occasion, la moitié de son auditoire était bien disposée à se laisser convaincre par ses arguments. Mr. Bellardo continue avec une admirable naïveté: "Lorsqu' elle fut de nouveau malade le 28 Septembre, Mr. Super-"viele, Mr. Mortera et moi nous fûmes désappointés à l'égard de "sa première maladie. Mr. Mortera la soigna dans les deux mala-"dies ; cette dernière fois elle resta au lit six ou sept jours."

Ce serait une perte inexcusable de temps de pousser ceci plus avant et de suivre les tentatives désespérées qu'on fit pour montrer que, environ trois semaines après que ce matelot eut quitté Gibraltar et quand l'épidémie sévissait par la ville, quelques enfants qui furent atteints de l'épidémie avaient dû la contracter de cet homme, parce que, entre autres raisons, ils s'étaient trouvés avec lui et avaient joué avec quelques outils trois semaines auparavant pendant qu'il sciait des planches.

Ce Roca est l'homme dont le nom, comme je l'ai déjà dit, ne paraît pas sur la liste officielle, fournie par le Consul suédois, des matelots laissés par le "Dygden" à Gibraltar.

J'abandonne ici les journaux des blanchisseuses, et le bavardage de leurs commères en faisant remarquer cette objection fatale à touts ces contes de baquets, quelque circonstanciés qu'ils soient, que *pas un ne remonte assez haut pour précéder*, et par conséquent pour expliquer *le premier cas allégué de l'épidémie*, à savoir, celui de Salvador Fénic, qui, comme on nous le dit, tomba malade *le 11 Août*, et sur lequel seul repose par conséquent la preuve de l'importation. Et si la tentative de rattacher la maladie de Salvador Fénic à une source étrangère a tout-à-fait manqué son but, comment la maladie du garçon Caffiero pourra-t-elle s'expliquer ? Et à quoi faudra-t-il attribuer la maladie de l'enfant de Mr. Martin le 16 Août, cas tout aussi précoce que celui de Caffiero et qu'on n'a pas essayé de faire remonter à l'importation ? Aucun des cas des blanchisseuses n'étant antérieur soit à celui de l'enfant de Mr. Martin, soit à celui de Caffiero, qui sont touts deux des cas non douteux de l'épidémie.

Je ne trouve aucune preuve satisfaisante qu'une maladie identique à l'épidémie existât à bord du "Dygden." Au contraire, tandis que ce vaisseau était en quarantaine à Gibraltar, on avait fait circuler des rumeurs contre lui et en conséquence une quarantaine extraordinaire avait été imposée à Alicante sur les vaisseaux arrivant de Gibraltar. Ce fait connu à Gibraltar à la fin de Juillet fut officiellement annoncé par le Lieutenant-Gouverneur à feu le Dr. Hennen, qui, dans sa lettre du 2 Août, déclare expressément qu'il avait *minutieusement inspecté* le capitaine et l'équipage du "Dygden" qu'il avait trouvés *en parfaite santé* ajoutant : "Je "renouvellerai mes inspections avant l'expiration de la quarantaine, le 6 du présent mois." Ce rapport fut écrit, selon mon impression dans des circonstances qui lui donnent droit à une grande considération. On avait officiellement désigné ce vaisseau pour vehémentement suspect au Dr. Hennen, comme médecin de la quarantaine. On lui avait ainsi pleinement placé devant les yeux la responsabilité de sa place et il n'avait *alors* aucun motif de faire un faux rapport de son inspection du maître et de l'équipage du "Dygden," car l'épidémie n'était point, à cette époque là, commencée. S'il eût remarqué quelques motifs raisonnables de soupçon, il n'avait qu'à adopter le bruit public et à recommander qu'on ne laissât débarquer aucune des personnes, ni aucun des objets susceptibles qui se trouvaient à bord. C'est pourquoi je tiens pour très importantes la conduite et les déclarations du Dr. Hennen, comme officier public, responsable dans de semblables circonstances, où l'erreur, si elle eût été possible se serait trouvée probablement du côté *d'un excès de précaution.*

L'impossibilité de prouver que l'épidémie était importée malgré les efforts tentés dans ce but au milieu de circonstances si favorables est pour moi une présomption que la maladie était indigène. Je sais bien qu'on pense généralement qu'il est difficile de prouver les circonstances de l'introduction d'une maladie. Ce n'est point mon avis. Je crois au contraire que si les histoires de Villalunga et de Caffiero eussent été conformes à la vérité, leur témoignage, en l'absence de preuves qui pussent le contrebalancer, aurait été suffisant pour établir la thèse.

On a, sur des preuves insuffisantes, admis comme un fait, malgré la patente de santé du "Dygden" (document très important qui ne figure point dans la procédure, bien qu'il ait été soumis au Comité qui avait donné l'ordre de l'y joindre),* qu'une maladie identique à l'épidémie existait à la Havane quand ce bâtiment s'en éloigna. Il ne serait toutefois point déraisonnable de présumer qu'à une époque ou à une autre, de 1815 à 1827 inclusivement, la Fièvre Jaune ait existé dans les latitudes qui lui sont propres. D'après un rapport soumis au Comité, il résulte que dans ces treize années, il n'est pas arrivé moins de 844 vaisseaux de ces latitudes à Gibraltar, dont quelques-uns avaient perdu des hommes, d'autres avaient eu des malades pendant la traversée, sans perte d'hommes, bien qu'aucun n'eût pour cela de malades de la Fièvre Jaune à son bord en arrivant à Gibraltar. Il paraît d'après la déposition du Maître-Adjoint à la Pratique qu'il ne se rappelle point que pendant les dix-huit ans qu'il a occupé son poste, on eût une seule fois mis à bord des gardes de santé ou qu'on ait fait usage de fumigations pour aucun vaisseau des Antilles, avant le "Dygden" (aveu parfaitement désintéressé sans doute de la part du département auquel appartient ce fonctionnaire), bien qu'il pense, dit-il, n'avoir jamais vu les équipages des vaisseaux venus des Antilles en parfaite santé à leur arrivée. Dans beaucoup de cas touts les hommes du bord avaient l'air malade et les mesures de précautions adoptées pendant ces années-là étaient beaucoup moins rigoureuses que celles auxquelles on eut recours dans le cas du "Dygden," car à la suite de 1814, on permettait à ces vaisseaux d'apporter du coton, ce qu'ils ne peuvent faire à présent; et il ne se rappelle qu'un seul exemple (qui n'a pu arriver de 1815 à 1827) où la literie et les hardes des personnes à bord des vaisseaux sur lesquels la maladie avait régné pendant leur traversée des Antilles, eussent été plongées dans l'eau de mer. Il attribue les mesures extraordinaires adoptées dans le cas du "Dygden" à la connaissance des bruits qui avaient été répandus à son arrivée. Or, sous l'empire des réglements très libéraux de pratique, qui furent en vigueur dans les treize années de 1814 à 1828, à l'égard des équipages malades arrivant des contrées où règne la Fièvre Jaune et les communications nombreuses entre ces pays et Gibraltar, dans toutes les saisons de chacune de ces années, il me paraît impossible qu'une épidémie de Fièvre Jaune n'eût point été importée pendant cette longue période, si elle avait pu l'être.

Les faits exposés par le Lieutenant-Colonel Bailey, l'officier commandant, et par Mr. Amiel, Chirurgien du 12e Régiment d'Infanterie, sont, suivant moi, concluants. Ce régiment, pendant l'épidémie de 1828, présentait une occasion singulièrement favorable d'étudier quelques questions très importantes.

Quand la maladie eut paru dans ce corps, on fit sortir le régi-

* Voyez le Rapport du Dr. Gillkrest. Addenda (F.), pp. 214–16.

ment de ses casernes, dont un compartiment touchait au district le premier infecté, pour l'envoyer sur le Terrein Neutre. Ce changement eut lieu le 5 Septembre, époque à laquelle le régiment avait envoyé cinq malades à l'Hôpital Régimentaire. On exempta de sa part de service militaire dans la garnison ce corps qui avait fourni en partie les hommes de garde dans l'intérieur et à l'entour du district infecté. Aucun nouveau cas de fièvre ne parut dans ce corps pendant qu'il resta sur le Terrein Neutre, quoique plusieurs soldats d'ordonnance attachés aux différents départements dans la ville, *qui n'avaient point été envoyés* avec leur régiment au Terrein Neutre eussent attrapé la maladie. Le Lieutenant-Colonel Bayley dit, " Le 23 Septembre nous commençâmes à reprendre " notre service dans la ville et dès le 25 les entrées à l'hôpital se " succédèrent avec rapidité et continuèrent sans interruption " jusqu'à la fin de l'épidémie : " 282 femmes et enfants de ce régiment qui restèrent sur le Terrein Neutre depuis le 5 Septembre jusqu'à la fin de l'épidémie échappèrent tout-à-fait à la maladie ; une seule femme qui était entrée dans la ville et y était restée un jour ou deux attrapa la fièvre et mourut. Plusieurs de ces femmes couchaient sur le Terrein Neutre, dans les mêmes lits que leurs maris tandis que ceux-ci étaient affligés de l'épidémie qu'ils avaient contractée après que le régiment eut repris sa part de service dans la garnison, et elles continuèrent à se servir de ces lits avec leurs enfants quand on eut transporté leurs maris à l'Hôpital ; mais la maladie ne fut, dans aucun cas, contractée par la femme ou l'enfant du soldat qui avait ainsi attrapé la fièvre pendant son absence temporaire de sa tente sur le Terrein Neutre, en montant la garde dans la garnison.

Quatre soldats d'ordonnance qui servirent plusieurs fiévreux dans les barraques de l'Hôpital *sur le Glacis* en face de l'extrémité nord du Rocher, et au dessus du Terrein Neutre, échappèrent à toute attaque ; mais pas un des soldats d'ordonnance employés pendant le mois d'Octobre dans l'Hôpital *sur le Rocher*, n'échappa, excepté un des porteurs d'eau.

La fièvre se répandit parmi la population dans cette partie du Rocher, appelée " le Sud," deux ou trois semaines plus tard que dans la ville ; du 2 Septembre au 1er Octobre on admit dans l'Hôpital du 12e Régiment " au Sud " plusieurs cas de l'épidémie. Il y eut trois morts du vomito négro, mais la maladie n'attaqua jamais aucun des individus, au nombre de plus de vingt, alors en traitement dans cet hôpital pour d'autres indispositions, ni aucun des soldats d'ordonnance, qui, ayant des rapports incessants et illimités avec les fiévreux, se trouvaient fréquemment en contact avec les mourants et couchaient dans les mêmes salles.

Ce ne fut que le 25 Septembre, alors que la maladie s'était répandue dans " le Sud," et que l'influence épidémique se fut étendue au milieu du district où l'Hôpital est situé, que le cuisinier *qui n'eut jamais occasion d'approcher des malades*, contracta la maladie ; et en Octobre, quand les causes atmosphériques eurent acquis plus d'intensité, le sergent d'Hôpital et les douze hommes d'ordonnance envoyés du camp sur le Terrein Neutre à l'Hôpital du Sud, tombèrent malades quelques jours à peine après être entrés dans les limites de l'Hôpital et plusieurs d'entre eux moururent.

Ce sont là des faits qui, prouvés comme ils le sont, par le témoignage inattaquable du Lieutenant-Colonel et du Chirurgien du 12e Régiment, portent, selon moi, forcément dans l'esprit, la conclusion tirée par ces messieurs, que l'origine et le développement de la maladie étaient locaux, confinés qu'ils étaient dans les limites de l'atmosphère viciée de la place.

Si quelque chose pouvait ajouter à la force d'une telle preuve ce serait assurément ce qui suit.

Lorsqu'on fit passer le 12me régiment du Rocher au Terrein Neutre, le service attribué jusqu'alors à ce Régiment fut fait par le 43e d'Infanterie légère, et soit dit en passant, ce corps n'occupa pas les casernes qui avaient été évacuées par le 12e.

« Les deux hommes les *premiers* attaqués de mon Régiment," dit le Lieutenant-Colonel Haverfield, commandant le 43e Régiment d'Infanterie Légère, " tombèrent malades le 10 Septembre, un " troisième le 11, après quoi il y eut presque tous les jours des " admissions à l'Hôpital jusqu'à la fin de l'épidémie." Les gardes, dont le 12e avait été relevé, furent fournies exclusivement par le 43e jusqu'au 17 Septembre, que ce Régiment alla s'encamper sur le Terrein Neutre et qu'il fut remplacé dans tout ce service par le 42e de Montagnards Royaux, régiment dans lequel le premier cas parut ce jour-là, comme il résulte de la déposition de l'officier en chef, le Major Middleton ; et lorsque ce 42e Régiment de Montagnards Royaux se rendit à l'encampement le 22 Septembre 18 cas de fièvre s'y étaient montrés. Le 23 Septembre le 12e Régiment reprit sa part du service de la ville ; à partir de ce temps-là, ce service fut fait en commun, par trois Régiments, et nous avons déjà vu par la déposition du Lieutenant-Colonel Bayley, que dès ce jour-là, la fièvre qui avait cessé dans le 12e régiment pendant 18 jours, reparut et continua à sévir jusqu'à la fin de l'épidémie.

Il est impossible d'imaginer une chaîne de preuves circonstanciées plus parfaites dans toutes ses parties, que celle-ci, ou des faits établis par des témoins plus désintéressés et d'un caractère plus élevé.

On fit sur une question de fait beaucoup de dépositions contradictoires, à savoir, l'occurrence pendant les saisons où ne régnait point l'épidémie de cas épars de la même maladie. Cette question de fait devint pratiquement une question de science, parceque les membres du Comité, appartenant à la profession médicale contestaient l'identité de ces cas accidentels, épars (ou selon le vocabulaire médical, sporadiques) avec la maladie épidémique.

C'est un point extrêmement délicat pour un homme peu versé dans la science de la médecine de déterminer entre les opinions opposées de médecins et de décider des faits avancés par eux à l'appui de leurs théories. C'est pourquoi je n'aborde cette partie du sujet qu'avec une grande défiance, d'autant plus, qu'on adopta à l'égard de quelques-uns des témoins médecins, une ligne d'examen que je me sentais incapable de suivre, ligne parfaitement propre à éprouver leur savoir et leur habileté, à cause de son caractère d'examen académique et sévère. Cette ligne d'examen ayant été suivie en quelques exemples, je regrette qu'il ne se soit pas trouvé de membre dans la Commission qui eût l'opinion que la maladie fut indigène, de sorte que la même manière de traiter le sujet eût été appliquée aux témoins *des deux côtés*, que les faits produits eussent été soumis à la même dissection anatomique et que les opinions des deux partis eussent subi le même examen public médical; que les Docteurs Ardevol, Dias, Zela, Cortès, Bobadilla, etc., eussent eu la même occasion de défendre *leurs* opinions professionnelles, dans un habile examen contradictoire, avantage qu' eurent Mr. Wilson, Mr. Fraser, Mr. Amiel et le Dr. Chervin.

Toutefois, quoique cette marche d'examen médical eût été restreinte à une classe seulement de témoins médecins de manière que, sur un point où la science et l'expérience forment les seules bases de confiance, la science et l'expérience de chaque témoin appartenant à la profession médicale n'aient pas été soumises à une épreuve également sévère et qu'on ne puisse par conséquent les apprécier également, je prends le témoignage comme je le trouve, ne perdant pas de vue que mon jugement doit être guidé par la valeur de ce témoignage et non par le nombre des témoins.

Plusieurs médecins déposent avoir vu des cas identiques à la maladie épidémique de Gibraltar dans des saisons non épidémiques.

Mr. Amiel, chirurgien du 12e Régiment, a constamment résidé à Gibraltar depuis l'année 1810; et il paraît que l'expérience qu'il a des épidémies de Gibraltar est très grande, car en 1810 il traita environ 12 malades; dans l'épidémie de 1813, environ 200; dans celle de 1814, environ 200; et dans celle de 1828, environ 260. On demanda à ce témoin,—

"Avez-vous depuis le commencement de 1816, rencontré ici "quelques cas de fièvre que vous considériez avoir été identiques "à la dernière épidémie?"—"J'ai rencontré ici quelques cas de "fièvre que je considère comme parfaitement identiques à la "dernière épidémie."

"Combien de cas sporadiques de cette maladie avez-vous "rencontrés? Dans quelles années? et dans quels mois de l'année "pendant la période en question?"—"Dans mon opinion, j'ai vu "cinq cas distinctement marqués pendant cette période; l'un, "dans le mois d'Août 1818; deux en Septembre 1822; et deux

" en Novembre 1825, *sur lesquels j'en ai cité un dans mon* " *rapport de cette année-là.*"

" Voulez-vous bien décrire les symptômes qui vous ont fait " penser que c'était des cas distinctement marqués d'une maladie " identique à la dernière épidémie ? "—" Ils étaient accompagnés " d'une très forte fièvre, d'une grande irritabilité de l'estomac, de " couleur jaune de la peau, de déjections noires, et, dans deux de " ces cas, de vomito négro. Les deux malades qui eurent le " vomito négro moururent, et les trois qui recouvrèrent la santé " eurent des hémorrhagies passives."

J'ai extrait ces questions et ces réponses de mes notes personnelles qui sont plus complètes que les minutes du Comité où les mots *soulignés* sont omis.

Le témoin subit alors un examen médical relativement à la nature et aux propriétés des fièvres, sur lequel il y aurait de la présomption de ma part à faire d'autres remarques, sinon que l'impression produite en moi fut que le témoin était un homme d'un esprit extrêmement lucide et d'une grande pénétration, possédant (comme on devait en effet l'attendre de sa grande expérience) une connaissance intime de son sujet.

Aucun doute n'ayant été exprimé quant à l'habileté ou la véracité de Mr. Amiel et aucun effort, ni même aucune insinuation n'ayant été faits pour attaquer ou mettre en question son témoignage concernant ces cinq cas, je ne puis m'empêcher de recevoir ce témoignage comme concluant.

Le Dr. Browne, aide-chirurgien du 23e Régiment de Fusiliers Royaux Gallois dit qu'en Mai 1826, il vit dans l'Hôpital Civil deux cas de fièvre qu'il considère comme identiques *aux cas les plus violents* de la dernière épidémie ; que ces deux cas étaient ceux de deux Juifs, dont le survivant a joui pendant la dernière épidémie de l'exemption ordinaire d'une seconde attaque.

Mr. Gillice, aide-chirurgien du 12e Régiment, dépose dans le même sens quant aux cas des deux Juifs ; et il ajoute un autre cas, celui du Lieutenant Ottly, du 23me Régiment, que soigna le Dr. Smith, médecin absent de Gibraltar à l'époque où siégeait le Comité.

Le Dr. Gillkrest, chirurgien du 43me d'Infanterie Légère, parle de deux cas sporadiques dans l'année 1824 ; le premier fut celui du simple soldat John Pierson, du même corps et qu'il soigna jusqu'à ce que, dans le cours de ce traitement, il tomba lui-même malade ; son cas à lui est le second. Il identifie ces deux cas avec l'épidémie. Il fut soigné par le Dr. Arejula, médecin du Roi d'Espagne, qui considérait que c'était un cas sporadique de la Fièvre Jaune d'Andalousie.

Le Chirurgien d'Etat-Major Dix ne vit que 10 à 12 cas pendant l'épidémie ; il avait été absent et n'était revenu à Gibraltar que vers la fin de ce fléau. Il dit que ces cas ne lui parurent, à aucun égard, différer des cas sporadiques graves de Fièvre Jaune dont il avait été témoin pendant sa résidence sur le Rocher de 1820 à 1826; deux ou trois fois entre 1820 et 1826, il vit à l'Hôpital Civil des cas accompagnés de vomito négro.

Ce sont les seuls médecins militaires qui parlent de l'occurrence de cas sporadiques de la maladie dans des saisons non épidémiques. A l'égard du petit nombre de cette classe de témoins et de la période limitée à laquelle se rapportent les observations de la plupart d'entre eux, il faut remarquer que c'est probablement le résultat des fréquents changements de stations qui caractérisent le service militaire.

MM. Fraser et Wilson, officiers de santé attachés à l'Hôpital Civil, ayant touts deux une clientèle particulière fort étendue, déposèrent qu'ils étaient touts les ans témoins de cas de fièvre identiques à ceux de l'épidémie. Chacun de ces praticiens subit un long examen contradictoire touchant les symptômes, les caractères et les propriétés des fièvres continues rémittentes, et intermittentes, leurs causes et effets, le typhus ictéroïdes et le typhus d'Irlande, les fièvres aiguës et la malaria, et diverses opinions spéculatives touchant toutes ces matières, discussion dont je suis tout-à-fait incapable d'apprécier les mérites, si ce n'est que ces deux membres de la faculté qu'on soumettait à cet examen étaient des hommes d'une grande habileté qui avaient (ainsi que c'était leur devoir spécial) étudié et recherché avec soin les fièvres de Gibraltar, et qui s'étaient, comme médecins, beaucoup occupés du traitement de ces fièvres à l'Hôpital public dont ils ont la direction médicale, et leurs opinions par conséquent ont droit à la plus respectueuse attention.

Mr. Wilson dit qu'il avait traité environ 200 cas de la dernière épidémie et que de 1811 et 1813 il avait vu la même maladie (à savoir la fièvre du Vomito Négro des Antilles) à la Jamaïque, à Carthagène (Amérique du Sud) et à la Havane; et *qu'à l'Hôpital Civil de Gibraltar* à peu près touts les ans de 1815 à 1828, il avait rencontré des cas du vomito négro des Antilles accompagnés des mêmes symptômes, et qui, chez quelques malades, se terminaient par la mort dans les mêmes circonstances que des cas de la dernière épidémie. Il ajouta qu'il avait rapporté des Antilles en Angleterre un échantillon du vomito négro, et qu'il en avait reconnu l'identité avec celui qu'il avait observé dans les cas sporadiques à Gibraltar dans l'espace de 1815 à 1828

Mr. Fraser dit qu'il avait traité environ 200 cas de la dernière épidémie, et qu'il en avait vu un grand nombre, de 500 à 600, et plus peut-être; qu'il était chirurgien de l'Hôpital Civil depuis cinq ans environ, place qui l'obligeait nécessairement à apporter la plus grande attention à la santé générale de la ville, et qu'il s'était occupé particulièrement du sujet de la Fièvre Jaune; que pendant les cinq ans de sa résidence, et avant le mois d'Août 1828 (quand l'épidémie éclata) il avait vu 40 ou 50 cas qu'il penchait à identifier avec l'épidémie ; qu'il n'avait observé aucune différence de symptômes entre les cas sporadiques et épidémiques, même dans ceux qui étaient accompagnés du vomito négro ; que la mortalité était grande dans ces cas sporadiques, peut-être de 1 sur $3\frac{1}{2}$ ou 4 ; qu'il ne pouvait, pour plusieurs de ces cas, mettre en doute la présence de vomissements noirs semblables au vomito négro observé dans l'épidémie, et il n'a pu distinguer aucune différence dans les apparences cadavériques, observées dans les dissections de quelques-uns des corps de ceux qui moururent avant l'épidémie et les corps de ceux qui moururent pendant le règne de ce fléau ; il ajouta qu'une analyse des matières noires vomies avait été faite à l'Hôpital Civil longtemps avant l'invasion de l'épidémie.

Les interrogatoires de Mr. Fraser et de Mr. Wilson, dans les différentes occasions où ils parurent devant le Comité, sont d'un bout à l'autre extrêmement importants, et l'on ne peut les abréger sans les rendre obscurs.

Mr. Fraser, à l'appui de l'opinion que la maladie était indigène présenta au Comité une liste de 30 cas de Fièvre Jaune consignés dans les registres de l'Hôpital Civil, comme étant arrivés dans des années pendant lesquelles ne régnait aucune épidémie. Pour infirmer cette assertion on produisit des témoignages qui établissaient que quelques-uns des malades dans ces cas sporadiques avaient déjà souffert de la fièvre dans une saison épidémique, d'où il fallait inférer, pensait-on, que les cas présentés par Mr. Fraser étaient des cas de quelque autre maladie.

Si ce point eût été prouvé d'une manière satisfesante, le crédit des registres et le témoignage de MM. Fraser, Wilson, Dix, Browne et Gillice eussent été en quelque sorte ébranlés, puisqu'il avait été décidé par le Rapport d'une Commission Médicale “qu'une première “ attaque de Fièvre Jaune préservait l'individu d'une seconde.”

En opposition donc, à la liste de Mr. Fraser, des malades de l'Hôpital vinrent eux-mêmes déposer qu'ils avaient eu la Fièvre Jaune pendant une année épidémique ; et dans d'autres exemples, lorsque le malade était mort ou introuvable, ses parents ou quelqu'un qui disait l'avoir connu, venaient témoigner du même fait. On ne produisit aucun témoignage *médical*, mais la simple assertion d'un maçon, d'un homme de peine, d'un garçon boucher (car tel était le métier de Sabah, d'après sa déposition même, quoique les minutes n'en fassent pas mention) était donnée comme une preuve suffisante pour contrebalancer les opinions scientifiques des médecins de l'hôpital, corroborées par les inscriptions aux registres. En toute circonstance un témoignage aussi attaquable sur un point de science serait sans valeur, mais dans cette circonstance particulière l'inconvenance qu'il y avait à le recevoir comme concluant s'aggravait d'une extrême inconséquence.

Le rapport de la Commission, dont on a fait s'il est possible de s'exprimer ainsi, la pierre de touche des cas de l'Hôpital, contient la phrase suivante :—" Quatre médecins avaient en 1828 donné " leurs soins à quelques malades qui disaient avoir eu la Fièvre " Jaune dans une des précédentes épidémies ; mais comme les " symptômes des premières attaques ne pouvaient être établis " d'une manière satisfesante, le Comité n'a pu prendre ces cas en " considération." Or, comme il est certain qu'aucun symptôme ne fut spécifié au Comité par le garçon boucher ou ses acolytes qui voulurent ébranler le crédit des cas de l'Hôpital, il serait extrêmement injuste d'admettre, comme suffisants pour discréditer ces cas, des témoignages qui auraient été rejetés par la Commission dont le Rapport sert de base à cette enquête.

La même preuve pour établir le même fait ne peut être *bonne* dans un cas et *mauvaise* dans un autre. Si elle est *bonne* contre Mr. Fraser, le Rapport de la Commission, qui exclut cette preuve comme *mauvaise*, est nécessairement sans valeur, fondé qu'il est sur des témoignages insuffisants ; et le fait établi par ce Rapport ne peut servir de pierre de touche pour juger une question quelconque ; mais si cette preuve est *mauvaise*, et que la Commission Médicale fût fondée à rejeter les vagues assertions d'hommes ignorants que ne soutenait aucune spécification de symptômes, aucun témoignage de médecin, nous devons alors rejeter le témoignage de Sabah et consors, et l'authenticité des cas sporadiques de l'Hôpital Civil reste parfaitement établie.*

Une longue discussion médicale eut lieu sur trois ou quatre cas cités par feu le Dr. Hennen, dans son Rapport Annuel pour 1827 ; et l'on disputa sur le point de savoir si les malades qui y sont nommés avaient eu la Fièvre Jaune, et s'ils avaient contracté la maladie à Gibraltar ou dans le pays environnant, point sur lequel je me déclare incompétent ; il ne me paraît pas d'ailleurs importer directement à la question de l'origine de l'épidémie, et j'abandonne donc l'examen de ces cas.

Divers médecins, principalement du civil, déposèrent qu'ils n'avaient rencontré aucun cas sporadique dans le cours de leur pratique ; déposition qu'on aurait pu épargner, car elle ne signifie rien ; en effet, les témoins sont cités pour déclarer ce qu'ils savent, non ce qu'ils ignorent ; ce qu'ils ont vu, et non ce qu'ils n'ont point vu.

L'occurrence des cas sporadiques de cette maladie dans les années non épidémiques est confirmée par le cours général des événements au commencement de la dernière épidémie. Les premiers cas cités (ceux des enfants de Fénic) ne causèrent à leur médecin ni surprise, ni alarme. Si ces cas avaient présenté des apparences auxquelles il n'était point accoutumé,—" le vomito négro même, ce symptôme fatal,"—il se serait nécessairement étonné et

* Voyez à la page 155 du Rapport du Dr. Gillkrest, le certificat dont je ne connaissais pas l'existence quand j'écrivis ce document. T. J. H., 7 Mars, 1851.

alarmé de l'apparition d'une maladie étrangère à sa pratique médicale. Dans les premiers cas, aucun des médecins, de ceux-là même qui n'avaient jamais été témoins d'une épidémie, ne dénonça l'apparition d'une maladie inconnue, étrangement rapide dans ses progrès ou marquée de symptômes extraordinaires. Aucun médecin déjà témoin d'une épidémie ne proclama aussitôt à la communauté, qu'il venait, pour la première fois depuis 1814, de voir un cas identique, et ne prémunit le public contre le retour d'une maladie dont il était exempt depuis quatorze ans. Au contraire, à juger des opinions réelles des hommes par leurs actes, qui en sont après tout le criterium le plus sûr, je trouve que les circonstances qui déterminèrent les médecins, expérimentés ou non, à annoncer la présence de l'épidémie de la Fièvre Jaune, ne furent point les quelques cas qui se présentèrent d'abord, mais le nombre de cas de jour en jour croissant de la même maladie, dans le même quartier de la ville ;—enfin, que ce ne fut à *rien d'inaccoutumé dans la nature de la maladie*, qu'on en reconnut l'invasion, mais à *quelque chose d'extraordinaire dans le nombre des attaques.*

On examina plusieurs témoins médicaux sur leur opinion touchant l'origine de l'épidémie. Celui de ces témoins qui a eu la plus grande expérience de la maladie, est le Dr. Chervin, un des Membres de la Commission Médicale Française.

Ce praticien paraît avoir fait de la Fièvre Jaune son étude spéciale, et avoir poursuivi ses recherches dans toutes les parties du monde où on rencontre cette maladie. Il avait étudié la maladie à la Guadeloupe ; dans la cité de St. Domingue, et au Port au Prince dans la même île ; à Kingston, à Up Park Camp, et à Port Royal à la Jamaïque ; à St. Jago de Cuba ; à la Havane ; à la Nouvelle Orléans ; à la Savanne ; à New York ; à la Martinique ; aux Barbades ; à Démérara ; à Barcelone ; et à Gibraltar pendant la dernière épidémie ; et il avait fait en personne dans le sud de l'Espagne, l'investigation des localités de plusieurs villes dans lesquelles il y avait eu des épidémies de Fièvre Jaune, dont il raconte quelques circonstances fort remarquables. Il avance une opinion très positive, soutenue par le raisonnement, que l'épidémie était originaire de Gibraltar. Je dois remarquer ici que dans le cours de sa déposition donnée dans les minutes, il y a une omission qui me frappa comme étant de quelque importance. Dans sa réponse à la question 14, le Dr. Chervin établit qu'il a disséqué des sujets qui étaient morts de fièvres rémittentes, "*et* "*dans ces sujets j'ai trouvé les mêmes apparences que dans* "*la Fièvre Jaune.*" J'ajoute ces paroles tirées de mes notes.

Mr. Dow, chirurgien d'état-major, qui avait été témoin de l'épidémie de Gibraltar en 1813, et qui avait vu la même maladie épidémique aux Antilles, partage cette opinion que la maladie est indigène.

Le Dr. Gillkrest, chirurgien du 43me d'Infanterie Légère, exprime la même opinion.

J'évite de m'étendre sur les dépositions longues et raisonnées de Mr. Wilson (qui avait habité Gibraltar depuis 1815, et qui auparavant avait été témoin de la même maladie, à la Jamaïque, dans l'Amérique du Sud et à la Havane,) de Mr. Fraser, et de Mr. Amiel qui avait été témoin de toutes les épidémies de Gibraltar depuis 1810 ; touts ces praticiens attribuent positivement l'épidémie à des causes locales.

Mr. Dix, chirurgien d'état-major, attribue aussi l'origine de l'épidémie à la Malaria.

Le Dr. Louis, un des Membres de la Commission Médicale Française, adressa au Comité une dissertation anatomique très savante, dans laquelle il indique les apparences anatomiques observées dans la dissection de sujets morts de fièvres à Paris ; il décrit aussi les apparences de sujets qu'il avait disséqués à Gibraltar, et qui étaient morts de la Fièvre Jaune épidémique. L'expérience du Dr. Louis, quelqu' étendue qu'elle soit, eu égard au nombre de sujets, paraît avoir été restreinte à Paris ; et en effet, il avoue franchement que n'ayant pas visité de climats chauds, il ne connaît pas pratiquement les maladies qui leur sont propres.

Le Dr. Trousseau, troisième Membre de la Commission Médicale Française, dépose dans le même sens que le Dr. Louis. Ses expériences ne s'étant pas étendues au delà de la France.

Dans le cours des dépositions de ces deux Messieurs, dépositions qui furent faites avec toute l'apparence du savoir ainsi que de la vérité, ils n'exprimèrent ni l'un ni l'autre aucune opinion sur l'origine de la maladie, quelque précieuses que soient leurs observations anatomiques sous un point de vue scientifique ; mais pour ce qui est des recherches du Comité, leurs dépositions m'ont paru se réduire à ceci—qu'ils n'avaient jamais vu la Fièvre Jaune en France et qu'ils l'avaient vue à Gibraltar.

Quant aux autres médecins, plusieurs refusèrent de risquer aucune opinion positive.

En vérité beaucoup de médecins de Gibraltar et surtout les praticiens civils étrangers, expriment l'opinion décidée que la maladie était importée. Sans vouloir me montrer injuste envers les praticiens étrangers du Rocher, je ne puis m'empêcher de faire remarquer que ce sont des personnes dont l'instruction et les habitudes, ne sont point de nature à assurer à leurs opinions et à leurs assertions, cette considération respectueuse que commande le témoignage d'hommes de science, sur des sujets scientifiques. Le cas du Dr. Zela fournit un exemple de l'extrême hardiesse avec laquelle cette classe de témoins fait des assertions dont la vérité ne peut en aucune façon leur être connue. Comme on lui demandait: « Cette opinion est-elle fondée sur *vos propres observations*, et, en

" ce cas, exposez-les ?" Il répondit : " Oui, elle est ainsi fondée," et alors il se met à narrer les circonstances ; on lui demanda alors, " si ces circonstances avaient été le sujet de ses observations person- " nelles ? s'il les avait recueillies dans des livres ou s'il les tenait " d'autres personnes ?" il déclare alors " que les circonstances dont " il a fait mention sont indiquées dans les dissertations médicales " sur la maladie." Le récit de la propagation de la Fièvre Jaune à bord d'un vaisseau de contrebandiers, récit fait par le Dr. Cortès, propriétaire de ce vaisseau, paraît extrêmement improbable ; ce docteur ne pouvait pas savoir si son récit était vrai et il ne pouvait le tenir que par ouï-dire de personnes dont le métier n'a point pour trait caractéristique un grand amour pour la vérité.

La déposition du Dr. Ardevol est de même nature ; il dit avoir exercé " comme fonctionnaire public et comme fonctionnaire par- " ticulier " pendant six ans et demi, et déclare : " Je considère la " maladie comme contagieuse ; non seulement je suis d'opinion que " cette maladie peut être transportée d'un lieu à un autre, mais " en Espagne, c'est un fait historique connu, que cette maladie *a* " *été transportée à dos de cheval* d'un village à l'autre. Dans " l'histoire de Los Barrios, vous trouverez le nom d'un soldat de " cavalerie qui apporta la maladie de Cadix à cette ville."

Les dépositions et les raisonnements des autres témoins de cette classe tel que le Dr. Martinez et le reste ont un caractère tout aussi vague et aussi peu concluant et ce serait du temps passé en pure perte que d'en faire l'analyse. J'ai jugé nécessaire de faire ces remarques parce que ces témoins ne furent soumis à aucun examen contradictoire, comme les témoins médecins qui soutenaient le côté opposé de la question.

Il est prouvé par des témoignages tout-à-fait incontestables que des émanations putrides s'exhalaient des égoûts. Je m'en rapporte au témoignage non seulement des médecins, mais de M. Woodward, inspecteur des bâtiments du revenu, du Lieutenant-Colonel Bayley, du Major Middleton, du Colonel Pearson, du Capitaine Crawfurd, du Maréchal des logis en chef O'Grady, et de beaucoup d'autres ; il est prouvé par le Major-Général Pilkington, ingénieur royal en chef, que ces exhalaisons étaient de nature à pénétrer dans la plupart des maisons et à corrompre l'atmosphère.

La surabondance de la population et l'encombrement des classes pauvres dans des habitations sales et mal aérées, sont cités dans les lettres de feu le Dr. Hennen, (qui le 29 Août 1828, en parlant du District No. 24, désigne expressément ces causes comme sources de maladie), et par le témoignage de Mr. White, receveur des contributions, de Mr. Woodward, du Colonel Pearson, etc.

Il est prouvé par la déposition de Mr. White et de Mr. Woodward que la pauvreté et la détresse des basses classes ont été en augmentant jusqu'au commencement de l'épidémie ; ce fait est corroboré par le Général Pilkington, qui déclara que les demandes de travail avaient diminué tandis qu'il est prouvé aussi que l'eau était si rare qu'on la vendait au détail par baril.

En revoyant l'ensemble des dépositions, je trouve donc que l'assertion que la maladie a été importée repose entièrement sur les opinions scientifiques des praticiens espagnols et que les faits à l'appui partent de la bouche de blanchisseuses, de fabricants de cigarres et de femmes de la même classe que Marie Galt et Marie Parody; tandis que la preuve que l'épidémie a eu son origine à Gibraltar repose sur l'opinion du Dr. Chervin qui probablement a vu plus de cas de cette maladie, qu'aucun homme vivant, de celle des chirurgiens de l'Hôpital public qui, dans l'exercice de leurs devoirs arrivaient à une connaissance intime des maladies du climat et de la place, et de celle enfin des médecins anglais; et que les faits à l'appui de cette doctrine sont prouvés par l'officier en chef et les autres officiers des régiments, par l'ingénieur en chef, et par plusieurs officiers du service civil, dont le caractère et la position dans la société sont des garanties de la vérité de leurs assertions.

Londres, 9 *Novembre* 1829. (Signé) T. JONES HOWELL.

NOTE SUPPLÉMENTAIRE.

EN parcourant de nouveau le rapport précédent, je ne vois aucune raison de douter de la justesse des conclusions qu'une analyse soigneuse et délicate des dépositions a fait pénétrer dans mon esprit; et je persiste dans ma conviction que le témoignage de l'enfant Caffiero et des autres témoins, ses acolytes, dans la grossière tentative de prouver que la Fièvre Jaune est contagieuse et que l'épidémie de Gibraltar fut une maladie importée et non indigène, était non seulement faux mais suborné.—(*Ante*. p. 250.)

J'eus le malheur de différer d'opinion avec les membres médecins du Comité d'enquête, à savoir, le Dr. Pym, surintendant général de la quarantaine, le Dr. Broadfoot, officier médical de la quarantaine à Gibraltar, et le chirurgien d'état-major Barry; mais n'ayant pas, dans la suite, perdu de vue les questions sur lesquelles mon attention fut, en cette occasion, appelée pour la première fois, ç' a été pour moi une consolation d'observer que des opinions qui me paraissaient aussi vraies qu'elles étaient impopulaires auprès des personnes haut placées, ont avancé avec le progrès de la science; que les doctrines sur lesquelles le système de la quarantaine était fondé, sont graduellement condamnées et que l'attention du genre humain se préoccupe maintenant avec plus de sagesse, de l'extirpation de ces causes domestiques de maladies pestilentielles, causes entretenues et nourries sous le règne de cette politique erronée qui s'en reposait sur la quarantaine et les lazarets pour détourner l'invasion des maladies épidémiques.*

C'est une coïncidence remarquable que les pays tels que l'Espagne, dont la politique commerciale a pour base des droits élevés, la prohibition et les monopoles, et dans lesquels par conséquent, la contrebande et la corruption sont plus actives, sont aussi ceux où la conservation de la santé publique est basée sur la doctrine de la contagion et sur l'infaillibilité de la quarantaine.

Mais quelqu' efficacité qu'on puisse attribuer aux restrictions de la quarantaine en tant qu'elles affectent les rapports non déguisés du commerce légitime, il est clair qu'elles n'appliquent aucun remède aux opérations clandestines du contrebandier, tandis qu'il est tout aussi évident que plus on semble rendre les restrictions de la quarantaine effectives par leur multiplicité et leur sévérité, plus on encourage en réalité le commerce du contrebandier qui par la corruption, la fraude ou la force, réduit à néant toutes les restrictions.

Les communications constamment entretenues par la route de terre entre l'Europe et l'Asie, par le Caire et Alexandrie, sembleraient présenter des occasions favorables de disséminer la peste, s'il était possible de transporter cette maladie par la contagion.

7 *Mars* 1851. T. JONES HOWELL.

* "Et ceux qui aimaient à plaisanter ne pouvaient guère s'empêcher de comparer cela à l'exploit de ce brave homme qui croyait attraper les corneilles en fermant les portes de son parc." —*Areopagitica de Milton.*

EXTRAITS de la CORRESPONDANCE OFFICIELLE relative à la PROCÉDURE de la COMMISSION D'ENQUÊTE sur L'ORIGINE de la FIÈVRE JAUNE EPIDÉMIQUE à GIBRALTAR en 1828.

APRÈS que la procédure de la Commission, à laquelle chaque membre avait joint son opinion,* fut terminée, le Dr. Pym adressa un rapport détaillé à Sir George Don, qui le transmit avec les opinions des membres susdits pour l'instruction du Secrétaire Sir George Murray. Dans la suite, des Minutes du Comité furent aussi envoyées ; au reçu de ces documents, le Secrétaire d'Etat adressa une Dépêche au Gouverneur de Gibraltar, en date du 2 Juillet 1829, dont l'extrait suivant est tiré :—

" C'est avec regret que je trouve que la question de l'origine de la fièvre, que j'étais si désireux d'approfondir et d'éclaircir pour remplir le but immédiat du Gouvernement, reste à résoudre ; car laissant de côté l'opinion motivée du Dr. Broadfoot, le vote du Major de la Ville et les motifs pour lesquels le Capitaine du Port † refusa de donner son opinion, je remarque que tandis que les Drs. Pym et Barry ont, d'une part donné très positivement leur opinion et ont soutenu par des raisonnements qui ont droit à la plus sérieuse attention, que la fièvre était importée, deux autres membres de la Commission ont affirmé d'une manière également positive que selon eux, aucune preuve n'a été produite pour garantir cette croyance. Et comme un de ces membres, le Colonel Chapman, a beaucoup appuyé sur la description des témoignages qui ont été produits et sur la manière dont on a déposé, je juge qu'il est important qu'il me fournisse l'explication des motifs qu'il a eus d'exprimer ainsi une opinion qui tend à discréditer toute la procédure de la Commission."

En réponse à cette demande de Sir George Murray, le Colonel Chapman, ‡ écrivit à Sir George Don, une lettre datée de Gibraltar, 9 Août 1829, qui contenait les passages suivants :—

" Généralement parlant, les témoins entendus à l'appui de l'hypothèse que la dernière maladie épidémique était importée, étaient de la plus basse classe ; ils avaient tous, à ce que j'ai compris, subi des examens particuliers, qui ne furent que rarement soumis à la connaissance de la Commission et qui ont bien l'air de préparations pour l'examen public. * * * J'ai fait allusion à des examens parti-

---

* Voyez Appendice, No. 1., p. 161. † Voyez l'opinion de Mr. Sweetland, p. 214.

‡ Sir S. R. Chapman, Lieutenant-Général, Compagnon de l'Ordre du Bain, Commandeur de l'Ordre des Guelphes, et ex-Gouverneur des Bermudes; mort depuis.

culiers. * * * Mr. Howell, le Juge, et Mr. Sweetland, le Capitaine du Port, et moi, nous avons exprimé dans plusieurs occasions, notre désapprobation de cette manière d'agir ; ce dernier, je me le rappelle bien, s'en plaignait souvent ; et quand ses objections furent rejetées il fit une motion, aussi rejetée, pour que touts les renseignements, touchant la matière à juger, qui seraient recueillis par un membre quelconque du Comité fussent aussi communiqués au Comité avant l'examen des témoins, afin d'assurer l'application convenable de ces renseignements et de mettre touts les membres du Comité sur un pied d'égalité. Il est certain que quelques-uns des membres de la Commission se livrèrent à des examens particuliers ; il est presque aussi certain que ces examens eurent une grande influence sur l'esprit de ceux qui les firent et de ceux qui les passèrent ; et je suis disposé à penser que ces examens eurent quelque influence sur la composition du rapport [du Dr. Pym] de la procédure; dont il est fait mention dans la Dépêche de Sir George Murray. Ce fut sur cette base que moi et probablement les autres membres de la Commission—formant la majorité dans cette circonstance,—nous nous appuyâmes pour en empêcher la publication ; il fut mis de côté, ne fait pas partie de la procédure, et j'ignore ce qu'il contient."

Le 18 Novembre 1829, Sir George Murray adressa à Sir George Don une dépêche dans laquelle il demandait qu'on lui remît, pas moins de 24 Documents dont il était question dans diverses parties des Minutes de la Commission d'Enquête, mais qui n'y avaient point été joints ; et entre autres, " celui qui est extrêmement important, la Patente de Santé du Vaisseau Suédois le Dygden."

Cette dépêche contient la description suivante du désordre dans lequel ces Minutes furent présentées :—

" Les communications et les dépositions sur le même sujet sont si décousues et si dépourvues de notes de renvoi de l'une à l'autre qu'il est absolument impossible de suivre méthodiquement aucune des questions agitées dans la procédure. * * * Un grand nombre d'erreurs toutes bureaucratiques sont apparentes dans les Minutes, mais quelques-unes sont de nature à altérer matériellement l'effet des témoignages."

Appendice No. III.

REMARQUES SUR LA FIÈVRE DES ANTILLES, &c.

Par le Dr. A. Browne.

Londres, 3 *Janvier* 1851.

Milords et Messieurs,

En réponse à la demande qui m'a été transmise par votre Honorable Comité, je m'empresse de vous dire que toutes celles de mes observations sur la Fièvre Jaune qu'on jugera utiles, sont entièrement au service du public; et je prends la liberté de soumettre à votre examen les notes suivantes sur la fièvre des Antilles et de la côte d'Afrique, notes fondées principalement sur des faits et des observations contenues dans les rapports statistiques sur l'armée, de 1817 à 1836, et sur la marine, de 1837 à 1843.

La mortalité causée par la fièvre parmi les troupes blanches servant à la Jamaïque, en calculant pour un espace de 20 ans, a été dans les proportions suivantes sur une force moyenne de mille, dans les stations ci-dessous mentionnées, à savoir :—

Montego Bay - - - -	150·7
Spanish Town - - - - -	141·1
Port Antonio - - -	126·0
Up Park Camp - - -	121·0
Port Royal - - - - -	93·9
Falmouth - - - - -	80·0
Stoney Hill - - - - -	70·5
Lucea - - - - - -	63·2
Fort Augusta - - -	55·5
Maroon Town - - - - -	15·3

Voyez Table LX., p. 70.

N.B.—La mortalité causée par la fièvre parmi les troupes noires a été en moyenne de moins de 1 sur 100, élément qu'on peut laisser de côté, attendu qu'on ne connaît pas la force de ces troupes aux différentes stations.

Dans quelques-unes des petites stations occupées temporairement dans les époques de troubles, la mortalité a surpassé de beaucoup celle des postes permanents dont nous venons de donner la liste, mais comme ces postes ne furent occupés que peu de temps et par une force médiocre on n'en fait point mention ici.—*Voyez* le Rapport, p. 69.

TABLEAU des FIÈVRES pour la Jamaïque, p. 46, Rapport.

——	Admissions.	Morts.	Proportion des Morts aux Admissions.
Fièvre intermittente - - -	6,090	37	1 sur 165
Fièvre rémittente - - - -	38,393	5,114	1 sur 8
Fièvre commune continue - -	1,971	86	1 sur 23
Fièvre Jaune (Ictérodes) - - -	20	15	1 sur $1\frac{1}{3}$
Synochus - - - - - -	448	1	1 sur 448
Total - - -	46,922	5,253	1 sur 9
Chiffres annuels sur une force moyenne de 1,000	910	101·9	—

Force moyenne - - 2,578
„ admissions - 4,672 } par toutes sortes de maladies.
„ morts - - 313 }
Force totale en 20 ans - - - - 51,567
Proportion de toutes les admissions par 1,000 - 1,812
„ „ les morts par 1,000 - - 121·3

NOTE.—Les 20 cas de Fièvre Jaune cités dans cette Table eurent lieu en 1834 dans un détachement à Lacovie, sur la Rivière Noire (poste situé à 12 milles environ de la mer), quand la Fièvre Jaune épidémique n'existait dans aucune autre partie de la Jamaïque; 15 de ces malades moururent à Fort Augusta ; néanmoins, les morts occasionnées par toutes les causes dans cette dernière station, furent cette année-là au-dessous de la moyenne annuelle de la fièvre seule.—*Voyez* le Rapport, pp. 47 et 54.

Les fièvres, " quoiqu'un peu plus communes dans le gouvernement des Iles du Vent et des Iles sous le Vent," sont " presque trois fois aussi mortelles, les trois quarts environ des cas ayant un caractère rémittent, qui est extrêmement fatal ; tandis que, dans l'autre gouvernement, il n'y a qu'un peu plus du quart des cas qui appartienne à cette classe." La mortalité causée par le type rémittent a été cependant, de 1 sur 8 dans les deux gouvernements en prenant la moyenne des 20 années réunies ; ce type n'est donc pas plus dangereux, mais seulement plus commun à la Jamaïque.

On ne peut d'après les tableaux du Rapport déterminer par catégorie l'influence des saisons sur le règne des fièvres à la Jamaïque, vu que le document p. 46 des Listes Trimestrielles Médicales, ne rend compte que de quatre années épidémiques, mais ce document même prouve que la mortalité pendant les derniers six mois de ces années a été à celle des premiers six mois, dans la proportion de 1,914 à 692, ou presque de 3 à 1.

D'après le Tableau Général des Admissions et des Morts par Mois à la p. 71, pendant une période de 18 ans, les admissions pendant les premiers six mois s'élevèrent pour toutes les maladies aiguës à 27,766, et dans les derniers six mois à 33,335. Et les morts de maladies aiguës s'élevèrent dans la première période à 1,751, et dans la seconde à 3,569. Les admissions de la première moitié de l'année, furent donc à celles de la seconde moitié comme 1 est à 1·2, et les morts comme 1 est à 2·03.

On opposera, peut-être, à cette manière de juger l'influence de la saison sur le règne de la fièvre, que les maladies d'entrailles et d'autres affections, qui subissent l'influence de la saison d'automne, causèrent cette augmentation dans les admissions et dans la mortalité; mais cette objection est toute spécieuse, puisque les maladies d'entrailles ne forment qu'un cinquième ou à peu près des admissions, et ne causent que la vingt-quatrième partie environ de la mortalité totale; tandis que la fièvre, au contraire, a occasionné les trois-quarts des admissions, et les cinq-sixièmes de la mortalité totale. Si l'influence de la saison à augmenter les cas fébriles a été ainsi moins marquée par rapport au nombre, on ne peut douter qu'elle n'ait communiqué à ces cas un degré de malignité, d'autant plus remarquable qu'il se faisait sentir sous les tropiques, où les variations de la température, suivant la saison, ne sont nullement tranchées.

Il peut être utile de déterminer quel effet cette affluence de fiévreux eut sur les autres maladies dans les hôpitaux.* La Table en question montre que sur 10,258 cas chirurgicaux, le chiffre de la mortalité, dans les premiers six mois, fut de 3·4 sur 1,000, tandis que sur 8,639 cas, il fut réduit, dans les six mois suivants à 2·4 sur 1,000. Au contraire, sur 3,628 cas chroniques, 79 sur 1,000 moururent dans la première période, tandis que dans la seconde, sur 2,915 cas, il en mourut 104 sur 1,000. Ces résultats sont contradictoires et nous pouvons peut-être supposer, quant à présent, que les fiévreux n'exercèrent pas une influence très délétère sur leurs camarades des hôpitaux; car, d'après les admissions plus nombreuses, dans la première moitié de l'année, de cas dont la marche est lente, on aurait dû s'attendre à une mortalité plus grande à une époque subséquente.

Les différences immenses dans le nombre des cas de fièvre et leur mortalité proportionnelle, dans de certaines localités assez semblables à d'autres sous le rapport du climat, de la distance ou de la surface, devraient convaincre les plus incrédules que la cause de cette maladie a une origine locale, ou, pour le moins, locale dans son action; autrement la mortalité moyenne causée par la fièvre ne s'élèverait pas à 104·1 sur 1,000 à Tobago, pour tomber à 11·2 à St. Vincents; à 63·1 sur 1,000 à Ste. Lucie, et à 11·8 aux Barbades; elle n'atteindrait pas 61·6 sur 1,000 à la Trinité, pour n'être que de 14·9 à Antigua; pendant la longue période de 20 ans comprise dans ces Rapports.

Dans la supposition que les grandes épidémies sont d'origine étrangère, étant importées et contagieuses, on peut dire que les exemples précédents de leur sévérité locale sont sans aucune importance, puisque la maladie peut être introduite dans une île sans s'étendre à d'autres. Afin de déterminer la valeur de cette objection, nous n'avons qu'à nous reporter à la Table (60) pour la Jamaïque, où nous trouvons qu'à Spanish Town la mortalité moyenne de la fièvre a été pendant une période de 20 ans de 141·1

* Pour les effets sur les *Soldats d'Ordonnance*, voyez la Suite de Bancroft, &c., p. 186.

sur 1,000, tandis qu'à Fort Augusta elle a été de 55·5 ; à Up Park Camp de 121·0 sur 1,000, à Stoney Hill de 70·5 ; à Montego Bay de 150·7 sur 1000, à Maroon Town de 15·3 ; et enfin à Port Antonio du côté du nord de 126 sur 1,000, et à Port Royal, au sud, 93·9 ; ces chiffres étant, dans touts les cas, la moyenne des morts pendant une longue période et généralement pour 20 années.

Dans touts ces derniers exemples, à l'exception de Port Antonio et de Port Royal, les stations sont à de petites distances, les communications sont fréquentes entre elles, et une maladie contagieuse régnant dans l'une pourrait aisément se transmettre dans l'autre; et Port Antonio faisait un contraste avec Port Royal, car le premier est un petit port où n'entrent que peu de vaisseaux, si ce n'est d'Angleterre ou du nord de l'Amérique, et Port Royal, au contraire, est peut-être plus fréquemment visité par des vaisseaux de touts les pays que touts les autres ports de la Jamaïque.

Si nous corroborons ces preuves de la localisation de la fièvre par les faits qu' établit si clairement cet excellent Rapport statistique, savoir, que les Iles du Vent et toutes les stations de la Jamaïque sont rarement exemptes, si elles le sont jamais, de la fièvre épidémique, bien qu'elles n'en aient jamais été toutes atteintes à la fois dans une année donnée, malgré la non-interruption des communications :—et que le transport des malades ou des troupes d'un poste infecté à un autre exempt de son influence, a si fréquemment arrêté l'épidémie sans danger pour les autres, que l'éloignement est devenu la règle, l'isolement l'exception :—la conclusion qui se présente invinciblement c'est que la maladie qui décime nos troupes aux Antilles est vraiment endémique dans son origine, et qu'en outre toutes les fois qu'elle prend une forme épidémique elle ne change aucunement de caractère et ne possède aucune qualité nouvelle ou adventice de propagation, quelque différent qu'en soit le degré de sévérité, parceque l'éloignement en arrête toujours les progrès dans la même proportion, pourvu que la nouvelle localité soit suffisamment élevée ou salubre,--comme il arrive toujours lorsque les troupes sont envoyées de Montego Bay à Maroon Town.*

Le Tableau LXI. (à la p. 70) fait voir que la mortalité dans les 10 principales stations militaires de la Jamaïque a dépassé d'un cinquième la moyenne de ces stations pendant les années suivantes, à savoir :—

1817, Port Antonio.
1818, Spanish Town.
1819, Up Park Camp ; Port Royal ; Fort Augusta ; Stoney Hill ; Port Antonio ; Falmouth.
1820, Spanish Town ; Falmouth.
1821, Port Royal ; Port Antonio.
1822, Up Park Camp ; Spanish Town ; Port Royal.
1823, Spanish Town.

* Les deux postes de Vivario et de Vitzavona, sur la haute chaîne centrale de la Corse sont exempts des fièvres fatales de St. Florent et de la côte, comme l'est Maroon Town, de celles qui désolent les terreins bas de la Jamaïque.

1824, Spanish Town ; Port Antonio ; Montego Bay.
1825, Up Park Camp ; Port Royal ; Spanish Town ; Stoney Hill ; Falmouth ; Lucea.
1826, Falmouth.
1827, Up Park Camp ; Port Royal ; Fort Augusta ; Stoney Hill ; Falmouth.
1828, Montego Bay ; Maroon Town.
1829, Port Antonio.
1830, Port Royal ; Lucea ; Maroon Town.
1831, Spanish Town ; Stoney Hill ; Falmouth ; Maroon Town.
1832, Port Antonio ; Montego Bay ; Lucea ; Maroon Town.
1833, Port Antonio ; Maroon Town.
1834, *Point de fièvre épidémique.*
1835, Spanish Town.
1836, Montego Bay ; Lucea.

Les cinq-sixièmes de la mortalité annuelle parmi les troupes de la Jamaïque étant causés par la fièvre, on a supposé que toutes les fois que la mortalité totale d'une station quelconque surpassait la moyenne d'un cinquième, cela provenait de ce que la fièvre y régnait sous une forme épidémique.

Si l'on admet ceci (et il me paraît difficile de faire autrement), il s'en suit que la fièvre épidémique, durant les vingt années comprises dans le Rapport, fut limitée :—

Pour 6 de ces années à une seule des 10 stations.
Pour 5 années à deux stations.
Pour 3 années à trois.
Pour 2 années à quatre.
Pour 1 année à cinq.
Pour 2 années à six ; et pendant une année, elle ne régna point comme épidémie à aucune de ces 10 stations principales.

Il semblerait résulter du détail précédent sur les stations qu'il n'existe aucun Rapport constant entre leur voisinage ou la fréquence de leurs communications et le règne de la fièvre ; puisque les exceptions se réduisent aux années d'épidémies très répandues, où plusieurs stations souffrirent dans la même année bien que, souvent, à des époques différentes ; ainsi pendant la terrible épidémie de 1819 à Up Park Camp, quoiqu'on eût envoyé plusieurs détachements des 50me et 92me régiments à Stoney Hill entre Juillet et Octobre, la fièvre cependant ne parut pas dans cette dernière station avant Octobre, et la mortalité fut alors de moins d'un tiers, tandis qu'à Up Park Camp elle s'était élevée à la moitié des forces. Le Rapport, cependant, dit, " Il est assez remarquable que les épidémies éclatent généralement ici (à Stoney Hill) à une époque différente de celle où elles se montrent dans les terreins bas."

On envoya aussi des détachements de Up Park Camp à Fort Augusta, mais dans cette dernière localité, station généralement salubre, la mortalité n'excéda pas 1 sur 10 de la force totale. Il est, en outre, très singulier qu'à Spanish Town, entouré de cette fatale maladie, les morts n'atteignirent pas la moitié de la moyenne annuelle causée par la fièvre. L'année suivante, cependant, Spanish Town perdit plus du quart de sa garnison, et maintint la réputation, " que la fièvre paraissait rarement dans l'île sans s'y montrer sous une forme très aggravée et qu'elle y était excessivement commune et fatale même alors que les autres stations étaient comparativement salubres."

En effet, de 1822 à 1826 inclusivement, cette station a souffert annuellement de la fièvre épidémique,—tandis que Stoney Hill, situé dans une gorge de montagne, à une petite distance ne souffrit qu'en 1825 dans le cours de ces cinq années. Port Royal, à l'est du port de ce nom, eut beaucoup à souffrir de la fièvre en 1819, 21, 22, 25, et 27 ; tandis que Fort Augusta situé à quatre milles du côté opposé souffrit considérablement en 1819 et 1820, et d'une manière terrible en 1827, mais fut épargné dans les autres années. Du côté nord de l'île, les épidémies de Port Antonio eurent lieu en 1817, 19, 21, 24, 29, et 33 ; celles de Falmouth, en 1819, 20, 25, 26, 27, et 31 ; celles de Lucea en 1825, 30, 32, et 36 ; Montego Bay, entre Lucea et Falmouth, et en communication constante avec l'un et l'autre, eut ses épidémies en 1824, 28, 32, et 36 ; pendant les deux dernières années, Lucea eut aussi beaucoup à souffrir ; mais Falmouth, à 16 milles à l'est, sur la grande route de la capitale, et sur la ligne de la plus grande communication, fut très salubre, surtout pendant la dernière année. Il semble nécessaire d'ajouter que Kingston, dont la garnison était depuis quelque temps fournie par les troupes de Fort Augusta, " est un des quartiers les plus insalubres de l'île ; et, en effet, un très grand nombre des morts rapportées dans le tableau ci-dessus (p. 55) provenaient de là ; nous n'en avons pas reconnu et déduit moins de 56 dans l'année 1825 seulement, mais dans aucune des autres années nous n'avons pu faire de séparation exacte et nous ne pouvons que recommander de ne pas perdre de vue que les deux compagnies de Kingston fournirent toujours plus de cas fatals que les quatre qui étaient à Fort Augusta, et en corrigeant sur cette donnée, la mortalité ne peut avoir dépassé 5 pour cent annuellement. Malgré l'apparence si défavorable de sa localité et quoique subissant une importation annuelle de fièvre, Fort Augusta présente une moyenne de mortalité inférieure à celle des autres stations de la côte de la Jamaïque pendant la longue période de 20 ans.

Si l'on tourne les yeux sur Maroon Town, poste élevé et salubre de l'intérieur, on trouve " que pendant plusieurs années que les troupes ne furent pas stationnées d'une manière permanente à Montego Bay, il était d'habitude d'envoyer, pendant les vacances des nègres, des détachements qui rapportaient une grande proportion de malades et beaucoup de cas fatals. Les détachements de Falmouth et de Lucea aussi, lorsqu'ils souffraient de la maladie, ont été quelquefois relevés par des troupes valides de ce poste, et il est quelquefois arrivé que les corps envoyés à Maroon Town avaient souffert antérieurement d'une grande mortalité dans d'autres parties de l'île et rapportaient avec eux de nombreux malades à l'article de la mort. Après un examen diligent, il paraît que de 30 à 40 des morts comprises dans le tableau ci-dessus (p. 64) peuvent être avec justice, attribuées à l'une ou à l'autre de ces causes, de sorte que la mortalité réelle de la station n'a pas surpassé annuellement 22 pour 1,000 de la force totale."

Je dois dire ici que la mortalité annuelle causée par la fièvre forme seulement la moitié environ de la mortalité moyenne de cette station, par conséquent on ne peut dire que l'arrivée des fiévreux ait introduit la fièvre parmi les troupes qui y sont cantonnées.

Dans les stations du gouvernement des Iles du Vent, la mortalité causée par la fièvre a une proportion si variable relativement à celle des autres maladies, dans les différentes îles, qu'elle cause moins de la moitié des morts en moyenne, dans tout le gouvernement, et l'application de la même méthode pour en déterminer le règne épidémique serait sujette à de sérieuses objections.

Sans compter que la fréquence des communications d'une île à une autre est incertaine il n'y a pas non plus les mêmes probabilités d'extension de la maladie par la contagion que dans la même île où les communications sont toujours actives au moyen de bonnes routes.

Dans les différentes îles, comme à la Jamaïque, des postes autrefois occupés par les troupes blanches, ont dans ces dernières années été abandonnés comme insalubres. Sans entrer, cependant, dans de tels détails, les faits suivants tirés de l'Appendice au Rapport feront voir que ces colonies ont présenté les plus grandes différences dans la fréquence et la fatalité de leurs fièvres épidémiques. D'après l'extrait No. 2, p. 5, de l'Appendice, il paraît que la fièvre fut régnante et fatale dans la Guyane Anglaise en 1819, 20, 21, 24, 25, 26, 27, 28, 30 et 31 ; mais on ne fait mention de la *Fièvre Jaune* qu'en 1820, 21 et 25. Dans la première des trois dernières années, on attribue plus de la moitié des morts de la fièvre à la variété jaune de cette maladie ; dans la seconde, un septième ; dans la troisième, environ un quart. La mortalité qui était d'environ 16 pour 100 en 1820, fut de moins de 14 pour cent en 1821 et seulement 6·6 pour cent des troupes blanches en 1825. En 1827 et 1828, où l'on ne cita point cette variété, la perte fut respectivement de 11 et 12 pour cent de la force totale.

En 1818, 30 pour cent des troupes blanches à la Trinité moururent de la fièvre et en 1828, le chiffre de la mortalité fut de 13 pour cent, tandis que pendant les six années de 1820 à 1825, il fut seulement de 3·2 pour cent de la force totale ; mais il n'est point question de la *Fièvre Jaune* dans cet extrait.

D'après la liste page 8, pour Tobago, il paraît qu'en 1818 la mortalité fut de 13 pour cent ; en 1819, de 18 pour cent ; en 1820, de 80 pour cent ; et en 1821, elle s'éleva à 25 pour cent des troupes blanches. Dans ces quatre années consécutives, on appela du nom de Fièvre Jaune, environ les quatre cinquièmes des cas ; tandis qu'en 1817 et en 1830, où il *ne* fut *point* question de cette variété, environ 14 et 12 pour cent des troupes moururent de la fièvre. Dans cinq années (sur les 20) la moyenne de la mortalité causée par la fièvre a été de moins de 2 pour cent.

Dans l'extrait p. 9, pour Grenade, la Fièvre Jaune paraît deux fois,—à savoir, en 1817, que les morts de la fièvre s'élevèrent à 8·2 pour cent,—et en 1818, à 2·1 pour cent ; mais en 1819 et en 1828, on *n'*en parle *pas*, quoique 5·7 et 9 pour cent des troupes furent enlevés pendant ces années.

L'extrait No. 7, pour St. Vincent, fait voir que la moyenne annuelle de la mortalité causée par la fièvre fut de 1·12 pour cent de la force totale ; et en 1822, qu'il parut *un seul cas* de Fièvre Jaune, le chiffre s'éleva à 2·1 pour cent, mais en 1824 et en 1825, la mortalité fut deux fois plus élevée, quoiqu'il ne parût *aucun cas* semblable. La liste No. 8, pour les Barbades, montre que la fièvre y régna en 1817, 20, 21 et 22. Dans la première de ces quatre années, la mortalité fut de 3·3 pour cent par toutes espèces de fièvre, y compris la Fièvre Jaune ; dans la seconde, de 5 pour cent, causée principalement par la Fièvre Jaune ; dans la troisième de 7·4 pour cent, le tiers des cas mortels étant la Fièvre Jaune ; et dans la quatrième de 3·3 pour cent, sans Fièvre Jaune ; tandis qu'en 1818, 19 et 27, la moyenne de la mortalité fut au-dessous de 1 pour cent, avec *un ou deux* cas de Fièvre Jaune dans chacune de ces trois années. Nous apprenons d'après l'extrait, à la p. 13, que la fièvre régnait et qu'elle était fatale à Ste. Lucie en 1818, 22, 24 et 27. Dans la première de ces années la mortalité fut de 14·5 pour cent ; dans la seconde, de 30·8 pour cent ; et dans la troisième et la quatrième de 21 pour cent des troupes blanches ; tandis qu'il n'est question que *d'un seul* cas de Fièvre Jaune dans la seconde, *d'un seul* dans la quatrième et *d'aucun* dans les deux autres années.

Il paraît d'après l'extrait, page 14, que la Dominique a perdu par la fièvre 29 pour cent de sa garnison blanche en 1817 ; 36 pour cent en 1821 ; et environ 9 pour cent en 1826 ; quoiqu'il n'y soit *nullement* question de la Fièvre Jaune. L'extrait, page 15, pour Antigua et Montserrat, prouve qu'à l'exception de 1835, la fièvre n'avait pas régné épidémiquement dans le cours des 20 années de 1817 à 1836, vu que la mortalité causée par cette maladie a rarement dépassé 2 pour cent de la force totale ; pourtant un cas sur neuf de ceux qui se terminaient fatalement était la Fièvre Jaune, et de plus, 35 matelots moururent de cette maladie dans les hôpitaux militaires, dans la seule année 1822, pendant laquelle les troupes ne perdirent par les fièvres (la Fièvre Jaune et les autres) que 1·7 pour cent de leur personnel.

St. Kitts, Tortola et Nevis paraissent avoir souffert assez sévèrement de la fièvre en 1818, 20, 21, 25, 35 et 36 ; mais pendant trois de ces années, la mortalité principale eut lieu dans un détachement à Nevis ; et pendant la dernière année cette petite île en fut pour ainsi dire exempte, tandis que Tortola et St. Kitts souffraient de la fièvre.

Ce groupe d'îles, outre qu'il a souvent à souffrir des épidémies, présente une grande proportion de morts de la Fièvre Jaune.

A l'égard de l'influence de la saison, Ste Lucie a seule présenté dans les premiers six mois de l'année comparés avec les derniers, un excès considérable de mortalité ayant pour cause des maladies aiguës, excès qui paraîtrait dépendre de ses marais trop souvent couverts d'une eau profonde pour être très nuisibles à cette dernière époque. A Antigua et à Montserrat, et à St. Vincent, la moyenne de la mortalité a été à peu près égale dans les deux saisons, mais dans ces îles la mortalité causée par la fièvre a été très basse.

A la Guyane, à la Grenade, aux Barbades, à la Dominique, et à St. Kitts, où la prédominance de la maladie pendant les derniers six mois a été plus marquée, la mortalité, sur 16,289 cas chirurgicaux traités dans les hôpitaux de ces pays, dans la première moitié de l'année, a été en moyenne de 3·7 pour 1,000 admissions, tandis que sur 13,420 cas semblables, dans la seconde partie de l'année la moyenne a été de 4·4 pour 1,000 admissions. Il paraît donc que sept morts additionnelles eurent lieu par dix mille de ces malades, dans la saison que les fièvres étaient plus répandues et plus fatales.

La différence ci-dessus est parfaitement appréciable en chiffres, mais lors même qu'on pourrait démontrer qu'elle est le résultat des exhalaisons des fiévreux dans les salles, elle n'en paraîtrait pas pour cela très formidable. Ces exhalaisons, cependant, semblent avoir été encore moins nuisibles aux malades qui souffraient de maladies chroniques, car sur 5,764 de ces malades, 114 pour 1,000 moururent dans la première période, tandis que sur 5,442 autres seulement 112 pour 1,000 moururent dans la dernière. Devons-nous inférer de ces faits que la fièvre peut être contagieuse parmi les malades de la section de chirurgie dans le gouvernement des Iles du Vent et non contagieuse parmi ces mêmes malades à la Jamaïque ? Ou qu'elle est contagieuse parmi les cas chroniques à la Jamaïque et non contagieuse dans les autres îles ? Ou enfin que la forme la plus fatale de fièvre n'y est point susceptible d'infection ou de contagion ? * Car sur une aggrégation de 66,355 malades, le nombre paraît trop considérable pour faire croire qu'une moitié ou plus ne fut nullement susceptible de Fièvre Jaune ou peut-être, de toute autre fièvre dont les propriétés contagieuses et l'exemption n'ont point été démontrées pour toutes les localités. En outre, la presque égalité dans le nombre des admissions et la moyenne de la mortalité parmi les maladies chroniques, dans le gouvernement des Iles sous le Vent, pendant les deux périodes, est, pour ainsi dire, la preuve que la différence marquée sous ce dernier rapport à la Jamaïque était plutôt due à l'inégalité des admissions pendant les deux saisons, qu'à toute autre cause, car les maladies de cette nature n'arrivent que lentement à leur terme.

* Les termes "infection" et "contagion médiate" sont employés comme synonymes ; la *matière* provenant des malades sous une forme quelconque, et le *contact* avec une surface quelconque, étant, d'une manière ou d'une autre, nécessaire à la communication de la maladie d'un individu à un autre.

Dans les îles Lucaies, on trouve que la mortalité parmi les habitants blancs de tout âge est environ 3 fois plus élevée que dans la Grande Bretagne, tandis que parmi les troupes blanches elle est 13 fois plus grande que chez nous.

"La caserne principale à Fort Charlotte a été, jusqu'à ces derniers temps, un lieu notoire pour son insalubrité. Elle est située sur le sommet d'une petite éminence, derrière la ville de Nassau, et entourée de touts côtés, excepté de celui de la mer, par d'immenses marais, dont les exhalaisons s'élèvent, soir et matin, en épais brouillards qui enveloppent la caserne," p. 72.

"Peu après l'érection de cette caserne, à la fin du dernier siècle, presque *tout* le 47e régiment, en y comprenant hommes, femmes et enfants, fut emporté par la Fièvre Jaune *en quelques semaines*. En 1802, le 7me Régiment de Fusiliers *enterra* 220 *hommes sur* 300, *dans un espace de temps aussi court*, et telle était la virulence de la maladie que sur 12 officiers attaqués, un seul recouvra la santé. L'année suivante le fléau éclata de nouveau et réduisit le reste de cette force à 50 hommes, dont on conserva quelque temps la vie en les *transportant dans une île voisine*, où il n'en mourut *qu'un seul* dans l'espace de *trois mois ;* mais immédiatement après *leur retour*, l'officier en chef et presque *touts* les hommes de ce corps malheureux tombèrent victimes de l'insalubrité du fort. Pendant plusieurs des années qui suivirent, aucune troupe Européenne ne paraît l'avoir habité ; mais en 1818, 70 hommes du 58e Régiment y furent envoyés, dont 40 environ moururent en six mois, outre 13 femmes et enfants sur 37 ; de toutes les forces, pas un homme ne fut laissé capable de faire son service, et l'on ne sauva l'existence des survivants qu'en les *éloignant* dans un îlot situé à un mille et demi. Les chambres de l'étage inférieur de cette caserne furent beaucoup plus fatales à leurs locataires que celles de l'étage supérieur, et le site de l'hôpital paraît avoir été encore plus insalubre ; à ce point que les soldats blancs, dans les saisons de maladies, regardaient un billet d'admission à cet hôpital comme un arrêt de mort. Quoique la santé des troupes noires ne soit en général que fort peu affectée par ces maladies fébriles qui sont si funestes aux blancs, cette classe même, ayant occupé la susdite caserne," (p. 73,) "fut sévèrement éprouvée, surtout les hommes qu'on avait placés dans les *chambres inférieures*. En 1828, 17 hommes sur 80 périrent dans ces chambres, c'est-à-dire, le *cinquième* à peu près, tandis qu'il n'en mourut que 8 sur 210, dans les *chambres supérieures*, et que 3 sur 180, (p. 74) dans les nouvelles casernes au Fort Nassau."

"La caserne du Fort Nassau a toujours été salubre, les logements bons, et la maladie et la mortalité excessivement faibles parmi les troupes." "Nous avons jugé nécessaire de faire ces remarques sur les casernes afin d'empêcher qu'on ne tirât des conclusions incorrectes quant au climat des îles Lucaies, en lui attribuant un degré de mortalité qui semble résulter, en grande partie de ce que les troupes ont, pendant une longue série d'années, continué à occuper une position qui en conséquence de son *extrême insalubrité* a été, non sans justesse, appelée l'habitation de la mort" (p. 74).

A Honduras la mortalité du petit nombre de troupes blanches qui y étaient stationnées, semble tenir une place intermédiaire entre les gouvernements des Iles du Vent et de la Jamaïque, mais le rapport ne fournit aucun détail particulier quant aux influences locales sur la santé des hommes ; cependant, toutes les morts, excepté six, furent causées par la fièvre rémittente ou Fièvre

Jaune; les fièvres intermittentes quoique fréquentes, n'étant jamais fatales. Les maladies d'entrailles ne sont point aussi fatales que dans les autres parties des Antilles.

CLASSIFICATION des FIÈVRES, Gouvernement des Iles du Vent, p. 7 du Rapport.

——	Admis.	Morts.	Proportion des Morts aux admissions.
Fièvre quotidienne intermittente - -	24,607	149	1 sur 165
Fièvre tierce - - - - -	1,973	11	1 sur 179
Fièvre quarte - - - -	133	1	1 sur 133
Fièvres rémittentes - - - - -	17,799	1,966	1 sur 9
Fièvre continue commune - - -	16,821	726	1 sur 23
Fièvre Jaune (Ictérodes) - - -	774	331	1 sur $2\frac{1}{3}$
Typhus - - - - -	48	11	1 sur $4\frac{1}{3}$
Synochus - - - - - -	8	—	0 sur 8
Total - -	62,163	3,195	1 sur 20
Proportion annuelle par 1000, de force moyenne	717	36·9	—

Force totale en 20 ans - - -	86,661	
Force moyenne annuelle - - -	4,333	
„ admissions - -	8,247	par toutes sortes de maladies.
„ morts - - - - -	340	
Proportion des entrées à l'hôpital sur 1000 -	1,903	
Proportion des morts sur ce dernier chiffre -	78·5	

La table précédente tirée de la page 7 du Rapport Statistique pour les Antilles, comparée à la table correspondante pour la Jamaïque à la page 46 du même Rapport, fait voir dans la première une prédominance si remarquable des fièvres d'un type intermittent qu'il est impossible que cette différence échappe à l'observateur le plus inattentif. Après avoir fait même la correction nécessitée par la disparité des forces dans les deux gouvernements, on rencontre cinq cas de fièvre intermittente dans la station des Iles du Vent pour trois à la Jamaïque; quoique la moyenne de la mortalité par rapport aux admissions soit à peu près la même dans les deux, à savoir, 1 sur 166 dans la première et 1 sur 165 dans la seconde. Ce chiffre de mortalité causée par les fièvres périodiques est si bas qu'il nous porte à inférer que ces maladies sont beaucoup plus bénignes sous les tropiques, que dans la zone tempérée, mais une telle supposition est diamétralement opposée à l'expérience générale, en ce qui regarde à la fois l'influence de la latitude et de la saison sur les fièvres de cette forme, qui passent pour ne régner jamais épidémiquement au delà de la ligne isothermale indiquant une température annuelle moyenne de 5° centigrade, et variant entre 10° de la même échelle pendant l'été et 0 en hiver, fièvres qui augmentent de fréquence et d'intensité (les autres conditions étant égales) à mesure qu'on se rapproche de l'équateur.

Nous pouvons donc dans cette alternative, adopter, quant à présent, une autre solution de la question en supposant qu'on a classé touts les cas sévères de fièvre périodique sous le titre de fièvre rémittente et de Fièvre Jaune; explication qui acquiert un certain degré de probabilité par le tableau suivant de la moyenne de la mortalité pendant des épidémies violentes de fièvre périodique dans d'autres endroits :—

Places.	Nombre de Cas.	Morts.	Autorités.
Rome - -	96,001	8,879	Bailly.
Bordeaux - -	12,000	3,000	Contanceau.
Montluel - -	1,352	113	Nepple.
Ercole - -	515	115	Montfalcon.
Bona - -	22,330	2,513	Maillot.
Total -	132,198	14,620	= 1 sur 9.

Si on compare ensuite le nombre de cas de fièvre rémittente parmi les troupes des Iles du Vent avec celui de la Jamaïque, on trouve que les admissions sous ce titre furent dans ces deux pays, pour une force égale, dans la proportion de 18 à 65 et en outre que la mortalité pour cent sur ces admissions est comme 11 à 13·3.

D'après la nomenclature en usage dans ces deux gouvernements, on pourrait inférer que la fièvre accompagnée de couleur jaune à la peau était presqu' inconnue à la Jamaïque, tandis qu'elle était près de 40 fois plus fréquente dans le Gouvernement des Iles du Vent.

Or, la présence de la couleur jaune de la peau dans les fièvres rémittentes est une indication bien connue d'une forme sévère de ces maladies, même dans des climats tempérés, et un symptôme assez commun, surtout pendant leur règne épidémique dans les mois d'Automne ; on en peut conclure, ou qu'on y a fait plus d'attention dans les petites îles à cause de sa rareté comparative,— supposition en quelque sorte garantie par le chiffre plus bas de la mortalité,—ou que, si ce symptôme caractérise une forme distincte de fièvre, cette maladie a été près de 40 fois plus fréquente qu'à la Jamaïque. De l'autre côté, en comprenant les cas désignés sous le titre de Fièvre Jaune parmi les fièvres rémittentes dans les deux gouvernements,—on trouve que la différence dans le chiffre de la mortalité causée par ces formes de fièvre disparaît presque entièrement, car elle s'élève alors à 1 sur 8·1 admissions dans le gouvernement des Iles du Vent et à 1 sur 7·5 dans celui de la Jamaïque ; et ce fut sans doute ainsi que les rapporteurs en vinrent à la conclusion que les fièvres rémittentes n'étaient pas plus fatales, mais seulement plus régnantes à la Jamaïque. *Voy.* Rap. p. 46.

Le règne des fièvres continues, beaucoup plus général dans les petites îles qu'à la Jamaïque, a peut-être un rapport intime avec la prédominance du type quotidien parmi les troupes de ces stations et pourrait bien être en quelque sorte, le complément de la différence extraordinaire qui se trouve dans le nombre des fièvres rémittentes vu qu'elles sont, proportionnellement à la force employée, environ cinq fois plus nombreuses dans une de ces localités que dans l'autre ; quoique le chiffre de la mortalité sur les admissions y soit le même. Sur toutes les variétés de fièvres prises collectivement, les admissions à la Jamaïque surpassent celles des Iles du Vent, à peu près dans la proportion de 9 à 7 et les morts, dans une proportion d'un peu moins de 3 à 1. Cette différence a été si constante pendant une longue série d'années qu'il serait difficile d'admettre que ce soit le résultat de l'importation accidentelle d'une fièvre contagieuse distincte, dont les fatals présents se fussent probablement distribués plus également dans une classe qui comme celle des soldats anglais pris en masse, est dans des conditions si semblables d'âge, d'habitudes et d'occupations; surtout quand la différence de climat est, à proprement parler, à peine appréciable.

Le Rapport Statistique pour l'Afrique Occidentale fait voir que la moyenne annuelle de la mortalité causée par la fièvre, est environ quatre fois plus grande dans le gouvernement de Sierra Leone, qu'à la Jamaïque.

La mortalité causée par d'autres maladies y est aussi beaucoup plus élevée que dans cette île, et continue à former environ un sixième de la moyenne annuelle ou en d'autres termes, elle s'est élevée dans une raison presqu' égale à celle causée par la fièvre. On peut aussi remarquer que la classification des fièvres a été ou différente de celle adoptée à la Jamaïque, ou que ces maladies diffèrent un peu dans les formes qu'elles présentent sur cette côte, car les fièvres intermittentes forment moins de 13 pour cent des admissions classées sous le titre de fièvre dans cette île; tandis qu'elles excèdent 37 pour cent de ces admissions à Sierra Leone, et la mortalité qui en résulte est à peu près 2 fois aussi grande qu'à la Jamaïque. C'est à une forme aggravée de fièvre périodique que la côte occidentale d'Afrique doit son caractère notoire d'insalubrité. "La fièvre rémittente règne si généralement sur cette côte, (disent les rapporteurs, p. 9,) dans ses formes aggravées ou bénignes que jusque dans ces dernières années, c'est à peine si un Européen passait 12 mois sans une attaque;" et après avoir dit que les ulcères "semblaient servir de sauvegarde," et qu'il y avait une grande tendance à diverses sortes d'hémorrhagies ils ajoutent, "A ces particularités près, il semble y avoir peu de différence entre cette maladie et la Fièvre Jaune de la pire espèce dans les autres colonies. Il convient pourtant de faire observer sur ce point qu'entre 1824 et 1829, on ne fait mention dans aucun des Rapports du vomito négro comme caractère distinctif de la maladie. Ceci pourra peut-être faire naître un doute dans l'esprit de ceux qui attachent beaucoup d'importance à ce symptôme, quant à la question de savoir si la maladie pendant ces années, était bien la véritable Fièvre Jaune, ou simplement la fièvre rémittente endémique du pays; mais considérant que celle-ci a, comparativement, un caractère de bénignité, il est difficile de rattacher à ce type des cas dont, en général, la moitié et quelquefois les trois quarts avaient une issue fatale." Cette maladie ne fut point également fatale dans toutes les stations de la côte. A la Gambie par exemple, en 1825 et 1826, les trois quarts de ceux qui furent attaqués, moururent, tandis qu'à Sierra Leone, pendant le même espace de temps, il n'y eut guère que la moitié des cas qui se terminèrent par la mort. La maladie subit aussi des fluctuations remarquables à différentes époques, tant par rapport à sa prédominance qu'à sa gravité ; entre 1823 et 1829, par exemple, elle sévit dans sa forme la plus aggravée le long de la côte pendant plusieurs mois de chaque année, et enleva annuellement une grande proportion de la population blanche, tandis qu'en 1830 et les six années suivantes elle disparut pour ainsi dire tout-à-fait, et c'est à peine s'il se présenta un seul cas qu'on put désigner sous le nom de Fièvre Jaune." " A ce point que presque toute crainte de retour de la fièvre sous une forme aggravée avait cessé, lorsque, en 1837 et 1838, sans cause assignable, elle éclata avec autant de virulence que pendant la période la plus insalubre de la colonie et détruisit une grande proportion de la population blanche." Quoique cette terrible variété de fièvre "dans le plus grand nombre des années se soit montrée et qu'elle ait sévi avec la plus grande violence pendant le fort de la saison pluvieuse," il y a plusieurs exceptions à cette règle, mais on peut dire cependant qu'elle a régné (comme la fièvre intermittente) surtout pendant l'automne et le printemps. Il n'existe point de tables qui fassent voir la mortalité comparative des saisons différentes, à Sierra Leone, sous une forme séparée ; mais à la page 13, il y a d'amples preuves que le plus grand nombre de morts et de maladies, eurent lieu à Gambie, pendant les derniers six mois de chaque année,—et que cette maladie, comme la fièvre de Walcheren, n'atteignait point ceux qui se trouvaient à bord des navires et qu'elle était par conséquent, un produit de la terre,—et il paraît non moins certain que c'était exclusivement la maladie des Européens, car " pendant toute la durée de cette terrible mortalité, un détachement de 40 à 50 soldats noirs du second Régiment des Antilles, ne perdit qu'un seul homme, et n'eut presque jamais personne à l'hôpital."

La preuve de la prédominance et de la mortalité de la fièvre parmi les troupes blanches aux Iles de Los est également concluante à l'égard de l'influence de la saison ; mais la nature des listes pour les autres stations de la côte ne permit pas aux rapporteurs de séparer les troupes blanches des troupes noires et le total de la mortalité annuelle pour le Gouvernement de la Côte du Cap, donné page 19, ne peut servir à l'objet que nous avons en vue. A la page 23 cependant, nous trouvons un état pour toute l'étendue de cette côte qui fait voir que sur un nombre de mille les admissions pendant les premiers six mois de l'année furent à celles des derniers six mois comme 329 est à 671 et la mortalité correspondante était pour ces périodes comme 162 est à 838.

Les rapporteurs font ici cette remarque, " Le caractère de ces saisons, cependant, est loin de se manifester avec uniformité dans ce Gouvernement ; les années 1823, 1829, 1837 et 1838 furent toutes des exceptions mémorables, dans lesquelles la fièvre fut surtout régnante et fatale pendant le premier et le second trimestre, et elle disparut à mesure que la saison s'avançait, bien qu'à ces époques, les troupes blanches fussent trop peu nombreuses pour que les admissions et les morts contrebalançassent la prépondérance dans le troisième et le quatrième trimestres d'autres années, lorsque cette nature de force était plus nombreuse dans la colonie."

La conséquence à tirer des résultats d'un calcul pour les cinq années de 1825 à 1829, ne peut être considérée comme subversive des faits cités et tirés des premières parties de ce rapport, car en 1829, la mortalité causée par la fièvre ne dépassa pas 7 pour cent de la force totale, (8 sur 114), ni les admissions pour cette maladie 77·2 pour cent, pendant l'année.

Enfin si en 1822, neuf individus sur dix moururent de la fièvre, la grande majorité a dû succomber à de secondes attaques, puisque pour une force moyenne de 10 hommes, il y eut 22 admissions. En 1823, une force de six hommes nous présente huit admissions et six morts ; mais ici le nombre paraît trop minime pour autoriser une conclusion générale et dans aucune autre année jusques et y compris 1836, dernière année publiée, la mortalité proportionnelle ne s'est élevée parmi les troupes blanches lorsqu'elles étaient le moins nombreuses, à la moitié du chiffre qu'elle a atteint lorsque les troupes étaient le plus nombreuses, 571 hommes en 1836—(33·4 pour cent pour celles-ci, 68 pour cent pour celles-là). Passant de l'Appendice No. 1 qui a fourni ces chiffres au tableau p. 23, on trouve que la présence d'un plus grand nombre de soldats ne fit que doubler les admissions, mais elle quintupla la mortalité, pendant les derniers six mois de ces années, fait qui confirme ce que nous avons déjà fait remarquer à l'égard de la Jamaïque, à savoir, que la mortalité pendant la dernière partie de l'année, augmenta dans une proportion beaucoup plus grande que les admissions.

On ne peut supposer que l'insertion des troupes noires dans ce tableau puisse vicier beaucoup la conséquence que nous venons de déduire, car nous apprenons par l'Appendice No. 2, qu'elles ne perdirent que trois hommes de la fièvre pendant ces cinq années et que 30 sur 79 des morts qui eurent lieu parmi ces troupes pendant cet espace de temps furent causées par la petite vérole et que les 30 morts arrivèrent probablement dans le second trimestre de l'année 1827, circonstance qui tendrait à diminuer plutôt qu'à augmenter les erreurs provenant de cette source.

Si l'on trouvait que ce qui précède n'établit point suffisamment l'influence de la saison d'automne à augmenter le nombre des attaques de fièvre sur la côte occidentale de l'Afrique, je pourrais produire de nouvelles preuves d'après les tableaux pp. 236 et 240 de l'ouvrage de Thévenot sur "les Maladies des Européens dans les climats chauds particulièrement au Sénégal :" mais les extraits suivants des pp. 237 et 238, pourront peut-être avoir le même résultat, à savoir : "Dans toutes ces localités, l'automne est toujours la plus mauvaise saison ; mais c'est dans le mois d'Octobre et de Novembre que paraissent les maladies les plus rebelles. Les derniers six mois de l'année présentent quatre cinquièmes de toutes les maladies annuelles au Sénégal. C'est une période justement redoutée des Européens, particulièrement la fin de Septembre et d'Octobre." La courte durée du service des troupes blanches sur cette côte ne nous met pas à même de déterminer l'influence de chaque localité sur le nombre et la sévérité des maladies fébriles aux différentes stations avec le même degré de certitude que pour les Antilles, mais le tableau comparatif à la p. 14, pour les années 1825 et 1826, prouve jusqu'à l'évidence que de grandes différences existent aussi dans les mêmes années quoiqu'on n'en puisse conclure que ces différences aient un caractère permanent.

J'ai déjà parlé de la prédominance des fièvres intermittentes sur la côte Africaine comparée avec les Antilles, et le tableau p. 240 de l'ouvrage de Thévenot fait voir qu'au Sénégal, ce type est six fois plus fréquent que la fièvre rémittente. Cet auteur nous informe aussi p. 244, que la Fièvre Jaune est rare dans le voisinage du Sénégal, quoiqu'elle ait paru deux fois sur les sables arides de Gorée. Il semble presque superflu de faire remarquer que le climat et la topographie de ces établissements sont très différents de ceux des Colonies Anglaises situées vers le Sud, attendu que celles-ci ne sont jamais desséchées et transformées en plaines stériles pendant une certaine portion de l'année comme les plaines du Sénégal,—ni recouvertes d'eau presqu' entièrement pendant un mois ou deux durant une autre saison de chaque année successive, par les rivières grossies des pluies qui tombent dans l'intérieur ; à St. Louis, en effet, la moyenne annuelle de la pluie n'est selon Thévenot que de 20 pouces tandis qu'à Sierra Leone il semble qu'elle soit plus de dix fois plus grande.

Un examen des Rapports statistiques de l'armée ayant fait voir que le règne et la mortalité des fièvres aux Antilles, et sur la côte occidentale de l'Afrique sont grandement sinon également influencés par la saison et la localité, on passa ensuite au Rapport statistique de la Marine pour la station du Nord de l'Amérique et des Antilles de 1837 à 1843, et (à la seule exception de 1840, année pendant laquelle les admissions et les morts amenées par la fièvre furent moindres que dans aucune autre de ces années) l'influence des derniers 6 mois sur l'augmentation du nombre des cas est démontrée d'une manière aussi frappante que dans les Rapports de l'Armée. Les listes trimestrielles introduites par le Dr. Bryson, dans cette série, font voir que les admissions dans les premiers six mois de ces années furent de 2,600 ; dans les derniers six mois de 3,731 ; les morts de la première période furent de 92, celles de la seconde de 230 ; la mortalité fut donc dans la proportion de 3·53 pour cent aux admissions dans l'une et de 6·16 pour cent dans l'autre, résultat qui s'accorde parfaitement avec les observations déjà faites, que la mortalité augmente dans une proportion plus forte que les attaques pendant cette saison.

On ne peut guère s'attendre à trouver dans les listes de la Marine une preuve frappante de l'influence de la localité à développer ou à aggraver les fièvres à cause des fréquents changements de station imposés à ce service, mais le tableau No. 3, p. 129, montre les effets de ce climat sous un jour peu favorable lorsqu'on l'oppose au tableau p. 41 pour la station de l'Amérique du Nord.

Les Listes de l'Appendice font voir aussi que la fièvre est à la fois plus fréquente et plus fatale sur les bateaux à vapeur que sur les autres bâtiments, mais il faudrait connaître la force des équipages, dans l'un et l'autre cas, avant de pouvoir déterminer la somme de cette différence apparente. Thévenot, à la p. 177 donne quelques preuves remarquables de la mortalité causée par la fièvre parmi les équipages de vaisseaux sur les rivières de l'Afrique Occidentale, et l'expérience de la Marine Royale n'a que trop souvent démontré le danger qu'il y a à les explorer.

Il serait tout-à-fait superflu d'entrer dans des détails pour montrer qu'aux Etats-unis et en Espagne, les épidémies de Fièvre Jaune ont toujours été strictement limitées aux derniers six mois de l'année, c'est aussi l'époque pendant laquelle la fièvre endémique des Antilles et de l'Afrique Occidentale est le plus répandue et le plus fatale ; mais il ne sera pas tout-à-fait inutile de jeter un coup d'œil rapide sur le tableau donné par Arejula, pour l'année calamiteuse de 1804.

Ce document nous apprend que l'épidémie éclata à Malaga le 29 Juin ; à Velez et à Antequera, (l'un à environ 10 milles, l'autre à environ 18 milles de cette ville) elle parut le 2 Août ; à Alicante le 9 ; à Montilla le 11 et à Arcos le 14 Août.

En consultant une carte d'Espagne, on verra que si Velez et Antequera sont à quelques heures de marche de Malaga, Montilla et Arcos sont éloignés et ne se trouvent pas même sur la ligne principale de communication. Prenant Montilla comme un nouveau point de départ, l'épidémie, du 11 Août au 28 Septembre, s'étendit à vingt milles au nord jusqu'à Cordoue ; car Arejula tourne en ridicule l'idée qu'elle avait été introduite de Malaga par "un lino," et dit que là les communications étaient aussi libres qu' entre Madrid et Carabanchel, ou pour nous servir d'une comparaison qui nous soit familière,—entre Londres et Hampton.

La marche de l'épidémie dans cette direction fut comparativement rapide, car elle mit 10 jours de plus pour atteindre Ecija qui n'est qu' à 10 milles à l'ouest de Montilla. Le 28 Août, les habitants de Cadix accusaient diversement Malaga, Gibraltar, ou la Havane de leur avoir envoyé ce fléau redoutable, quand depuis quinze jours il était tranquillement établi à Arcos sur le Guadalete, à environ 18 milles de Cadix et à 9 milles de Xérès, qu'il n'atteignit cependant que le 23 Septembre.

D'Alicante le fléau s'avança de 12 milles vers Guardamar, à l'embouchure de la Segura, de la mi-août au 21 Octobre ; et finalement il trouva le moyen de traverser les 10 milles qui séparent Paterna de Ximena, du 30 Août au 27 Octobre. Si les routes de traverse ne sont pas très bonnes aujourd' hui, elles étaient probablement plus mauvaises en 1804 ; il n'y a donc pas lieu de nous étonner beaucoup que la Fièvre Jaune se détourna considérablement de lieux qui paraissaient se trouver pour ainsi dire sur sa route ; mais ayant atteint Cordoue par une route, l'une des meilleures du pays et ouverte *selon toute apparence*, l'épidémie ne put monter sur le plateau central de l'Espagne (l'un des plus élevés de l'Europe) pour visiter la capitale. Probablement à cause du même obstacle qui l'a, pendant des siècles, empêchée de gagner de son berceau la Vera Cruz, le plateau de Mexico.

Il semblerait donc que les invasions de Fièvre Jaune sont aussi peu soumises à une règle de progression graduelle, que le furent celles du choléra pendant sa dernière visite dans ce pays-ci ; et il est peut-être à propos de rechercher si ses ravages ne furent pas aussi capricieux que son cours. A l'égard de ce point, la même table fait voir que Velez Malaga perdit environ 3 de ses habitants sur 7, tandis que Cordoue n'en perdit que 1 sur 130 ; Vera perdit la moitié de sa population, tandis que Grenade perdit 1 habitant sur 180 ; à Carthagène de Levant, il périt 1 habitant sur 3 ; à Ximena 1 sur 150 ; à Malaga, près d'un sur 3 ; à Ecija moins d'un sur 10.

Ainsi dans la même épidémie, dans le même pays, soit que nous comparions les grandes villes avec les petits villages, ou les grandes villes entre elles, le contraste de la mortalité est aussi grand que dans le choléra, et l'on peut difficilement mettre en doute l'influence de la localité.

Il était pour ainsi dire nécessaire d'avoir une preuve comme celle-ci au sujet de la Péninsule, parce que la prédominance de la Fièvre Jaune dans ce pays en 1804, a été du moins généralement admise ; et les fièvres inflammatoires, bilio-inflammatoires, ou rémittentes compliquées, n'ont point été jusqu'ici accusées d'usurper la place de la véritable fièvre de Bulam, pendant cette année, en Espagne. Arejula (p. 154) nous informe avec beaucoup de finesse qu'aucun des "Profesores" de médecine ou de chirurgie, ne reconnut la maladie pour étrangère, lorsqu'elle parut pour la première fois à Cadix en 1800 ; ceci se reproduisit à Medina Sidonia en 1801 ; et encore à Malaga en 1803, "*quoique ces malades fussent tombés entre les mains de médecins capables, qui avaient traité un nombre considérable de cas de la même fièvre en* 1800."

En effet il lui arrive si souvent de citer des rémissions, et à la p. 168, plusieurs des signes de fièvre pernicieuse, comme se présentant dans le cours de cette maladie, qu'on ne peut considérer comme bien arrêtée la croyance de ce praticien au caractère distinct et spécifique de cette maladie, surtout quand on considère qu'il recommande si fortement le traitement par le Quina ; et à la p. 147, dans l'indécision où il se trouve relativement à l'identité de la maladie avec le "vomito prieto" non contagieux, il en recommande littéralement la diagnose différentielle à l'attention des officiers de santé de la flotte. Si le savant docteur eût vécu, il aurait peut-être trouvé quelque renseignement satisfesant sur ce point, dans les précieux rapports du Dr. Bryson sur la flotte, et dans ceux de ses collaborateurs de l'armée sur le terrein des recherches statistiques ; nous pouvons ici laisser quant à présent de côté la question de diagnose, mais les praticiens versés dans les distinctions délicates, ou comme dit Arejula, dans "des différences purement scolastiques," trouveront à satisfaire leur curiosité sur ce point, dans les articles sur la Fièvre Rémittente, et la Maladie Pestilentielle Hæmagastrique, par le Dr. Copland, et à la p. 509 de la Monographie de Mongeliaz, ils pourront lire un cas de fièvre intermittente pernicieuse, décrit par Trousseau, et dans lequel la matière noire vomie était "tout-à-fait identique" avec le vomito négro des malades de la Fièvre Jaune.

C'est une opinion communément reçue que les attaques antérieures de Fièvre Jaune ou, indépendamment d'une attaque, une longue résidence dans ces localités particulières dans lesquelles paraît fréquemment cette maladie, assurent aux personnes qui se trouvent dans ces circonstances, un certain degré d'immunité pendant le règne épidémique de la maladie. Cette croyance pourtant a été dans ces dernières années fortement ébranlée par les assertions et les chiffres des rapports statistiques et l'autorité d'écrivains qui comme Mr. Catel (p. 80), pensent que "le typhus ictérodes peut attaquer le même individu plusieurs fois, pourvu qu'il soit dans cet état de santé qui favorise le développement de cette inflammation." J'ai donc été amené à examiner un peu la question, afin de déterminer jusqu'à quel point cette opinion peut être fondée en fait. On admet généralement la difficulté (ou l'impossibilité absolue) de distinguer les moindres formes de Fièvre Jaune des autres maladies fébriles de la localité où elle paraît, autrement que par sa prédominance épidémique, et par la rareté du rétablissement après les attaques accompagnées de ("los accidentes," Arej., p. 159) la couleur jaune de la peau et le vomito négro. Le Dr. Blair nous apprend (p. 83) que ces symptômes coïncident seulement dans 6·95 pour cent du nombre des attaques ; et la grande mortalité 84·72 pour cent, parmi les cas ainsi caractérisés, prouve l'inutilité de s'appuyer sur ces rares exemples (formant environ 1 pour cent. du total de touts les cas) pour apprécier le degré de cette immunité. Les seules sources d'information positive, réellement utile pour cet objet, sont donc les listes des rapports officiels, surtout pour la Jamaïque, et comme jusqu'à présent personne n'a tenté de prouver que la durée de la résidence dans cette île diminue la fréquence ou la mortalité d'aucune autre maladie de ce climat, on peut admettre que l'avantage que l'acclimatation peut assurer ne s'étend qu'aux maladies fébriles.

En estimant l'influence de la longueur de la résidence sur la mortalité parmi les troupes servant à la Jamaïque, nous ne serions nullement fondés à exclure les années pendant lesquelles la fièvre épidémique a régné, car beaucoup d'écrivains supposent que l'exemption alléguée est exclusivement limitée aux époques de ces irruptions.

On ne peut guère non plus considérer qu'un soldat ou un étranger soit entièrement accoutumé au climat des tropiques avant d'y avoir passé moins de trois à cinq ans. Prenant ce dernier chiffre comme fournissant une plus grande probabilité qu'un régiment a traversé au moins une saison épidémique, on trouve en référant au tableau LXXVI., p. 92, du rapport statistique, que la moyenne de la mortalité pendant les cinq premières années de service a été dans la proportion de 147·7 pour mille, tandis que pendant les cinq années suivantes, elle a été de 104·7 pour mille de la force totale. Si nous examinons maintenant le tableau LXXVII., p. 93. dont les années de grandes épidémies sont exclues, nous trouvons que la mortalité pendant les premières cinq années de service fut de 102 pour 1000, et dans la période suivante de cinq ans de 82 pour 1000 de la force totale. Ce résultat, qui se trouve d'accord avec la croyance commune, nous présente un fait curieux, à savoir, que l'immunité ou exemption dont jouissent les individus acclimatés n'est point limitée aux années épidémiques, quoiqu'elle paraisse dans ces années environ deux fois aussi grande que dans les années ordinaires; la diminution de la mortalité s'élevant dans les premières à 4 pour cent et dans les dernières à 2 pour cent de la force respectivement. Comme les tableaux ne comprennent qu'une période de 10 ans seulement, ces résultats pourraient peut-être recevoir des modifications assez importantes par des observations continuées pendant une longue série d'années, mais on peut admettre que les chiffres présentés et l'exactitude reconnue des listes donnent à cette immunité un degré d'authenticité qu'elle n'aurait pu recevoir de l'expérience individuelle, expérience nécessairement restreinte au petit nombre de ceux qui ont survécu à des attaques bien caractérisées de Fièvre Jaune.

Je ferai remarquer en outre à propos de la fièvre rémittente de la Jamaïque qui, selon l'opinion générale attaque plusieurs fois la même personne, ou qu'en réalité il n'en est point ainsi, ou que si après une longue résidence, on souffre encore d'attaques répétées, il est certain que ces attaques subséquentes doivent être beaucoup moins fatales, et la différence entre les formes épidémiques et endémiques de fièvre, se trouverait ainsi simplement dans la somme de protection fournie par chacune des variétés de la maladie pour ce qui regarde l'élévation de la mortalité,—cette propriété étant commune à toutes les deux. Il semblerait en outre, d'après les observations de Mr. Boudin (Ess. de Géographie Méd. p. 46), que les fièvres pernicieuses, dont on ne peut contester la nature périodique, n'ont jamais au moins dans l'étendue de sa pratique médicale, reparu deux fois chez le même individu.

J'ai examiné les listes pour la Jamaïque seulement par rapport à cette immunité, parce que les grandes différences dans le chiffre de la mortalité causée par la fièvre, dans les diverses Iles du Vent, doivent empêcher qu'on attache la même importance à ces dernières listes par rapport à cette question, tant que le passage des troupes d'une île ou d'un gouvernement à l'autre sera aussi fréquent; d'ailleurs les maladies de l'estomac et des entrailles sont 4 fois plus fatales dans le gouvernement des Iles du Vent (13 fois plus à la Dominique) qu'à la Jamaïque, et l'on convient généralement que ces maladies s'aggravent par la longueur de la résidence.

Le tableau p. 16 du Rapport fait voir que la race noire est comparativement exempte des fièvres fatales de Sierra Leone ; mais les listes pour les Antilles prouvent qu'en général l'Africain y est plus sujet à la fièvre que dans son pays natal. Ceux qui n'ont point examiné ces Rapports croiront difficilement que le chiffre de la mortalité des noirs, par cette maladie est deux fois, trois fois ou même cinq fois aussi grand dans quelques-unes de ces îles que dans les autres ; et quoique le maximum de ce chiffre ne coïncide pas dans chaque île avec le maximum parmi les troupes blanches, il y a néanmoins une approximation telle entre le maximum et le minimum pour les deux races dans les mêmes stations (p. 51) que nous sommes amenés à penser qu'elles souffrent toutes deux des mêmes causes locales. A Nassau un fait remarquable de cette espèce, déjà cité d'après le Rapport, semble si concluant par lui-même qu'il rend inutile toute tentative de fonder sur ces rares éventualités une distinction spécifique* entre la Fièvre Jaune et les Fièvres Rémittentes ; éventualités dont l'application à la diagnose mènerait à la conclusion que la Fièvre Jaune était plus de quatre fois plus répandue à St. Kitts, etc., qu'à Sierra Leone.

Les médecins entretiennent des opinions très différentes relativement à la cause de la Fièvre Jaune ; les uns attribuent exclusivement la maladie à une contagion spécifique médiate ou immédiate ; d'autres croient qu'elle peut devenir contagieuse à un temps où dans un lieu, par des circonstances accidentelles, et être non-contagieuse dans un autre ; et beaucoup d'entre eux soutiennent que la cause est d'origine locale et que la maladie n'est jamais contagieuse.

Cette question d'origine a fait naître une grande et amère controverse parmi les médecins, mais je n'entrerai dans aucun détail sur un sujet qui a occupé l'attention de praticiens mieux préparés pour cette tâche.

Il paraît cependant nécessaire de faire remarquer que la grande masse de preuves contenues dans les Rapports Statistiques de l'Armée est contraire à la doctrine de la contagion ; tandis que les preuves fournies par les Rapports de la Marine sont, dans un petit nombre d'exemples, d'un caractère opposé ; résultat que les circonstances dans lesquelles on y a observé la maladie, rendent tout naturel.

Les Rapports s'accordent à montrer qu'il y a eu des rémissions dans une grande majorité des épidémies de fièvres dans les Antilles et l'Afrique Occidentale ; qu'il peut arriver que pendant des années, ces épidémies ne paraissent pas dans quelques-unes des localités les plus mauvaises ; qu'elles peuvent revenir sans cause assignable et régner à différents degrés d'intensité pendant de longues périodes ; et que le vomito négro peut bien ne pas se faire remarquer, ou ne paraître que dans quelques cas seulement, pendant les plus fatales épidémies de la Côte Africaine.

Les contagionistes ont allégué que ces différences dépendent du règne de deux maladies distinctes, soit simultanément, soit en

* Copland, Dictionnaire de Médecine Pratique, p. 951, vol. i., et note, p. 173, vol. iii.

différentes fois, dans la même localité et le Dr. Copland dit, "Les notions fausses qui existaient autrefois touchant ces maladies étaient dues, en grande partie, aux noms malheureux qu'on leur donnait, surtout au terme de Fièvre Jaune, qui, comme on le verra, par ce que nous avons tiré de différents auteurs, s'appliquait généralement à cette maladie pestilentielle, quoique la couleur jaune de la surface fût plus remarquable dans la violente fièvre endémique rémittente, non seulement d'Afrique et d'Amérique, mais aussi d'Espagne et des rivages de la Méditerranée." *

La couleur jaune de la surface, qui, on en convient, est ici plus remarquable dans la fièvre rémittente sévère, forme seulement un appoint de ce qui revenait justement à cette maladie, car le même auteur est obligé de lui concéder une part du vomito négro et les meilleurs observateurs ont établi ses droits à un grand nombre de cas d'une forme en apparence continue, parmi les fièvres des climats chauds,—la fièvre pseudo-continue de quelques auteurs français. Il paraîtrait donc que la fièvre rémittente a au moins d'aussi bonnes raisons que la Fièvre Jaune de se plaindre qu'une dénomination malheureuse l'ait privée de ses droits incontestables. Les rapporteurs donc étaient excusables d'adhérer à la nomenclature généralement en usage, parce que la présence d'un peu plus ou d'un peu moins de vomito négro dans ces fièvres est une distinction très insuffisante au chevet du malade, et que des symptômes diagnostiques non équivoques ne se présentent pas pendant le cours de la maladie. On a compté la courte durée de la Fièvre Jaune comme un caractère distinctif de cette maladie, mais dans une épidémie, causée évidemment par des causes locales à La Graverie (Calvados) en 1809, la mort avait lieu dans la majorité des cas, 6, 8, 12, 15, 20 et 24 heures après l'attaque, et je ne sache pas que la Fièvre Jaune ait jamais été plus rapidement fatale ; sa durée, au reste, diffère dans diverses épidémies.† D'ailleurs, on admet que la qualité contagieuse (contestée) est si aisément dissipée par les vents, qu'elle peut bien n'être pas manifeste ; il peut se faire qu'il n'y ait pas un abaissement de température suffisant pour éprouver de cette manière la force de durée de cette maladie ; et pour être éclairés par l'exemption d'une seconde attaque, il nous faut attendre la prochaine épidémie. Du reste plus on examine cette question, plus semble grande la difficulté d'établir les caractères invariables de la Fièvre Jaune ; mais il est inutile de poursuivre plus loin ce sujet, puisque la nature distincte de la Fièvre Jaune est fondée sur la croyance plus que sur l'observation.

Nous avons déjà établi que les fièvres périodiques sont rares dans les latitudes septentrionales élevées, et qu'elles augmentent de fréquence et de sévérité à mesure qu'on avance vers le sud, les autres conditions nécessaires à leur existence étant égales. L'influence qu'exerce une température élevée à augmenter l'intensité de la cause ne modifie pas seulement ces maladies en fréquence et en sévérité. Les formes aussi en sont tellement changées, que le

* Le Dr. Copland, Dict. de Médecine Pratique, vol. iii. p 166. † Montfalcon, p. 478.

caractère périodique ne serait plus reconnaissable pour qui ne les auraient observées que dans les climats septentrionaux. Dans cette marche vers l'équateur la fièvre tierce est supplantée par la fièvre quotidienne, celle-ci par la fièvre rémittente, qui l'est à son tour par la subintrante, la pernicieuse et la continue, avec ou sans couleur jaune de la peau et avec ou sans vomito négro ; la mortalité allant de pair avec ces transformations. Ces conversions en types différents s'offrent non seulement dans le passage des hautes latitudes aux basses, mais elles se montrent dans les climats tempérés, suivant la saison de l'année et la violence des diverses épidémies.

Et ce ne sont pas là toutes les circonstances qui forcent les fièvres périodiques à subir de telles évolutions, car même sous les tropiques en s'élevant des pays de plaines à des hauteurs considérables, on voit quelquefois la même série, dans un ordre inverse. En obéissant donc à cette influence de saison dans des climats tempérés, en cessant de paraître à de certaines élévations sous les tropiques, la Fièvre Jaune ne décèle pas moins que par ses symptômes, qu'elle est alliée aux fièvres périodiques. Là ne s'arrête pas l'analogie, car on a observé que les deux variétés de la maladie attaquent les étrangers, surtout ceux des pays septentrionaux, sous une forme violente et fatale, tandis que la population indigène ou celle qui depuis longtemps réside dans le pays, souffre d'un degré plus benin de la maladie, fait noté déjà depuis longtemps par beaucoup d'auteurs, plus particulièrement par Arejula, et récemment confirmé par les relevés numériques du Dr. Blair.

Un autre trait de ressemblance aussi, vient ajouter son poids dans la même balance, à savoir, l'influence de la cause, quelle qu'elle soit, sur la santé des animaux inférieurs, aussi bien que sur celle de l'homme. Arejula, dans sa description de la Fièvre Jaune, fait souvent allusion à de semblables occurrences, particulièrement à la page 236, et Sir W. Pym, les Drs. Gillkrest et Smith ont noté ce fait dans l'épidémie de 1828 à Gibraltar ; et le Dr. King, plus récemment à Boa Vista. De leur côté, MM. Dupuy d'Alfort, Rodet, et Hurtrel d'Arboval ont observé la fièvre intermittente dans le cheval et d'autres animaux. En parlant de l'insalubrité notoire du district à l'entour de Brouage, M. Mélier dit, " La mortalité ne frappe pas seulement l'homme, elle atteint aussi les animaux. Dans ce triste pays, comme dans touts ceux qui sont insalubres, les maladies épizootiques marchent de pair avec les épidémies."

L'opinion que la soi-disant Fièvre Jaune est simplement une variété des formes pernicieuses * de la fièvre périodique paraît gagner du terrein, et elle acquiert un appui considérable de la soudaine apparition de symptômes adventices (" los accidentes," Arejula, pp. 160 et 168) pendant la marche de la maladie ; du

---

* Le terme pernicieux a été appliqué exclusivement aux fièvres dont le caractère est fondamentalement périodique, soit que le type en fût intermittent, rémittent, ou en apparence continu, dans lesquelles des symptômes violents et extrêmement dangereux, tels que le délire furieux, le coma, l'état nommé algide, et le vomissement ou les déjections de fluides aqueux ou sanguins, &c., &c., arrivent soudainement dans le cours de la maladie, et sont ou promptement fatals ou, dans les cas fort rares de guérison, le passage d'un extrême danger à la sécurité ou à la santé, est aussi abrupt que l'attaque était inattendue. En outre, les fièvres de ce type irrégulier et les fièvres rémittentes ont bien plus rarement pour suites, des hydropisies, &c., que la fièvre intermittente ordinaire, surtout quand cette dernière prend une forme chronique.

chiffre à peu près semblable de la mortalité et par dessus tout de la présence de cas incontestables * de fièvre pernicieuse pendant les épidémies de Fièvre Jaune. Nous avons déjà cité un cas de fièvre intermittente pernicieuse dans lequel, dit Mr. Trousseau, les matières noires vomies étaient " parfaitement identiques " à celles que rejettent les malades attaqués de la Fièvre Jaune, et ici, du moins la compétence de l'observateur est incontestable. Pugnet indique comme un symptôme fatal dans le Dem-el-Mouia, (forme de fièvre pernicieuse) en Egypte, le vomissement de matières noires; Lancisi parle aussi de la présence d'un vomissement brun et noir et de déjections semblables dans une épidémie à Pésaro, en 1708 ; et les dernières observations faites sur ce sujet en Europe paraissent celles de Mr. Garnier, dans les Hôpitaux Français, à Rome, et même à Versailles ainsi que j'en ai été informé par Mr. Boudin.† La présence soudaine du vomito négro après ce qu'on appelle communément le calme fatal (rémission ?) pendant la Fièvre Jaune, est si semblable à la rapide invasion des symptômes pernicieux dans les épidémies provenant d'une infection de marais, que l'observateur le plus inattentif en doit être frappé. D'ailleurs, ces transitions remarquables sont exclusivement particulières à la variété pernicieuse des fièvres périodiques, et le danger du retour de cette forme pernicieuse paraît aussi peu à craindre que dans la Fièvre Jaune.

Après avoir esquissé quelques traits généraux de ressemblance entre des maladies qui passent pour différentes dans leur nature et distinctes dans leurs causes, il est à propos de jeter un coup d'œil sur cette dernière partie du sujet, en déclarant d'avance que je considère que la cause des deux variétés est la même, à savoir, une infection de marais ou la malaria, car cette dernière n'a pas toujours pour sources des marécages, d'après l'apparence extérieure du moins.

L'agent morbifique qui donne naissance aux nombreuses variétés de fièvre d'un caractère essentiellement périodique passe généralement pour être le produit de ces réactions qui se produisent entre les restes de matières organiques et les substances inorganiques, lorsqu'elles se trouvent en contact dans les conditions nécessaires à ces réactions. Quelques auteurs ont nié l'efficacité de cet agent ou même son existence ; Mr. Boudin et un ou deux autres ont soutenu que les effluves de certaines plantes vivantes causent la fièvre,—et le Dr. Wilson a avancé l'opinion que les lentes modifications qui ont lieu dans la fibre ligneuse produisent le même effet ; et un événement remarquable à bord de la " Vestale " semble appuyer ses vues. Ce vaisseau avait reçu à bord une quantité de bois à brûler vert, cause probable d'une odeur désagréable qu'on remarqua bientôt dans la cale. Le bois fut en conséquence monté sur le pont et on employa quelques hommes, des soldats de marine principalement, à dépouiller ce bois de son

* Pugnet, Arejula, Lewis, Rufz, Dutrolau, Bertulus, Gillkrest, Brown et Jackson.
† Bulletin de l'Acad. de Méd.—Août 1850.

écorce ; touts ces hommes tombèrent malades " dans le cours de deux ou trois jours " après.* On pourrait produire d'autres accidents d'une nature à peu près semblable, en faveur de cette théorie, qui, en réalité, ne diffère que peu de celle qu'on a généralement adoptée et paraît reposer sur des bases aussi solides que l'opinion de quelques contagionistes qui affirment que le poison spécifique qui cause la Fièvre Jaune a pris son origine à bord de vaisseaux négriers encombrés ; ou que la maladie peut être produite par les effluves de morue gâtée.

La Fièvre Jaune a si souvent paru dans les ports de mer que les assertions de ceux qui croient que cette maladie est toujours le résultat d'une importation† ont reçu un certain air de probabilité. Les contagionistes, cependant, aussi bien que leurs adversaires, ont presque entièrement négligé le fait que ces ports généralement situés à l'embouchure des rivières, ou dans de petites anses où se jettent des rivières, sont plus exposés que d'autres lieux aux causes d'insalubrité qui dépendent du mélange de l'eau douce avec l'eau salée.

Or, ce mélange est une des conditions les plus favorables à la production de la malaria, tant à cause de la destruction de vie organique qu'il occasionne que par les éléments qu'il fournit aux réactions chimiques. L'exemple suivant, tiré du rapport de M. Mélier,‡ décide ce point.

La localité de l'expérimentation, car c'est ainsi qu'on peut avec vérité désigner le fait dont il s'agit, était la Maremme de Lucques, sur le rivage de la Méditerranée. Le terrein se divise en trois bassins principaux coupés de mares et de lacs nombreux, qui, depuis des siècles ont été de temps en temps inondés par la mer, causant ainsi le mélange de l'eau douce et de l'eau salée. L'insalubrité de ce district était, dit-on, si grande que " une mort inévitable " était la conséquence d'une nuit passée dans cette localité pestilentielle pendant les mois d'Août et de Septembre. Pour remédier à ce triste état de chose, en 1740, on plaça une écluse à vannes dans le Burlamanca, canal par lequel l'eau salée entrait dans le bassin principal, écluse construite de manière à opposer une barrière aux marées quand elles s'élevaient et à laisser s'écouler l'eau douce quand les marées baissaient. Ces travaux furent terminés en 1741. Le succès en fut si complet que les fièvres qui n'avaient jamais auparavant manqué de paraître, cessèrent l'année suivante, et à partir de ce temps le district devint salubre. Le village de Viareggio, antérieurement abandonné, devint un lieu important et une résidence favorite des premières familles de Lucques, pendant l'été. En 1768 et 1769, les fièvres reparurent soudainement, comme pendant leurs périodes les plus mauvaises. Qu'était-il arrivé ? rien que ceci : l'écluse s'était détériorée, et les eaux s'étaient de nouveau mêlées. On répara l'écluse et la fièvre disparut. La mortalité qui s'était élevée à un habitant sur 15 fut réduite l'année

* Rapport sur la Santé de la Flotte de 1837 à 1843, p. 107.

† Voy. la note sur "l'Eclair," à la fin de ce document.

‡ Rapport sur les Marais Salants, p. 77.

suivante à 1 sur 40. Le même accident arriva en 1784-85, avec des conséquences semblables, et l'on remédia au mal de la même manière. On établit des écluses semblables à Cinquala en 1812, à Motrona en 1819, et à Tonfalo en 1821. Partout le succès fut le même ; l'expérimentation est aussi concluante qu' irréfragable. Des résultats semblables ont été obtenus depuis dans d'autres lieux de l'Italie et en France.

Voici donc une source bien démontrée d'insalubrité qui affecte spécialement les villes situées sur les rives basses et alluviales des rivières soumises à l'influence de la marée, et qui est très propre à jeter beaucoup de jour sur la présence de la fièvre à bord des vaisseaux, sans qu'il soit nécessaire d'admettre l'intervention d'une contagion importée. Dans les villes différemment situées, soit sur la côte ou dans l'intérieur, quelque peu semblables que soient les apparences extérieures, les sources d'insalubrité, là où elles existent paraissent être fondamentalement les mêmes. Dans ces dernières localités, les parties constituantes de la surface de la terre qu'on sait varier d'un point à l'autre fournissent les éléments nécessaires, soit dans un état de solution, dans les eaux provenant de différentes sources ou dans les substances salines solubles dans l'eau qui tombe sous forme de pluie, et les réactions chimiques qui s'en suivent entre les matières organiques et inorganiques se produisent par les mêmes lois qu'ailleurs. Il serait aussi vain de soutenir que l'insalubrité d'un nombre considérable de localités a été rapportée par l'expérience à cette cause, qu'il serait déplacé d'affirmer que les parties constituantes de la surface de la terre, organiques et inorganiques, la composition des eaux, l'influence de la température, de la lumière, des courants électriques et la direction et la force des vents, éléments essentiels à de semblables investigations, ont été déterminés avec un certain degré de précision pour une situation quelconque. Le fait, pourtant, a été établi pour quelques districts de l'Italie, et l'on en peut raisonnablement conclure la possibilité de l appliquer à d'autres.

Touts les pays de formation volcanique par exemple, contiennent dans leurs rochers et leur sol une immense proportion de substances salines solubles ; la croûte en est ordinairement plus perméable à l'eau que celle d'autres régions d'une origine différente ; elles abondent en sources minérales et dans plusieurs d'entre elles la végétation est particulièrement luxuriante. On sait que dans ces pays, les fièvres d'un caractère périodique paraissent sous une forme aggravée et déciment quelquefois les habitants en des lieux qui ne présentent aucun signe externe de marais ou de sources évidentes d'insalubrité. Plusieurs endroits de l'Italie, toutes les Antilles et une portion notable des rivages de la mer des Caraïbes, plusieurs îles de la côte occidentale de l'Afrique et une partie de son rivage ainsi que d'autres localités ont présenté au monde une triste série de preuves en faveur de cette doctrine. « C'est un fait constaté, » dit M. Mélier, « que toutes les eaux stagnantes ne sont pas également dangereuses ; s'il en est auprès desquelles il suffit de passer pour être infecté, il y en a aussi d'autres qui sont innocentes pour ainsi dire ou qui donnent seulement lieu quelquefois à des fièvres légères. D'où dépend cette différence ?" Il nous informe qu'il a entrepris sur ce sujet une enquête qu'il n'a pu encore pousser assez loin pour pouvoir dire, "même avec réserve, que la différence dépend de cette circonstance, que dans un cas les eaux contiennent des sulfates en grande proportion, tandis que dans les autres, les sulfates n'existent qu'en légères quantités ou pas du tout." "Mais," ajoute-t-il, "nous sommes enclins à penser qu'il en est ainsi." La quantité d'eau existante, modifie aussi considérablement l'action de la chaleur solaire à produire ces changements qui donnent naissance à l'agent morbifique, et Mr. Carrière nous montre que les surfaces qui ne sont que peu couvertes ou qui sont simplement humides sont aussi les situations les plus dangereuses. "Rien n'y modifie ou n'y arrête l'action du calorique, et l'élaboration qui en est le résultat coïncide toujours avec un surcroît d'intensité de l'influence morbifique."

Les divers changements dans les formes de la vie organique qui ont si constamment lieu dans les eaux stagnantes peuvent jouer aussi un rôle important dans la production de la malaria. Dans les marais salants, par exemple, quand l'eau atteint un certain degré de concentration, elle acquiert une couleur rose et peut même devenir aussi rouge que du sang par le développement d'un nouvel animalcule infusoire qui paraît après que les races aborigènes ont péri. A cette époque les eaux exhalent l'odeur particulière de la violette ou de l'iris, qui est quelquefois si forte qu'elle cause des maux de tête et d'autres sensations de malaise chez quelques-uns des ouvriers.* Il semblerait aussi que dans les eaux douces, des changements semblables, parmi les formes infusoires et végétales qu'elles renferment ont lieu sous certaines conditions de température et d'évaporation et leurs degrés relatifs d'insalubrité dépendent peut-être de ces transformations aussi bien que de l'exposition partielle de leurs lits d'alluvion à l'action directe de la chaleur solaire.

L'étang de Lindre-Basse dans le département de la Meurthe offre un exemple curieux des effets que les conditions différentes sous l'influence desquelles s'engendre la Malaria, ont sur la modification des maladies provenant de l'infection marécageuse. Cet étang, exploité suivant le système de rotation triennale commun dans la Sologne, est deux ans sous l'eau et un an à sec. Pendant la première année il est à moitié rempli et donne naissance à des fièvres intermittentes ; pendant la seconde il est plein, et les fièvres typhoïdes dominent ; dans la troisième, après avoir été pêché, il est mis à sec et cultivé comme un champ, et pendant cette année des affections phlegmoneuses apparaissent. Ces maladies se sont succédé les unes aux autres pendant une période de 16 années.†

* Mélier sur les Marais Salants, pp. 20 et 49.

† Un changement de rotation en 1848-9 a changé l'ordre de succession de ces maladies.—*Comptes Rendus*, 1850.

aussi régulièrement et aussi invariablement que les différents états de l'étang ; et cette idée se présente d'elle-même que des maladies qui ont une commune origine doivent avoir plus ou moins une communauté de nature, quelque différentes qu'elles puissent être dans leur apparence extérieure.

On pense que l'agent morbifique matériel résultant des réactions entre les restes de structures organiques et la matière inorganique est de l'hydrogène sulphuré que les expériences de Chevreul, de Henry, de Fontan, de Daniell et d'autres, ont prouvé être un des produits obtenus par ces compositions quand il y a présence de sulphates.

"A cette limite," dit Mr. Carrière, "l'investigation directe s'arrête. Il sera peut-être possible de découvrir si cette substance dont l'existence est prouvée ne subit point de nouvelles modifications pendant son contact avec l'air avant cette dernière modification, lorsque, déposée dans les tissus et mêlée aux fluides vitaux, elle devient finalement l'agent de cet empoisonnement."

Quoi qu'il en puisse être, la physiologie expérimentale a fait voir qu'un pouce cube de ce gaz dans 1,500 pouces cubes d'air suffit pour tuer un oiseau, et un pouce cube dans 800 fait en peu de temps mourir un chien.* Matteucci nous informe aussi que "l'hydrogène sulphuré est le seul corps, qui ayant agi sur le sang, même en très petites quantités, ôte à ce fluide la propriété de devenir artériel par l'oxygène."†

En outre, MM. Dujardin et Didiot ont observé qu'après des fièvres violentes l'aération du sang pendant la séparation de la fibrine, en battant ce fluide, ne lui rend pas sa brillante couleur rouge comme dans l'état physiologique.‡

La malaria est susceptible d'être transportée par les vents, du lieu où elle est engendrée à d'autres plus ou moins éloignés. Ce fait, en fournissant une preuve de l'existence matérielle de l'agent, explique aussi l'insalubrité des localités où les sources de ce poison n'existent pas. Mr. Mélier donne un exemple remarquable de ceci à Marennes. "Quand le vent souffle de l'est, du nord-est, ou du nord, c'est-à-dire de manière à emporter loin de la ville les effluves des plaines marécageuses qui se trouvent toutes du côté de l'ouest, les fièvres sont rares. Au contraire quand le vent souffle de l'ouest, du sud-ouest, ou du sud, c'est-à-dire que passant sur les marais il en porte les effluves sur Marennes, les fièvres ne manquent jamais de paraître." "A St. Agnant, situé du côté des marais opposé à Marennes, les choses se passent dans l'ordre inverse, c'est le vent d'est qui y apporte les fièvres, celui même qui les éloigne de Marennes." La distance à laquelle les effluves peuvent se transporter semble être considérable ; car pendant la saison qu'elles sont le plus abondantes, Rochefort à quatre ou cinq milles des marais, souffre du vent du sud-ouest qui lui apporte les effluves de Brouage. Cette puissance de transport des vents paraît dépendre en quelque

* Carpenter, Physiologie Hum., p. 601. † Lect. sur les Phénomènes Physiques des êtres vivants, p. 127. ‡ Haspel, Maladies de l'Algérie, p. 376.

sorte, de leur état hygrométrique ; et l'accumulation du fluide électrique près de la surface de la terre pendant les états humides de l'atmosphère,* favorise peut-être le développement des effluves.

Le sujet tout entier pourtant réclame une observation à la fois exacte et étendue ; observation qui peut seule nous mettre à même de donner une réponse satisfesante à une question qui a été souvent faite, à savoir,—pourquoi le voisinage des marais existant toujours, une année est-elle plus insalubre qu'une autre ? Voici quant à présent la seule réponse que nous puissions faire,—l'influence morbifique des marais et des autres sources de malaria, est si évidemment subordonnée à la saison, que nous devons en inférer qu'il y a eu quelque différence dans les phénomènes météorologiques, car la connaissance que nous avons de cette partie du sujet est trop insuffisante pour que nous puissions affirmer que deux années quelconques ont été semblables à touts égards. Bien plus, une autorité distinguée en ces matières nous apprend que " depuis le commencement du monde, la température et l'humidité de l'atmosphère n'ont peut-être pas été deux fois, dans les mêmes circonstances, identiques pendant huit jours consécutifs." † Quelle valeur donc pouvons-nous attacher à des conclusions tirées de l'observation d'états si variables, que c'est à peine même si la température moyenne annuelle a été déterminée, avec toute la précision nécessaire à un petit nombre de points de la surface de notre globe, en même temps que d'autres phénomènes météorologiques sont encore plus imparfaitement connus ? D'ailleurs, les quelques maladies qui passent généralement pour se propager par une contagion spécifique ne font souvent que peu de progrès, sans l'aide de ces états particuliers de l'atmosphère, que, dans notre ignorance de leur nature, nous avons appelés constitutions épidémiques ; et si l'on admet que ces conditions soient nécessaires dans un cas pourquoi seraient-elles considérées comme sans influence dans un autre ?

Si la topographie médicale a été si fréquemment sans succès pour réconcilier l'insalubrité notoire de quelques localités avec leurs apparences extérieures cela est résulté de l'imperfection des moyens d'investigations employés, et nullement de l'impossibilité d'arriver à des résultats plus positifs. Les faits consignés dans les ouvrages de MM. Mélier et Carrière font voir que la chimie a été jusqu'ici, ou trop souvent négligée ou mal appliquée à ces recherches.

Les travaux récents du Professeur C. F. Schönbein, semblent pourtant jeter un jour important sur ce sujet. Le professeur, après avoir montré " que la quantité d'ozone présent dans l'atmosphère au même lieu varie en différents temps," prouve par des expériences que cet agent décompose les produits fétides de la putréfaction qui s'opère dans les corps animaux quand la vie a cessé ; produits qui, s'ils n'étaient détruits, ne manqueraient point dans la suite des temps, de s'accumuler en quantités telles que " l'air en

* Arago et Schubler, Carrière, p. 76.

† Quetelet, Lettres sur la Théorie des Probabilités, &c., p. 106.

serait empoisonné et qu'il perdrait la propriété d'entretenir la vie animale." Il ajoute encore que "l'hiver, plus que toutes les autres saisons, se distingue par l'abondance de l'ozone de l'atmosphère ;" et aussi, "que les couches plus élevées de l'atmosphère sont plus ozonifères que les couches inférieures." Or, l'expérience universelle atteste que ces maladies qui de l'aveu presque général, proviennent de la malaria, sont comparativement rares en hiver et qu'elles diminuent aussi de fréquence (les autres circonstances étant égales) avec l'élévation plus haute de la localité.

Mr. Schönbein fait donc justement remarquer que : "Comme la génération de quelques maladies telles que la Fièvre Jaune semble être en rapport avec certaines saisons, et certaines positions géographiques, il serait, je pense, important de constater par des observations ozonométriques comparatives, si ces maladies sont en relation avec l'état ozonifère de cette portion de l'atmosphère dans laquelle elles se manifestent. Considérant la grande obscurité qui enveloppe encore les causes de la plupart des maladies, et comme il est néanmoins extrêmement probable que quelques-unes d'entre elles, sinon un grand nombre, sont les effets d'agents chimiques qui existent dans l'atmosphère et qui ont un grand effet physiologique, *c'est-à-dire* qui agissent en très petites quantités avec beaucoup d'énergie sur la constitution animale, les médecins et les physiologistes scientifiques devraient soigneusement poursuivre une série de recherches qui promet d'augmenter les notions que nous avons de la connexité qui existe entre les phénomènes physiologiques anormaux et les agents physiques ou chimiques." *

Ceux donc, qui possèdent la somme de connaissances scientifiques nécessaires à de telles recherches ont le champ libre ; mais ils ne doivent jamais perdre de vue que ce n'est point par d'ingénieuses spéculations, mais par une observation longue et suivie des phénomènes physiques qui se présentent sur le lieu, qu'on peut acquérir des renseignements précis et durables sur un sujet d'une si haute importance.

Avant de quitter ce sujet, il sera bon d'apprécier, s'il est possible, la valeur des preuves fournies tant par les avocats de la contagion dans la Fièvre Jaune, que par ceux qui sont opposés à cette doctrine. Les contagionistes tiennent pour parfaitement concluantes les preuves de leur côté, quoique ces preuves ne soient fondées que sur une présomption, et ils soutiennent, de plus, qu'un petit nombre de faits positifs suffisent pour renverser une masse quelconque de preuves négatives.

Cette estimation de la valeur de ces faits présumés, si improprement appelés positifs, est tout-à-fait erronée, car pour atteindre à la certitude, en fait de contagion comme en toute autre chose, il faut démontrer que la cause est nécessaire et l'effet invariable. Ce n'est qu'alors seulement que le rapport entre la cause et l'effet peut

* Trans. Médico Chirurg., vol. xxxiv., p. 219.

être positif et certain. Les seules sources de savoir humain absolument certaines, sont les vérités simples et par elles-mêmes évidentes qui portent instantanément la conviction dans l'esprit, tels que les axiomes et les démonstrations mathématiques. Au-delà de ces étroites limites rien n'est plus que question de probabilité. L'exemption absolue de nombreuses personnes exposées au danger (hypothétique ou non) de la contagion de la Fièvre Jaune, repose sur le témoignage direct de nos sens et possède par conséquent, un degré de certitude qu'on ne peut écarter par des sophismes. Elle a donc, sur toutes les déductions *à posteriori*, une supériorité à laquelle ne peut prétendre aucun exemple supposé de la maladie tant que se présenteront de nombreuses exceptions à cette règle qu'on avance. L'accumulation même de 10,000 exemples incontestables de la communication de la Fièvre Jaune, d'individu à individu, n'en rendrait point la transmission, dans un cas donné, matière à certitude, quoique cet événement eût acquis plus ou moins de certitude par la masse de faits en sa faveur. Si une observation rigoureuse et une ample expérience, dans des conditions dégagées de toute exception, élevaient jamais à cette hauteur dans la balance de l'évidence, le témoignage en faveur de la nature contagieuse de la Fièvre Jaune, il pourra paraître moins ridicule de parler de conclusions *à posteriori*, comme de faits positifs. Car alors les chances de la transmission de la maladie d'un individu à un autre, pourront devenir l'objet d'un calcul, comme une question de probabilité, qui, ainsi que toutes les questions semblables, serait soumise à des fluctuations dans *les limites fixes d'une erreur possible*. La controverse soutenue jusqu'ici a été une guerre de mots et d'opinions discordantes, où touts les faits qui se rapportent à une observation directe se trouvent du côté de la non-contagion. Jusqu'ici, l'assertion téméraire du contagioniste a été reçue sans examen par ceux qui ne réfléchissent point, et avec avidité par les gens timides qui ont été poussés à chercher dans l'isolement cette sécurité qu'on ne peut obtenir que par l'abandon précipité de la localité infectée, et dont les troupes de la Jamaïque ont si largement joui dans leurs nouveaux quartiers,—les districts montagneux de l'île.

J'ai l'honneur d'être,

Milords et Messieurs,

Votre obéissant serviteur,

A. Browne, D.M.,

Chirurgien en retraite du 37me Régiment.

Au Conseil Général de Santé,
etc. etc.

Note sur l'importation alléguée de la Fièvre Jaune à Boa Vista, par le Bâtiment à vapeur "l'Eclair," 1845.

L'apparence de la Fièvre Jaune à Boa Vista, après l'arrivée de "l'Eclair" dans le port de Porto Sal Rey, le 21 Août 1845, a été souvent citée comme une preuve que la maladie avait été introduite dans l'île par ce vaisseau. Les faits, cependant, tels qu'ils sont détaillés par le Dr. M'William, maintenant médecin du Département des Douanes à Londres, ne semblent nullement concluants sur ce point.

Aussitôt après que le bateau eût jeté l'ancre, John Jamieson, attaché aussi maintenant aux Douanes à Londres fut envoyé au bateau par le Consul, mais il ne monta point à bord, attendu que le Capitaine Estcourt doutait qu'on voulût admettre le bâtiment à la pratique à cause de la maladie qui régnait à bord à ce moment-là. Jamieson rapporta au Consul ce qui s'était passé. Mr. Rendall se rendit alors chez le Gouverneur, et Mr. Kenny, médecin, reçut l'ordre de visiter le bâtiment. Mr. Kenny, accompagné de Mr. Jamieson partit en conséquence et touts deux allèrent à bord. Mr. Kenny étant descendu dans l'entrepont pour visiter les malades, retourna à terre avec Jamieson, où ils furent bientôt suivis par le Capitaine Estcourt et le mécanicien en chef. "Le Capitaine Estcourt alla d'abord chez le Consul et ensuite chez Mr. Macaulay." "Le mécanicien, après un court séjour à terre retourna au vaisseau ;' on ne dit point où *il* était allé. "Les Kroomen restèrent sur le môle jusqu'à ce que le capitaine revînt à son vaisseau dans la soirée," p. 13. En réponse à la question suivante, Jamieson dit, "J'allai à bord le soir même avec le mécanicien et j'y restai jusqu'à 10 heures et demie que je revins à terre." Il y a ici quelque contradiction, du reste sans importance, dans la déposition de Jamieson touchant le séjour du mécanicien à terre. Jamieson rapporta à terre dans son bateau "une douzaine au moins de sacs de linge sale, appartenant aux officiers du vaisseau," et déposa pour la nuit, ces sacs, dans les magasins du Consul ; il les donna le lendemain matin aux blanchisseuses de la ville. La liste des blanchisseuses fournie au Dr. M'William par Jamieson contient 17 noms ; celle qui se trouve dans le Rapport du Dr. King, p. 16, contient 19 noms. Quatre de ces blanchisseuses moururent, et le Dr. M'William dit à la page 82, "J'ai examiné toutes celles qui ont survécu et j'ai trouvé qu'il y en eut deux d'attaquées vers la fin d'Octobre, 5 en Novembre, 2 en Décembre, 3 en Janvier et une ne le fut que dans le courant de Février. Aucune de ces morts n'eut lieu avant que la fièvre ne fût générale à Porto Sal Rey ; de sorte que dans aucun de ces cas la fièvre ne peut être justement attribuée à la matière infectante transportée par le linge." Nous devons d'autant plus admettre cette opinion du Dr. M'William qu'Anna Santa en réponse à la 75me question, "Avez-vous eu la fièvre ?" répond, "Non ;" et Delphina Barbara, en réponse à la question 112, "Avez-vous eu la fièvre pendant le séjour de "l'Eclair" ici, ou après son départ ?" répond aussi par la négative. Le Dr. M'William qui examine les blanchisseuses entre le 1er et le 30 Avril, semble pourtant en avoir trouvé 13 qui avaient eu la fièvre et une qui ne l'avait pas eue.

Est-ce le chiffre des blanchisseuses qui est inexact, ou le sommaire de leurs dépositions donné à la page 82 du rapport de Dr. M'William?

Ayant épuisé le sujet des blanchisseuses, nous trouvons que le Capitaine Estcourt alla demeurer chez Mr. Macaulay, le 25 Août, et consacra noblement tout son temps à son équipage malade, jusqu'à ce qu'il tombât malade lui-même ; il fut alors immédiatement porté au fort, pp. 78, 79. Voici donc un nouveau canal par lequel une maladie contagieuse aurait pu s'introduire, mais comme il ne s'en suivit aucun résultat fâcheux, on n'en parle même pas. On ne suppose pas que Mr. Kenny qui visita les malades une fois, à bord et "plus d'une fois dans le fort,—fréquemment même" (p. 81) ; ni que le Dr. Almeida qui les vit une fois dans ce dernier endroit, aient, plus que le Capitaine Estcourt, introduit la contagion. On débarqua les malades et l'équipage de "l'Eclair" au fort, le 31 Août, et à la même époque les officiers de la Ste. Barbe, les aspirants commissaires maîtres et ingénieurs, occupèrent une maison à Porto Sal Rey. La maison est tout près de la mer, dans la partie de la ville appelée Santa Barbara, "et les officiers et leurs domestiques étaient journellement dans les différents quartiers de la ville." Dans cette maison, "quelques-uns des officiers, le cuisinier du capitaine et quelques autres domestiques tombèrent malades ;" mais "on les envoya au fort dès qu'ils furent attaqués," aussi bien que l'agent comptable qui logeait chez Mr. Kenny, et il n'en résulta aucune conséquence fâcheuse, quoique ce soit là une des sources les plus sûres dont puisse se répandre une maladie contagieuse. Avant cela pourtant, on avait donné permission aux sous-officiers et à quelques matelots (p. 82) d'aller à terre. Il paraît que les matelots se rendirent principalement chez un cabaretier nommé Georgio, à Porto Sal Rey. "Il est à remarquer que cet homme fut attaqué de maux de tête et de fièvre le soir du jour de la visite des hommes de "l'Eclair ;" mais il n'est pas surprenant que parmi les nombreux amis qui le visitèrent pendant son indisposition, Anna Gaspar et Rosinha San Antao aient eu une légère attaque de fièvre peu de temps après avoir été à ce cabaret ; car Anna Gaspar dit (367) qu'elle n'avait point vu de malades et Antao ne dit pas non plus qu'*elle* en ait vu. La seule chose qui doive étonner dans le cas de Georgio, c'est que les gens de "l'Eclair," qui se portaient tous bien aient pu lui communiquer des maux de tête et une grande chaleur à la peau, à moins de l'avoir trop régalé de grog, défaut commun aux marins. Ce canal d'introduction a paru suspect ; mais "la poire n'était pas encore mûre."

Voyons comment les choses se passèrent au fort parmi les soldats qu'on y mit de garde.

Le Caporal Perez, de la première garde, quoiqu' indisposé pendant qu'il se trouvait dans le fort avec les hommes de "l'Eclair," fut de service après son retour à Sal Rey ; mais son état s'empirant on le releva, et il fut malade environ un mois ; sa femme, cependant, qui le soigna, ne tomba malade que lorsque la maladie devint générale. Perez dit n'avoir pas eu beaucoup de visites pendant sa maladie, et quoique le Dr. Almeida l'ait vu une fois, sa maladie ne pouvait exciter aucun soupçon dans l'esprit du docteur ; et le Dr. M'William ne lui adressa jamais aucune question quant à la nature de la maladie qui se déclara évidemment dans le commencement de Septembre ; et l'on n'essaya pas de faire monter à cette source, l'épidémie qui ne parut que vers le milieu d' Octobre. Pedro Manoel, du même piquet, ne fut point malade au fort ni à Porto Sal Rey, avant que la fièvre n'y fut largement répandue. Antonio dos Santos, de cette garde aussi, ne fut point malade au fort et ne le fut que trois semaines après l'avoir quitté. La fièvre de cet homme a dû arriver en Septembre et l'on renonça aussi à vouloir faire passer ce cas comme source d'introduction. La raison de ceci paraît être assez évidente ; car le Dr. M'William (p. 83) nous dit que le Dr. Almeida vit Perez "pendant sa convalescence ;" et le docteur dit que peu après la seule visite qu'il fit au fort, il alla à Fundas das Figuieras et qu'il revint à Sal Rey le 19 ou le 20 Octobre. Comme Perez quitta le fort le 3 ou le 4 Septembre, il n'est pas probable qu'on l'y remît de service avant le 6 ou le 7 du mois, par conséquent sa maladie devait être bien légère, s'il était convalescent avant que le Dr. Almeida ne quittât la place et il est probable que le docteur ne le vit que dans les derniers dix jours d'Octobre. Le cas de Santo est aussi peu satisfaisant puisque la maladie n'éclata dans les casernes que longtemps après et, sans dates, ces sortes d'histoires sont toujours inconcluantes.

Le second piquet fut six ou sept jours dans le fort pendant que les malades de "l'Eclair" s'y trouvaient ; mais le Caporal Silva ne fut point malade dans le fort, il ne sait pas au juste quand il tomba malade, mais il y eut plusieurs malades avant lui. Manoel Antonio Alves, de ce second piquet, ne fut point malade dans le fort et aida à enterrer les deux soldats portugais vers le 21 ou le 22 Septembre. Le 22 on l'envoya de service au fort, où il ne resta qu'un jour et demi, car il fut attaqué et transféré à la caserne au bout de ce temps (*c.à.d.* vers le 24) ; il y resta malade 4 ou 5 jours, et beaucoup plus longtemps dans un état de faiblesse. Luis Briza, troisième soldat de ce piquet, mourut de la fièvre le 12 Novembre, mais on ne dit pas pendant combien de temps il était resté malade.

Le troisième piquet au fort consistait de deux soldats portugais et de Miguel Barbosa ; les deux premiers y moururent, l'un le 20, l'autre le 21 Septembre. Barbosa, seul survivant, "n'est pas tout-à-fait sûr, mais il pense qu'il resta six ou sept jours" dans le fort avec les malades de "l'Eclair," et plusieurs jours après eux. Il dit (218 et 219) que le Caporal Agosthino et Roque tombèrent malades le lendemain du départ de "l'Eclair,"* et (220) que le caporal mourut le troisième jour et Roque le quatrième de leur fièvre, ce

* "Mais lorsque les soldats furent saisis de fièvre, il n'y avait qu'une semaine qu'ils étaient revenus de Porto Sal Rey, où, sous un point de vue théorique du moins, la condition du sol pendant et après la saison pluvieuse est de nature à causer la fièvre. Assurément on a attribué nombre de mauvaises fièvres à des causes moins évidentes."—*Rapport*, p. 105. Si l'on suppose que ces hommes avaient apporté "les germes de la fièvre avec eux" de Porto Sal Rey au Fort, la période d'incubation eût été moitié moins longue que dans les cas de Barbosa et de Manoel *au sortir* du Fort.

qui ferait voir que le caporal mourut le 17 et le simple soldat Roque le 18 Septembre : or, le Major Mascarenhas prouve que le premier mourut le 20, et le second le 21 du mois ; et Pedro Manoel dit qu'il les soigna "plus de trois jours ;" et qu'on l'avait envoyé au fort pour cet objet. Ce même Manoel dit qu'il resta de garde au fort avec Barbosa, environ quatre jours après la mort de leurs camarades ; on a dû par conséquent les relever vers le 25 Septembre. Ils furent alors envoyés à une maison dans le Pao de Varella, où ils restèrent environ huit jours. Ce fut pendant ce séjour dans le Pao de Varella qu'on suppose que Barbosa et Manoel, "ayant en eux les germes de la fièvre," communiquèrent la Fièvre Jaune à Anna Gallinha. Barbosa, pourtant, ne prit le lit que le lendemain du jour de sa rentrée à la caserne et ne fut malade que trois ou quatre jours ; et les dates de cette relation prouvent qu'il dut rentrer à la caserne vers le 3 ou le 4 d'Octobre et qu'il prit le lit vers le 4 ou le 5 de ce mois. Mais en réponse à la question 238*a*, il dit que Luis Briza était malade à la caserne en même temps que lui. Luis Briza fut donc malade de la Fièvre Jaune environ 36 jours, car nous savons que Briza mourut le 12 Novembre : le témoignage de Barbosa, s'il a quelque valeur, tendrait à prouver que la Fièvre Jaune n'est pas si "rapide dans son cours" que l'imaginent quelques hautes autorités. Son camarade Manoel, après avoir traîné en lui les germes de la fièvre pendant quatre jours au fort et huit jours à Pao de Varella, fut néanmoins trois ou quatre jours dans les casernes avant de prendre le lit, par conséquent il fut attaqué le 7 ou le 8 Octobre. D'après ces détails il paraît que le Caporal Perez porta la fièvre aux casernes vers le 4 Septembre ; les simples soldats Santos et Alves vers le 24 ou le 25 de ce même mois ; et Barbosa et Manoel dans la 1e semaine d'Octobre ; mais la Fièvre Jaune, à ce qu'il paraît, *ne voulut attaquer* les soldats que lorsque cela *fit* ses arrangements ; il était donc inutile de chercher l'origine de cette maladie de ce côté-là.

Le quatrième poste a dû se rendre au fort le 25 Septembre, et comme il y resta 12 ou 13 jours, il a dû en revenir vers le 8 Octobre ; par conséquent, Pedro Gonsalves dut porter en soi pendant six semaines les germes de la Fièvre Jaune, s'ils provenaient de cette source, puisqu'on dit qu'il n'est "tombé malade que dans la première semaine de son retour du fort à Porto Sal Rey," et il mourut le 24 Novembre.

Le premier poste resta 4 jours dans le fort avec les malades de "l'Eclair :" le second poste 6 ou 7 jours et le quitta en parfaite santé ; Barbosa, le seul survivant du troisième poste pense, sans en être sûr, qu'il y fut avec les gens de "l'Eclair" "environ 6 ou 7 jours." Si Barbosa a raison, touts les autres ont tort, car les gens de "l'Eclair" ne restèrent que 14 jours dans le fort ; mais sa déposition touchant Luis Briza doit rendre son témoignage suspect aux avocats de "la marche rapide."

Le Dr. M'William dit, p. 86, "qu'à la fin d'Octobre la maladie avait attaqué plusieurs personnes dans Porto Sal Rey même, et quelques-uns des soldats étaient malades aux casernes à la même époque." Cette déclaration paraît pleinement garantie par les dépositions, particulièrement par celle du Dr. Almeida, qui dit (1565) à son retour à Porto Sal Rey le 19 ou le 20 Octobre, trois ou quatre jours seulement après la mort d'Anna Gallinha, "je trouvai environ 20 personnes malades." Toute communication avec les hommes de "l'Eclair" avait cessé sept ou huit semaines avant qu'une seule mort n'eût eu lieu dans les casernes; et aucune fièvre d'une nature violente ou fatale n'y parut plus tôt que dans la ville, quoique les soldats seuls, à l'exception de Mr. Kenny qui mourut le 27 Novembre, eussent été en contact immédiat et fréquent avec les malades appartenant à ce malheureux vaisseau. Sans doute quelques soldats avaient été indisposés à une époque moins avancée, mais leurs maladies avaient été bénignes en comparaison, circonstance qui n'est pas rare dans les épidémies de malaria; quoiqu'en désaccord avec la marche des maladies qui possèdent "de hautes qualités contagieuses" (p. 110). En effet ces qualités devaient avoir une virulence extraordinaire, alors que leurs "germes" purent infecter Anna Gallinha qui ne s'était trouvée en contact avec les malades que pendant la période d'incubation.

On *suppose* que Manoel Affonso, sujet de la seconde attaque fatale à Porto Sal Rey, avait eu pendant un mois en sa possession une malheureuse couverture provenant de "l'Eclair" et qu'il avait, avant de tomber malade, visité Anna Gallinha, dans ce même Pao de Varella, seule localité de Porto Sal Rey dans laquelle la Fièvre Jaune voulut, dans ce temps, pénétrer; mais elle devint bientôt moins scrupuleuse dans ses visites.

Le premier cas de fièvre parmi les 9 hommes de peine de Porto Sal Rey, employés à bord de "l'Eclair," arriva en Décembre.

Le premier cas parmi les deux hommes d'Estacia eut lieu quand la fièvre était générale dans ce pays. Deux cas parmi les 30 hommes de Rabil employés à bord de "l'Eclair" eurent lieu en Septembre, un en Octobre et les autres plus tard. Luis Pathi, de Rabil, fut le premier attaqué de touts les hommes qui avaient été à bord de "l'Eclair." Cet homme *qu'on supposait* avoir pris une *couverture*, ou *quelque chose* de "l'Eclair," avait, suivant sa déposition, été employé à bord pendant huit jours. Il dit aussi qu'il était tombé malade environ trois jours après le départ de "l'Eclair;" non pas pourtant à Rabil, mais à Moradinha, du côté opposé du ravin, où il assistait à une fête. La date de son attaque fut donc le 16 ou le 17 Septembre, et il passa les premiers huit jours de sa maladie dans la maison d'un ami à Moradinha; mais les germes de cette fièvre "extrêmement contagieuse" ne firent aucun mal à ses amis dans ce village pour le moment. Au bout de huit jours, le 25 Septembre par conséquent, il fut transporté à Rabil. Le Dr. M'William prend la date de l'attaque de cet homme dans la réponse à la question 654, mais cette date paraît moins positive d'après la réponse à la question 656 et comme la fête eut lieu le 14, ce fut probablement ce jour-là, comme dit le Dr. King.

Pathi dit avoir été malade chez lui "près de trois semaines" et que sa fille tomba malade vers le commencement d'Octobre et mourut en trois jours du vomito négro. Le Dr. M'William dit cependant, p. 89, qu'elle tomba malade dix ou onze jours après le retour de Pathi, ou environ le 5 ou le 6 Octobre ; c'est pourquoi elle a dû mourir le 8 ou le 9. La seconde fille tomba malade quatre jours après la mort de la première, par conséquent le 12 ou le 13, et elle mourut en quatre jours ; vers le même temps qu'Anna Gallinha, ou plus tôt, si Pathi tomba malade le 14 Septembre.

Ainsi 2 morts du vomito négro avaient eu lieu dans la "partie la plus peuplée" du village le plus insalubre de Boa Vista, d'aussi bonne heure au moins qu'aucun cas semblable à Porto Sal Rey.

La réponse de José Marques au No. 1,327, fait voir qu'un enfant de Manoel Fachina était mort avant l'un ou l'autre des enfants de Pathi ; mais on ne fit point de questions à Fachina sur ce point, peut-être parce qu'il n'avait été employé "qu'au dépôt de charbon ;" qu'il n'était jamais allé à bord de "l'Éclair" ou qu'il n'avait pas vu les malades au fort. Si dans le cas des enfants de Pathi on peut soupçonner le père lui-même, ou la *couverture* ou *quelque chose* d'avoir communiqué la maladie, pour Fachina, il n'y avait ni *couverture*, ni *rien* pour expliquer la nature de l'événement.

Cette difficulté n'est point la seule qui se présente, car il n'y a rien qui soit digne du nom de preuve, pour établir le moindre rapport entre la fièvre de Pathi et les malades de "l'Eclair." Il est certain que Pathi fut employé à bord et qu'il s'y trouvait quand on embarqua les malades, mais il n'aida point, comme Antonio Angela (725), Joaquim Pathi (744), ou Antonio Maria Simoa (594) à porter les malades à bord, et il ne paraît point qu'il fût près d'eux ; et il faut une croyance bien implicite dans les qualités extrêmement contagieuses de la maladie pour supposer qu'il tomba subitement malade de la même fièvre qui eut si peu d'action à Moradinha, où, dit le Dr. M'William, p. 91, "aucun autre cas de fièvre ne se présenta que dans le courant de Décembre." Il dit pourtant dans une note au bas de la page 90, "la fièvre y parut trois semaines après que Pathi eut quitté le village," ou, dans l'ordre des dates, vers le 16 Oct. Ces assertions sont en désaccord ; mais selon l'une ou l'autre hypothèse, la maladie ne put faire aucun mal avant d'avoir été apportée au village dans le courant de Décembre par Magdalena Spence, et alors même, elle n'attaqua pas la moitié des habitants (548) n'enlevant que 2 résidents sur une population de 101 individus. D'ailleurs on nous dit que la fièvre y paraît de temps en temps vers la fin de l'année.

A Estaçia de Baixo, la fièvre régna ; mais à cause de quelque circonstance qu'on n'a pas bien expliquée, elle fut si bénigne qu'elle n'enleva que trois personnes dans une population de 256, et l'une des trois avait été à Porto Sal Rey. La découverte d'une localité où la petite vérole serait aussi traitable, paraîtrait un fait d'une immense importance aux yeux des personnes qui n'ont point confiance dans la vaccine.

Le Dr. Almeida dit, en réponse au No. 1,566, qu'il avait vu "en tout, environ 150 malades," il n'eut pas pourtant à souffrir de la fièvre. Il devint prudent, à ce qu'il paraît, car il quitta Porto Sal Rey pour Boa Esperança, et de ce lieu il se rendit à Fundas das Figuieras le 19 Novembre. En réponse au No. 1,574, il dit qu'il n'y avait point de malades dans cet endroit à son arrivée, mais peu de jours après, un homme nommé "da Cruz," "vint de Rabil et tomba malade au bout de quelques jours; une semaine ou dix jours après quoi, sa mère et sa sœur tombèrent malades et toutes deux moururent." Le Dr. M'William, p. 92, dit que cet homme avait "couché dans un lit à Rabil dans lequel deux individus étaient morts." "Quelques jours" à partir du 19 Novembre, et "quelques jours" et "une semaine ou dix jours" ajoutés ensemble, nous porteraient nécessairement à la première semaine de Décembre; mais le Dr. M'William, p. 93, dit, "A quelque cause qu'il faille l'attribuer, la fièvre ne prit plus d'extension jusqu'au milieu de Décembre, qu'un homme nommé Antonio José, arriva de Joao Gallego, où il avait laissé sa sœur attaquée de la fièvre, à l'article de la mort." Le Dr. Almeida explique tout ceci d'une manière satisfaisante par les mesures de précautions qu'il adopta (1574), et ajoute, "par ces moyens je réprimai la fièvre jusqu'au milieu de Décembre;" et en réponse au No. 1,575, il prolonge le temps à "trois semaines au moins;" et dans la réponse suivante il continue à raconter comment José rendit toutes ces précautions inutiles. Un témoin intelligent, le Lieut. Santos, du bataillon d'artillerie, répond au No. 496, qu'il alla aux villages du nord le 29 Novembre, et au No. 497, il répond, "à Cabeça dos Tharafes, je trouvai beaucoup de malades; à Fundo das Figuieras *un* malade seulement; et je ne sache point qu'il y eût à ce temps-là aucun malade à Joao Gallego." Au retour du Lieut. Santos aux villages vers la fin de Décembre, Joao Gallego renfermait plusieurs malades, Cabeça dos Tharafes en avait beaucoup et la population de Fundo das Figuieras avait établi un cordon sanitaire entre Cabeça dos Tharafes et leur propre village. Au No. 501, "Fundo das Figuieras était donc dans un état de parfaite salubrité dans ce temps-là?" il dit, "Non, il y avait plusieurs malades dans une maison qui avait été convertie en hôpital." Le Dr. Almeida quitta le village le 23 Décembre, et (1581) il dit, "il y avait un bon nombre de cas," à cette époque-là. Il paraîtrait d'après tout cela que Joao Gallego n'avait pas de malades le 29 Novembre, (quoique (476) deux soldats y eussent été malades le 3 du mois); tandis que Fundo das Figuieras en avait *un*; et cependant le premier de ces endroits avait non seulement été attaqué, mais il avait infecté Fundo das Figuieras dans l'espace de 24 jours, malgré le cordon et les autres mesures de précaution qui, tout imparfaites qu'elles fussent, avaient cependant, selon le Dr. Almeida, réprimé la fièvre "au moins pendant trois semaines."

On a vu que le Dr. M'William dit que Antonio José arriva dans le village vers le milieu de Décembre; quoique bien portant à son arrivée "il fut bientôt obligé de prendre le lit," et il avait produit tout ce mal en une semaine, bien que "da Cruz" n'eût comparativement, point été dangereux en Novembre. Telle est l'histoire de la double importation de la fièvre à Fundo das Figuieras, et de l'efficacité des cordons et de la séparation des malades, etc.

A Porto Sal Rey même, à l'exception du cas "remarquable" de Georgio, au mois d'Août, on pourrait élever des doutes sur la question de savoir qui eut le premier à souffrir de la fièvre, car Romess dit (315), je tombai malade vers la même époque qu'Anna Gallinha ; et Jamieson confirme cette assertion. Mais en réponse au No. 318, Romess dit qu'il tomba malade "trois jours, peut-être un ou deux jours de plus," après qu'on eut donné à laver à sa femme les hardes de Manoel et de Barbosa ; et elle reçut ces effets (317) le jour que les deux soldats vinrent à Pao de Varella,—par conséquent vers le 24 ou le 25 Septembre,—et les intervalles indiqués reporteraient cette attaque au 1er Octobre. La réponse au No. 331 fait voir aussi que Gallinha, Affonso, et Bent, étaient tous malades en même temps que Romess ; et ceci pourrait fort bien être, puisque (319) il nous dit qu'il fut malade pendant "près de deux mois." Il semble résulter des réponses aux Nos. 683 et 1,253 que ce n'est nullement un *fait positif* que Luis Pathi lui-même eût été la première personne attaquée dans Rabil ; mais sans dates, on ne peut juger digne de la moindre considération aucune preuve sur des questions de priorité de temps.

On voit bon nombre de contradictions dans les dépositions faites par différents témoins et l'on trouve dans plus d'un endroit des erreurs plus grossières ; par exemple, le Dr. Almeida, (1,564) nie avoir été une seconde fois dans le fort, et il assigne pour raison de ceci son absence de Porto Sal Rey ; tandis que Barbosa (228) et Manoel (237) affirment que le Dr. Almeída y visita les deux soldats portugais pendant leur fatale maladie.

Le Dr. M'William, dans ses remarques sur le Rapport du Dr. King, part de la même supposition, à savoir, que ce furent les soldats Miguel Barbosa et Pedro Manoel qui introduisirent la Fièvre Jaune à Porto Sal Rey, et qui la communiquèrent pendant leur séjour temporaire dans le Pao de Varella, à Anna Gallinha, Michael Affonso et autres. Dans une note p. 1 des Remarques, Mr. Rendall fixe la date du retour de ces soldats, du fort, au 24 Septembre ; le Dr. M'William donne leur séjour dans le Pao de Varella pour avoir été de huit jours, par conséquent jusqu'au 2 Octobre ; et Manoel était dans les casernes depuis trois ou quatre jours lorsqu'il tomba malade ; la date de son attaque fut donc le 6 Octobre. Cet homme logeait dans la maison d'un aubergiste pendant sa maladie de 15 jours, et comme il eut le *vomito négro*, d'après ce qu'il dit lui-même, cet évènement remarquable à cause de la publicité d'une telle demeure, devait être bien connu avant qu'Anna Gallinha ne tombât malade, car un rétablissement en une semaine après un tel symptôme serait tout-à-fait miraculeux. Ceci donc fut un des premiers cas, mais personne ne semble avoir fait attention à cette circonstance remarquable, pas même Jamieson ou l'aubergiste Joana. Bref, toute l'histoire est improbable et a besoin d'être corroborée par un témoignage imposant. Barbosa traversa sa période de fièvre dans les casernes, il tomba malade et prit le lit le 3 Octobre, mais la fièvre ne régna dans les casernes que quatre semaines environ après, et la première mort, suivant le Major Mascarenhas, y eût lieu le 6 Novembre. Le Lieutenant Santos, en réponse au No. 491, p 34, confirme l'assertion du Major en constatant que presque touts les soldats étaient malades le 24 Novembre. Barbosa dit aussi que Luis Briza fut malade en même temps que lui, Barbosa ; or, Briza mourut le 12 Novembre, par conséquent il fut malade quarante jours avant sa mort, autrement on ne pourrait ajouter foi à ce que dit Barbosa. D'ailleurs, les attaques mortelles de Fièvre Jaune durent *rarement* aussi longtemps.

J'ai indiqué plus haut des cas plus précoces de maladie dans les casernes, cas cités dans le rapport du Dr. M'William, mais ces cas n'ayant été suivis dans le temps, d'aucun résultat fâcheux, paraissent avoir échappé à l'observation dans la suite.

Le soldat Alves en réponse au No. 192, donne le nom de deux hommes qui l'aidèrent à enterrer ses camarades qui moururent dans le fort ; cependant on ne tient aucun compte de ces hommes qui restèrent quelque temps dans le bateau avec les cadavres et qui doivent même les avoir touchés.

Le Dr. M'William dit, p. 10, "Car il est tout-à-fait certain que la fièvre ne se montra pas avant (pas avant, remarquez-le bien) que les soldats ne fussent venus à Beira." D'accord,—mais comment se fait-il que les cas de Perez et touts ceux déjà cités comme étant arrivés dans la maison occupée par les officiers à Porto Sal Rey, celle du Capitaine Estcourt, etc., aient été si innocents jusqu'alors ?

Le Dr. King dit que Barbosa et Manoel furent à Beira 17 jours, or, si cela est vrai, Anna Gallinha a dû tomber malade le jour de leur départ et au moins un jour avant Barbosa ; mais ceci ne permettrait point que la fièvre de Barbosa fut à celle de Gallinha dans le rapport de la cause à l'effet ; ou selon l'ordre le plus large et le plus étendu de causalité les attaques auraient dû être simultanées ; et ceci serait pour le plus grand nombre une absurdité dans la manière d'envisager un événement de la nature de la transmission de la fièvre d'une personne à l'autre. Et quelle période d'incubation, 10 à 18 jours !

La déposition, p. 42, 43 du Rapport du Dr. M'William, déposition faite par Pathi lui-même, ne fournit aucune base raisonnable à la supposition qui se trouve dans les quatre dernières lignes, p. 11, des Remarques, à savoir, qu'il aida à hisser les malades et ce renseignement important ne se trouve pas dans le Rapport ; * mais j'ai fait mention de Joachim Pathi et de deux autres qu'on employa à cela. Ceci pourtant donne un air de probabilité à l'autre assertion qui se trouve dans les premières lignes p. 12 des Remarques

* Voyez Rapport, pp. 108 et 110, où l'on parle de sa maladie comme d'un cas exceptionnel d'infection par les fomites.

relativement à ce que le cas de Pathi "est un exemple positif d'infection qu'il est impossible de controverser par des résultats purement négatifs, quelqu'en soit le nombre." Poisson, dans son ouvrage "Probabilité des Jugements" démontre la faiblesse d'un tel raisonnement et donne des formules pour déterminer la probabilité des conclusions *à posteriori.*

A la page 12 de ses Remarques le Dr. M'William répète que Joao Chico Fernandez introduisit la fièvre à Estaçia, mais nous voyons que Gregorio Zavares en réponse au No. 606, p. 39 du Rapport se dispute cette prétention avec Chico Fernandez et la réponse au No. 610, semblerait mettre en doute que Fernandez fût même le second cas.

Le Dr. M'William a recours à cette hypothèse d'infection par la raison assignée page 8 des Remarques, "qu'il ne put réussir à découvrir le moindre signe de cause, étranger à "l'Eclair," etc., dans la terre, dans l'air ou dans rien d'animé ou d'inanimé sur cette île ou sur la petite ;" la seconde conclusion p. 111 du Rapport établit "que bien qu'il existe sur l'île de Boa Vista une cause physique capable de produire la fièvre rémittente, cependant il ne paraît point que cette cause ait été en action quand la fièvre éclata en Septembre 1845, et l'île était tout-à-fait salubre quand "l'Eclair" y arriva."* Au commencement de la page 9 des Remarques, cependant, il dit, "Lorsqu' Anna Gallinha tomba malade,† il était tombé beaucoup de pluie ; le temps était devenu plus chaud et bref, il y existait alors (et non avant) les éléments propres au développement de la malaria ;" et il aurait pu ajouter avec autant de vérité, "alors, et non auparavant," la fièvre régna à Porto Sal Rey ou autre part à Boa Vista. A la page 6 des Remarques, il cite la déposition du Capitaine Buckle, du "Grondeur ;" "un peu de pluie tomba une ou deux fois pendant la nuit pendant que nous étions là." Mais la connaissance que possède le Dr. M'William des conditions nécessaires à la production de la malaria lui suffit-elle pour décider que "ce peu" ne fut pas assez ?

Il n'est point possible de dire que les conclusions du Dr. M'William, données à la p. 15 des Remarques, reposent sur aucun témoignage probable, encore moins sur des faits "positifs," car il admet expressément, comme nous l'avons vu, l'existence de sources endémiques de fièvre et au temps de l'attaque d'Anna Gallinha "les éléments reconnus propres au développement de la malaria." La seconde conclusion est tout-à-fait à côté de la question qui nous occupe, puisque les fièvres de malaria sont toujours locales quoiqu'il leur arrive de se répandre plus dans un temps que dans un autre.

Le témoignage à l'appui de la troisième conclusion, au lieu d'équivaloir à une preuve est bien loin d'être satisfaisant et une grande majorité de ceux qui examineront le témoignage, éprouveront, je pense, un sentiment de respect pour la réserve judicieuse de Sir W. Burnett, relativement aux déductions qu'on en peut tirer,

* Le 21 Août.

† Le 12 Octobre.

sentiment que peu de personnes partageront à l'égard de l'opinion motivée, récemment exprimée par le Collège Royal des Médecins.

La déclaration de Mr. Rendall, le consul, à la p. 6 du Rapport, prouve qu'on a d'abord refusé les patentes nettes de santé aux vaisseaux qui quittaient Boa Vista le 20 Novembre,—le même jour on déclara la maladie contagieuse; il ne paraît pas, néanmoins, que le manque de quarantaine se soit fait sentir d'une manière fâcheuse dans aucune des îles voisines, quoique les mesures restrictives dans les communications aient eu pendant un temps à Fundo das Figuieras, l'effet heureux de réprimer la maladie, à la vérité, au dedans du cordon. Le Gouverneur-Général et sa suite de 60 Européens restés dans l'île jusqu'au 1er Décembre, échappèrent pourtant à la maladie, autant qu'on le sait, et ne purent porter la maladie avec eux, pp. 8 et 110. L'épizootie provint de *certaine* cause, mais comme il était difficile de la rapporter à une contagion spécifique communiquée par l'homme, on n'en parle ni dans le Rapport, ni dans les Remarques.

La différence dans la mortalité proportionnelle (p. 94) des diverses classes des résidents fut en apparence, contraire à l'expérience antérieure dans les maladies contagieuses ; car les plus opulents et les mieux logés souffrirent, en proportion, davantage, parce qu'ils étaient étrangers. La bénignité de la maladie dans quelques villages, comparée à sa violence dans d'autres paraîtrait capricieuse aussi dans une maladie propagée par la contagion et par conséquent indépendante jusqu' à un certain point de l'influence de la localité. En outre, les témoignages qu'on a obtenus, provenaient de la classe la plus ignorante de la population.

Nonobstant la conclusion contraire du Rapport, l'opinion du magnanime Don José Miguel de Noronha, que la maladie "était parfaitement endémique," a pour elle des témoignages aussi concluants que tout ce qu'on a pu dire du côté opposé de la question ; et si l'on n'a pas récompensé sa généreuse philanthropie d'avoir si intrépidement aidé aux nobles efforts du capitaine Estcourt pour alléger les souffrances de son équipage et le sauver de la destruction, il a au moins mérité quelque témoignage de la reconnaissance de l'Angleterre.

(Signé) A. B.

Appendice No. IV.

SOMMAIRE DES ACTES D'UN COMITÉ D'ENQUÊTE TENU AU DÉPARTEMENT MÉDICAL DE L'ARMÉE EN 1849-50, POUR DÉLIBÉRER SUR LA NATURE DE LA FIÈVRE JAUNE.

Le bureau du Conseil privé ayant émis une série de questions relatives à la Fièvre Jaune, envoya ces questions, par l'intermédiaire des *horse guards*, au Directeur-Général du Département Médical de l'armée, avec des instructions pour constituer un comité d'enquête dont les membres exprimeraient leurs opinions sur la matière ; ce comité fut nommé, et le Conseil général de santé, à la fin de l'enquête exprima le désir qu'on lui fournît une copie des documents et des dépositions reçues en cette occasion. Conformément à cette demande, une copie des opinions exprimées par les différents membres du comité fut envoyée par la direction des *horse guards*, en même temps que l'invitation de faire prendre les dépositions au bureau même du Département Médical de l'armée par un employé du conseil général de santé.

Plusieurs de ces documents étant très volumineux, le conseil général chargea un de ses employés de confiance, de rédiger un sommaire des actes et des dépositions, et c'est ce travail que nous donnons ici :—

Les membres formant le comité étaient :—

Le Dr. Andrew Smith, Inspecteur-Général—adjoint des Hôpitaux (Président), employé comme Aide-Médical auprès du Directeur-Général.*

Le Dr. Thomas Spence, chirurgien d'Etat-major de 1re classe, faisant le service de l'hôpital à Chatham.†

Mr. John Millar, chirurgien d'Etat-major de 1re classe, employé, avant la formation de Comité, au service du recrutement à Coventry ; ensuite à Glasgow à la fin de l'enquête ; mort depuis.

Le Dr. William H. Burrell, chirurgien d'Etat-major de 1re classe, employé au service de recrutement à Londres.‡

Mr. Henry Pilleau, chirurgien d'Etat-major de 2e classe (remplissant les fonctions de Secrétaire du Comité) employé dans les bureaux du département sous le Président.

La première mesure du Comité fut " de lire et d'examiner attentivement touts les documents officiels ou autres, utiles, et propres à éclaircir le sujet confié à ses investigations."

On négligea la formalité de rédiger des minutes et de relever les titres des documents qui furent lus ; chaque membre prit, à ce qu'il paraît, les notes qu'il jugea convenables.

---

* Maintenant Inspecteur-Général et Surintendant du Département Médical de l'Armée.

† Maintenant aide-médical attaché au surintendant du Département.

‡ Maintenant en station à Malte.

La seconde mesure fut "de recevoir les dépositions verbales d'officiers de santé de l'armée et autres personnes compétentes pour fournir des renseignements sur les points en question;" mais on n'interrogea que 18 individus, qui tous étaient des officiers de santé de l'armée, à savoir :—

Noms.	Grades.	Date de l'Examen.
Le Dr. M'Lean -	Inspecteur adjoint - - -	Oct. 11, 1849.
Le Dr. Dods -	Chirurgien au 36e Régiment - - -	Oct. 18 „
Mr. Parry -	Chirurgien (demi-solde) 4e Rég. d'Infanterie	Oct. 31 „
Le Dr. Kelly -	Chirurgien (Dépt. Médical d'Artillerie) -	Nov. 8 „
Le Dr. Daniell -	Aide-chirurgien d'Etat-major - -	Jan. 9, 1850.
Le Dr. Hawkey	Chirurgien d'état-major, de 1re Classe -	Jan. 10 „
Mr. Bradford -	Chirurgien au 1er Bataillon, 23e Fusiliers -	Jan. 11 „
Mr. Connell -	Chirurgien d'Etat-major, de 2e Classe -	Jan. 14 „
Le Dr. Lloyd -	Chirurgien (demi-solde) au 36e Régiment -	Jan. 15 et 19, 1850.
Mr. Brown -	Chirurgien aux Grenadiers de la Garde -	Jan. 16 „
Le Dr. Jameson	Chirurgien d'Etat-major de 2e Classe -	Jan. 17 „
Le Dr. Arthur -	Inspecteur Général adjoint en demi-solde -	Jan. 21 „
Le Dr. Millingen	Chirurgien au 31e Régiment - -	Jan. 22 „
Le Dr. Webb -	Aide-chirurgien d'Etat-major - - -	Jan. 23 „
Mr. Blakeney -	Chirurgien d'Etat-major, de 2e Classe -	Jan. 28 „
Sir W. Pym -	Inspecteur Général (demi-solde), &c. -	Jan. 29 „
Le Dr. Gillkrest	Inspecteur Général (demi-solde) - -	Fév. 5 et suiv. 1850.
Mr. Hugh Fraser	Chirurgien (demi-solde) au 60e de Carabiniers	Fév. 12 „

Après un intervalle de 2 mois, le Comité publia ses opinions en les faisant précéder de chaque question séparément, ainsi qu'il suit—

"En ce qui touche la première question,—"*La Fièvre Jaune ou fièvre de Bulam est-elle une maladie distincte, ou seulement une forme aggravée de la fièvre de marais ou fièvre rémittente des climats chauds?*"

"Le président et trois membres, à savoir, le Dr. Spence, Mr. Millar et Mr. Pilleau sont d'avis que la Fièvre Jaune ou de Bulam est une maladie distincte et non une forme aggravée de la fièvre de marais ou rémittente des climats chauds.

"Le quatrième membre, le Dr. Burrell est d'avis que la Fièvre Jaune ou de Bulam est une forme aggravée ou accidentelle des fièvres ordinaires, continues, rémittentes et quelquefois intermittentes; qu'elle est identique avec celles-ci dans sa nature et dans ses causes et qu'elle n'est pas plus particulière aux latitudes où elle se présente ordinairement que la fièvre continue commune ne l'est à ce pays-ci.

"En ce qui touche la 2e question, à savoir,—"*Une première attaque de Fièvre Jaune ou de Bulam préserve-t-elle, comme la petite vérole, d'une seconde, excepté dans de très rares exemples?*"

"Le Président et un des membres, Mr. Pilleau, considèrent qu'une première attaque de Fièvre Jaune ou de Bulam, met l'individu à l'abri d'une seconde, excepté dans de rares exemples.

"Un second membre, le Dr. Spence, est d'avis qu'une attaque de Fièvre Jaune ou de Bulam protège considérablement la constitution contre la disposition à une 2e attaque, mais il reste à déterminer par de nouvelles observations jusqu'à quel point cela a lieu.

"Un troisième membre, Mr. Millar, considère qu'une attaque de Fièvre Jaune ou de Bulam met, comme la petite vérole, à l'abri d'une seconde attaque, excepté dans des cas très rares.

"Et l'autre membre, le Dr. Burrell, est d'avis qu'une attaque de Fièvre Jaune ou de Bulam de même qu'une prolongation de résidence, permet à la constitution de résister dans une très grande mesure, au retour de la fièvre sous la même forme, mais n'offre que peu ou point de protection contre ce qu'il considère comme d'autres formes de la même maladie ou celles qui attaquent les personnes acclimatées.

"En ce qui touche la troisième question,—"*La Fièvre Jaune ou de Bulam est-elle une maladie contagieuse?*"

"Le Président et deux membres, le Dr. Spence et Mr. Pilleau sont d'avis que la Fièvre Jaune ou de Bulam a souvent manifesté une puissance contagieuse; mais que dans beaucoup d'occasions l'observation la plus complète n'a pu découvrir cette puissance, en admettant qu'elle existe.

"Un membre, Mr. Millar, est d'avis que la Fièvre Jaune ou de Bulam est une maladie contagieuse.

"Et l'autre membre, le Dr. Burrell, considère qu'on n'a produit devant le Comité rien qui soit suffisant pour déterminer affirmativement une question d'une si grande importance pour l'humanité et la science, et il croit que la Fièvre Jaune ou de Bulam est toujours et partout non-contagieuse.

"En ce qui touche le quatrième point, à savoir,—"*La Fièvre Jaune ou de Bulam peut-elle être importée?*"

"Le président et trois membres, le Dr. Spence, Mr. Millar et Mr. Pilleau sont d'avis que la Fièvre Jaune peut être importée.

"L'autre membre, le Dr. Burrell, est d'avis que la Fièvre Jaune ou de Bulam ne peut pas être importée."

On peut remarquer à l'égard des dépositions sur lesquelles la première de ces opinions est fondée que

Le Dr. M'Lean, tout en ne donnant aucune réponse directe sur ce point, dit, entre autres observations de même nature, "qu'il pense que les mêmes causes capables de produire la fièvre rémittente chez un ancien résident produiront la Fièvre Jaune parmi les nouveaux résidents."

Mr. Parry "considère que la maladie en question [la Fièvre Jaune] était une forme aggravée de la fièvre rémittente commune."

L'opinion du Dr. Daniell ne paraît pas très claire, mais il dit, "dans la fièvre rémittente la peau était généralement jaunâtre."

Le Dr. Hawkey dit, "je considère la Fièvre Jaune, la fièvre rémittente et l'intermittente comme étant seulement des degrés d'une seule et même maladie."

Mr. Bradford dit, "la fièvre régna pendant ces périodes sous les formes intermittente et rémittente; et sous la forme aggravée de cette dernière, la Fièvre Jaune."

Mr. Connell "eut l'occasion de voir la fièvre intermittente, la rémittente et la rémittente-maligne ou Fièvre Jaune, dans plusieurs stations."

Le Dr. Lloyd fait cette observation, "j'appelle forme aggravée de la fièvre rémittente, celle qui présente le vomito négro."

Le Dr. Jameson dit, "je considère les trois dernières [la fièvre intermittente, la rémittente et la Fièvre Jaune] comme la même fièvre, ne différant que par l'intensité."

Le Dr. Gillkrest dit, "je crois que la Fièvre Jaune épidémique de Gibraltar en 1828 était de la même famille que la cruelle fièvre rémittente des climats tropicaux."

Mr. Hugh Fraser est d'avis que "la fièvre rémittente et la Fièvre Jaune appartiennent à la même famille de maladies."

Le témoignage de deux autres témoins, à savoir, le Dr. Dods et Mr. Brown, paraîtrait en faveur d'une opinion semblable ; tandis que les six derniers s'accordent à considérer la fièvre rémittente et la Fièvre Jaune comme des maladies distinctes.

En ce qui touche les opinions du Comité sur la seconde question, il paraît que toutes les parties étaient d'accord sur ce point que la Fièvre Jaune, ainsi que plusieurs autres fièvres, donne de grandes chances d'échapper à une seconde attaque sans assurer pourtant une immunité absolue.

Par rapport à la troisième et à la quatrième question, le Dr. M'Lean fait remarquer que dans le cas du "Crocodile," "presque touts les hommes employés dans la cale et dans la soute au charbon furent attaqués de la fièvre. Il pense que les officiers de santé aux Barbades, ne la considéraient pas comme contagieuse. La chambre de la caserne où la majorité des cas éclata se trouvait dans le voisinage immédiat d'un égoût."

Le Dr. Dods raconte que tandis qu'il était en station à Démérara, un matelot des Barbades (où régnait alors la Fièvre Jaune) arriva ayant cette maladie et mourut à l'hôpital de la Marine, et pourtant, ajoute le Docteur, "aucun cas ne parut dans l'hôpital après l'admission de ce marin."

Mr. Parry "attribue la cause de cette maladie [la fièvre avec le vomito négro] à la malaria" et déclare qu'il n'a jamais vu [aux Antilles] de fièvre qui puisse passer pour contagieuse."

Le Dr. Kelly "n'a point vu de cas [de Fièvre Jaune] qu'il ait pu considérer comme le produit d'un virus émis par un malade. Il ne croit pas qu'il y ait, à la Jamaïque, de fièvre qui soit contagieuse."

Le Dr. Daniell dit, "aucune autre personne de la maison que j'habitais à Sierra Leone, n'a, autant que je sache, souffert de la fièvre que j'avais (la Fièvre Jaune) soit avant, soit après l'attaque."

Le Dr. Hawkey dit, "je pense que la fièvre rémittente a pour cause une exhalaison de la terre sous un état particulier de l'atmosphère. Je crois que la Fièvre Jaune dépend de la même cause."

Mr. Bradford dit, "je pense que la maladie [la Fièvre Jaune] fut causée par une viciation locale de l'air ; les cas graves parurent, en même temps, dans différentes parties des casernes. Je n'ai jamais cru, d'après mes propres observations, que la maladie se propageât d'une personne à l'autre."

Mr. Connell n'exprime point d'opinion directe, mais on peut considérer son témoignage comme propre à soutenir les vues des non-contagionistes.

Le Dr. Lloyd dit, "jamais, pendant ma résidence aux Antilles, (15 ans) je n'ai vu de cas où la Fièvre Jaune se fût propagée d'une personne à une autre. Je ne crois pas que des fièvres provenant de sources marécageuses et terrestres puissent, en aucune circonstance, devenir contagieuses."

Mr. Brown dit, "Il m'a été impossible d'attribuer un seul des cas [de Fièvre Jaune] que j'ai vus à la contagion."

Le Dr. Jameson dit, "lorsque le vomito négro a régné comme fièvre épidémique, à différentes époques, je ne me rappelle pas qu'un seul des soldats infirmiers ou qu'un des malades de l'hôpital, affectés d'une autre maladie, aient été attaqués de la fièvre du vomito négro, à l'exception peut-être, de 1 cas ou 2. Je n'ai jamais vu la fièvre du vomito négro paraître au dessus de 4,000 pieds.

Le Dr. Webb dit, "je ne pense pas que la maladie [la Fièvre Jaune] puisse se propager par la contagion."

Mr. Blakeney constate que "les malades de la Fièvre Jaune ne furent point isolés des autres malades. Je ne me rappelle point qu'aucun cas de Fièvre Jaune ait eu son origine dans l'hôpital. Nous ne nous sommes jamais préoccupés de la contagion. Les soldats et les officiers ne s'en sont pas préoccupés non plus, autant que je sache. En suivant mes impressions présentes, je ne séparerais point les cas de Fièvre Jaune, du reste des malades."

Le Dr. Gillkrest dit, "mon expérience, &c., et le résultat de profondes réflexions sur ce sujet, aussi bien que l'histoire de cette maladie dans les différentes parties du monde, ont produit en moi la conviction la plus entière que la Fièvre Jaune n'est contagieuse en aucune circonstance."

Mr. Fraser dit, "je n'ai jamais vu, dans l'épidémie de Gibraltar en 1828, rien qui m'ait porté à croire que la maladie fût contagieuse, tout au contraire."

On pourra, peut-être, considérer l'opinion du Dr. Millingen comme douteuse, car voici les termes dont il se sert, "Alors [c. à. d. au milieu d'une épidémie de Fièvre Jaune,] je ne pensais pas que la maladie fût contagieuse, quoique maintenant, après réflexion, je croirais manquer à mon devoir, si je ne prenais des précautions que, dans ce temps-là, je ne regardais pas comme nécessaires."

Le Dr. Arthur, de l'autre côté, constate que "les fièvres rémittentes ordinaires ou de marais se montrent dans toutes les situations où existent des marais ou des terreins non défrichés ;" il n'a *jamais* trouvé *le vomito négro* soit avant ou après la mort, dans des cas de fièvre *rémittente* ; et cependant, plus loin (parlant d'une violente invasion de fièvre intermittente, lorsque l'hôpital renfermait, en même temps, de 60 à 100 cas) il dit, "Je me rappelle que dans cette circonstance quelques cas *eurent le vomito négro*, et qu'un homme, en particulier, devint extrêmement malade à l'hôpital; après examen, je trouvai sur le matelas sur lequel il couchait des traces de vomito négro, qui provenait d'un premier malade, mort peu auparavant. Je ne pus m'expliquer l'aggravation de la maladie de cet individu dont, en apparence, l'état était allé en s'améliorant jusqu'à ce moment-là.

Suit LE TÉMOIGNAGE DONNÉ DE VIVE VOIX devant le comité:—

Déposition du Dr. M'Lean, inspecteur-adjoint.—11 Oct. 1849.

Il a vu la Fièvre Jaune aux Barbades en 1843, à Déméraïa en 1843 et 1844. Aux Barbades il en a observé un bon nombre de cas qui parurent dans l'équipage d'un vaisseau-transport de troupes "le Crocodile." Ce vaisseau était arrivé de l'une des autres îles des Antilles, St. Kitts, avec un détachement du 81e. Les troupes avaient débarqué un mois avant l'arrivée du Dr. M'Lean et campaient sous des tentes près du vieil hôpital de la Marine. Le Docteur ne pense point qu'aucun des soldats débarqués du vaisseau ait eu la Fièvre Jaune dans le camp. Au temps de l'arrivée du Dr. M'Lean (1er Février 1843) l'équipage du vaisseau, ayant à bord souffert de la Fièvre Jaune, on l'avait fait débarquer et camper sur la plage, à environ un quart de mille de la garnison. De temps en temps, il arrivait du camp à l'hôpital du détachement des cas qu'on regardait comme de vrais cas de Fièvre Jaune. Le vomito négro, dans presque touts les cas fatals, précédait la mort. L'équipage était fort d'environ 120 hommes. Le Docteur pense que sur ces 120 hommes, dix malades furent admis du camp à l'hôpital. On continua à admettre des cas jusque vers le milieu de Mars. Il était défendu aux hommes d'entrer dans la garnison ou dans la ville. Pendant que l'équipage était campé sous des tentes, on employa de temps en temps plusieurs des matelots à bord du vaisseau, après que ce vaisseau eût été fumigé et purifié. Presque touts ceux qui travaillèrent dans la cale et dans la soute au charbon furent attaqués de la fièvre et envoyés à l'hôpital, à terre. Des matelots de la Marine marchande s'étant offerts pour entrer dans la Marine militaire, travaillaient à bord du "Crocodile" pendant le jour et passaient la nuit autre part. Le Dr. M'Lean sait que deux de ces hommes furent attaqués de la fièvre et qu'on les envoya à terre à l'hôpital du détachement. La maladie avait cessé de s'étendre sur le vaisseau lorsque le Dr. M'Lean quitta l'île, le 22 ou le 23 Avril. On avait fait subir au bâtiment une seconde purification et la soute à charbon avait été complétement nettoyée. Quelques-uns des officiers et matelots demeurèrent à bord pendant tout le temps que le vaisseau resta dans la baie. Le Docteur croit que plusieurs des matelots, et il sait que quelques-uns des officiers furent attaqués après qu'on eut mis le camp sur la plage. Quelques personnes pensent que la maladie existait dans le vaisseau avant que les troupes destinées aux Barbades ne s'embarquassent à St. Kitts; d'autres sont d'avis qu'elle avait pris naissance après l'embarquement des troupes. Le Docteur a entendu dire que la maladie régnait à St. Kitts lorsque les troupes quittèrent cette île.

Le chirurgien du vaisseau tenait la maladie pour contagieuse et il pensait qu'elle avait été introduite à bord. Le Dr. M'Lean pense qu'aux Barbades, les officiers de santé de l'armée ne considéraient point la maladie comme telle. La Fièvre Jaune ne régnait, dans ce temps-là, ni dans la garnison, ni parmi les habitants. Pendant que les matelots étaient à l'hôpital, malades de la fièvre, un homme du 46e régiment fut attaqué dans ce même bâtiment, mais à un étage inférieur. Le chirurgien du régiment pensa que c'était la Fièvre Jaune. Le Dr. M'Lean et le Dr. Birrell ne furent point de cet avis. Il y avait alors environ 30 soldats à l'hôpital. On recommanda aux soldats de ne point se mêler aux matelots malades, mais on n'adopta point de mesures pour empêcher la communication. On plaça des matelots convalescents dans une salle avec des soldats convalescents. Le Dr. Hardy soigna les matelots malades et continua de se bien porter. Aucun des soldats infirmiers de service auprès des matelots ou des soldats malades, à l'exception du soldat dont on a parlé plus haut, ne contracta la maladie. Le Dr. M'Lean pense que la fièvre qui éclata parmi les matelots était une forme aggravée de la fièvre rémittente. Suivant lui, la convalescence de la Fièvre Jaune se prolonge et un homme se rétablit plus promptement et peut plus tôt reprendre son service après la fièvre rémittente qu'après la Fièvre Jaune. La fièvre rémittente est plus sujette aux rechutes que la Fièvre Jaune; il pense que la rate est plus souvent affectée dans la fièvre rémittente que dans la Fièvre Jaune. Dans la rémittente les vomissements sont bilieux. Il ne se rappelle point d'avoir jamais vu dans la fièvre rémittente un vomissement noir rejeté par l'estomac. Dans les premières phases des deux maladies, les fluides vomis sont à peu près les mêmes, excepté qu'il y a moins de bile dans la Fièvre Jaune. Le docteur a vu tant dans la Méditerranée qu'à Démérara, des cas de fièvre rémittente aussi violents dans leurs symptômes que la Fièvre Jaune. Il n'a point vu autant d'issues fatales dans la fièvre rémittente que dans la Fièvre Jaune. Il n'a jamais trouvé de vomito négro dans l'estomac des hommes morts de la fièvre rémittente. A Démérara, en 1843—44, dans un espace de quatre mois, il a vu de 30 à 40 cas, dans un détachement du 33e régiment. Les cas provenaient principalement d'une extrémité d'une certaine caserne. Les autres casernes continuèrent à en être exemptes. On mit ces malades dans des salles séparées de l'hôpital qui recevait touts les cas de fièvres. Plusieurs des domestiques de l'hôpital furent attaqués de la même maladie, mais surtout ceux qui étaient employés comme cuisiniers.

Le Dr. M'Lean ne se rappelle point qu'aucun malade, hors des salles affectées aux fiévreux, ait été attaqué. On trouva du vomito négro dans l'estomac de ceux qui succombèrent. Il peut y avoir eu à la fois 8 ou 10 malades affectés de la maladie dans l'hôpital. Il a connu un homme qui est mort de la maladie après s'être promené et lorsque, depuis dix jours, on le tenait pour convalescent. On trouva du vomito négro dans son estomac.

A l'admission de cet homme, le docteur jugea que c'était un cas décidé de Fièvre Jaune. Il pense que les infirmiers attrapèrent la maladie en s'exposant de temps en temps dans une localité plus insalubre que celle où se trouvaient les malades de l'hôpital qu'on avait placés dans les étages supérieurs du bâtiment. La fièvre rémittente régnait alors dans la garnison.

En 1844, il a été chargé du soin d'environ 15 malades du 23e régiment, atteints de la Fièvre Jaune. Presque touts furent attaqués vers le même temps (dans l'espace d'un peu plus d'un mois). Le plus grand nombre provenait de la caserne qui avait fourni les cas du 33e régiment ; cependant il y en eut quelques-uns qui venaient d'autres chambres ; il ne se rappelle pas combien il en mourut ; on trouva du vomito négro dans l'estomac de touts ceux qui moururent.

Il ne croit pas qu'il soit possible de prendre du vomito négro pour de la bile foncée. Les soldats employés comme infirmiers et les cuisiniers furent encore attaqués, ainsi que quelques malades dans l'hôpital : quelques-uns d'entre eux moururent. On admit dans le même hôpital, celui de la ligne, quelques cas provenant d'un détachement d'artillerie dont les quartiers se trouvaient à environ un quart de mille des casernes de la ligne.

Dans ce temps-là, plusieurs cas de Fièvre Jaune parurent parmi les matelots qui se trouvaient dans la baie, et le docteur pense que quelques Portugais, habitants du rivage, furent aussi attaqués. On considéra l'épidémie de cette année comme limitée quant au nombre.

Plusieurs des praticiens civils considèrent l'épidémie comme une maladie distincte de la fièvre rémittente ; les autres furent d'une opinion contraire. Lorsque la maladie parut pour la première fois en Août 1843, il n'était nullement question qu'un vaisseau fût arrivé avec une partie de son équipage malade de la fièvre. Aucun des officiers ne fut attaqué pendant la durée du règne de la maladie quoiqu'ils fussent dans l'habitude de parcourir les hôpitaux avec les officiers de santé. Le Docteur M'Lean ne se rappelle point qu'aucun des malades du 23e régiment ait eu de rechute. La convalescence fut lente. Les cas qui eurent lieu à l'hôpital se montraient de temps en temps. En 1843 et 1844 on amenait, chaque année, un vaisseau (une prise) à Démérara, mais le docteur ignore s'il y avait des esclaves à bord. Les troupes souffrirent avant les matelots. Des cas de Fièvre Jaune accompagnés de vomito négro se montrèrent en même temps à Berbice ; la maladie y fut des plus graves ; 2 compagnies du 33e se trouvaient à Berbice ; le quartier général était à Démérara ; la maladie éclata d'abord à Berbice. Le docteur n'a jamais vu, dans la Méditerranée, de fièvre rémittente, accompagnée de vibices, d'hémorrhagies, &c.

Il pense que les mêmes causes qui produiraient la fièvre rémittente sur un ancien résident produiraient la Fièvre Jaune sur les nouveaux. Dans les cas mortels de fièvre rémittente dans la Méditerranée, il a trouvé l'enveloppe muqueuse de l'estomac, molle et dénudée. Accompagnée du vomito négro, la fièvre rémittente selon lui se rapprocherait en apparence de la Fièvre Jaune. Les apparences morbides qu'on trouve dans la fièvre rémittente de la Méditerranée ressemblent à celles de la Fièvre Jaune, excepté que la rate est plus amollie dans la rémittente de la Méditerranée. Il n'a jamais vu, aux Antilles, d'anciens résidents attaqués de la Fièvre Jaune.

Les prises qu'on dit avoir été amenées en 1843 et 1844 étaient sous la garde de petits vaisseaux de guerre. Il ne se rappelle point que les équipages de ces vaisseaux eussent été malades.

Il existe une communication hebdomadaire par la vapeur entre Démérara et Berbice. Le 33e régiment était depuis environ deux ans aux Antilles. Le 23e régiment venait d'arriver. La force du 33e détachement et du 23e était à peu près la même. La chambre de la caserne où la plupart des cas se montrèrent se trouvait dans le voisinage immédiat d'un égoût. L'hôpital était entouré d'égoûts. Dans les cas mortels de fièvre rémittente dans la Méditerranée on trouve ordinairement le foie d'une couleur de rhubarbe. Les mêmes apparences du foie sont communes dans les cas mortels de fièvre rémittente à Démérara. Il ne croit pas qu'il y ait aucune différence quant à la couleur du foie dans les cas fatals de fièvre rémittente et de Fièvre Jaune. Il est d'avis qu'une fièvre quelconque, rémittente ou autre, peut, par un encombrement excessif, une mauvaise ventilation, &c., donner naissance à une fièvre ; la même ou non, c'est ce qu'il ne peut dire. Lorsque dans l'hôpital les malades ayant d'autres affections furent attaqués de la Fièvre Jaune, ils se trouvaient dans une autre partie de l'hôpital que les fiévreux, mais pouvaient avoir des communications avec eux, car on n'avait adopté pour les empêcher, d'autre mesure que de les avertir.

Le docteur ne pense pas qu'il aurait pu au moment de l'admission, établir une diagnose entre les cas de fièvre rémittente et de Fièvre Jaune ; mais avant qu'un fiévreux n'eût été 24 heures dans l'hôpital, il pouvait décider si c'était un cas de fièvre rémittente ou de Fièvre Jaune. La fièvre rémittente, avant que ce temps ne fût écoulé, montrait une tendance à se relâcher. Il pense que dans la Fièvre Jaune, les rémissions ne sont point aussi définies. Il n'a point observé de rémissions dans aucun des cas véritables de Fièvre Jaune admis à l'hôpital parmi les matelots du "Crocodile ;" quelques-uns des cas envoyés du camp à l'hôpital furent considérés comme de pure fièvre rémittente pour avoir eu des rémissions bien distinctes.

Il n'a jamais vu de vomito négro ou d'hémorrhagies dans la forme la plus grave de rémittente à Walcheren. Jamais, à sa connaissance, un cas de Fièvre Jaune ne s'est terminé en fièvre rémittente. A Démérara, la fièvre rémittente se termine souvent en intermittente. Il se cite lui-même pour exemple.

Il ne connaît, ni n'a jamais entendu citer aucun exemple de Fièvre Jaune ayant eu sa source dans un vaisseau dont la cale passait pour malpropre ou impure, hors des mers des Antilles et de l'Afrique ; mais il croit se rappeler qu'un chirurgien de la marine fait mention d'un événement pareil qui eut lieu dans la Méditerranée.

(Signé) C. M'Lean, *Inspecteur-général-adjoint.*

Déposition du Dr. Dods, chirurgien au 36e Régiment.—18 Octobre 1849.

Il est arrivé à Déméràra avec deux compagnies du 88e régiment en Mars 1847, a quitté cette ville le 20 Février 1849. Il a vu dans cet intervalle, des cas de fièvre bilieuse rémittente et de fièvre intermittente. La force du détachement était d'environ 170 hommes. Les deux compagnies citées plus haut restèrent juste une année dans ce gouvernement et touts les hommes, six ou sept exceptés, eurent à souffrir de la fièvre rémittente et de l'intermittente pendant cette période; il en mourut trois. Les attaques de fièvre rémittente furent le plus graves pendant les mois d'Août, de Septembre et d'Octobre.

Les symptômes étaient alors très prononcés. Le vomissement se montrait toujours. Les matières rejetées de l'estomac avaient une apparence visqueuse d'un gros vert foncé. Touts les officiers de la garnison en souffrirent. Rechutes presque toujours inévitables. Quelques cas de fièvre rémittente se transformaient en fièvre intermittente. La fièvre intermittente, à moins d'être réprimée, devenait rémittente dans quelques cas: les habitants souffrirent en même temps: on était d'opinion que c'était la fièvre épidémique commune du pays.

Pendant la seconde année du séjour du docteur un matelot mourut de la Fièvre Jaune, avec le vomito négro; il était arrivé des Barbades où la maladie sévissait dans la garnison. On le porta à l'hôpital des marins. Il ne parut, après son admission, aucun cas dans l'hôpital. Le vaisseau ne fut pas mis en quarantaine. Le docteur pense que parmi les médecins de la colonie régnait l'opinion que la Fièvre Jaune et la fièvre rémittente étaient deux maladies distinctes.

Deux compagnies du 66e régiment relevèrent le 88e en Avril 1848. Elles quittèrent les Barbades avec le quartier général du 88e qui se rendit à la Trinité. La Fièvre Jaune régnait depuis quelque temps dans le 88e aux Barbades. Le 66e n'avait jamais débarqué aux Barbades mais avait été dirigé sur-le-champ à Déméràra en arrivant aux Antilles. Le 66e souffrit beaucoup à Déméràra de la fièvre rémittente et de l'intermittente, beaucoup plus cruellement que le 88e. Un homme eut souvent de 8 à 12 attaques. Le docteur pense qu'il n'y eut pas dans le 66e plus d'une mort causée par une espèce quelconque de fièvre. Le vomissement était un symptôme constant, il était toujours bilieux et teignait le linge en vert. Dans les cas mortels, la nature du vomissement était la même. Touts les officiers, excepté un chirurgien, furent atteints de la fièvre. Il y avait 5 officiers avec le détachement.

Les habitants souffrirent cruellement cette année-là. Des émigrants portugais étaient arrivés de Madère dans le courant de l'année. Les Portugais de la colonie ne souffrirent pas moins. La mortalité fut grande parmi eux. Cette mortalité fut causée par la fièvre rémittente commune du pays, non par la Fièvre Jaune.

Les femmes souffrirent en proportion des hommes, les femmes enceintes aussi, mais aucune ne mourut. Il y eut quatre femmes enceintes d'attaquées. Le docteur est d'avis que la malaria des marais fut cause de la maladie. Il a vu des malades être attaqués de la fièvre rémittente et de l'intermittente, pendant qu'ils étaient en traitement pour d'autres maladies ; il en fut de même des soldats d'ordonnance employés à l'hôpital. Les *coulis* [hommes de peine] furent cruellement éprouvés par la fièvre rémittente et l'intermittente. La mortalité fut grande parmi eux.

Ceux qui n'avaient point d'occupation régulière ou qui prenait du souci, moururent en grand nombre.

La convalescence après les attaques fut lente parmi les soldats.

La couleur jaune de la peau se présenta dans la plupart des cas pendant la marche de la maladie. Elle n'était pas marquée dans les secondes ou troisièmes attaques.

(Signé) GEO. DOUGLAS DODS, D.M.
Chirurgien au 36e régiment.

Déposition du Chirurgien Parry, en demi-solde, 4e Régiment d'Infanterie.—31 Octobre 1849.

Il a servi aux Antilles huit à neuf ans. Dans cet intervalle, il a vu la Fièvre Jaune en deux occasions, une fois à Antigua, dans l'automne de 1817, la seconde fois à Montserrat en 1821. Elle régna comme épidémie à Antigua, mais à Montserrat, son règne eut peu d'étendue. On avait confié à Mr. Parry à Antigua l'aile gauche du 73e, forte de 4 compagnies. A Montserrat, il était chargé d'un détachement du 35e régiment. Au commencement de l'automne, à Antigua, le 63e souffrit d'une forme bénigne de fièvre rémittente bilieuse, qui s'aggrava à mesure que s'avançait la saison ; il y eut environ 15 morts, la plupart avec le vomito négro. Touts les hommes qui furent atteints, avaient été de service au chantier du Port Anglais et aucun de ceux qui n'avaient point fait ce service, ne fut attaqué. Il n'a point connaissance qu'aucune fièvre ait existé alors au Port Anglais parmi les habitants ou les personnes employées dans le chantier. Il pense qu'il y eut environ 50 militaires qui n'eurent point de communication avec le chantier et touts ces militaires échappèrent à la maladie. La plupart des officiers qui furent de temps en temps de service au chantier, furent attaqués. Un officier, nouvel arrivant, mourut du vomito négro ; Mr. Parry attribue la cause de cette maladie à la malaria. Très peu de gens travaillaient au chantier dans ce temps-là ; le maître d'équipage et quelques nègres seulement y demeuraient. Il assure qu'il n'y avait pas plus de trois ou quatre blancs qui vivaient dans la ville ; les habitants étaient principalement des gens de couleur. Il ne s'offrit point un seul exemple qu'une personne de l'hôpital ait été attaquée. Aucun des domestiques des six officiers ne fut attaqué. Mr. Parry est d'avis que la maladie en question était une forme aggravée de la fièvre rémittente commune. Une forme aggravée, selon lui, est une maladie dont les symptômes sont plus sévères et le résultat plus fatal. Il a vu à la Guadeloupe une fièvre rémittente, avec des symptômes aussi violents et une mortalité presque égale, sans que la présence du vomito négro fût aussi générale. Il croit que le vomito négro s'est présenté dans deux cas. Il a souvent vu, dans les autres stations des Antilles, la fièvre rémittente paraître sans que le vomito négro ait jamais eu lieu, et beaucoup des cas avaient une issue fatale. Il n'a, dans aucune de ces occasions, remarqué de circonstances qui l'ait induit à penser que l'une ou l'autre maladie aurait pu ne pas régner dans la station.

Il croit qu'il y a différentes espèces de fièvre en Europe, et que ces fièvres dépendent de causes différentes. Il croit aussi qu'il y a différentes espèces de fièvres aux Antilles dues à différentes causes.

Il y a, selon lui, dans les Antilles, la fièvre continue simple, suite de légers excès ; puis la fièvre rémittente. Il croit que ces deux maladies embrassent toutes les espèces, et déclare qu'il n'a jamais vu dans ces contrées de fièvre qu'il regarde comme contagieuse ou ayant aucune analogie avec le typhus d'Europe. Il n'a jamais vu d'ulcération d'entrailles, dans la Fièvre Jaune. Il pense que l'ulcération des entrailles est un symptôme caractéristique du typhus. La langue dans la Fièvre Jaune est généralement nette, et les dents sont rarement incrustées de saburres. Dans la fièvre d'Antigua, il ne parut point de taches livides sur la peau ; mais la couleur jaune était un symptôme fréquent. Les vomissements étaient, d'abord le contenu de l'estomac avec de la bile ; puis (le second jour, par exemple) c'était un fluide glaireux précurseur général du vomito négro. Ceux qui mouraient du vomito négro expiraient ordinairement entre le troisième et le cinquième jour. Les rechutes étaient fréquentes, la convalescence était très lente. Peu de malades mouraient d'une première attaque ; les cas mortels étaient généralement des rechutes.

Il n'y a point de marais dans le voisinage du Port Anglais. Aucunes troupes fraîches n'étaient venues rejoindre le détachement pendant un temps assez long avant l'attaque. Le chantier est regardé comme un lieu très malsain.

La maladie fit son apparition à Monserrat, (la Ville,) dans la personne d'une jeune fille née dans l'île. Elle mourut du vomito négro. Dans la même rue, à mi-chemin, vivait un jeune mulâtre ; il mourut du vomito négro. Ce fut, pense Mr. Parry, le second cas. A cent mètres environ, dans la même rue, vivaient un commissaire et sa famille ; une de ses filles fut probablement la cinquième personne attaquée ; elle mourut du vomito négro. Quelques jours après cette mort, le commissaire fut attaqué et mourut peu après du vomito négro. Le reste de la famille fut éloigné de la ville et envoyé aux casernes, dix jours environ après la mort du commissaire, et le lendemain de la translation la fille la plus jeune fut attaquée, mais se rétablit. On installa ces personnes dans une maison à 200 mètres environ des casernes. Le reste de la famille (au nombre de quatre personnes) échappa à la maladie. Avant l'attaque de la sœur aînée, trois des domestiques nègres furent atteints de la fièvre ; ils occupaient le rez de chaussée. Dix jours à peu près avant que le premier cas ne parût dans la ville, la maladie se montra dans les casernes, mais elle fut de courte durée, et il ne mourut qu'un seul homme.

La famille de la jeune personne la première attaquée consistait du père, de la mère et de cinq enfants ; touts les enfants étaient nés dans l'île, le père aussi ; la mère était native d'Angleterre. Mr. Parry pense que le nombre de cas parmi les troupes fut de quatre ou cinq ; touts eurent lieu chez des hommes. Ils étaient souvent en ville. Personne dans l'hôpital ne fut atteint. Touts les hommes firent leur service.

Un de ces cas fut celui du sergent de caserne qui mourut. Il avait beaucoup fatigué immédiatement avant l'attaque ; le vomito négro parut avant la mort. Mr. Parry dit que le vomito négro est un fluide foncé, renfermant des flocons noirs et vomi sans efforts. Il ne l'aurait point nommé vomito négro sans les flocons noirs qui s'y trouvaient. Il n'a jamais vu dans d'autres fièvres un fluide foncé rejeté de l'estomac, qui ressemblât, en aucune façon, au vomito négro. Lorsqu'il arriva aux Antilles, il était persuadé, par ce qu'il avait entendu dire et ce qu'il avait lu, que la fièvre rémittente et la Fièvre Jaune étaient une seule et même maladie, opinion qui fut ensuite confirmée par l'observation. Il a vu régner la fièvre rémittente sur une échelle considérable dans des lieux où, *à priori*, il n'aurait point supposé l'existence de miasmes marécageux.

A Bellary (Indes orientales) la fièvre rémittente, sous une forme très grave est fréquente, les rémissions y sont toujours très marquées et équivalent presque à l'apyrexie. Mr. Parry attribue cette fièvre aux miasmes de marais. Cette fièvre ne se terminait jamais par le vomito négro ; dans la majorité des cas il n'y avait pas de vomissement ; mais seulement dans quelques-uns. Lorsqu'il y avait vomissement, la matière rejetée se composait du contenu de l'estomac et de fluides bilieux. Les cas qui eurent lieu à une certaine époque de cette épidémie furent aussi graves dans leurs symptômes et presque aussi fatals que les cas de fièvre qui éclatèrent à Antigua dans le 63e, et dont il a déjà été parlé. Ceux qui survécurent, eurent beaucoup à souffrir de rechutes. Mr. Parry pense que c'est la même maladie que la fièvre rémittente des Antilles. Il n'a jamais vu de fièvre pendant son service dans la nouvelle Galles du Sud. Il n'a jamais vu la fièvre rémittente se terminer en intermittente aux Antilles, mais souvent aux Indes.

Dans les cas de Fièvre Jaune, le foie était souvent de couleur jaune et quelquefois développé. La rate, dans quelques cas, était considérablement gonflée. L'enveloppe muqueuse de l'estomac était généralement détachée vers la grande courbure et surtout vers le pylore. Mr. Parry ne se rappelle pas s'il y a eu des rémissions dans la forme grave de fièvre accompagnée de vomito négro à Antigua. Il pense que les fièvres de Bellary et des Antilles ne diffèrent l'une de l'autre que dans les organes impliqués, c'est-à-dire que, la principale lésion dans les Indes est le cerveau, et le viscère chylopoëtique aux Antilles. Quand le cerveau est très affecté dans les fièvres des Antilles, il n'y a pas de vomito négro.

Il a vu la couleur jaune de la peau dans les fièvres des Indes, mais ce n'est point un symptôme ordinaire.

Une maladie de la rate n'est jamais la suite d'une attaque de fièvre rémittente à Bellary.

Dans les cas mortels de la fièvre rémittente ordinaire, Mr. Parry n'a point remarqué que les lésions morbides différassent matériellement de celles qu'on trouve quand la fin a été précédée du vomito négro. D'autres fois, dans la sphère de son expérience, quand il y avait garde au chantier, on recevait de temps à autre des cas de fièvre, mais aucun n'avait le vomito négro.

Mr. Parry n'a point séparé ses cas de fièvre des autres malades à l'hôpital. Si le vomito négro ne paraît point pendant le cours d'une épidémie, on nomme celle-ci fièvre rémittente ; s'il paraît, l'épidémie porte le nom de Fièvre Jaune.

Dans la Fièvre Jaune, les forces vitales semblent souvent tout-à-fait subjuguées. Les malades ont souvent une démarche chancelante, une voix tremblante, et le pouls très faible. Dans la rémittente l'invasion est généralement indiquée par des symptômes plus saillants, le pouls est toujours fort et plein. La Fièvre Jaune régnait à St. Jean d'Antigua en même temps qu'à Port Anglais.

(Signé) W. Parry, *Chirurgien en demi-solde.*

Déposition du Dr. Kelly, du département médical de l'artillerie. —8 *Novembre* 1849.

Il a servi à la Jamaïque, de Novembre 1835 à Février 1838. Il a, pendant cet espace, vu la Fièvre Jaune en plus d'une occasion, tant dans l'Artillerie Royale que dans la ligne. Il était de temps à autre en station à Port Royal. Il a vu fréquemment aussi la Fièvre Jaune dans l'hôpital Royal de la Marine à Port Royal. Il est d'avis que c'est une maladie différente de la fièvre rémittente ordinaire de l'île ; il pense qu'il aurait pu dès le commencement de l'attaque distinguer si la maladie était la fièvre rémittente ou la Fièvre Jaune.

Dans la Fièvre Jaune, le malade a un aspect tout particulier, il éprouve une grande prostration et de l'éloignement à décrire son état réel. Dans la fièvre rémittente, les symptômes sont plus développés ; il y a une douleur décidée à la tête, et le malade montre moins d'aversion à expliquer son état. Dans la fièvre rémittente, il y a en général une plus grande excitation après l'invasion de l'attaque que dans la Fièvre Jaune. Quand la Fièvre Jaune se terminait par la mort, la couleur jaune de la peau paraissait simultanément avec le vomito négro, pas avant. La Fièvre Jaune se terminait ordinairement par la mort vers le cinquième jour ; elle se prolongeait quelquefois jusqu'au huitième. Il semblait que le vomito négro fût un fluide ressemblant à des flocons suspendus dans un sérum d'une couleur foncée—flocons qui tombaient au fond lorsqu'on laissait reposer. Tel était le caractère du fluide qu'il a nommé vomito négro.

Le Dr. Kelly n'a jamais vu vomir aucune espèce de fluide foncé dans la fièvre rémittente. Il croit que le sédiment du vómito négro consiste de sang épanché. Il est d'avis que les évacuations des entrailles dans la Fièvre Jaune consistent de fluides biliaires et de fluides dont la couleur est affectée par les médicaments, &c. Il n'a jamais vu personne attaqué deux fois par la Fièvre Jaune. La maladie éclatait généralement le matin, le plus souvent après que l'individu avait été de garde pendant la nuit, ou exposé à une température basse. Il considère ceci comme la cause générale de la maladie. Il n'a vu aucun cas qu'il eût pu regarder comme le produit d'un virus émis par un malade atteint de la maladie. Le chiffre moyen des malades à l'hôpital était de 15 à 20. Il n'a jamais appris que les malades de l'hôpital affectés d'autres maladies eussent été attaqués de la Fièvre Jaune. Jamais, à sa connaissance, aucun des serviteurs de l'hôpital n'a été attaqué. Il a eu deux cas d'officiers attaqués de la maladie ; ils avaient des domestiques de couleur. Les domestiques ne furent point attaqués.

A cette époque, neuf officiers se trouvaient avec les détachements.* Le nombre des malades à l'hôpital de la Marine variait ordinairement de 35 à 40 ; le docteur a vu peut-être de 35 à 40 cas de Fièvre Jaune à l'hôpital de la Marine pendant la durée de son service à Port Royal ; les cas avaient généralement un caractère très grave.

Il ne croit pas qu'il y ait de fièvre contagieuse à la Jamaïque. Il existe une très grande ressemblance dans le mode d'invasion et la marche des symptômes de la Fièvre Jaune et du typhus gravior d'Europe. Cette ressemblance n'existe pas à l'égard de la fièvre rémittente ; le docteur Kelly pense que la fièvre rémittente peut se transformer en typhoïde et il a vu une dame chez laquelle il est d'avis que ceci a eu lieu. Elle tomba dans cet état, après avoir été regardée comme convalescente, et mourut sans vomito négro. Selon lui, la preuve de la nature non-contagieuse de la Fièvre Jaune était assez forte pour rendre inutile de séparer ceux qui étaient atteints de cette maladie des personnes non affectées. Il classait ses malades suivant qu'ils présentaient un seul ou plusieurs des symptômes de la série indiquée plus haut. Il a vu ainsi admettre quelquefois des cas de fièvre rémittente et de Fièvre Jaune à quelques jours les uns des autres. Aucun des cas classés comme Fièvre Jaune n'eut de rechutes pendant la convalescence ; quelques-uns de ceux de fièvre rémittente en eurent. Il croit que les hommes qui souffrirent de la Fièvre Jaune étaient depuis près de 2 ans dans la compagnie ; 5 de ceux qui furent atteints de la fièvre rémittente (il en mourut 3) étaient des hommes qu'on y avait envoyés pour le service et nouvellement arrivés d'Angleterre.

Dans les cas mortels de Fièvre Jaune, le foie était généralement de couleur de paille, sans être beaucoup affecté à d'autres égards. La rate était en général développée et molle ; l'enveloppe intérieure

* Les détachements à Port Royal consistaient en une compagnie de ligne et 2 officiers = 2 compagnies d'Artillerie avec 7 officiers.

de l'estomac ordinairement très molle. Quant à sa structure, elle ressemblait un peu à du papier buvard mouillé. Près de l'orifice du pylore elle était ordinairement vasculaire ; quelquefois, par places, comme si une effusion intestinale avait eu lieu. On trouva du vomito négro dans l'estomac d'un individu qui était mort sans avoir eu de vomissement préalable, et on en trouvait généralement aussi dans les autres cas mortels ; quelquefois en très petite quantité seulement.

Dans les cas mortels de fièvre rémittente, le foie était pâle ; sans être autrement affecté. La rate, développée, avait sa couleur ordinaire. Dans aucun cas on ne trouva du vomito négro dans l'estomac. Mr. Kelly pense que les symptômes de la Fièvre Jaune sont dus à la dépression plus grande des forces vitales, et qu'ils constituent une maladie d'une nature plus grave que la fièvre rémittente ; la proportion des morts était aussi plus grande. Il a observé une diminution dans la gravité des symptômes de la Fièvre Jaune, mais jamais au point de faire croire à une rémission. Dans la fièvre rémittente, il y avait à certains moments une diminution considérable des symptômes suivie d'une exacerbation marquée.

Il a servi à Beyrout en Syrie depuis Juillet 1840 jusqu'en Mars 1841 ; époque à laquelle une compagnie d'Artillerie Royale et une demi-compagnie de sapeurs y étaient stationnées. Quelques-uns de ces hommes furent atteints d'une légère fièvre rémittente. Les rémissions étaient marquées. Il a vu, à Jérusalem, un artiste mourir d'une simple fièvre rémittente. Pas de rechutes parmi les soldats. La peau n'était pas jaune dans ces cas.

Pendant les trois ans qu'il fût en station à Port Royal, la Fièvre Jaune n'y parut jamais comme épidémie, mais les cas étaient sporadiques, et se présentaient de temps en temps. Il croit que la cause de la fièvre rémittente et de l'intermittente est une exhalaison marécageuse.

Pendant cette période la marine fut considérablement réduite, "le Comus," à ce qu'il croit, eut plusieurs cas de Fièvre Jaune. Il est d'avis que les rémissions dans les cas mortels de fièvre rémittente étaient plus marquées et plus distinctes que dans les cas mortels de Fièvre Jaune. A l'exception du vomito négro et du ramollissement de la membrane muqueuse de l'estomac et des intestins, il n'y a pas de grandes différences morbides entre ces deux maladies. Les cas mortels de fièvre rémittente excédaient en durée ceux de la Fièvre Jaune. Point d'hémorrhagies des gencives dans la fièvre rémittente ; l'irritabilité de l'estomac était plus grande pendant les premières phases ; les vomissements étaient bilieux. Les vomissements dans la Fièvre Jaune n'étaient point accompagnés d'émission biliaire mais étaient muqueux. Les vomissements dans les cas fatals de fièvre rémittente cessaient quelque temps avant la mort ; c'était le contraire dans la Fièvre Jaune.

(Signé) WILLIAM KELLY, *Chirurgien, O.D.M.*

Déposition du Dr. Daniell.—9 *Janvier* 1850.

Combien de temps avez-vous habité la côte occidentale d'Afrique et sous quelles latitudes ?—Environ neuf à dix ans ; et j'ai habité entre le 8e degré nord et le 14e sud de la ligne.

Avez-vous vu beaucoup de fièvre pendant cette période ? Quelles espèces de fièvre, et affectaient-elles tout le monde également, ou y en avait-il de particulières aux nègres et d'autres, aux blancs ?—J'ai vu beaucoup de fièvres pendant ce temps, à savoir ; l'intermittente, la rémittente, l'ardente ou continue et la Fièvre Jaune. Toutes ces fièvres étaient particulières aux blancs.

Quelle est la catégorie des blancs qui souffrait de ces fièvres ?—Les trafiquants, qui habitaient soit à terre, soit à bord des vaisseaux, les équipages des vaisseaux et les missionnaires.

Dans quelle occasion avez-vous vu la Fièvre Jaune ?—A bord d'un vaisseau danois allant de Sierra Leone à la Côte d'Or, près du cap Palmas (en 1838, je crois.) J'étais dans ce temps-là, à bord d'un vaisseau. A la prière du capitaine du vaisseau danois, j'allai à son bord et j'y trouvai deux hommes atteints d'une fièvre violente, qui, disait-on, était d'un type continu. J'appris qu'avant ce temps quatre ou cinq hommes étaient morts de la fièvre et l'on me dit qu'ils avaient touts vomi du fluide noir, et je vis dans une cuvette une petite quantité de celui qui avait été vomi par le dernier malade qui était mort.

Avez-vous reconnu ce fluide pour ressembler à quelque autre fluide que vous auriez vu vomir dans d'autres cas de fièvre, qui se seraient offerts à votre observation sur la côte ?—Non ; je n'avais jamais, auparavant, vu aucun fluide qui lui ressemblât. La peau, dans les deux cas que je vis, avait, autant que j'en pus juger, une teinte bronzée, les malades étant dans une partie obscure du vaisseau. Ils étaient malades depuis deux ou trois jours, quand je les vis pour la première fois. Je les revis le même jour, j'ordonnai des médicaments et les vaisseaux se séparèrent. Le capitaine et l'équipage étaient touts des Danois. Je continuai à jouir d'une bonne santé après avoir visité ces malades. L'équipage consistait, je crois, de treize hommes. Il n'y eut d'attaqué que les quatre hommes qui moururent pendant la traversée. Le capitaine ou le patron me dit qu'il avait eu la fièvre à Sierra Leone et que, par conséquent, il n'avait pas peur d'être attaqué. Le capitaine d'un vaisseau anglais (arrivé à Fernando Po de la Côte d'Or) m'informa ensuite que le vaisseau dont il vient d'être question, avait perdu tout son équipage de cette fièvre, excepté deux ou trois hommes.

La fièvre ardente que j'ai vue sur la côte africaine, était une fièvre continue sans rémission d'une nature inflammatoire. Les matelots étaient les sujets les plus ordinaires de cette fièvre. Les trafiquants résidants n'en souffraient que peu, ils étaient principalement sujets à la fièvre rémittente et à l'intermittente. Les résidents à terre, qui étaient atteints principalement de la fièvre rémittente ou intermittente, avaient, fréquemment, dans la même année, de secondes attaques de fièvre rémittente ou quelquefois une attaque de rémittente et une d'intermittente. J'eus, dans la province de Congou trois attaques de fièvre rémittente en un an.

Dans la fièvre rémittente à forme lente, la mortalité était d'au moins huit ou neuf sur dix attaques.

Dans une occasion, à Rio Formosa, trois vaisseaux dont les équipages consistaient d'environ 60 blancs, perdirent tout leur monde, et s'étant procurés de nouveaux équipages blancs, ils en perdirent, je pense, environ la moitié. Ceci se passa pendant une période de 6 mois, entre Août et Février. La saison insalubre dans cette localité est entre le mois d'Août et celui d'Octobre inclusivement.

Dans un vaisseau où je me trouvais, sur un équipage consistant de dix-neuf blancs, moi compris, six moururent, touts furent attaqués de la maladie excepté un ou deux.

La maladie à son début paraissait bénigne ; vers le troisième jour ordinairement elle s'aggravait, et des rémissions de quelques heures commençaient alors. Les rémissions n'étaient point précédées par un froid marqué mais par une sensation de froid. Je vis et je traitai touts les cas à bord du vaisseau sur lequel j'étais et un bon nombre aussi à bord d'autres vaisseaux. Un vomissement de bile et des efforts pour vomir étaient un symptôme de ces fièvres à leur début. Les rémissions consistaient en une diminution marquée de la chaleur avec une légère tendance à la transpiration ; le pouls était mou et presque naturel ; la langue humide ; le malade se sentait exempt d'oppression et disait qu'il se trouvait beaucoup mieux. Dans aucun exemple de cas mortel ou autre, je n'ai vu rejeter de l'estomac un fluide qui ressemblât le moins du monde à celui qu'on me présenta comme ayant été rejeté de l'estomac de l'homme dont il a été question, mort à bord du vaisseau danois. Je n'ai jamais, dans ces fièvres, vu vomir de fluide qui ne me parût de la bile. La langue était souvent noire ; tantôt d'un rouge morbide et sèche, tantôt rouge à l'extrémité et aux bords. Dans les cas prolongés, les dents étaient souvent recouvertes de saburres. Les évacuations alvines étaient quelquefois foncées, quelquefois naturelles ; foncées quelquefois, au début, s'éclaircissant à mesure que la maladie avançait. La bile était reconnaissable dans les évacuations vers la fin de la maladie ; les écoulements du nez étaient tantôt abondants, tantôt faibles ; il en était de même pour les gencives ; dans un petit nombre de cas, il y eut des écoulements de sang des oreilles. Après ces écoulements, généralement parlant, les malades se rétablissaient ; les rechutes étaient fréquentes, la convalescence longue, (quelquefois, il y avait des écoulements de sang de l'intérieur des paupières, dans les cas les plus fatals).

Je fis l'autopsie de beaucoup de ceux qui moururent. La membrane muqueuse de l'estomac était engorgée soit en général soit par place, surtout vers l'orifice du pylore. Je n'ai, dans aucun cas, trouvé de vomissement nègre ou d'autre fluide foncé. Je n'ai trouvé que des médicaments et les sécrétions naturelles de l'estomac.

La couleur du foie était plutôt pâle que naturelle ; quelquefois cet organe était plus développé que dans l'état naturel ; quelquefois les conduits en étaient engorgés de bile ; la vésicule biliaire en général se trouvait pleine de bile ; la rate souvent gonflée et friable, c'est-à-dire, se brisant facilement ; le sang ne se coagulait jamais complétement lorsqu'on le tirait du bras pendant la vie. Dans quelques cas, il y avait suppression d'urine mais pas toujours. Dans la vessie, après la mort, il se trouvait ordinairement une petite quantité d'urine. La mort, lorsqu'elle avait lieu, arrivait du septième au treizième jour. Je crois, sans pouvoir l'affirmer avec exactitude que j'ai disséqué environ cent cadavres. J'ai souvent vu la fièvre rémittente passer à l'intermittente.

Le docteur ne peut assurer qu'il ait jamais vu la fièvre intermittente passer à la rémittente.

Après guérison de la fièvre rémittente, quelques malades se rétablissaient sans aucune affection des viscères ; d'autres, après leur rétablissement avait un gonflement de la rate.

Pour ma part, dit-il, j'eus une attaque de fièvre rémittente, et je me rétablis parfaitement. J'eus ensuite une seconde attaque qui me laissa une maladie de rate.

A l'égard de l'observation suivante que j'ai faite et que le Dr. Burrell a notée,—"Je n'ai jamais vu personne souffrir d'affection viscérale après ces attaques,"—j'entendais les maladies des grands ou des petits intestins. Parmi ceux qui restèrent soumis à mes observations pendant un temps considérable après leur rétablissements, je crois, mais je n'en suis pas sûr, qu'un tiers environ eut une maladie de rate à la suite.

J'ai vu la fièvre rémittente à Benguela, Angola, le district de Congo, la rivière du Gabon, Fernando Pô, la rivière de Cameroons, l'ancienne et la nouvelle rivière de Calabar, la rivière de Bronze, sur le haut Niger, à Rio Formosa, à Lagos, à Weeda, sur la Côte des Esclaves, la Côte d'Or, la Côte du Vent, à la Gambie, et à Sierra Leone.

Lorsque j'allai à bord du vaisseau danois, j'y restai en tout, pendant les deux visites, environ une heure et demie, mais je ne contractai pas la fièvre. Deux mois environ auparavant j'eus, à Sierra Leone, une fièvre qui, selon ce que me dit le Dr. Ferguson, qui me soignait, était la Fièvre Jaune. Il y avait environ deux semaines que j'étais débarqué à Sierra Leone, venant de Liverpool, quand je fus attaqué. Je n'ai vu aucun cas de Fièvre Jaune à cette époque.

Je ne pense pas que la Fièvre Jaune soit toujours accompagnée du vomito négro.

La durée de la fièvre ardente était de 7 à 15 jours.

Dans la fièvre rémittente lente, il y avait toujours des rémissions. Le troisième jour une exacerbation succédait à la rémission.

Aucun des hommes des équipages des vaisseaux auxquels j'appartenais ne fut attaqué de la fièvre rémittente pendant qu'ils étaient en mer ; mais en pénétrant dans les rivières, près du rivage, ou en allant à terre, ils étaient attaqués.

Je n'ai jamais entendu dire que la Fièvre Jaune ait paru à bord d'aucun vaisseau sur la côte, quand ce vaisseau était arrivé avec son équipage en bonne santé. Personne, autant que je sache, dans la maison que j'habitais à Sierra Leone ne souffrit de la fièvre dont j'étais attaqué, soit avant ou après l'attaque, et je n'avais pas non plus, que je sache, été auprès d'aucun fiévreux. Je fus attaqué au mois de Juin.

J'étais dans l'habitude constante de parcourir la ville.

Dans la fièvre rémittente la peau était ordinairement jaunâtre.

(Signé) WILLIAM F. DANIELL, D.M.

Aide-chirurgien d'Etat-major.

Déposition du Dr. Hawkey, Chirurgien d'Etat-major de 1re Classe. —10 Janvier 1850.

J'ai servi à la Jamaïque, à Ste. Lucie et aux Barbades, comme chirurgien d'état-major de 1re classe, en tout, près de six ans. De temps à autre pendant cette période j'ai vu des fièvres éphémères (sans couleur jaune de la peau, soit générale, soit locale), causées par des excès habituels. Dans toutes les occasions où j'ai vu régner la Fièvre Jaune à la Jamaïque (c'est là seulement que je l'ai vue régner sur une grande échelle), la fièvre rémittente commune y régnait aussi. Je tiens une fièvre pour rémittente, lorsqu'il y a, pendant un temps plus ou moins long, des diminutions périodiques de la violence des symptômes.

Je n'ai jamais vu, dans les Antilles, aucun cas de fièvre que je regarde comme fièvre continue. En tant que s'étend mon expérience, les fièvres que j'ai vues dans les Antilles, résultat d'excès, présentaient des rémissions. Dans beaucoup d'exemples, j'ai vu des fièvres, qui étaient extrêmement bénignes à leur début, se terminer en Fièvre Jaune; mais, dès le commencement je regardais ces fièvres comme des Fièvres Jaunes.

Dans la Fièvre Jaune il était difficile de décider si l'affaiblissement des symptômes équivalait à une rémission ; dans les fièvres rémittentes ordinaires les rémissions étaient distinctes. J'ai vu, pendant le règne de la Fièvre Jaune, des cas de fièvre rémittente se terminer par la mort sans que la maladie changeât de caractère. La Fièvre Jaune dans beaucoup de cas était bénigne à son début, et quand elle s'aggravait, on remarquait dans quelques cas un affaiblissement des symptômes; d'autres se terminaient par la mort sans aucune diminution des symptômes. J'ai vu des cas que je regarde comme des cas de vraie fièvre rémittente, prendre pendant leur marche le caractère de la Fièvre Jaune.

Le foie, dans les cas mortels de fièvre rémittente, était de couleur de muscade.

La membrane muqueuse de l'estomac était épaissie dans quelques cas ; dans d'autres, dénudée et amollie. Je n'ai jamais vu de vomito négro dans l'estomac dans les cas de cette nature. Je ne me rappelle point que la rate ait offert rien de particulier. Dans la Fièvre Jaune les apparences morbides étaient en grande partie les mêmes excepté que l'estomac, dans la plupart des cas, renfermait du vomito négro.

Dans la Fièvre Jaune à la Jamaïque, quand la mort avait lieu, elle arrivait ordinairement entre le troisième et le septième jour.

J'ai vu des personnes être attaquées au moins deux fois par la fièvre rémittente régulière. Je crois me rappeler que des personnes ont été attaquées de la Fièvre Jaune après avoir eu la fièvre rémittente dans une occasion précédente.

Je pense que la fièvre rémittente a pour cause une exhalaison de la terre pendant que règne un certain état de l'atmosphère. D'après mes lectures et tout ce que j'ai entendu dire, je suis d'avis que la Fièvre Jaune dépend de la même cause.

Je crois que, dans une chambre étroite, dépourvue d'une ventilation convenable, et encombrée de personnes atteintes de la Fièvre Jaune sous sa forme aggravée, une personne bien portante, respirant pendant quelque temps l'atmosphère de la chambre, pourrait contracter la maladie.

Je suis d'avis que dans ces circonstances l'atmosphère est viciée et rendue morbide par les corps des malades, viciation qui crée la même maladie que celle dont sont atteints les habitants de la chambre.

Je considère la Fièvre Jaune, la fièvre rémittente et l'intermittente, comme des degrés seulement d'une seule et même maladie.

J'ai vu des cas de Fièvre Jaune se terminer par la mort, sans aucune trace de vomito négro.

Je ne connais point de maladies, si ce n'est celles qu'on a comprises sous la dénomination générale de maladies contagieuses, qui puissent garantir de secondes attaques, excepté dans des cas très rares.

Je n'ai jamais vu de fièvres intermittentes (fièvres qui constituent, selon moi, le premier degré de la Fièvre Jaune) paraître, aux Barbades, au milieu des blancs.

Je ne saurais expliquer comment il se faisait que la forme aggravée existât quand la forme moins grave n'avait pas lieu. Mon expérience aux Barbades est restreinte à quelques mois.

Dans les cas bénins, lorsqu'il n'existe point d'épidémie de Fièvre Jaune, je pense que je pourrais faire la diagnose d'un cas de Fièvre Jaune, s'il s'offrait. Je pourrais surtout m'en rapporter à l'expression particulière des traits et à l'enfoncement des yeux.

Si un homme arrivait à l'hôpital après une orgie, avec des maux de tête, la peau brûlante, des vomissements, les yeux remplis d'eau, et des douleurs dans les os, je crois que je pourrais distinguer un cas pareil de la Fièvre Jaune. L'expression de la figure de cet homme serait très différente de celle d'un homme atteint de la Fièvre Jaune. Mais il y a des cas de Fièvre Jaune où cette particularité ne se présente pas dès le début.

(Signé) WM. HAWKEY, D.M.
Chirurgien d'Etat-major.

Déposition du Chirurgien Bradford, 1er bataillon du 23e Fusiliers.—11 Janvier 1850.

J'ai servi à la Jamaïque comme officier de santé régimentaire, pendant cinq ans et sept mois; aux Barbades, à la Trinité et à Antigua pendant trois ans et cinq mois. Pendant ces périodes j'ai vu la Fièvre Jaune sur une grande échelle en nombreuses occasions. La fièvre a régné pendant ces périodes sous la forme intermittente et rémittente et sous la forme aggravée de cette dernière, je veux dire la Fièvre Jaune. J'ai vu aussi des fièvres, à la suite d'excès. Ces dernières appartenaient au type continu. Toutes les fièvres que j'ai vues, moins celles dont il vient d'être question, faisaient paraître soit des rémissions soit une tendance aux rémissions, hors les cas d'une intensité extrême.

Je définis la rémission, une diminution de la chaleur, de la souffrance générale, du délire, de la force et de la fréquence du pouls, diminution qui ne dure pas moins de trois à douze heures.

Dans les cas violents de la forme aggravée ou Fièvre Jaune, lorsque le malade vivait encore trois ou quatre jours après son admission à l'hôpital, j'ai rarement, pour ne pas dire jamais, manqué d'observer par intervalles une rémission, plus ou moins complète, ainsi que je l'ai décrit plus haut.

Dans les climats chauds, l'affaiblissement des symptômes est beaucoup plus prononcé que dans les fièvres des climats froids ; la défaillance et le froid des extrémités et les sueurs froides gluantes qui paraissent si souvent dans les fièvres des climats chauds, même sur les constitutions les plus robustes sont tout-à-fait distinctes de l'affaiblissement des symptômes qui s'offrent dans les fièvres des climats froids. Après l'affaiblissement de ces symptômes, dans les climats chauds, les symptômes d'excitation reparaissent. J'ai souvent entendu des malades, pendant ce temps de calme, nier, tant ils se sentaient soulagés, qu'ils fussent indisposés.

J'ai souvent vu ce qu'on appelle la fièvre rémittente, régner, quand la forme aggravée, nommée Fièvre Jaune, n'existait pas. Quelques-uns de ces cas eurent une issue fatale, rarement pourtant sans avoir fait voir les symptômes de la forme aggravée dont il a été question plus haut.

Les apparences morbides de ces cas étaient :—Les vaisseaux de l'estomac engorgés ; l'enveloppe muqueuse sans beaucoup de changement, l'estomac renfermant les fluides ordinaires récemment ingurgités, ou lorsqu'ils étaient sécrétés, légèrement teints de bile ; le foie semblait contenir plus de sang que dans son état naturel, la structure et la dimension n'en étaient point changées. Je n'ai point remarqué non plus aucun changement marqué dans sa couleur ; la bile dans la vésicule biliaire était devenue comme la pulpe glutineuse d'un fruit ; la rate, généralement parlant, était plus molle, parce qu'elle contenait plus de sang, et était par conséquent plus facile à briser.

Je crois avoir examiné huit ou dix cas de cette nature, et j'en ai vu examiner beaucoup d'autres. Touts présentaient les apparences morbides dont j'ai déjà fait mention. J'ai souvent vu des cas de ce qu'on appelle la fièvre rémittente se terminer en intermittente. J'ai aussi vu des cas de fièvre intermittente passer à la rémittente. J'ai vu des cas de fièvre intermittente avoir une issue fatale. Dans ces cas les apparences morbides après la mort étaient semblables aux cas de rémittente que j'ai décrits plus haut. Dans la fièvre intermittente, j'ai vu la peau blafarde sans être d'un jaune intense. Dans la fièvre rémittente la couleur blafarde n'était pas aussi commune que dans l'intermittente, je l'ai vue pourtant dans l'une et dans l'autre, mais non le jaune intense qui se présente dans la forme aggravée de la fièvre rémittente (la Fièvre Jaune).

J'ai rarement vu des maladies viscérales organiques à la suite de fièvres aux Antilles. Dans la fièvre rémittente ordinaire, la convalescence était comparativement rapide. Les apparences morbides, dans la forme aggravée (Fièvre Jaune) étaient : une intense congestion des vaisseaux de l'estomac, du duodenum et même du jejunum, faisant paraître cramoisi foncé leur enveloppe interne ; l'enveloppe muqueuse était amollie, mais non par l'effet de la maladie ; la congestion principale se trouvait à l'extrémité cardiaque, sans aucune apparence d'abrasion ou de déperdition de substance d'aucune espèce. Dans la majorité des cas, les matières étaient semblables à celles que j'ai dit qu'on trouve dans les cas mortels de fièvre rémittente. Mais dans un quart environ de ces cas, il y avait un fluide ressemblant à de l'encre, qui constituait le vomito négro. J'ai vu ce fluide dans le duodenum et le jejunum. J'en ai trouvé jusqu'à une pinte ou une pinte et demie, mais en général, la quantité en était moindre. Le vomito négro était un fluide uniforme, ressemblant à un mélange d'encre, de suie, et d'eau, mais je ne l'ai jamais examiné avec minutie, pour en déterminer la nature exacte. Il restait, après avoir reposé, d'une couleur uniforme. Le foie contenait plus de sang que dans l'état de santé, plus particulièrement les branches de la *vena portæ*. La structure n'en était pas matériellement changée ; la dimension en était en général un peu augmentée ; la couleur de sa surface n'était pas beaucoup altérée et je n'ai point non plus, en y faisant des incisions, remarqué d'altération dans la couleur. J'ai rarement vu des cas de fièvre admis à l'hôpital et considéré par moi, au moment de l'admission et quelques jours après, comme fièvre rémittente ordinaire, revêtir dans la suite les symptômes de la forme aggravée (Fièvre Jaune).

Le plus souvent les cas de la fièvre rémittente ordinaire se terminaient fatalement, le 9e, le 10e ou le 11e jour ; dans les cas de la forme aggravée, la mort avait lieu généralement le 4e, le 5e ou le 6e jour. Pendant les épidémies, on recevait ordinairement les cas de la forme aggravée (Fièvre Jaune) de certaines divisions de casernes, par exemple de la partie occupée par une compagnie particulière, ou d'un bâtiment particulier, comme lorsqu'il s'agissait des officiers et des soldats mariés. A ces époques, les cas de fièvre provenant d'autres localités avaient le caractère de la fièvre rémittente ordinaire. Je n'ai jamais pu découvrir, soit dans la localité même, soit dans les circonstances environnantes, de raison pour expliquer cette différence.

Les gens mariés étaient, en général, logés dans des constructions d'un ordre inférieur. Ces constructions étaient ordinairement des cabanes au dedans de l'enclos. Les égoûts en étaient plus rapprochés mais je n'ai jamais rien vu de dégoûtant dans ces égoûts. Les chambres, je crois, étaient en général encombrées et moins bien aérées pendant la nuit que les chambres des casernes ordinaires. Les cas violents parmi les soldats venaient ordinairement de l'étage inférieur qui est construit sur des arches élevées en moyenne de 4 pieds au dessus du terrein. Je crois que les cabanes ont fourni une plus grande proportion de cas de la maladie que les chambres inférieures des casernes. Les officiers qui, à ma connaissance, furent attaqués à la Jamaïque, demeuraient dans des chambres élevées ; les cas les plus graves, au nombre de trois, vinrent du quartier des officiers supérieurs à Up Park Camp. Il n'y avait dans ce quartier ni égoûts à découvert, ni défaut de ventilation, aucune cause enfin qui pût faire naître la maladie. On en peut dire autant des quartiers des autres officiers.

Je suis d'avis que la maladie eut pour cause une viciation locale de l'air. Les cas graves parurent en même temps dans différentes parties des casernes. Je n'ai jamais cru, me fondant sur les observations que j'ai faites, que la maladie se propageât d'une personne à une autre. Je n'ai point remarqué que lorsqu'une fois la fièvre paraissait dans une chambrée de caserne, elle s'étendit beaucoup dans cette chambrée.

A Up Park Camp, lorsque la maladie y régnait en 1832, sur 555 hommes, 319 furent attaqués et 43 moururent ; ces 43 hommes ne moururent point touts de la forme aggravée, mais la majorité y succomba. La forme aggravée parut principalement en Juillet et en Août.

Après que la maladie eut cessé dans la portion du Régiment qui se trouvait à Up Park Camp, une compagnie du régiment fut amenée de Kingston au camp ; un quart environ de cette compagnie fut attaqué ; beaucoup des soldats en moururent, et la maladie avait une forme aggravée.

La maladie dans sa forme aggravée cessa à Up Park Camp en Août, et la compagnie arriva de Kingston soit dans la dernière semaine de Novembre ou la première semaine de Décembre. Pendant cet intervalle quelques cas ordinaires de fièvre rémittente se présentèrent à Up Park Camp.

J'ai souvent vu des attaques répétées de fièvre rémittente ordinaire sur le même individu ; j'ai vu la même chose par rapport à la fièvre intermittente, mais plus souvent que dans la fièvre rémittente. Je sais que des personnes qui avaient eu la forme aggravée (Fièvre Jaune) ont été attaquées de la fièvre rémittente ordinaire. Il est à ma connaissance que des personnes ont été attaquées une seconde fois de la forme aggravée de la maladie avec des symptômes semblables à la première attaque. J'en connais deux exemples,—Hunt, musicien, et Houtoway. A l'égard de Hunt, sa première attaque fut en Juillet ou en Août, l'autre, à la fin de l'année (vers Décembre). C'était pendant le temps que la compagnie de Kingston souffrait de la maladie.

Je suis d'avis que les personnes qui avaient été attaquées de la forme maligne étaient beaucoup moins sujettes à de secondes attaques de cette forme que celles qui avaient souffert de la fièvre rémittente ordinaire ne l'étaient à de secondes attaques de cette dernière maladie.

Lorsque la maladie, dans sa forme aggravée commença en 1832, plusieurs malades qu'on avait admis à l'hôpital avant que la maladie n'éclatât dans les casernes (je puis en citer un qui avait la clavicule fracturée) furent attaqués de la fièvre sous une forme aggravée et moururent. A ce temps-là, la liste des malades se montait à 26.

Deux au moins des serviteurs de l'hôpital, contractèrent la même maladie et en moururent. Trois officiers de santé faisaient le service ; aucun d'eux n'en fut atteint. En 1832, aucun des officiers, ni personne de leurs familles ne souffrit d'aucune espèce de fièvre. J'ai vu des fièvres intermittentes et rémittentes avoir lieu dans des situations où il ne se trouvait pas de marais ; mais ces maladies sont plus communes dans le voisinage des marais. A Falmouth qui a des marais de trois côtés, la fièvre intermittente et la rémittente étaient rares. J'y suis resté un an.

Le marais est alimenté en partie par la mer, en partie par des rivières ou par l'eau de la surface de la terre. Je n'ai jamais vu la fièvre intermittente prendre sa source à Up Park Camp.

Je crois que la raison pour laquelle nous n'avons point éprouvé le moindre degré de fièvre c'est-à-dire, l'intermittente, c'est que la cause était assez puissante pour produire les formes plus aggravées ; et j'explique la présence simultanée de la fièvre rémittente ordinaire et de la forme très aggravée à la circonstance de la susceptibilité différente des individus. J'attribue à la même circonstance (une susceptibilité moindre) la complète immunité de quelques-uns.

Pendant l'existence de l'épidémie de 1832, on admit des cas de fièvre résultant d'excès ordinaires, sous la désignation de fièvre continue commune. Quelques-uns de ces cas, pendant le séjour à l'hôpital, revêtirent la forme aggravée.

J'ai été quinze mois à la Trinité (en 1844, 1845 et 1846) avec trois compagnies. Pendant cet espace de temps, je n'ai vu aucun cas de la forme aggravée (Fièvre Jaune). Il se présenta, peut-être, 130 à 140 cas de la fièvre rémittente ordinaire.

J'ai été aux Barbades d'abord pendant treize mois, et plus tard pendant trois mois en 1844 et 1847. Dans le mois d'Août 1844, il régna une fièvre rémittente bénigne qui avait des rémissions décidées. Touts les cas, chez les officiers et les soldats, montraient une tendance à la rémission. Pendant cette période il ne se présenta point de cas de fièvre intermittente, excepté ceux qu'on amenait de Démérara. Je suis d'avis que la cause qui existait aux Barbades n'était pas suffisante pour produire la forme aggravée, mais je ne puis expliquer comment elle ne produisait pas la fièvre intermittente.

Dans les cas mortels, après une première attaque de la fièvre rémittente ordinaire, je n'ai point observé de maladie de la rate, mais je n'ai point dirigé spécialement mon attention sur ce point.

Je ne connais point de signe diagnostique entre la fièvre rémittente ordinaire et la fièvre rémittente aggravée (Fièvre Jaune) avant une certaine phase de la maladie.

J'ai rarement, pendant la vie, vu du vomito négro rendu par l'estomac. Je suis d'avis que le vomissement est plus considérable au début dans la Fièvre Jaune que dans la fièvre rémittente. La couleur jaune de la peau est plus foncée dans la Fièvre Jaune que dans la rémittente. Je n'ai jamais vu d'hémorrhagie passive dans la rémittente ordinaire, mais j'en ai vu dans la forme aggravée (Fièvre Jaune).

J'étais cantonné à Chappleton à la Jamaïque en Juillet 1833, avec un détachement de 90 hommes et 4 officiers, quelques femmes blanches et leurs enfants et des domestiques noirs. Une fièvre de la forme rémittente la plus maligne, sans vomito négro dans aucun cas avant la mort, et accompagnée quelquefois d'une couleur jaune de la peau très intense, et de rémissions marquées, éclata 3 semaines environ après leur arrivée et attaqua touts les individus excepté un; 14 hommes et une femme moururent en 4 mois ½. Il n'existait pas de marais dans le voisinage, mais il plut au moins 83 jours.

Aucun cas idiopathique de fièvre intermittente ne se présenta, mais c'était une suite fréquente de la fièvre rémittente. La population civile souffrit tout autour de nous. Plusieurs régisseurs de propriétés du voisinage moururent. Les employés considéraient comme extraordinaire la présence d'une fièvre de cette espèce. Les domestiques noirs des officiers souffrirent de la même maladie. Plusieurs en eurent des attaques violentes, mais aucun ne mourut. Quand des rechutes avaient lieu, elles appartenaient à la forme intermittente.

La fièvre que j'ai vue en ce pays était aussi grave que la forme maligne de fièvre à Up Park Camp, avec cette différence, que l'estomac n'était point irritable à un si haut degré et que le vomito négro n'eut pas lieu.

A la translation du détachement à Port Royal, la maladie cessa immédiatement. La compagnie qui nous releva à Chappleton fut attaquée mais on l'éloigna avant qu'il ne s'en fût suivi aucune conséquence sérieuse.

Chappleton est à environ 18 ou 20 milles du point le plus rapproché de la côte, et je suppose qu'il est à une élévation de 1,000 à 1,200 pieds au-dessus du niveau de la mer.

(Signé) EDW. BRADFORD,
Chirurgien au 23e des Fusiliers.

Déposition du Chirurgien d'état-major (2e *Classe*) *Connell.—* 14 *Janvier* 1850.

J'ai servi dans les îles du vent et les îles sous le vent pendant 7 ans, d'Octobre 1841 à Septembre 1848. Pendant cette période, j'ai été à la Dominique de Décembre 1841 à Avril 1844. Ensuite, je fus environ deux ans à Démérara, et huit mois aux Barbades en 1846; puis à la Grenade de Septembre 1846 à Septembre 1848.

Pendant cet intervalle, j'eus l'occasion de voir la fièvre intermittente, la rémittente et la rémittente-maligne (ou Fièvre Jaune) dans toutes ces stations. Par rémission j'entends un affaiblissement de la fièvre; l'action vasculaire est réduite, le mal de tête moindre, la chaleur diminuée et le malade s'exprime comme se sentant beaucoup mieux.

Ces rémissions varient en durée. Je suis porté à appeler rémissions ces abattements des fièvres continues communes dans ce pays, parce qu'elles ressemblent aux rémissions des fièvres des Antilles. Je pense avoir vu environ dix à douze cas de la fièvre rémittente maligne finir malheureusement, et j'eus une occasion de les examiner après la mort. J'ai généralement alors trouvé du vomito négro dans l'estomac. La membrane muqueuse était ordinairement amollie. Le foie, sur sa surface convexe avait tantôt sa couleur naturelle et tantôt une apparence marbrée comme du savon bleu et blanc.

Pendant l'année 1844 à Démérara, j'ai vu, je crois, 3 ou 4 morts de la fièvre rémittente maligne en une semaine, sur une force d'environ 19 blancs. J'ai vu aux Barbades en 1846, chez un homme du 7e Fusiliers, un cas de fièvre qui selon moi était la Fièvre Jaune. On le traita comme pour une fièvre continue simple. L'aide-chirurgien Collings traita ce cas et l'observa avec la plus minutieuse attention; mais il ne put découvrir aucune rémission. La fièvre existait depuis deux jours quand je vis le malade. Il mourut la nuit même ou le lendemain matin. Il n'eut avant la mort de vomissement d'aucune espèce, et la peau n'était point jaune. J'assistai à l'autopsie et l'on trouva du vomito négro dans l'estomac. Le Dr. Davy était présent ; il voulut qu'on soumît le vomito négro à l'épreuve ; il y en avait environ une demi-pinte ; la couleur en était comme du marc de café. Il n'y eut point dans ce temps-là d'autre cas semblable. Je suis d'avis que le calomel et la quinine sont également efficaces comme agents thérapeutiques dans la fièvre rémittente maligne comme dans la rémittente ordinaire. Je pense que je pourrais, à une chaleur particulière de la peau, distinguer la fièvre rémittente de toutes les autres fièvres; par les autres fièvres j'entends la fièvre continue et l'intermittente.

C'est une fièvre épidémique rémittente qui, selon moi, a régné en 1847 à la Grenade pendant que j'y étais. C'était une circonstance ordinaire de voir la fièvre rémittente se terminer en intermittente. Je n'ai jamais vu la fièvre intermittente revêtir la forme rémittente. Je suis d'avis que touts les cas de fièvre idiopathique que j'ai vus aux Antilles, qu'ils fussent causés par les excès ordinaires des soldats ou autrement, étaient des fièvres rémittentes.

Depuis l'époque de la maladie du Dr. McLean, j'ai adopté dans toute ma clientèle un traitement uniforme pour la fièvre rémittente. Je faisais usage du même traitement à l'hôpital, à savoir ; le calomel et la quinine, pour les cas causés par les excès ordinaires des soldats. Je suis d'avis que le cas du Dr. McLean était la fièvre rémittente ordinaire. Dans les cas graves de fièvre rémittente, des rémissions et des exacerbations s'offraient dans beaucoup de cas d'une manière très distincte; dans d'autres la maladie semblait cesser avec la première rémission. Dans les cas mortels de la fièvre rémittente maligne les rémissions étaient en général moins distinctes que dans les autres.

J'ai vu beaucoup de cas où je ne pouvais distinguer de rémissions. Dans les cas mortels de fièvre rémittente maligne, la mort arrivait ordinairement en moyenne vers le troisième jour. Dans touts les cas mortels que j'ai vus, (s'élevant à douze environ) les rémissions, s'il leur arrivait de se montrer, étaient fort peu distinctes.

Je n'ai point remarqué de maladie du foie ou de la rate comme conséquence des attaques de fièvre rémittente.

Je n'ai jamais vu d'exemple d'une seconde attaque de la fièvre rémittente sous sa forme maligne. Pour la fièvre rémittente ordinaire j'ai vu de 2es et même de 3es attaques sur le même individu.

Je ne crois pas que la première attaque de fièvre rémittente augmente la susceptibilité à des attaques subséquentes.

La convalescence de la fièvre rémittente maligne était lente; dans la rémittente ordinaire la convalescence était rapide.

Je n'ai point vu d'homme qui, après avoir eu plusieurs attaques de la fièvre rémittente fût dans la suite attaqué de la forme maligne de cette fièvre; il n'est point rare au contraire qu'un homme qui a été atteint de la forme maligne, ait une attaque de fièvre intermittente ou de la rémittente ordinaire. C'était une opinion généralement répandue aux Antilles parmi les gens qui n'appartenaient point à la profession médicale, qu'une attaque de Fièvre Jaune était une sorte de protection contre une seconde attaque.

Je ne me rappelle point d'avoir jamais eu de conversation particulière avec des médecins sur ce sujet. Jamais, à ma connaissance, un soldat ni un employé n'a eu une seconde attaque de Fièvre Jaune. Autant que j'ai pu l'observer les créoles blancs souffraient de la fièvre rémittente et de l'intermittente. Les soldats noirs étaient surtout atteints de la fièvre continue commune et quelquefois de la fièvre intermittente. Je me rappelle avoir vu un exemple d'epistaxis dans un cas de fièvre rémittente; j'en ai entendu citer plusieurs autres. Ces cas guérirent. Les rémissions n'avaient pas lieu à aucune heure fixe du jour.

Je suis d'avis qu'un simple séjour aux Antilles diminue la susceptibilité à des fièvres de toute espèce. Je n'ai jamais vu d'exemple de vomito négro que sur des Européens. La fièvre rémittente est une circonstance très rare chez un soldat africain. Je ne crois pas en connaître un seul cas.

Je ne me rappelle point d'avoir vu dans aucun des cas qui se terminèrent par la mort, des hémorrhagies passives.

Il est à ma connaissance que des malades ou des soldats infirmiers ont été attaqués à l'hôpital de fièvres rémittentes graves, après qu'on eut admis des fiévreux à l'hôpital. Ceci eut lieu au temps que les trois malades, dont il a été parlé plus haut, moururent en une semaine. Un des trois qui moururent était un homme qu'on avait envoyé exprès pour servir les deux autres.

Je ne me rappelle point qu'aucun des autres malades ou soldats-infirmiers ait été attaqué dans ce temps-là. Les trois hommes qui moururent étaient des artilleurs et l'hôpital ne renfermait guère alors que des noirs.

(Signé) JAMES CONNELL,
Chirurgien d'Etat-major de 2e Classe.

Déposition du Dr. Lloyd, chirurgien en demi-solde, au 36e *Régiment.—*15 *Janvier* 1850.

J'ai servi pendant plus de 15 ans aux Antilles, un peu plus de 4 ans à la Jamaïque et le reste dans les îles du vent et les îles sous le vent.

Pendant cette période, j'ai vu la fièvre rémittente sous deux formes, à savoir, la rémittente aggravée et prolongée, l'intermittente et la fièvre symptomatique, par laquelle j'entends une fièvre provenant d'excès d'une nature quelconque. Je classe la Fièvre Jaune sous le titre de fièvre rémittente aggravée et prolongée. J'ai vu de 1,300 à 1,500 cas de la forme prolongée de fièvre. Les symptômes étaient précédés par des frissons courts et répétés, par un sentiment de lassitude et d'accablement dans les membres, par des maux de tête, des nausées qui allaient quelquefois jusqu'au vomissement, par une augmentation de la chaleur de la peau, et dans les jeunes soldats, par les traits suivants: plénitude du pouls, action violente des artères carotides et temporales, figure animée, sécheresse de la bouche et de la gorge, douleur des reins alternant quelquefois avec une douleur frontale: ces derniers symptômes allaient jusqu'à des douleurs intolérables des reins et du front. Le jour suivant ces symptômes paraissaient augmenter, accompagnés dans quelques cas d'une irritation gastrique considérable, caractérisée le 3e ou le 4e jour par des vomissements comme du marc de café, que précédait en quelques exemples un vomissement bilieux dans la forme prolongée et le vomito négro dans la forme aggravée ; ce dernier n'était jamais précédé par un vomissement bilieux ; un observateur très subtil pouvait seul découvrir parfois de légères rémissions dans la marche de la maladie. Ces rémissions étaient caractérisées par une diminution de la chaleur, par une légère moiteur de la peau et de la langue aussi, qui en quelques cas avait l'apparence de viande de bœuf crue, accompagnée d'une légère humectation de la gorge. Le pouls devenait plus régulier et plus doux, l'affaiblissement des symptômes dans beaucoup d'exemples était très peu distinct mais lorsqu'il avait lieu, il arrivait en général le soir, et à des époques irrégulières. J'appelle rémissions, d'après le principe dont j'ai parlé plus haut, les diminutions qui ont lieu dans la fièvre continue commune de ce pays ; ces rémissions variaient d'une demi-heure à deux heures ; après ces rémissions, une prostration considérable de forces avait lieu ordinairement, avec un surcroît d'irritation gastrique qui finissait quelquefois par un vomissement. Lorsque le vomito négro avait lieu, le fluide rejeté de l'estomac ressemblait à du goudron liquide, communiquant une tache indélébile d'un noir verdâtre au linge et au vêtement ; ce fluide est rejeté de l'estomac sous la forme d'un segment, à la distance de plusieurs mètres. Les vomissements ressemblant à du marc de café, lorsqu'ils avaient lieu, semblaient rejetés, dans la plupart des cas, par l'action seule de l'estomac, en grandes quantités, et sans aucune secousse de cet organe ; la tache produite par ce vomissement ne pouvait que difficilement être enlevée par le blanchissage. Dans quelques exemples il y avait, mais pas toujours, une légère teinte jaune de la "*tunica adnata*," et aussi vers la nuque, lorsque cette forme de fièvre devint plus générale dans la suite ; selon moi, c'était du sang décomposé combiné avec de la bile. Le vomissement ressemblant à du marc de café est une matière tenue en solution par un fluide, qui, lorsqu'on laisse reposer, se porte au fond ; ce sédiment consiste en une matière qui ressemble à de la résine, colorée de mucus. Le vomito négro est de la fibrine décomposée mêlée à de la bile ; touts les cas de vomito négro se terminèrent par la mort, la plupart, le 4e jour ; les cas de vomissements ressemblant à du marc de café se prolongeaient quelquefois jusqu'au 23e jour. Pendant cette période, l'irritation gastrique était constante, mais non pas toujours accompagnée de vomissement ressemblant au marc de café, à moins qu'on n'appuyât rudement la main sur l'épigastre, ce qui amenait invariablement ce résultat. Cette nature de vomissements avait lieu, à certains intervalles du 3e au 11e jour ; après le 11e jour touts les symptômes de la fièvre continuaient, mais je ne me rappelle point avoir vu de nouveaux vomissements malgré la présence de fréquentes nausées. Dans touts ces cas des rémissions avaient lieu à quelque point des 24 heures pendant toute la durée de la maladie. Dans les cas de vomito négro qu'on examinait après la mort, l'estomac, vers sa partie inférieure était recouvert d'un fluide foncé, tenace, mêlé de mucus, et j'ai pu, après l'avoir soigneusement enlevé, remarquer des taches noires, des ecchymoses et de nombreux points noirs ; et sans l'aide d'une lentille, des érosions ; on pouvait voir aussi une très petite rupture des enveloppes véneuses. Les artères semblaient, en apparence, être vides et la structure n'en était pas fort altérée. La membrane muqueuse était épaissie ayant des taches partielles d'ecchymoses d'une couleur rouge dont la grandeur variait de celle d'une pièce de 25 centimes à une de cinquante. Dans ces cas, on trouvait, en général, l'estomac contracté ; quelquefois je trouvais un peu de bile amenée par la régurgitation mais point d'autre fluide. Dans le plus grand nombre d'exemples, les gros intestins étaient gonflés, sans que la membrane muqueuse fût dans un état anormal, la matière féculente d'une couleur de cendre, grisâtre, n'avait dans aucun cas la couleur du pain d'épice ; mais elle était quelquefois très foncée. Le foie avait en général une quantité moindre de sang, excepté le système de la veine-porte où le sang était ordinairement d'une couleur foncée, et en quantité très variable. Dans la forme de fièvre prolongée que j'ai vue souvent à Ste. Lucie, le foie était mou, désorganisé et d'une couleur foncée et marbrée, pesant en certains cas (chez les ivrognes) 12 livres. La surface souvent d'un brun orangé passait au café au lait ; souvent elle était marbrée de ces deux couleurs qu'on pouvait suivre dans toute la substance du foie lorsqu'on coupait ce dernier ; la structure de cette substance était friable et grasse. La rate, dans la majorité des cas, ressemblait à de la gelée de cassis, en désorganisation complète, et il suffisait des doigts pour la briser. J'ai quelquefois vu des cas de vomissement ressemblant au marc de café se terminer par la mort, c'étaient ceux de la forme prolongée. Dans ces cas, lorsqu'on les examinait après la mort, il y avait une injection apparente des vaisseaux de la membrane muqueuse, montrant, en des taches partielles, de la rougeur et des ecchymoses. Tantôt l'estomac contenait un fluide, tantôt il était vide ; en général le fluide était quelque boisson introduite dans l'estomac peu de temps avant la mort et parfois une matière de vomissement ressemblant à du marc de café mais jamais en grande quantité. La membrane muqueuse était couverte par un mucus tenace quelquefois d'une couleur légèrement rouge. Je n'ai vu aucun exemple d'érosion ou de rupture de vaisseaux sanguins. Le foie, généralement parlant, était à sa surface d'un jaune brun clair, marbré de vert-bleuâtre ; cette couleur était en général limitée à sa surface extérieure. Lorsqu'on tranchait dans le foie, le système de la veine-porte se remplissait d'un sang noir ; la structure du foie était d'un jaune gris dont l'intensité variait. Touts les cas que je pus observer de vomissements ressemblant au marc de café, se terminaient pour la plupart, en revêtant le caractère intermittent, sous l'influence surtout de la localité. Je n'ai jamais vu de cas de la forme aggravée se terminer de cette manière, touts étaient mortels. J'appelle forme aggravée de la rémittente celle qui présente le vomito négro ; et forme prolongée celle qui dans sa marche présente les vomissements ressemblant au marc de café. A Berbice, j'ai vu, dans le 65e Régiment, au moins 300 cas de fièvre rémittente, qui ne présentaient point comme symptôme le vomissement ressemblant à du marc de café. Le régiment consistait d'environ 700 hommes, et la maladie était si générale qu'il ne se trouvait point un nombre suffisant d'hommes pour fournir un poste de sergent. Ceci arrivait dans les mois de Novembre et de Décembre 1830. Touts les officiers, excepté moi et un autre, furent attaqués; je n'ai jamais vu à Berbice, de cas de vomissement ressemblant à du marc de café ; le fluide vomi était de la bile viciée ; le régiment souffrit beaucoup de cette fièvre, et il y eut, je crois, 15 morts. Chez ceux qui moururent, la dissection fit voir des taches d'ecchymose sur la membrane muqueuse de l'estomac, une quantité d'épais mucus, jaune clair, était adhérent à la surface de cette membrane ; on ne trouvait aucun fluide, qui n'eût été auparavant introduit dans l'estomac. Le foie gonflé, presque toujours friable, était extrêmement onctueux et gras. La couleur en était entre le rouge-orangé et le brun-orangé ; la structure dense, mais se brisant facilement ; la rate, dans la plupart des cas, petite, bleuâtre et ferme. Touts ces cas eurent lieu dans les casernes. Aucun des malades de l'hôpital en traitement pour d'autres maladies, ne fut attaqué mais je me rappelle qu'un soldat infirmier qui avait eu beaucoup de fatigue en fut atteint. Nous avions des femmes noires pour gardes-malades, aucune d'elles ne fut atteinte. A cette époque, il n'y avait point de fièvre de cette espèce dans la ville ; ces cas, presque sans exception, se terminèrent en fièvre intermittente et les intermittentes avaient une forme prolongée, peu de fiévreux se rétablirent parfaitement avant d'avoir été éloignés de la localité. J'attribuai cette fièvre à des miasmes de marais. Je ne me rappelle point qu'aucun de ces cas ait eu une rechute de fièvre rémittente. Je suis d'avis que la cause de la fièvre rémittente est un état extrêmement malsain de l'atmosphère, agissant comme un poison mortel sur le système nerveux ; et je pense que cet état malsain peut parfois être circonscrit à un espace limité, et rester tel malgré la prédominance de vents élevés—j'entends dans des situations basses et marécageuses. Je n'ai jamais vu d'homme qui, en traitement à l'hôpital pour une autre maladie, ait été attaqué de la forme aggravée de fièvre rémittente, quand des malades atteints de cette fièvre étaient en traitement dans la même salle ; mais je fis placer ces cas, ulcères, &c., dans d'autres salles, en vue d'empêcher ces malades d'être témoins des tristes scènes offertes par les fiévreux. Quelques-uns des soldats d'ordonnance furent attaqués de la maladie, mais rarement sous la forme aggravée car très peu d'entre eux en moururent. Dans certaines localités il régnait parmi les soldats une certaine peur panique à cause de l'idée qu'ils avaient que la maladie était contagieuse. Les officiers à la Jamaïque n'avaient point cette idée; au contraire presque touts les officiers du 50e Régiment se montraient très zélés à aider et à visiter les soldats malades qui à l'hôpital étaient atteints des formes aggravées de la fièvre; et presque touts ces soldats étaient atteints soit de la forme aggravée soit de la forme prolongée de fièvre rémittente; aucun de ces officiers, que je sache, n'avait eu la fièvre auparavant. A l'époque où la fièvre du vomito négro régnait, il y eut quatre morts sur dix admissions, les six autres avaient le vomissement sous forme de marc de café. Il n'est jamais, à ma connaissance, arrivé qu'aucun de ceux qui avaient été attaqués de la forme aggravée, ait eu une seconde attaque de la même forme de fièvre. J'ai souvent vu des rechutes dans lesquelles se présentait le vomissement ressemblant à du marc de café. J'ai connu des personnes qui, guéries d'une attaque de vomissement ressemblant au marc de café, ont eu (six mois ou un an après) une attaque de la fièvre rémittente ordinaire et s'en sont rétablies. J'ai vu les mêmes soldats attaqués 4 ou 5 fois, en moins de 3 ans, de la fièvre rémittente prolongée, surtout les hommes de l'artillerie royale. Je suis d'avis que les attaques de la fièvre rémittente ordinaire diminuent la susceptibilité à de secondes attaques.

En Septembre 1824, lorsque j'arrivai à Port Royal à la Jamaïque, il s'y trouvait une compagnie du 77e et deux compagnies du 91e Régiment. A cette époque il y avait à l'hôpital, fort peu d'hommes soit de l'artillerie ou de la ligne. Vers la fin de Novembre une forme grave de fièvre parut, la fièvre rémittente aggravée, finissant quelquefois par le vomito négro; la proportion des morts était environ d'un sur trois, pour ceux qu'on traitait. Les premiers cas admis provinrent du 77 et les quatre ou cinq premiers, je crois, de deux chambrées des casernes du 77e qui ouvraient l'une dans l'autre; ces cas étaient disséminés dans les chambres; c'étaient des hommes non-mariés; après cela, les cas parurent dans différentes parties des casernes. A cette époque, les gens mariés ne furent point attaqués, ils vivaient en dehors des casernes dans des maisons de bois, mais lorsque la maladie s'étendit à la ville, ils en souffrirent et les troupes dans les casernes restèrent, comparativement, en bonne santé. La maison de gens mariés la plus rapprochée était à environ 90 pieds des casernes, quelques-unes s'étendaient jusque dans la ville; quelques-uns des soldats mariés étaient alors domestiques des officiers, les autres faisaient leur service ordinaire. Les officiers ne furent point atteints du tout à cette époque; aucun cas de fièvre ne parut dans les casernes des officiers. Un officier, cependant, le lieutenant colonel Brome de l'artillerie Royale, mourut, mais il habitait le fort, à une petite distance des casernes des officiers, et il avait été d'un conseil de guerre à Up Park Camp où la fièvre maligne régnait. Les domestiques du colonel continuèrent à se bien porter. La fièvre, dans la ville de Port Royal, commença vers Janvier. Pendant les six semaines précédentes, il n'y eut aucune fièvre dans les casernes; les vaisseaux de guerre en souffraient à cette époque. Je tenais (avec cinq autres) un coin du drap mortuaire à l'enterrement d'un officier de la flotte, et trois semaines après j'étais le seul vivant, les cinq autres étaient touts morts de la fièvre. Au temps que la fièvre régnait dans les casernes, elle régnait aussi sur les vaisseaux de guerre; il y en avait, je crois, quatre à l'ancre, les équipages de touts les vaisseaux paraissaient souffrir de la fièvre. Je n'ai jamais rencontré un cas de vomito négro à Falmouth (Jamaïque) parmi les habitants civils ou militaires. Les fièvres, dans cette localité, appartenaient à la forme prolongée; la majorité, ayant le vomissement ressemblant à du marc de café, se terminait rarement par une intermittente.

Une fois, je pris sur une pelle que je plaçai sur le feu ce qui avait déposé des matières vomies ressemblant à du marc de café; il s'en échappa une odeur résineuse et ce dépôt s'enflamma. A Berbice, les officiers furent atteints. Quand la forme prolongée régna si généralement, ceux qui habitaient les chambres inférieures étaient les premiers affectés, ceux des chambres supérieures étaient attaqués plus tard. Au temps que le 50e régiment souffrait du vomito négro, il y avait une partie d'un autre régiment à la station, le 91e régiment. Sept officiers se trouvaient avec ce détachement, ces officiers étaient touts dans l'habitude d'aller à l'hôpital voir leurs hommes attaqués de la fièvre du vomito négro. Un de ces officiers, le Capitaine Campbell et l'aide chirurgien, moururent de la même fièvre. Je ne me rappelle point qu'aucun des cinq autres ait été attaqué d'aucune maladie. Les officiers du 50e allaient plus souvent à l'hôpital que ceux du 91e, ayant, à cause de leur plus long séjour dans l'île, moins peur de la maladie. Je n'ai jamais vu la fièvre du vomito négro à la Jamaïque, excepté dans la saison insalubre, à savoir; en Novembre, Décembre et Janvier. J'ai vu, dans l'enveloppe muqueuse de l'estomac, une apparence de sphacèle, mais je n'ai jamais pu croire qu'il y eût gangrène réelle, la couleur en était d'un jaune foncé. A Falmouth, la mortalité fut faible. Je n'ai jamais, pendant mon séjour aux Antilles, connu de cas, où la Fièvre Jaune se fût propagée d'une personne à une autre. Je ne crois pas que des fièvres résultant de sources marécageuses ou terrestres puissent devenir contagieuses dans aucune circonstance. Je suis d'avis que les cinq personnes citées plus haut qui portèrent les coins du drap mortuaire avaient été exposées à une cause malfaisante qui régnait dans les environs de l'hôpital de la marine à Port Royal (Jamaïque) et qu'elles contractèrent ainsi la maladie.

Les sources de ces poisons, à Port Royal, ne sont pas tout à fait évidentes. Je n'ai jamais vu de cas de fièvre intermittente à Port Royal ni à aucune autre station de la Jamaïque, si ce n'est un très petit nombre de cas à Falmouth. Je n'ai jamais vu de cas de fièvre de vomito négro à Ceylon, où j'ai servi quatre ans et demi; dans quelques rares exemples, il y avait un vomissement de matières ressemblant à du marc de café; ces cas ne se terminèrent point par la mort. Beaucoup des cas de fièvre rémittente à Ceylon se terminaient en intermittente. Cependant parmi les matelots admis à l'hôpital de Trinquemale *un* cas sur *trois* environ se terminait par la mort. Le nombre des admissions était considérable, et de trois vaisseaux de guerre, les équipages furent insuffisants pour la manœuvre nécessaire à en faire sortir un seul du port.

On m'avait confié dans cette île le soin médical de l'établissement du chantier de la Marine. Parmi les artisans et les ouvriers noirs (de la côte de Malabar principalement) on en admit jusqu'à 700 en un mois ; il en mourut très peu. Les symptômes avaient un caractère bénin ; une proportion légère des cas se terminaient en intermittente ; cette fièvre est communément désignée sous le nom de Trinquemale, ou fièvre *des fourrés* de Ceylon.

(Signé) WILLIAM LLOYD, D.M.,
Chirurgien (en demi-solde) au 36e Régiment.

Déposition de Mr. Brown, chirurgien aux grenadiers de la garde.—16 *Janvier* 1850.

Je n'ai vu la Fièvre Jaune qu'à Gibraltar, en 1828. Elle commença vers la fin d'Août, et je continuai à en voir des cas jusqu'à la fin d'Octobre que je fus atteint de la maladie ; je ne vis plus de cas après cette époque. Je n'ai jamais vu la fièvre rémittente ordinaire. J'ai servi à Gibraltar avant l'épidémie, entre Novembre 1825 et Janvier 1827, en qualité d'aide-chirurgien du 43e ; puis en Portugal de Janvier 1827, jusqu'en Mars 1828, que je retournai à Gibraltar avec le régiment. Pendant mon service à Gibraltar, entre Novembre 1825 et Janvier 1827, je n'ai jamais vu aucun cas de ce qu'on appelle communément fièvre rémittente. Je considérai comme fièvres continues communes le petit nombre de cas de fièvre qui se présentèrent dans le régiment. Les fièvres que je vis en Portugal furent peu nombreuses et ressemblaient beaucoup aux premières. Je ne puis assigner de cause particulière à ces fièvres. La fièvre épidémique que je vis à Gibraltar ressemblait à son début aux fièvres que je viens de décrire. Vers le second jour, l'irritabilité de l'estomac commençait ; d'abord, le fluide vomi se composait de ce que renfermait l'estomac ; venaient ensuite de petits flocons foncés auxquels succédait le véritable vomito négro. Dans les fièvres que je vis en 1826, lorsqu'un vomissement avait lieu, le fluide rejeté était plus ou moins mêlé de bile. En 1825, un malade confié à mes soins mourut de l'espèce de fièvre que j'ai dit avoir observée en 1825 et 1826. Je ne puis prétendre assigner aucune cause à la présence de la fièvre épidémique en 1828. Autant que j'en pouvais juger, il n'y avait aucune différence dans l'état de l'atmosphère ou dans celui de la ville par rapport à la malpropreté, aux égoûts, &c.

Mon régiment eut ses quartiers aux casernes nommées *casement barracks*, depuis le commencement de l'épidémie jusque vers la première semaine de Septembre, que le régiment fut envoyé au Terrein Neutre et placé sous des Tentes. La distance du camp aux portes de la ville était d'environ 500 mètres. Autant que je puis me le rappeler, il ne se présenta dans mon régiment qu'un seul cas pendant que nous étions dans les casernes et avant qu'on ne nous donnât l'ordre de camper. Lorsqu'on nous éloigna, la fièvre n'avait pas atteint cette partie de la ville. Je restai avec le régiment sur le Terrein Neutre jusqu'au milieu d'Octobre que je fus envoyé pour prendre la direction médicale du 42e Régiment. Pendant le temps que je fus sur le Terrein Neutre avec le régiment, un nombre considérable de cas parut parmi les hommes. Ni femmes, ni enfants, ni domestiques, ni musiciens, ni tailleurs, ni cordonniers n'eurent la permission d'aller dans la ville, si ce n'était pour les besoins du service. Je ne me rappelle point qu'il y ait eu, pendant que j'étais au camp, de femme ou d'enfant attaqué soit du 42e régiment ou du 43e. Je ne me rappelle point si quelqu'un des domestiques des officiers fut attaqué, ou quelqu'un des musiciens, des tailleurs ou des cordonniers. Les cas qui eurent lieu se montrèrent chez des hommes qui faisaient dans la ville le service ordinaire ; ceci s'applique aux deux régiments. Deux officiers du 42e et deux du 43e furent attaqués. Ils avaient touts eu des rapports avec la ville. Ces officiers restèrent, plusieurs jours après avoir été attaqués, sous des tentes d'officiers sur le Terrein Neutre, soignés par leurs propres domestiques (des soldats). Ils avaient chacun un domestique. Aucun de ces domestiques que je sache, ne fut attaqué de la maladie Pendant ce temps, il y avait un courant modéré d'air qui traversait l'isthme. Chaque officier fut traité sous une tente particulière. Je faisais abaisser les côtés des tentes pendant la partie brûlante du jour, afin que l'air put circuler librement. En tout temps, sur le Terrein Neutre la circulation de l'air est plus grande que dans les casernes nommées *Casement barracks*. Ceci s'applique en général à la ville entière. La circulation d'air à Windmill Hill et aux plateaux d'Europe (Europa flats) était égale sinon plus grande que sur le Terrein Neutre. J'étais à l'hôpital de la Marine, faisant mon service, du milieu à la fin d'Octobre, quand je fus attaqué par la maladie. Je n'ai vu aucun malade en traitement à l'hôpital pour d'autres maladies, qui ait été attaqué de l'épidémie. Lorsque je rejoignis le 42e régiment, touts les soldats d'ordonnance et le sergent d'hôpital souffraient de la fièvre, et la femme de ce dernier venait d'en mourir. Je demandai des hommes de fatigue pour soldats d'ordonnance, on les relevait toutes les 24 heures, et j'ignore quel fut le sort de touts ces hommes excepté d'un seul ; il s'était engagé volontairement à servir d'une manière permanente, mais après trois jours, il déserta, il fut jugé par un conseil de guerre, condamné à l'emprisonnement, envoyé au château maure où il fut saisi de la fièvre et mourut.

Un caporal envoyé pour aider le sergent d'hôpital du 42e, fit ce service pendant toute la durée de l'épidémie sans souffrir d'aucune maladie. Il habitait la même chambre qui avait été occupée par le sergent et sa femme avant leur maladie. Quand je fus attaqué, j'habitais le logement des officiers dans une chambre supérieure, sous le même toit que les malades. Aucun autre officier n'y demeurait. Mon domestique que j'avais amené avec moi du Terrein Neutre, fut attaqué avant moi, immédiatement après être venu à l'hôpital, et y mourut. Je pris pour me soigner quand j'étais malade un convalescent de l'épidémie ; il n'eut aucun retour de la maladie. L'hôpital de la Marine est mal-ventilé, surtout la portion occupée par le 42e ; ce régiment était logé sur le derrière de l'hôpital. Il me fut impossible d'attribuer un seul des cas que je vis à la contagion. Je ne me rappelle pas qu'aucun homme de l'un ou de l'autre régiment ait eu une seconde attaque. Un tiers environ des malades du 42e régiment, je crois, eurent des rechutes, quelques-uns avant même qu'ils pussent sortir du lit, d'autres, en se promenant. A ma connaissance, une rechute a eu lieu chez un malade qui marchait déjà depuis quelques jours. Il m'était impossible d'attribuer ces rechutes à aucune cause ; c'étaient, je pense, des cas graves avant la rechute et quelques-unes des rechutes eurent une issue fatale. Il était de règle, à Gibraltar, si un individu produisait un certificat d'un médecin reconnu, portant qu'il avait eu une attaque de la maladie dans quelque épidémie précédente, qu'il fût, d'après les lois de la garnison, autorisé à continuer à habiter la ville, ce que ne pouvaient faire ceux qui ne possédaient point de semblables certificats. Je crois avoir fait l'autopsie d'environ cent cas. L'estomac contenait habituellement une quantité considérable de fluide noir ; on en trouvait ordinairement dans touts les estomacs, mais quand l'épidémie fut à son plus haut degré, on en voyait plus fréquemment qu'au commencement ou au déclin. L'enveloppe muqueuse était amollie et avait à sa surface une teinte rouge irrégulière. Dans presque touts les cas, les intestins grêles, surtout l'iléum paraissaient presque noirs, à cause de ce qu'ils contenaient ; le péritoine était sain en apparence ; l'enveloppe muqueuse, comme recouverte d'un vernis noir. L'enveloppe muqueuse elle-même amollie, gonflée et d'un rouge clair. Vers la fin de l'épidémie, j'ai vu, dans plusieurs cas, une substance grisâtre de la consistance de l'arrow-root bouilli, qui adhérait à l'enveloppe muqueuse de l'estomac et des intestins grêles. La couleur du foie tout entier était beaucoup plus claire que dans l'état naturel, à savoir, chamois-orangé variant en intensité. La couleur était plus foncée au commencement et à la fin de l'épidémie ; quand la maladie fut à son plus haut point de gravité, la couleur ne variait presque point. La structure en était plus molle que d'habitude ; lorsqu'on y faisait une incision il semblait bomber comme s'il était délivré d'un obstacle qui le retenait ; la dimension n'en était pas changée. La rate ne paraissait point altérée. La convalescence était lente. Aucun cas ne finissait en rémittente ou en intermittente. Pendant la marche de la maladie, il semblait qu'il n'y eût point de sécrétion de bile, du moins je n'ai point vu de trace que de la bile se fût déchargée de la vésicule biliaire. Dans l'hôpital naval, la chaleur était excessive entre midi et quatre heures de relevée, mais pas plus grande cependant que dans les autres années. Il faisait chaud sous les tentes du Terrein Neutre, mais il y avait une brise qui soufflait plus ou moins, et les côtés des tentes étaient relevés pendant le jour pour laisser un passage à la brise. Lorsque je faisais les autopsies, le Dr Gillkrest était toujours présent. Je sais que le Dr. Gillkrest fit des autopsies en mon absence, après ma translation au 42e régiment ; je sais même qu'il inspectait touts les cadavres qu'on avait examinés à l'hôpital de la Marine, qu'ils eussent appartenu à son régiment ou à d'autres corps. Le Lieutenant Harris, après son attaque, eut le blanc des yeux jaune pendant quelque temps. Je ne considère point cet effet comme une conséquence de la maladie. Ce n'est pas moi qui ai traité le Lieutenant Harris. Quelquefois on trouvait flottant dans le tube intestinal des fragments de la matière noire qui, ainsi que nous l'avons dit plus haut, couvrait l'intérieur des intestins grêles. Je n'ai jamais vu à Gibraltar, pendant le temps que j'y fus cantonné, un cas de fièvre intermittente. Nombre de convalescents étaient sous l'influence du mercure (ce médicament ayant été employé dans la maladie). Je n'ai aucune raison de croire que la chambre du sergent de l'hôpital ait été nettoyée et fumigée avant que le caporal n'en prît possession. Il y avait sur le glacis du port deux tentes d'ambulance qu'on y avait établies au commencement de Septembre.

(Signé) G. BROWN,
Chirurgien aux Grenadiers de la Garde.

Déposition du Dr. Jameson, Chirurg. d'Etat-maj. de 2e Classe. 17 *Jan.* 1850.

Je suis arrivé à la Jamaïque le 16 Mars 1834, et j'ai continué à y servir jusqu'au 2 Avril 1849, à l'exception de trois ou quatre mois en 1836, que je fus de service à Honduras. Dans les montagnes de la Jamaïque j'ai vu les fièvres synochoïdes ordinaires, ressemblant à celles d'Angleterre, mais plus bénignes dans leur forme. Dans les autres parties de l'île j'ai vu des fièvres ordinairement désignées sous le nom d'intermittente, de rémittente et la fièvre communément nommée Fièvre Jaune. Je suis d'avis que ces trois dernières sont une seule et même fièvre ne différant que par le degré. Il n'y a pas dans les basses terres de la Jamaïque de fièvres alliées aux fièvres de ce pays-ci.

Pendant toute la durée de 1834, je m'occupai exclusivement de mes devoirs à l'hôpital, en partie à Up Park Camp, et ensuite à Phœnix Park, je m'occupai de même pendant quatre ans encore. Pendant l'autre moitié de mon séjour à la Jamaïque je fus chargé de l'état-major du quartier général au bureau du trésorier en chef et du matériel médical, ainsi que du détachement aux casernes de Kingston. Parfois, dans le cours de cette période, je faisais pendant peu de temps le service de l'hôpital à Up Park Camp. Pendant mon service à la Jamaïque, je vis faire des autopsies de Fièvre Jaune. Dans la majorité des cas, on trouvait du vomito négro dans l'estomac. La membrane muqueuse était partout plus ou moins ramollie ; en quelques parties on y voyait des vaisseaux rouges courir en différentes directions, et je crois avoir pu quelquefois exprimer de ces vaisseaux le même fluide qu'on trouvait dans l'estomac. Le ramollissement de cette membrane, dans quelques endroits allait jusqu' à la destruction; elle se brisait facilement dans d'autres, quand on la prenait dans la main, et on en trouvait quelquefois des flocons dans le fluide qui se trouvait dans l'estomac.

Les autopsies avaient lieu en général peu de temps après la mort; toutes dans les trente heures. L'enveloppe, selon moi, était désintégrée mais non gangrenée. Généralement parlant, la couleur du foie était jaune-paille de Syme, dans quelques exemples, jaune de concrétion biliaire du même auteur. Dans quelques cas je l'ai vu très peu changé de sa couleur naturelle. Les mêmes couleurs dont je viens de parler s'étendaient dans toute la substance du foie. Comme règle, le foie était en général plus pâle que dans l'état naturel ; la substance en était friable. La couleur de la rate était plus foncée que dans l'état normal, la substance était amollie quelquefois, au point de ne plus former qu'une masse pulpeuse. Dans un ou deux cas, le ramollissement de la membrane muqueuse s'étendait jusqu'au duodénum, mais généralement parlant, la membrane muqueuse de l'intestin n'était pas altérée. J'ai vu dans l'intestin grêle un fluide foncé analogue à celui de l'estomac, et dans un petit nombre de cas, un fluide verdâtre, plus épais que le goudron, dans les intestins. J'ai vu, à différentes reprises des cas de fièvre intermittente compliquée se terminer par la mort. On trouvait alors du vomito négro dans l'estomac. Un de ces cas se présenta dans la personne d'un sergent du 56e régiment, à Phœnix Park, en 1834. J'avais vu du vomito négro auparavant ; j'en vis dans ce cas. Cet homme était en traitement depuis quelques jours ; il est probable qu'à ce moment, je lui fis prendre de la quinine et du calomel. J'ai pu lui ordonner du Xérès, du Madère ou de l'eau de vie, mais point de vin d'Oporto ou de porter. Il n'y avait point, dans ce temps-là, à l'hôpital ou dans le voisinage, d'exemple de Fièvre Jaune. Je fus informé par deux de ses camarades qu'avant son attaque, il était allé à St. Thomas-du-Val, à environ 10 milles de Phœnix Park ; lieu exempt aussi de la fièvre du vomito négro à cette époque. Mon impression est que depuis 3 jours il était malade de la fièvre intermittente lorsque la maladie revêtit la forme rémittente.

Je définis la rémission : une diminution générale de touts les symptômes présents, suivie d'un retour des symptômes graves. Ces rémissions varient beaucoup, elles durent quelquefois 12 heures. D'après ce que j'ai vu, elles arrivent, en général, de très bonne heure le matin, par exemple, un peu avant l'aube. J'étais dans l'habitude de faire ma visite à l'hôpital avant le point du jour.

Je n'ai jamais vu la fièvre intermittente simple se terminer par la mort, excepté chez les enfants. Dans ces cas d'enfants, il n'y avait point de vomito négro.

J'ai vu quelques cas de fièvre rémittente bien marquée se terminer par la mort sans vomito négro. Dans ces cas, la membrane muqueuse de l'estomac était ramollie et plus pâle que dans l'état naturel. Il ne se trouvait point dans l'estomac de fluide foncé, mais un fluide d'une couleur blanchâtre. Le foie paraissait naturel, tant dans sa couleur que dans sa structure. Ces cas ont pu durer 8 ou 9 jours avant que la mort n'arrivât. La rate était ramollie ; les intestins ne présentaient rien d'extraordinaire. Des vomissements avaient lieu dans ces cas ; les fluides vomis consistaient des médicaments, des liquides, &c. préalablement ingérés dans l'estomac.

Je suis d'avis que si ces malades avaient vécu assez longtemps, le vomito négro aurait eu lieu. Dans la majorité des cas de vomito négro terminés par la mort, l'intelligence est demeurée assez claire pour pouvoir répondre aux questions jusqu'à la fin. J'ai vu des individus mourir dans un état comateux.

Dans la majorité des individus qui sont morts dans cet état j'ai trouvé une effusion à la base du cerveau et des ventricules. Mes observations par rapport à cette dernière remarque s'appliquent à ce que j'ai vu dans les 56e, 8e, 64e et 82e Régiments, lorsque j'aidai le Dr. Pope (du 82e) et le Dr. Cardiff (du 8e). Je n'ai pas pris note des autopsies faites par ces messieurs. J'appelai l'attention du Dr. Pope, sur ces apparences. A l'égard du cerveau, je ne remarquai plus rien d'extraordinaire. Je sais des cas dont les sujets ont été attaqués une seconde fois de la forme grave de fièvre appelée Fièvre Jaune. J'ai soigné le lieutenant Mockles, du 2e Régiment des Antilles, dans des attaques différentes, la première en Décembre 1840, la seconde dans l'automne de 1841. Peu de temps avant sa première attaque cet officier avait chassé dans les lagunes de Caynaans. Les rémissions, dans ce cas, furent très distinctes, et il fut hors de danger, je crois, le huitième jour. Il fut traité à Spanish Town, où étaient ses quartiers. A cette époque, régnait dans cette localité et aussi sur toute l'île une épidémie de vomito négro. Le lieutenant vomissait une matière bilieuse foncée. Les vomissements dans les cas qui se terminaient par le vomito négro étaient semblables au commencement. Dans une occasion, Up Park Camp fut, je crois, exempt pendant trois mois de cas de vomito négro ; ce fut, je crois, pendant le trimestre de Septembre 1836. Je ne me rappelle point qu'il y eut pendant cette période à l'hôpital aucun malade ou soldat d'ordonnance attaqué de la fièvre rémittente. Lorsque le vomito négro régna, en différentes fois, comme fièvre épidémique, je ne me rappelle point un seul cas de soldat-infirmier ou de malade qui, en traitement à l'hôpital pour une autre maladie, ait été attaqué de la fièvre du vomito négro, un ou deux peut-être exceptés.

La 2e attaque du Lieut. Mockles eut lieu à Kingston dans l'automne de 1841. Il régnait à Kingston une fièvre épidémique de vomito négro. Cette attaque fut semblable à la première, seulement plus bénigne. J'attribue sa 2e attaque à l'influence de l'air de la nuit, auquel il s'était exposé. Pendant la fièvre épidémique les cas mortels se terminent le 3e jour, après avoir eu pendant leur marche des rémissions distinctes.

Je n'ai jamais vu la fièvre du vomito négro paraître au dessus de 4,000 pieds. Je suis d'avis que quand la variole règne épidémiquement, on ne doit pas s'attendre à voir cesser la maladie avant que presque touts les individus non prémunis contre elle, n'en aient été attaqués. Je conçois qu'il est possible, mais il n'est pas probable qu'un individu soit dans un temps susceptible à l'influence d'une maladie contagieuse et qu'il ne le soit pas dans un autre.

Je suis porté à croire que le typhus gravior de Cullen et la fièvre continue commune d'Angleterre sont une seule et même maladie, mais mon expérience du typhus est très bornée. Je juge qu'elles sont les mêmes parce que leurs symptômes sont égaux, à l'exception de l'exacerbation du soir. Après l'exacerbation la fièvre diminue et continue dans cet état jusqu'au soir suivant. Je pense que dans une fièvre rémittente marquée, aux Antilles, après une rémission il y a un froid marqué suivi par une phase de chaleur brûlante et de transpiration.

Dans les fièvres de ce pays-ci le paroxisme est indiqué par un surcroît de chaleur à la peau, de sécheresse de la surface et par l'action accélérée du pouls. Je suis porté à penser, d'après mes vues que toutes les fièvres continues de ce pays-ci sont une seule et même fièvre. Je n'ai pas l'intention d'exprimer une opinion relativement à la nature contagieuse du typhus.

Je suis d'avis que toutes les fièvres des tropiques sont périodiques et qu'elles proviennent directement de la même cause.

Cette cause est un miasme terrestre, non atmosphérique.

La différence de la forme de la fièvre rémittente dépend de la concentration de cette cause et de la susceptibilité variable des individus dans la localité où elle existe.

Un fait positif de contagion doit l'emporter sur toutes les dépositions négatives du contraire.

Que 2 vaisseaux viennent en mer à la portée de la voix. Le vaisseau A est monté par des négres, non prémunis contre la variole, et n'ayant eu aucune communication, soit avec la terre soit avec aucun autre vaisseau. Le vaisseau A est acclimaté sous touts les rapports, parfaitement propre et son équipage est en parfaite santé.

Le vaisseau B a, peu de temps auparavant, quitté un port, en santé aussi. Le vaisseau B envoie un bateau pourvu d'un équipage avec un passager pour le vaisseau A, ce passager se fait hisser à bord. Le passager ayant été exposé à la variole à terre avant de partir, la maladie est restée latente jusqu'au moment où il arrive sur le vaisseau A: il y est attaqué de la maladie qui se répand dans tout le vaisseau.

Ceci est, selon moi, une preuve positive de contagion; et je suis disposé à considérer de même tout fait identique par rapport à une autre maladie comme une preuve de l'action de la contagion.

Je ne regarde point le cas de "la Sybille" et celui du "Black Joke" comme pouvant être mis en parallèle avec les cas imaginaires de variole.

Je suis d'avis que toutes les fièvres périodiques de la Jamaïque doivent nécessairement par cela même qu'elles sont périodiques, avoir leur source dans la même cause.

J'ai l'idée que, dans la fièvre rémittente ordinaire de la Jamaïque, il se présente plus de cas sans vomissement bilieux qu'avec cette nature de vomissement.

Je pense que les portions de la membrane muqueuse qu'on représente, ainsi qu'il est dit plus haut, comme détruites, ont perdu leur vitalité avant la mort. Selon moi, l'élévation de la terre n'est point suffisante aux Barbades, pour produire la fièvre intermittente.

Je regarde les attaques souffertes par le 50e Régiment, à Spanish Town, comme ayant été de secondes attaques de fièvre périodique.

(Signé) J. Ross Jameson, D.M.

Chirurgien d'Etat-major de 2e Classe.

Déposition du Dr. J. Arthur, inspecteur gén.-adj. (en D. S.) 21 *Jan.* 1850.

J'ai vu la Fièvre Jaune maligne d'abord à Gibraltar en 1810, à bord d'un vaisseau ; ensuite aux Antilles. Je regarde la fièvre rémittente ordinaire des climats chauds comme une maladie différente de la Fièvre Jaune maligne, vu que la première à une aptitude toute particulière à aboutir à une intermittente, ce que la Fièvre Jaune maligne ne fait jamais ; le trait particulier de celle-ci est sa tendance générale à se terminer par le vomito négro.

La fièvre rémittente ordinaire ou de marais paraît dans toutes les positions où il existe des marais ou des terreins non défrichés. Je fus plus de trois ans aux Antilles, avant de voir un cas de cette espèce de fièvre de marais ou de fièvre maligne.

Le premier endroit où j'en vis un fut le Morne Fortuné, à Ste. Lucie, sur le sommet d'une haute colline, entourée de beaucoup de terrein non défriché, et le sol en était d'une argile dure qui empêchait l'eau de pénétrer et la retenait ainsi dans une position propre à favoriser la décomposition des matières végétales. Cette fièvre règne continuellement en ce lieu et elle y est souvent très fatale. J'y restai sept ou huit mois (d'Octobre à Juin) et elle y régna tout le temps. Les trois premières années que je fus à St. Pierre de la Martinique, période pendant laquelle je ne vis aucun cas de fièvre rémittente, après un ouragan qui éclata à Fort Royal on envoya les cas chroniques de cette station à St. Pierre, et dans ce nombre il y avait très probablement quelques cas de fièvre intermittente. Cette station de Fort Royal est, je crois, marécageuse et j'ai entendu dire que la fièvre intermittente y règne. Je n'ai aucun souvenir d'avoir vu rejeter du vomito négro avant la mort ou d'en avoir trouvé après, dans l'estomac, dans les cas de fièvre rémittente dont l'issue a été fatale pendant le cours de mes observations. J'ai revu beaucoup de cas de la même fièvre à la Guadeloupe quand j'étais chargé du soin de l'hôpital général. Parmi les cas médicaux de la Basse Terre où abondaient des cas de fièvre rémittente, fournis par les troupes du voisinage immédiat, mais aussi parmi ceux qu'on envoyait de la Pointe-à Pitre, station plus productive encore de cette maladie, il s'en trouvait quelquefois de 60 à 100 cas dans l'hôpital en même temps. Je ne pense pas que les morts s'élevassent à 10 pour cent, quoiqu'on y admît beaucoup de cas dans un état très avancé. Je me rappelle que, dans cette occasion, quelques cas eurent le vomito négro ; et un homme en particulier tomba malade à l'hôpital, et après examen, je trouvai au matelas sur lequel il était couché des traces de vomito négro, vomito provenant d'un précédent malade, mort peu auparavant. Je ne pus me rendre compte de l'aggravation de la maladie de ce malade, qui jusqu'alors, semblait en voie de guérison. En conséquence je fis un rapport au Dr. Ferguson, Inspecteur-gén. des Hôpitaux, sur l'état de toute la literie dont on se servait et qu'on avait prise du matériel des Français. Le Dr. Ferguson assembla un comité pour en connaître, et le résultat fut l'ordre de brûler la literie, ordre qui ressortit son plein effet.

Touts les cas de vomito négro qui eurent lieu à cette époque étaient dans une seule et même salle. On prit, à l'irruption de cette fièvre, des précautions pour empêcher les communications entre eux et les autres malades et établir une ventilation libre. Peu de temps après, l'hôpital général, où ceci avait eut lieu, fut supprimé, et l'on distribua les malades dans les hôpitaux régimentaires, mesure qui fut continuée jusqu'à la reddition de l'île aux Français. Lorsque cet événement eut lieu, les troupes anglaises furent dispersées dans les différentes îles du commandement, et cette dispersion fut suivie d'une irruption générale de la Fièvre Jaune maligne. J'étais présent à la Dominique, en 1817 et 1818, lorsque régna la Fièvre Jaune ; ainsi qu'à Tabago, en 1818 et 1819, et aux Barbades, en 1820 et 1821. En 1820, la Fièvre Jaune régnait à Démérara et à Berbice et l'on établit aux Barbades des réglements d'après lesquels il était défendu à touts les vaisseaux des stations de débarquer aucune personne dans l'île avant d'y être dûment autorisé après la visite d'un médecin. Un vaisseau de passagers, néanmoins, débarqua promptement ses passagers quoiqu'une dame, (une actrice) fût morte de la Fièvre Jaune pendant la traversée. Le gouverneur avait grande envie de poursuivre le capitaine, mais il fut informé par le procureur-général qu'il n'y avait pas de loi qui lui permît de le faire, et l'on négligea depuis lors, le réglement local. La Fièvre Jaune commença à régner aux Barbades peu de temps après ce fait et continua pendant la fin de 1820 et le commencement de 1821. Pendant la durée de son règne, on ne remarqua aucun cas de la fièvre rémittente ordinaire des marais, ni de fièvre intermittente ; et même, jamais dans la sphère de mon expérience je n'ai vu un cas de cette dernière maladie prendre naissance aux Barbades. Dans une occasion, lorsqu'on débarqua aux Barbades quelques cas graves de fièvre des vaisseaux de S.M. venant de Ste. Lucie, je fis aux personnes qui étaient présentes cette remarque : " Vous verrez que, si quelques-uns de ces cas guérissent ils finiront par une fièvre intermittente." Il arriva comme j'avais prédit. Les lieux où je suis d'avis que la fièvre rémittente règne particulièrement sont le Morne Fortuné à Ste. Lucie, Somlau Petre à la Guadeloupe, et le Morne du Prince Rupert à Tabago, à cause du Marais de Baccolille. Je ne puis parler par expérience personnelle des autres îles et stations. Lorsque la Fièvre Jaune éclata à Tabago, je me rappelle que le chirurgien d'état-major Panting, qui indépendamment de son service médical, avait une clientèle particulière étendue, déclara que la maladie était pour lui si nouvelle, qu'il croyait qu'il était de son devoir de demander aide aux Barbades. Il avait lui-même été attaqué de la Fièvre Jaune longtemps auparavant à la Martinique, peu après son arrivée aux Antilles : vers 1795 ou 1796, je crois, et depuis cette époque il avait eu si peu d'occasions de voir cette maladie, et jamais à Tabago (où il était occupé depuis bien des années, comme je l'ai dit plus haut) qu'il était fort alarmé de sa présence. Dans le temps que la Fièvre Jaune maligne régnait à Tabago, il y avait à l'hôpital quelques cas de fièvre intermittente, parmi des troupes qu'on avait envoyées de la Trinité, mais il n'y avait pas alors prédominance de cas de la fièvre rémittente ordinaire de marais ; la Fièvre Jaune ne régnait pas moins dans la ville que dans la garnison. Je ne me rappelle point avoir entendu dire quelle fièvre régnait dans la campagne. Le Dr. Panting ne fut pas malade de cette fièvre.

Je n'eus point à souffrir de la Fièvre Jaune aux Antilles, j'en fus attaqué à bord d'un vaisseau, dans la Baie de Gibraltar en 1810. J'ai connu de nombreux exemples d'individus qui, après avoir eu une attaque de Fièvre Jaune, s'y exposaient impunément et continuaient à se bien porter ; bien plus, je ne connais personne qui ait eu deux attaques de Fièvre Jaune maligne. Je n'ai vu dans la fièvre des Barbades rien que je pusse appeler rémission ; c'est-à-dire aucun affaiblissement distinct des symptômes, suivi soit plus tôt soit plus tard d'une aggravation, telle qu'on en voit dans la fièvre rémittente ordinaire des marais.

La maladie qui régnait à bord du vaisseau sur lequel j'étais stationné dans la baie de Gibraltar en 1810, présentait les caractères de la Fièvre Jaune maligne ; à savoir, des symptômes fébriles, suivis souvent par un suintement de sang aux coins de la bouche et des yeux, une teinte jaune livide de la peau et le vomito négro ; la mortalité étant de trois sur cinq. Avant ma venue à bord, les transports étaient de bons bâtiments bien propres et l'on distribua les malades sur ces vaisseaux quoiqu'on eût pu les mettre sur un seul sans encombrement. Les hommes appartenant à ces vaisseaux étaient propres, robustes, bien portants et l'on en avait pris grand soin ; c'étaient des déserteurs de l'armée Française. Ces hommes étaient en parfaite santé avant de toucher à Carthagène tandis que la Fièvre Jaune y régnait, je crois qu'ils contractèrent la maladie.

La fièvre éclata sur ces vaisseaux pendant la traversée de Carthagène à Gibraltar.

A Tabago, la femme du Dr. Cummings, native du lieu, prit la fièvre qui y régnait ; elle mourut et quelques-uns des plus anciens de la population furent attaqués. Plusieurs troupes fraîches arrivèrent aux Antilles entre 1816 et 1821. La plupart des régiments à la Guadeloupe étaient depuis longtemps dans le pays, lorsqu'ils furent attaqués. Je ne crois pas qu'il y eût un seul régiment nouvellement arrivé.

En 1821, lorsque le 21e Régiment fut attaqué aux Barbades, on prit toutes les précautions imaginables pour empêcher la communication des malades et des gens bien portants. On adopta, avant que la garnison ne souffrît de la maladie, touts les moyens d'empêcher les rapports entre la garnison et les habitants de la ville et du voisinage qui en étaient atteints. L'artillerie Royale fut la première attaquée dans la garnison ; elle était campée près des casernes ; toute communication avec le reste des troupes, était prohibée ; et l'on envoyait les cas marqués à l'hôpital de la Marine approprié à la réception des cas de fièvre maligne. La maladie cessa bientôt dans l'artillerie, mais elle parut dans une compagnie du 21e, procédant d'homme à homme. On fit immédiatement camper cette compagnie et on la traita comme on avait traité l'artillerie, la maladie cessa bientôt aussi dans cette compagnie. Une seconde et une troisième compagnie furent attaquées de la même manière, et furent également traitées avec les mêmes résultats. Pendant ce temps les autres compagnies continuèrent dans les casernes à jouir d'une parfaite santé.

Je crois qu'on prit touts les moyens d'empêcher les communications entre les hommes des tentes et ceux des casernes. On plaça environ trois hommes dans une tente. Cette caserne où l'on avait logé le 21ᵉ, était la même où le 2ᵉ d'infanterie avait tant souffert en 1816, année dans laquelle on ne prit pas les mêmes précautions. Les chambres dans lesquelles les hommes furent attaqués étaient, je crois, les chambres du bas.

(Signé) JOHN ARTHUR, D.M.,
Inspecteur Gén.-Adjoint des Hôpitaux (en D. S.)

Déposition du Dr. Millingen, Chirurgien au 31ᵉ Rég.—22 Jan.

J'ai vu la Fièvre Jaune aux Antilles, à savoir, à la Dominique et aux Barbades en 1841 et 1842, lorsque cette maladie y régna épidémiquement dans ces deux occasions. J'ai été 22 mois dans ce commandement. La maladie commença en Août à la Dominique dans le 92ᵉ de montagnards écossais, dont j'étais aide-chirurgien. Le détachement était fort de 189 hommes et 7 officiers. La santé des troupes avait été bonne jusque là excepté de légères fièvres rémittentes qui, dans aucun cas, ne furent mortelles. Un vaisseau nommé "le Funchal" arriva de la Martinique, dans la première semaine d'Août. Il était venu sur lest à la Dominique, après avoir débarqué à la Martinique une cargaison de poisson apportée de Terre-Neuve. Il avait un équipage de 13 hommes dont, à son arrivée, trois ou quatre, je crois, étaient attaqués de la Fièvre Jaune. J'ai entendu dire que la Fièvre Jaune régnait à la Martinique quand "le Funchal" quitta cette île. Les fiévreux de ce vaisseau furent débarqués dans la ville de Rossena. Je pense que sur sept cas débarqués trois ou quatre eurent une issue fatale; presqu' aussitôt après, cette maladie éclata dans la ville. Le vaisseau ne fut pas mis en quarantaine et je ne sache pas qu'aucune précaution ait été prise pour empêcher les hommes de l'équipage, qui n'étaient pas malades, de communiquer avec la population. La maladie était assez générale dans la ville parmi les Européens. La maladie fut mortelle dans un grand nombre de cas. On n'empêcha pas les troupes d'entrer dans la ville pendant cette période de maladie. Il y avait, à ce temps-là, une garde militaire à l'hôtel du gouverneur, situé au centre de la ville.

L'adjudant du fort, l'officier du commissariat, et les employés de la trésorerie, ainsi que le gouverneur et son état-major, résidaient dans la ville. Le gouverneur avait une femme et un enfant; l'officier du commissariat avait aussi de la famille. Le gouverneur avait un palefrenier, soldat du 92ᵉ, et une servante européenne, et ses autres domestiques étaient du pays, de même que ceux des autres officiers. Il y avait encore le Capitaine Griffiths du 1ᵉʳ régiment des Antilles, et sa femme qui demeuraient dans la ville. Le Lieutenant Riley, adjudant du fort, fut le premier officier attaqué; il mourut sans avoir eu le vomito négro, autant que je peux le savoir et me le rappeler; son corps ne fut point ouvert. Cet officier avec 3 ou 4 autres personnes, avait été en pique-nique sur les bords d'une rivière à quelques milles de là, et s'était beaucoup exposé en pêchant, &c., pendant plus d'une journée. Trois personnes au moins de cette partie furent attaquées de la fièvre à leur retour. Le Lieut. Riley le fut 2 jours après, les autres peu de jours après lui. Sur les 3, 2 moururent et un se rétablit. Je définis une fièvre rémittente : une fièvre qui a, dans le cours de la journée, un affaiblissement de symptômes suivi par une exacerbation. La fièvre du Lieut. Riley, par rapport à la précédente définition, n'était pas une rémittente bien marquée, quoique, selon moi, il y ait eu un léger affaiblissement des symptômes suivi d'une exacerbation. Je crois que touts les matins, tant que dura la maladie, il semblait y avoir une légère diminution des symptômes. Je ne me rappelle point qu'il ait eu de forts vomissements. Le Dr. Imray, médecin civil soignait les deux autres cas ; je n'en puis donc pas parler. Après la mort du Lieut. Riley, j'eus une légère fièvre qui dura 3 ou 4 jours, fièvre que j'attribuai à la fatigue d'avoir soigné le Lieut. Riley.

Vers le 16 Août, le palefrenier du Major Hort, tomba malade de la fièvre et fut envoyé à l'hôpital militaire, où il mourut, m'a-t-on dit, de la Fièvre Jaune. Je ne me rappelle point qu'aucun des malades au nombre de 15 ou 16 qui se trouvaient dans ce temps à l'hôpital, ait été attaqué. L'hôpital était situé à une élévation de 300 à 400 pieds et exposé à un fort courant de vent qui soufflait toujours de la vallée de Rossena.

Mme Hort mourut deux jours environ après le palefrenier. Elle mourut de la Fièvre Jaune, mais je ne me rappelle point si elle eut le vomito négro. Je n'ai jamais entendu dire que la servante européenne de cette famille ait été attaquée. Quelques jours après la mort du palefrenier, quelques-uns des soldats tombèrent malades. Les cas arrivaient à l'hôpital de jour en jour, avec quelquefois un intervalle d'un jour ou deux sans qu'il s'en présentât. Le vomito négro devint alors un symptôme commun. Le Lieutenant Gordon fut alors attaqué et mourut, et il eut un vomito négro abondant et des convulsions. Ce dernier symptôme était commun dans les cas mortels. Dans nombre de cas, il y avait hémorrhagie des gencives et de l'anus. Je pense qu'on traita 205 cas dont il mourut environ 48. La maladie continua jusqu'à ce que le détachement fût éloigné de l'île en Novembre ; les cas diminuèrent en fréquence vers le commencement de Novembre.

Dans une chambre de caserne, la maladie sembla s'étendre d'un côté de la chambre, tandis que l'autre côté en resta exempt ; elle éclata du côté qui se trouvait au vent et finalement s'étendit à l'autre côté. Je n'ai pas observé cette particularité dans l'autre chambre. Les hommes n'occupaient que deux chambres, qui étaient dans des bâtiments distincts l'un de l'autre. Toutes les casernes n'ont qu'un rez-de-chaussée. Lorsque la maladie éclata, je fis transporter les femmes et les enfants dans une chambre à part, séparée de celles des hommes.

Celles des femmes qui n'avaient point eu déjà la maladie furent presque toutes attaquées après la translation. Celles qui avaient été attaquées auparavant dans la caserne avaient été mises dans cette chambre, où les autres furent ensuite placées, et on les y traita. Les enfants souffrirent dans une proportion moindre que les adultes. Je ne me rappelle point qu'un enfant ait eu le vomito négro, quoique le Dr. Birrel m'ait informé qu'un enfant qui l'avait eu s'était rétabli. Dans ce temps-là, je ne croyais pas que la maladie fut contagieuse, bien que maintenant, après réflexion, je ne croirais point faire mon devoir si je ne prenais des précautions qu'alors je jugeais inutiles.

L'estomac, après la mort, contenait ordinairement un fluide brun-foncé qui quelquefois était noir, variant en quantité de quatre onces à deux pintes. La membrane muqueuse était, en général, amollie et pulpeuse. La vascularité était augmentée partout, mais n'était pas distincte en certaines places. Il suffisait du manche du scalpel pour détacher cette membrane. A la surface de quelques-unes des taches, on remarquait de petits flocons noirs semblables à ceux qu'on trouve dans le fluide du vomito négro, flocons qui s'enlevaient facilement au lavage. Je n'ai vu aucune apparence d'abrasion, mais il semblait que le sang eût suinté de la surface. La membrane muqueuse avait une teinte rose qui variait en intensité.

Le foie ne paraissait point avoir changé de dimension, bien qu'il fût plus friable dans sa structure. La surface convexe de cet organe était d'une couleur intermédiaire entre le jaune d'une concrétion biliaire et le jaune gamboge de Syme. Cette couleur régnait dans la structure de l'organe aussi bien que sous la surface. Il y avait une grande insuffisance de sang dans l'organe. La vésicule biliaire était quelquefois vide, rarement distendue, mais en général, au tiers pleine d'une bile ayant l'air de goudron foncé et sans ressemblance avec le fluide contenu dans l'estomac. Les mêmes flocons (remarqués dans l'estomac) je les ai vus aussi dans les petits intestins, c'est-à-dire, dans la partie supérieure, et dans ceux qui adhèrent à l'enveloppe intérieure.

Mon opinion est que cette fièvre était décidément différente de la fièvre rémittente. La fièvre, dans tout son cours, parut différente, et dans la Fièvre Jaune, il s'échappe du corps une odeur particulière. La fièvre rémittente ordinaire des Antilles a des rémissions distinctes; les matières vomies sont en général bilieuses. Ces fièvres, autant que j'en puis juger par expérience, se terminaient rarement par une intermittente.

L'enseigne Davis eut à la Dominique la fièvre rémittente, maladie dont il eut de fréquentes rechutes. Le détachement de la Dominique fut envoyé aux Barbades, et touts les hommes qui avaient échappé à la maladie, aussi bien que ceux qui s'en étaient rétablis, se trouvaient dans la garnison de Ste. Anne, aux Barbades, pendant le règne de la Fièvre Jaune épidémique en 1842. Lorsque nous arrivâmes de la Dominique, le 47e régiment souffrait de la fièvre aux Barbades, et nous perdîmes un homme. Le 92e campait sous des tentes dans le jeu de Paume. Je me rappelle, je crois, à la Dominique quelques cas de secondes attaques, dans lesquelles la fièvre était de même nature que celle dont le malade avait souffert auparavant ; d'autres paraissaient provenir d'imprudence et la fièvre semblait différente, mais je ne puis, sur ce point, parler avec certitude.

J'ai été en station à Ceylon pendant 20 mois ; je n'y ai vu aucune fièvre qui ressemblât à la fièvre de la Dominique, dont j'ai parlé plus haut. La fièvre rémittente ou fièvre *des fourrés* à Ceylon, tenait plus du caractère de la rémittente que de la Fièvre Jaune. J'ai vu, à Colombo, plusieurs officiers qui venaient de l'intérieur, attaqués de la fièvre *des fourrés*. Ils étaient très sujets à des rechutes et il fallait fréquemment les envoyer en Angleterre pour les débarasser de la maladie. J'ai vu, à Colombo, des cas mortels de fièvre continue, mais je n'ai jamais vu le vomito négro. Les Cingalais souffrent beaucoup de la fièvre rémittente ou fièvre *des fourrés*. J'avais la direction médicale de l'hôpital civil où j'ai vu beaucoup de morts, mais je n'ai jamais rien vu qui approchât du vomito négro.

A Dundee, j'ai vu vers la fin de 1843, je crois, ou le commencement de 1844, une fièvre d'un caractère typhoïde à l'infirmerie civile. L'estomac, dans les cas mortels, renfermait un fluide foncé, ayant de la ressemblance avec le vomito négro. Sous ce rapport, la fièvre ressemblait à la Fièvre Jaune, mais elle différait dans sa marche. A la même époque régnait à Dundee une autre espèce de fièvre dans laquelle avait lieu, au commencement du symptôme fébrile, une éruption colorée de la grosseur de grains de millet, qui disparaissait sous la pression. Je n'ai point remarqué d'éruption dans les cas où l'on trouvait du fluide foncé dans l'estomac.

Dans la fièvre qui eut lieu à la Dominique, la convalescence était lente, mais plus lente encore lorsqu'on avait recours à la saignée. Je crois avoir ouvert environ 40 cadavres aux Antilles, et quoique, chez quelques-uns, le vomito négro n'eût point paru pendant la vie, on en trouvait toujours dans l'estomac.

Je suis porté à croire par expérience que l'odeur émise par le corps des malades de la Fièvre Jaune est différente de celle que j'ai remarquée dans des cas de fièvre rémittente aux Antilles et à Ceylon et même de celle de toute autre maladie.

Suite de l'interrogatoire.—23 Janvier.

Outre les personnes mentionnées comme habitant la ville de Rossena au temps de l'irruption de la fièvre se trouvaient aussi le Lieutenant Monro et sa femme. Cet officier se préparait à s'embarquer pour l'Europe quand la fièvre commença, mais avant de se rendre à bord, il eut une légère indisposition, que j'attribuai à ce qu'il s'était exposé au soleil, et à la fatigue qu'il avait éprouvée en faisant ses préparatifs. Il fut retenu au lit pendant 24 heures, et 48 heures après, il pouvait continuer ses préparatifs qui durèrent 4 ou 5 jours. Il s'embarqua sur "le Ealing Grove" et le jour de son embarquement, j'allai à bord de ce vaisseau où je trouvai couché sur le pont un matelot, qui, suivant mon avis, était attaqué de la Fièvre Jaune. Malgré cela le vaisseau prit la mer peu de jours après. Indépendamment du Lieut. Monro et de sa femme, il y avait comme passagers, le Lieut. Lacey et un jeune garçon nommé Blanc, âgé d'environ 9 ans, qui allait en Angleterre pour son éducation. On reçut plus tard des lettres qui annonçaient que le Lieut. Monro était mort de la Fièvre Jaune 6 jours après son embarquement, que le jeune garçon était mort aussi vers le même temps et que le Lieut. Lacey avait été atteint de la fièvre sous une forme violente. Le Capitaine Faulkner, patron du vaisseau, était un ancien commerçant des Antilles qui, je pense, devait bien connaître la Fièvre Jaune. J'appris que le matelot dont il a été question était mort. Un chien couchant, appartenant au Lieut. Hales du 92e, qui allait de Ste. Lucie à la Dominique, tomba malade. J'ai vu ce chien : les conjonctives, les gencives et l'intérieur de la gueule étaient fortement colorés en jaune et quand le chien mourut, je trouvai dans l'estomac une certaine quantité de fluide (deux ou trois onces) qui ressemblait exactement à du vomito négro. Cet officier arriva à l'époque que la Fièvre Jaune régnait à la Dominique.

(Signé) H. MILLINGEN,
Chirurgien au 31e régiment.

Déposition du Dr. Webb, aide-chirurgien d'état-major.—23 *Jan.* 1850.

J'ai servi aux Antilles depuis Novembre 1845, jusqu'en Juillet 1849; pendant ce temps, je fus stationné à Ste. Lucie et aux Barbades. Je vis la Fièvre Jaune dans ces deux îles. Dans la première, je vis trois ou quatre cas de fièvre, qu'à présent je juge avoir été la Fièvre Jaune, car la peau était jaune, il existait une grande irritabilité gastrique et la figure avait cette apparence particulière caractéristique de la Fièvre Jaune. Le fluide vomi avait d'abord une teinte verdâtre et devint plus tard de couleur de chocolat. Les vomissements duraient deux jours, plus ou moins. Aucun de ces cas ne se termina par la mort. La maladie durait cinq ou six jours, c'est-à-dire, jusqu'au moment où je les regardais comme hors de danger. En rendant compte de ces cas j'en désignai quelques-uns sous le nom de *febris remittens*.

Je définis la fièvre rémittente : une fièvre dans laquelle des affaiblissements de symptômes sont suivis d'exacerbations. Ces phénomènes eurent lieu dans les fièvres citées plus haut. A ces cas près, les troupes ne souffrirent d'aucune autre fièvre à cette époque (vers Juin et Juillet) ni non plus pendant tout le temps que je restai dans l'île, c. à. d. jusqu'au mois de Février suivant, à l'exception de quelques cas sans importance, causés par la boisson.

Au milieu de Décembre 1847, je vis la Fièvre Jaune aux Barbades et je continuai à en voir des cas jusqu'au commencement de 1849 que la maladie y cessa. Je n'observai point de rémissions dans les cas de Fièvre Jaune que je vis aux Barbades.

Je vis, pendant le règne de la Fièvre Jaune, des cas qui n'étaient point aussi violents que ceux que j'avais vus à Ste. Lucie, et dans ces cas, la fièvre était continue. Malgré cela, je suis d'avis que ces cas et ceux que je vis à Ste. Lucie étaient une seule et même maladie. J'ai assisté, je crois, à plus de 100 autopsies de sujets morts de la Fièvre Jaune aux Barbades. L'estomac était gonflé par des gaz, et contenait plus ou moins de vomito négro. Je ne me rappelle pas avoir vu ouvrir de cadavre sans qu'on trouvât du vomito négro. La membrane muqueuse était, généralement parlant, ramollie et rouge par places, surtout à l'extrémité cardiaque. Ces taches provenaient d'ecchymose et étaient d'une couleur entre le rouge pourpre et le rouge laque de Syme. Les taches variaient de la grandeur d'une pièce de 50 centimes à celle d'un petit écu. La surface des taches était unie, et quelquefois on y remarquait des flocons semblables à ceux qu'on trouvait dans l'estomac. Le foie était mou et friable, et il y avait congestion de sang dans les vaisseaux. La couleur de la surface était presque jaune vineux de Syme, jaune-cire. Je n'ai vu, à ceci, qu'une exception—le Dr. Irvin, aide-chirurgien au 72e Régiment. Son foie était plus petit que ne le sont les foies en général, et excessivement engorgé et d'une couleur foncée. La couleur de la substance du foie était en toute circonstance la même que celle décrite pour la surface. La vésicule biliaire était quelquefois pleine, et quelquefois presque vide ; généralement d'une couleur sombre, et épaissie. J'ai ordinairement remarqué du vomito négro, tant dans les gros que dans les petits intestins ; il flottait dans le tube. Vers l'estomac la membrane muqueuse était d'une couleur sombre. Je n'ai remarqué aucune maladie organique des intestins. La rate était un peu plus molle qu'il n'est naturel, mais n'avait rien de remarquable sous le rapport de la dimension. Je n'ai jamais, dans la sphère de mon expérience, vu personne qui ait eu une seconde attaque de Fièvre Jaune. Je n'ai vu aucun cas de rechute. Je regarde la Fièvre Jaune et la fièvre rémittente ordinaire des Antilles comme deux maladies spécifiquement différentes. Dans la fièvre rémittente un frisson est l'avant-coureur de la maladie. Dans la Fièvre Jaune, les frissons ne se présentent point ordinairement ; le malade éprouve seulement une légère sensation de froid. L'air de la figure est différent dans les deux maladies, mais il est impossible de rendre par des paroles cette différence exacte ; mais il me semble que je pourrais toujours distinguer ces maladies l'une de l'autre par cette particularité : quand la Fièvre Jaune est déclarée, il y a un plus grand degré d'excitation générale et d'alarme et une intensité plus grande des symptômes que dans la fièvre rémittente. Dans la Fièvre Jaune les yeux présentent l'apparence de l'ivresse ce qui n'a pas lieu dans la fièvre rémittente. J'ai vu quelques cas de fièvre rémittente parmi les troupes noires aux Barbades. Je pense que la Fièvre Jaune aux Barbades a été produite par quelque poison spécifique aidé par des causes atmosphériques. Je crois que le poison est une émanation du terrein et qu'il est absorbé dans le sang par les poumons. Je ne pense pas que la maladie puisse se propager par la contagion. Il se présenta aux Barbades quelques cas qui avaient l'air d'avoir été causés par la contagion ; à savoir, la famille Ross, habitant une maison sur la route de Rivière-neuve, au bord de la rivière, à environ un mille et demi de la caserne, en face de laquelle, lorsque la marée est basse il y a une quantité de vase et de fange et des végétaux rabougris. Il n'y avait point, que je sache, d'accumulation d'ordure autour de la maison dans un rayon de cent mètres. Il y a d'autres maisons occupées par des personnes comme il faut ; aucune de ces personnes ne souffrit en même temps que les Ross. La fille de Mr. Ross fut atteinte la première vers Novembre 1848 ; la mère, la seconde, puis le père et enfin le fils ; ce dernier était venu s'installer dans la maison dès que la famille avait été attaquée. La mère était une femme âgée. Un cas non moins extraordinaire est celui du baigneur et des domestiques de l'hôpital et même des malades d'autres affections qui furent attaqués ; mais je crois pouvoir expliquer leurs souffrances par l'action des causes locales. La femme du baigneur fut attaquée et puis le mari qui la soignait. D'un autre côté, lorsque le Lieut. Norrie, A. R., fut attaqué de la maladie en Mars, plusieurs officiers récemment arrivés d'Angleterre, qui demeuraient dans la même maison, le soignèrent ; la chambre était bien aérée. Aucun de ces officiers n'eut d'attaque pendant plus de trois semaines après, et alors le Lieut. Romes fut atteint. Deux ou trois artilleurs servirent le Lieut. Norrie. Cet officier vomit du sang avant que le vomito négro ne fît son apparition. La convalescence fut lente à cause de l'affaiblissement des organes digestifs.

Il est à la connaissance du Docteur Webb qu'un cas de typhus a eu lieu dans la famille d'un ecclésiastique en Angleterre, sans que la maladie s'étendît aux autres membres de la famille, au nombre de huit. Il promet de fournir une liste écrite de plusieurs cas dans lesquels la maladie ne s'est point répandue. Souvent on voit les maladies les plus communes passer successivement par touts les membres d'une famille, sans éveiller aucun soupçon de contagion.

Le Dr. Webb était, pendant cette période chargé du dépôt de pharmacie, et ne fut que quelquefois appelé à prendre part au service médical de la garnison, excepté dans une seule occasion qu'il eut pendant environ 10 à 15 jours la direction médicale de l'artillerie Royale pendant la maladie du chirurgien Whitelow, son ancien ; les artilleurs n'avaient point encore à cette époque commencé à souffrir. Le Docteur était souvent à l'hôpital régimentaire de la garnison.

(Signé) H. MARCH WEBB, M. B.
Aide-Chirurgien d'Etat-Major.

Déposition de Mr. Blakeney, chirurg. d'Etat-maj. de 2e classe. 28 *Jan.* 1850.

J'ai servi dans les Antilles depuis Février 1838, jusqu'en Mai 1840 ; j'ai vu la Fièvre Jaune à Démérara et aux Barbades.

Je regarde la Fièvre Jaune comme une maladie différente de la fièvre rémittente ordinaire des Antilles. J'entends par fièvre rémittente une fièvre marquée par une rémission périodique de symptômes suivie d'exacerbations. A Démérara, j'ai vu en 1839, environ 50 cas de Fièvre Jaune ; la fièvre avait une forme continue et le vomito négro était un symptôme ordinaire. C'est moi qui ai fait toutes les autopsies. La membrane muqueuse de l'estomac était en général épaissie et ramollie, et avait des taches nombreuses d'ecchymose et des points d'extravasion. Dans quelques cas il y avait une augmentation générale de vascularité, je n'ai vu aucune portion détachée de l'enveloppe intérieure. L'estomac contenait invariablement du vomito négro en plus ou moins grande quantité. Le foie était en général augmenté et fortement engorgé de sang. La structure en était friable et facilement rompue. La couleur de la surface convexe était jaune-paille, et dans quelques cas, gris de cendre. Je ne me rappelle point la couleur de la substance du foie ; la vésicule biliaire était quelquefois remplie d'une bile visqueuse, dans d'autres cas, elle n'en contenait que peu. Je ne me rappelle point l'apparence du contenu des intestins ; le volume de la rate était en général augmenté, la structure en était désorganisée, très amollie et se brisait facilement. Je ne puis attribuer aucune cause à la maladie. Je me rappelle qu'on abattit, au vent de l'hôpital une quantité de buissons et qu'on mit à découvert une quantité de matière végétale ; ceci eut lieu dans d'autres années, pendant lesquelles il ne parut point de Fièvre Jaune.

Les malades de la Fièvre Jaune ne furent point isolés des autres malades. Je ne me rappelle point qu'aucun cas de Fièvre Jaune ait pris naissance à l'hôpital. La maladie était générale dans le régiment et non limitée à une localité particulière. Nous ne nous sommes jamais préoccupés de la contagion. nous étions fort occupés et aucun des soldats ni des officiers, autant que je sache, ne pensait à la contagion non plus.

Je ne me rappelle point qu'aucune personne ait eu une seconde attaque de Fièvre Jaune. Je ne me rappelle aucun cas de rechute. Aucun des officiers dans cette occasion ne fut attaqué de la maladie. Je ne me rappelle aucun cas de Fièvre Jaune qui se soit terminé en fièvre rémittente ou en fièvre intermittente ; on traita un grand nombre de cas de fièvre intermittente dont quelques-uns passèrent à la forme rémittente. Je ne me rappelle point qu'aucun cas de fièvre rémittente se soit transformé en Fièvre Jaune ; les premiers cas parurent dans l'armée. Le 67e régiment avait été stationné dans les différentes îles du gouvernement, depuis Mars 1833 ; il s'y était donc trouvé depuis cinq ou six ans avant l'irruption de la maladie. Il y avait de nombreux vaisseaux dans la rivière à cette époque.

Je ne me rappelle point qu'aucun cas de Fièvre Jaune existât dans la ville quand les militaires furent attaqués. Avant que la fièvre ne cessât parmi les militaires, les équipages des vaisseaux commencèrent à en souffrir, puis elle se répandit sur la population civile. Elle fut, je crois, très fatale sur les bâtiments et aussi dans la ville.

Je fus informé par un ancien habitant qu'avant cette invasion de Fièvre Jaune il n'y avait pas eu, pendant 15 ans d'invasion de la maladie. J'ai vu la Fièvre Jaune en 1840, aux Barbades, lorsqu'on y débarqua des malades d'un des vaisseaux de sa Majesté "la Vestale;" ces malades furent traités dans l'hôpital du 67e, dont j'étais chargé. On disait que ce vaisseau avait à bord une grande quantité de bois décortiqué pour quel objet, je l'ignore.

Quelques jours après avoir fait voile de la Trinité, les matelots disaient que la puanteur qui s'échappait de ce bois était horrible et que plusieurs hommes en furent malades.

Les hémorrhagies du nez et des gencives ne sont pas communes à Démérara. Le 76e régiment qui releva le 67e à Démérara fut cruellement éprouvé par la Fièvre Jaune.

D'après mon impression actuelle, je ne séparerais pas les cas de Fièvre Jaune du reste des malades.

(Signé) G. H. BLAKENEY,
Chirurgien d'Etat-Major, de 2e Classe.

Déposition de Sir Wm. Pym, inspecteur-général (en demi-solde) surintendant-général de la quarantaine.—29 *Janv.* 1850.

Je considère la Fièvre Jaune et la fièvre bilieuse rémittente ordinaire des climats chauds comme étant spécifiquement deux maladies différentes. La fièvre rémittente existe dans beaucoup de lieux du monde ; en Syrie, dans le Levant, aux Indes, sur la côte d'Afrique et dans différentes parties des Antilles, et la cause en est bien connue, à savoir : les exhalaisons des terreins marécageux et incultes et dans ces terreins seulement. Dans beaucoup de ces lieux c'est une maladie de saison ; dans d'autres, comme sur la côte d'Afrique et peut-être dans certaines localités des Indes, elle est toujours régnante. Ces fièvres rémittentes existent à différents degrés de violence, comme à Walcheren, à Minorque, à la côte d'Afrique et aux Indes. La maladie, aux deux premières stations est, selon moi, une forme beaucoup plus bénigne que la forme très concentrée de la fièvre *des fourrés* aux Indes et que la fièvre rémittente comme elle se présente quelquefois sur la côte d'Afrique. Je suis d'avis que le nom de fièvre rémittente bilieuse* indique clairement la nature de la maladie, en ce qu'elle est accompagnée de rémissions régulières, suivies d'exacerbations avec une augmentation de l'action du foie. Je considère cette fièvre comme essentiellement différente, vu que les personnes qui ont eu une attaque de fièvre rémittente deviennent extrêmement susceptibles d'avoir une seconde attaque lorsqu'elles sont exposées à l'influence de la malaria ; les personnes aussi qui ont eu une attaque de fièvre rémittente sont très sujettes à être attaquées de la fièvre intermittente, suivie de maladie des viscères, particulièrement du foie et de la rate.

J'ai vu beaucoup de cas de fièvre rémittente, particulièrement à Port Royal, à la Martinique et en Sicile, et trois cas à Gibraltar*, chez des individus qui s'étaient exposés dans une localité humide en Espagne. A leur retour, ils furent attaqués tour-à-tour d'une forme grave de la fièvre rémittente, caractérisée par des rémissions régulières, suivies d'exacerbations et de malaise à l'estomac, avec des vomissements bilieux. Je n'ai vu examiner après la mort aucun cas de fièvre intermittente mais j'en ai vu des cas pendant la vie dans lesquels le foie était fort augmenté de volume. A l'époque dont je parle on n'était pas dans l'usage habituel de faire des autopsies.

* Voyez liste, pp. 94, 95.

La fièvre de Bulam diffère d'abord en ce qu'elle est plus rapide dans sa marche, qu'elle n'a point de rémission suivie d'exacerbation, bien qu'il puisse se présenter quelquefois une alléviation apparente des symptômes. Au rebours de la fièvre rémittente qui n'existe que dans des positions insalubres, la fièvre de Bulam règne dans toutes les positions, ainsi que pendant toutes les saisons de l'année. Une première attaque met le corps humain à l'épreuve d'une seconde, au même degré que la petite vérole.

Les individus qui ont été attaqués de cette maladie ne sont point sujets ensuite à souffrir de la fièvre intermittente comme fin de la maladie, ils n'ont point à redouter non plus les maladies viscérales comme conséquences de l'attaque de la fièvre de Bulam. Très souvent les malades ne sont attaqués que par une forme très bénigne de fièvre de Bulam. Cette forme bénigne assure à la constitution la même sécurité contre une 2e attaque que le ferait une forme plus grave.

Cette forme bénigne est, par beaucoup de gens, désignée comme un cas de la forme très aggravée de la fièvre rémittente. Une différence marquée aussi dans les deux maladies c'est l'augmentation de l'action du foie dans la première (la fièvre rémittente) et le manque absolu en apparence de sécrétion de bile dans l'autre (la fièvre de Bulam) pendant tout le cours de la maladie ; c'est-à-dire que, dans la fièvre de Bulam sous une forme grave, le foie perd bientôt la force de sécrétion, comme aussi les reins.

La convalescence de ceux qui se rétablissent est rapide. Pour constituer les vraies rémissions dont j'ai parlé, je suis d'avis qu'il faut qu'il y ait une grande diminution des symptômes fébriles, que les exacerbations qui suivent soient annoncées par une sensation de froid, quelquefois par des frissons avec un retour des nausées ou du vomissement. Pendant mon séjour aux Antilles, la fièvre de Bulam a régné à toutes les saisons de l'année.

Après la prise de la Guadeloupe, je fus envoyé à la Martinique pour rejoindre le 70e régiment, par suite de la mort du chirurgien et de 111 hommes qui avaient succombé dans cette île pendant le mois d'Avril 1794, date à partir de laquelle la maladie continua à exister sans intermission à toutes les époques pendant deux ans. Touts les nouveaux arrivés d'Angleterre étaient bientôt attaqués.

Dans la fièvre de Bulam le vomito négro était très général presque dans touts les cas, et dans le petit nombre de ceux qu'on a examinés, on l'a trouvé dans l'estomac. Dans la fièvre de Bulam, on a souvent cru le malade convalescent quand à cause de la cessation complète de toute douleur, il s'imaginait qu'il était tout-à-fait bien, mais au moindre effort, il tombait presque en défaillance, après quoi le vomito négro survenait aussitôt, et continuait pendant l'espace d'une heure à quatorze et le malade mourait.

J'étais à la prise de la Martinique en 1794, et lorsque j'en partis avec l'expédition pour Ste. Lucie et la Guadeloupe, les troupes et la population de la Martinique étaient en parfaite santé. Deux ou trois jours après notre arrivée à la Guadeloupe, il vint un exprès pour annoncer l'irruption de la fièvre dans le 70e régiment à Port Royal

(Martinique). La maladie se montra d'abord dans une caserne casematée au fort Edouard, on ne pouvait en expliquer l'origine ; cinq ou six jours après que j'eus rejoint le régiment, comme je l'ai déjà dit, je trouvai plusieurs des officiers et des soldats malades ; je fus moi-même attaqué le 6e ou le 7e jour après mon arrivée ; j'avais auparavant recommandé la translation du régiment à la Pointe Negri.

A l'égard de l'allusion à Carpitole dans l'ouvrage de Sir Wm. Pym, page 8, l'auteur n'est point, quant à présent, préparé à dire combien de temps le régiment resta à la Pointe Négri, avant qu'on l'en fît partir.

Par rapport à Gibraltar, Louis fait mention, je crois, que dans la croyance que les enfants souffrent moins de la Fièvre Jaune que des adultes, les parents étaient dans l'habitude d'exposer leurs enfants dans le but de leur faire contracter la maladie, de manière à ce qu'ils puissent y échapper plus tard et lorsqu'ils sont sujets à en souffrir d'avantage.

J'ai vu arriver aux Antilles, pendant le séjour que j'y fis en 1794 et 1795, un grand nombre de vaisseaux qui avaient perdu une si grande partie de leur équipage de la Fièvre Jaune qu'il ne restait plus assez d'hommes pour garnir les vaisseaux.

Je suis d'avis qu'un virus contagieux ne peut se produire *de novo*, et que lorsqu'une maladie contagieuse éclate dans une localité, c'est qu'il y existait un virus engendré antérieurement mais resté jusqu'alors inactif.

J'ai entendu dire que la Fièvre Jaune a éclaté à Chiclana ou à Medina Sidonia en Espagne, lorsqu'il était bien connu qu'elle n'existait dans aucune autre partie du pays et qu'il était impossible d'en expliquer l'invasion. Quand la maladie régna à Cadix, dans une autre occasion, j'ai entendu dire qu'on établit un cordon sanitaire qui empêcha l'introduction de la maladie dans ce village.

Je ne pense pas que l'apparition d'un grand nombre de cas de maladie au même moment, soit une preuve de contagion. Je crois que la fièvre rémittente ordinaire ne peut, dans aucune circonstance, devenir contagieuse.

En 1810, la mesure que je recommandai, fut de placer une sentinelle à chaque maison infectée, jusqu'à ce que les malades eussent été transportés au Terrein Neutre, et un cordon de troupes autour de la localité infectée ; et je crois que tout individu infecté de la maladie y fut compris, excepté, je pense, le Capitaine Boyd qui était à une certaine distance sur une colline (position plus sèche par conséquent) et un prêtre qu'on transporta au Terrein Neutre. Je connais trois officiers, le Général Binkeley, le Colonel Garconne, et le Colonel Otway, de l'artillerie, qui, ayant eu la Fièvre Jaune antérieurement, échappèrent à une attaque à laquelle ils furent récemment exposés aux Barbades.

(Signé) WM. PYM.

Déposition du Dr. Gillkrest, inspecteur gén. (en demi-solde). — 5 Fév. 1850.

A Gibraltar, en 1828, l'exemption de secondes attaques fut très grande ; cette exemption est une tradition populaire depuis longtemps établie par toute l'Espagne. (Le docteur présente une liste de 23 cas de secondes attaques dont il promet de fournir une copie au comité). Je pense qu'il est probable que quelques-uns de ces cas furent soumis au comité assemblé à Gibraltar pour s'enquérir s'il existait ou non une disposition à de 2es attaques de Fièvre Jaune.

Ce fût d'après cette croyance que l'individu n'est point susceptible d'une seconde attaque qu'on agit à Gibraltar en 1828, relativement au choix des personnes qui furent exposées à la maladie. Par ce motif, on employa, pour infirmiers dans les hôpitaux militaires des personnes tirées du civil; je ne me rappelle point combien de soldats, faisant le service d'ordonnances dans les hôpitaux, furent attaqués de la maladie. (Le docteur fait ici mention de 69 hommes de fatigue du 43e régiment qui firent le service d'ordonnances auprès des malades, et promet de fournir le lendemain une liste* montrant la proportion de ceux qui furent attaqués.) Je ne sache pas qu'aucun des employés civils auprès des malades ait été attaqué.

Quelques anciennes familles de Gibraltar entretenaient l'opinion que les enfants nés à Gibraltar jouissaient du privilège d'être à l'abri de la maladie comme ceux qui avaient subi une attaque. Beaucoup de personnes en Espagne ont la même croyance à l'égard des personnes nées aux Antilles ou qui y ont résidé pendant longtemps; Berthe et d'autres font mention de cette circonstance.

Je crois que l'opinion de quelques personnes était que les enfants avaient, en général, la maladie, sous une forme très bénigne et que par conséquent il était désirable que leurs enfants contractassent la maladie de très bonne heure.

Je suis d'avis que le typhus est une maladie dont une attaque garantit d'une seconde, mais d'après ma longue expérience je ne considère pas cette maladie comme contagieuse; et je fonde cette opinion sur ce fait que, pendant le cours de mes services comme chirurgien militaire, j'ai vu la maladie à l'hôpital presque tous les ans et jamais je n'ai été témoin de sa transmission de la personne d'un soldat qui en était attaqué à celle des autres. Pas même après la retraite de la Coronne, lorsqu'on pouvait dire que notre hôpital du 43e régiment regorgeait de typhus sous sa forme la plus mauvaise (dans les hôpitaux de Colchester). En cette occasion les intéguments des extrémités inférieures s'étaient complétement escarrifiés, ainsi qu'en fut témoin Sir J. Webb, doyen des officiers de santé alors présents. La maladie resta entièrement restreinte aux individus qui avaient traversé les épreuves de cette dure campagne.

Après une attention minutieuse, je crois que la Fièvre Jaune épidémique de Gibraltar en 1828, était de la même famille que la cruelle fièvre rémittente des climats tropicaux; toutes deux proviennent de la malaria dans son sens étendu et non restreint aux miasmes des marais, mais peuvent naître d'un élément insuffisant de l'atmosphère ou d'un élément surajouté. Nous savons que pour la produire épidémiquement, la chaleur est essentielle, sans pourtant

* Cette liste fera voir que la proportion attaquée fut un peu moindre que parmi les hommes du régiment qui ne firent point le service d'ordonnances.

atteindre à un degré extrême, par exemple, entre 60 et 75 ou 80° (Fahr.); les cas sporadiques peuvent se présenter à un degré inférieur de l'échelle.

La localité a une grande influence sur son apparition ainsi que cela a été récemment démontré aux Barbades et dans beaucoup d'autres lieux.

La grande majorité des épidémies par toute l'Espagne a été dans le dernier tiers de l'année, c'est-à-dire, depuis le milieu d'Août environ jusqu'au dernier jour de l'année, ainsi que le reconnaissent Arejula, cette grande autorité, et beaucoup d'autres.

L'arrivée de troupes fraîches aux Antilles fournit toujours de nouveaux matériaux pour le règne des épidémies de Fièvre Jaune.

Je ne pense pas qu'une attaque de fièvre intermittente ou de fièvre rémittente des climats tropicaux fournisse aucune garantie contre une 2e attaque, et je ne pense pas non plus qu'une attaque de Fièvre Jaune soit un motif de sécurité absolue contre une autre.

Je ne puis rien dire de positif quant au point de savoir si une attaque de fièvre rémittente augmente la susceptibilité à une seconde attaque.

J'eus dans le 43e régiment quelques hommes qui souffrirent à diverses reprises de la fièvre rémittente et de fièvres intermittentes. Je ne puis rien dire relativement aux rechutes dans la fièvre rémittente et dans l'intermittente; je ne me rappelle pas d'avoir vu aucun cas de fièvre rémittente aboutir à une fièvre intermittente mais cela a pu m'arriver. Je suis persuadé cependant d'après mes recherches sur ces événements dans différentes parties du monde que cela a eu lieu, surtout dans une certaine occasion, à Malaga, je crois, ainsi qu'on le peut trouver dans l'ouvrage d'Arejula; ce fait a été aussi remarqué par le Dr. Rush, de Philadelphie, dans la grande épidémie qui régna dans cette ville en 1793, où il était très commun.

Suite de l'interrogatoire du Dr. Gillkrest, 6 *Février* 1850.

Je puis, d'après ma propre expérience, assurer que les rechutes dans la Fièvre Jaune de Gibraltar étaient communes. Le docteur présente une liste de cas qui eurent lieu tant dans son propre corps (le 43e) que dans d'autres.

Je ne me rappelle point d'avoir jamais vu un homme qui, ayant été renvoyé de l'hôpital du 43e, guéri d'une attaque de Fièvre Jaune, y fût revenu des casernes avec une rechute de la maladie.

Toute l'expérience que j'ai acquise aux Antilles pendant deux épidémies violentes de Fièvre Jaune, l'une au Fort Edouard (Martinique) en 1801, dans le 1er bataillon du 68e régiment, récemment arrivé; l'autre dans le 2e bataillon du 68e à la Dominique (Morne Bruce) dans l'année 1801; ainsi qu'à Gibraltar en 1828, et le résultat de mes profondes réflexions sur le sujet, en même temps que la considération de l'histoire de cette maladie dans différentes parties du monde; tout enfin contribue à produire dans mon esprit la conviction la plus profonde que la Fièvre Jaune n'est contagieuse dans aucune espèce de circonstance. L'encombrement même de beaucoup de malades ensemble, quoique sujet peut-être à causer d'autres maladies, ne produirait pas la Fièvre Jaune. A cet égard, elle ressemble à la fièvre intermittente qui ne peut être produite par l'encombrement.

Je renvoie aux documents à fournir à l'appui, surtout à ceux qui se rapportent aux 69 hommes de fatigue et aux domestiques de l'hôpital. Aucun de ces derniers ne fut attaqué pendant plusieurs semaines après qu'on eut commencé à traiter la maladie à l'hôpital. Les hommes de fatigue cités plus haut, étaient envoyés chaque jour, au nombre de 1 à 3, pour aider les serviteurs réguliers (soldats d'ordonnance) dans les devoirs de l'hôpital.

Le docteur promet un document relatif aux blanchisseuses, montrant que les personnes qui blanchirent le linge des individus attaqués de la maladie n'eurent point d'attaque à la suite. Il promet un document faisant voir que des membres de plusieurs familles ne furent point attaqués quoiqu'en communication avec d'autres membres atteints de la maladie.

Il promet : 1°, un document, montrant que les malades des hôpitaux pour d'autres maladies ne furent point attaqués de la Fièvre Jaune, avant que les habitants du voisinage immédiat ne fussent eux-mêmes affectés de la maladie ; 2°, un document relatif à l'exemption dont jouirent les médecins jusqu'à une époque très avancée de la maladie ; 3°, un document pour montrer que les hommes de garde étaient exposés aux causes locales ; 4°, un document montrant que des familles quittèrent la ville pour le Terrein Neutre, avec leur literie, &c. quand plusieurs des membres de ces mêmes familles étaient affectés de la maladie, mais que la maladie ne se répandit point. Voy. PALLONI, sur l'épidémie de Livourne en 1804.

Suite de la déposition du Dr. Gillkrest.—7 Février 1850.

Le docteur, à l'appui de l'origine locale de la maladie à Gibraltar en 1828, cite le cas suivant :—Mme. Farquhar, dame respectable et très ancienne habitante de Gibraltar, avait une nièce, jeune demoiselle, qui habitait avec elle dans le quartier Sud, un cottage très confortable dont une partie du site même avait été taillé dans le roc. Cette nièce, je crois, n'était arrivée d'Angleterre que quelques années auparavant. Mme. Farquhar me dit, à plusieurs reprises, qu'elle avait eu elle-même la maladie sous une forme très grave en 1804, en preuve de quoi, elle m'informa qu'elle avait eu dans l'aine une enflure glandulaire qui avait suppuré. Son mari aussi avait eu la maladie dans la même année (1804). Elle semblait penser que cette circonstance la rendait non-susceptible en 1828 ; elle jugea bon cependant, à cause de sa nièce qui habitait avec elle, de couper court à toutes communications avec les personnes du dehors. Je fus au nombre des personnes exclues. Il y avait quelque espace entre la maison et la route, de sorte qu'aucun passant ne pouvait s'approcher de la maison. La nièce cependant fut attaquée de la forme la plus violente qu'on puisse imaginer, et mourut.

Le docteur assure que deux familles dans la même maison que Trotobas, ayant chacune deux fois le même nombre de membres (huit dans chacune) échappèrent à la maladie sans avoir recours à l'isolement. Il ajoute que Martinez, pendant le temps que régna la maladie, parcourait la ville, se livrant à ses occupations ; et se bornait, pour précaution principale, à ne pas sortir la nuit.

Suite de l'interrogatoire du Dr. Gillkrest.— Vendredi 11 *Fév.* 1850.

Je ne crois pas qu'on ait donné aux hommes du 43e régiment, l'ordre de changer de vêtements lorsqu'ils rentraient dans leurs tentes, en revenant de la ville. Je ne me rappelle point si les sergents-payeurs du 43e régiment ont plus souffert que les autres hommes du corps.

DEM. Comment se fait-il, s'il y a coexistence de plusieurs éléments suffisants pour causer un cas sporadique de Fièvre Jaune, que la maladie ainsi produite ne s'étende pas ?

RÉP. Je ne puis en rendre compte autrement que par la nature non contagieuse de la maladie, et par une susceptibilité particulière qui existe dans la personne chez laquelle se produit le cas sporadique. J'ajoute que l'occurrence des cas épars ou sporadiques est établie par plusieurs bonnes autorités ; et le fait en lui-même est subversif de la doctrine de la contagion.

Lorsque le 68e régiment fut attaqué de la Fièvre Jaune à la Martinique, en 1801, je crois que la maladie ne régnait pas au milieu de la population civile. J'ai servi dans les Antilles depuis le 25 Octobre 1800 jusqu'au 12 Février 1803, temps pendant lequel j'ai vu la Fièvre Jaune comme épidémie à la Martinique et à la Dominique. En outre j'ai servi à Gibraltar depuis le 17 Mars 1828 jusqu'en Novembre 1829, et pendant cette période, j'ai vu la Fièvre Jaune qui a régné épidémiquement dans cette garnison entre le mois d'Août 1828 et le mois de Janvier 1829.

Je pense que l'électricité n'est point étrangère à la production de la Fièvre Jaune.

Je produirai Mercredi prochain 14 du courant, la copie d'un rapport sur la Fièvre Jaune, rédigé par moi, et qui contient les divers documents dont j'ai parlé dans mon interrogatoire ; j'en joindrai d'autres aussi, qui, je l'espère, pourront faciliter les recherches du comité.

(Signé) J. GILLKREST, D.M.,
Inspecteur-général des hôpitaux.

Nouvel interrogatoire du Dr. Gillkrest.—12 *Février* 1850.

J'ai vu plusieurs cas sporadiques de Fièvre Jaune à Gibraltar pendant mon service dans cette garnison. Je m'en rappelle un qui eut une issue fatale dans la partie haute de la ville. Je ne me souviens point si le vomito négro parut dans ce cas.

J'ai vu le vomito négro dans un cas ; le malade était matelot d'un vaisseau de ligne qui se trouvait dans la Baie ; ce matelot fut traité à l'hôpital de la Marine ; il mourut. Les archives médicales militaires depuis quelques années rapportent plusieurs autres cas, mais pendant les 25 dernières années comparées aux années antérieures, il y en a eu très peu d'exemples. Lorsque le matelot en question fut attaqué, on reçut dans l'hôpital, où ils furent traités d'après mes ordres, d'autres matelots d'un autre vaisseau de ligne. Ils avaient la peau jaune et d'autres symptômes fort graves, mais point de vomito négro. Ces cas avaient des rémissions, peut-être quelques-uns n'en eurent-ils pas ; je ne me le rappelle plus.

Le vaisseau qui fournit le cas suivi de mort venait directement d'Angleterre. La maladie ne s'étendit à aucune des personnes de l'hôpital, ni aux médecins.

(Signé) J. GILLKREST.

Déposition de H. Fraser, chirurgien du 60e des Carabiniers.—12 Fév.

J'ai été témoin de la Fièvre Jaune en 1828 à Gibraltar. Je n'ai vu la maladie dans aucune autre occasion. J'ai vu la Fièvre rémittente dans les îles Ioniennes et au Canada. Je suis d'avis que la fièvre rémittente et la Fièvre Jaune appartiennent à la même famille de maladies, savoir, à celles qui sont occasionnées par la malaria terrestre, dans le sens étendu du mot ; mais je pense que la cause de la fièvre rémittente doit quelque peu différer en puissance de celle qui donne naissance à la forme plus continue de la maladie connue sous le nom de Fièvre Jaune.

Je ne suis point préparé à émettre une opinion quelconque sur la nature de cette cause. Dans les fièvres rémittentes que j'ai observées à Ste. Maure, les rémissions étaient très distinctes. Je crois en avoir vu environ 12 cas, mais seulement lorsque la maladie existait déjà depuis trois jours, car on les avait envoyés en traitement de Ste. Maure à Zante. Les rémissions dont je parle comme s'étant présentées étaient caractérisées par un affaiblissement des symptômes fébriles, durant quelquefois neuf heures et suivies par une exacerbation marquée de la fièvre, avec, je ne dirai pas toujours, des frissons, mais en général une sensation de froid. Elles avaient lieu quelquefois quotidiennement, d'autres fois touts les deux jours. De ces douze cas, quatre ou cinq, je crois, eurent une issue fatale entre le sixième et le dixième jour. Ces cas, dans aucune circonstance ne présentèrent le vomito négro avant la mort ; les matières rendues par l'estomac étaient composées principalement des aliments ou des boissons qu'on y avait ingérées.

Généralement parlant, l'estomac, dans ces cas, était irritable, avec une grande tendance aux vomissements. Je ne puis me rappeler d'avoir jamais vu vomir aucun fluide bilieux. La matière féculente déchargée par les intestins généralement relâchés, était d'une couleur sombre. Cette couleur semblait résulter du sang ou de la bile malade. Les vaisseaux de l'estomac dans les cas mortels, étaient gonflés. L'enveloppe muqueuse était pulpeuse, amollie et plus vasculaire que dans l'état de santé. La vascularité avait lieu par places, surtout vers les deux orifices. On n'observait aucune abrasion ni destruction des parties. L'estomac en général était vide. Je ne me rappelle pas qu'aucun fluide fût contenu dans l'estomac. Le foie était généralement engorgé. Lorsqu'on le coupait, il était plus mou que d'ordinaire et le sang s'en déchargeait en quantité considérable. La couleur du *viscus* était en général foncée. La rate, ordinairement augmentée, était ramollie. Je ne me rappelle point qu'aucun des douze cas se soit terminé par une fièvre intermittente, mais j'ai vu des malades de Ste. Maure attaqués d'une fièvre intermittente qui avait été précédée d'une fièvre rémittente. La fièvre rémittente et l'intermittente sont des maladies communes dans les Iles Ioniennes.

Autant que j'en puis juger par expérience, il ne me semble pas que ces maladies soient des maladies mortelles dans ces îles.

En 1831, une forme grave de fièvre rémittente avait régné près des chutes du Niagara,* mais avait cessé avant mon arrivée. Désireux d'apprendre à connaître cette maladie, et entendant dire qu'elle régnait encore le long des bords de la rivière à Buffalo, dans les Etats-unis, à environ 12 milles du Niagara, je m'y rendis ; et d'après ce que je vis et ce que j'entendis dire aux praticiens du lieu, je fus porté à regarder la maladie comme identique avec la fièvre qui avait régné à Gibraltar en 1828. Je vis à Buffalo des cas décidés de fièvres rémittentes et d'autres qui ne laissaient point voir de rémissions, mais seulement un léger affaiblissement des symptômes fébriles suivi d'une exacerbation de fièvre. J'étais d'avis que plusieurs de ces cas présentaient les mêmes caractères qu'avait eus la maladie de Gibraltar, quoiqu'il soit impossible de décrire ce qu'ils étaient. Je n'ai vu aucun exemple de vomito négro, mais on me dit qu'il s'en était présenté plusieurs. Les praticiens civils me dirent clairement qu'ils considéraient la maladie alors à Buffalo comme étant la Fièvre Jaune du continent Américain. Ceci avait lieu à la fin de Juin et de Juillet. La maladie éclata aussitôt après la cessation de la gelée. Un grand nombre de personnes habitant entre Niagara et le Fort Erié, du côté Anglais, furent attaquées. Du Fort Erié la maladie s'étendit à Buffalo.

Je restai à Niagara pendant trois ou quatre ans, et pendant tout ce temps, je ne me rappelle pas d'avoir eu à l'hôpital des soldats atteints de fièvre intermittente ou de fièvre rémittente. Je n'ai vu ni l'une ni l'autre de ces maladies dans aucune autre partie du Canada.

Je suis d'avis que les fièvres rémittentes de Buffalo ont toutes tiré leur origine d'une seule et même cause, dont la force seule est différente. Je ne pense pas qu'une personne qui a eu une attaque de fièvre rémittente soit pour cela à l'abri d'une seconde attaque mais que plutôt cela la prédispose à une attaque de fièvre intermittente. Je suis d'avis qu'une attaque de Fièvre Jaune est une très grande protection pour l'individu attaqué contre une seconde attaque de Fièvre Jaune, mais, peut-être, pas plus que dans le typhus ou dans le choléra. A présent, je ne considère plus le typhus comme une maladie contagieuse. Je ne regarde aucune maladie comme contagieuse, excepté les maladies exanthémateuses, et ces dernières encore pas autant qu'on le croit généralement. Je connais plusieurs cas de personnes qui ont souffert de la Fièvre Jaune à Gibraltar en 1828, et qui avaient souffert de cette maladie dans cette garnison, pendant les années précédentes. La preuve que j'en ai est le témoignage des personnes attaquées. La population était en général sous l'impression qu'une attaque mettait l'individu à l'abri d'une seconde. J'ai servi à Gibraltar de 1823 à 1829. Je n'ai jamais vu, pendant

* A Lundy's Lane.

cette période, de cas de fièvre rémittente d'un caractère aussi décidément rémittent que ceux qui ont eu lieu à Ste. Maure et à Buffalo. J'ai vu des cas de fièvre intermittente, mais je ne puis affirmer qu'ils ont pris naissance sur le rocher. Le long de la côte d'Espagne, j'ai vu quelquefois des cas de fièvre rémittente et de fièvre intermittente, surtout à la première rivière en partant de Gibraltar, sur la côte orientale. Dans cette direction le pays était marécageux. Je n'ai jamais rien vu dans l'épidémie de Gibraltar en 1828, qui m'ait porté à croire que la maladie fût contagieuse, au contraire ; pendant le règne de la maladie, ma femme, sa sœur et une servante habitaient le Terrein Neutre, où je couchais quelquefois et où j'allais souvent en visite. Aucune d'elles ne fut attaquée de la maladie. Je tombai malade vers la fin de l'épidémie ; ma femme, contre mon désir, pénétra dans la ville et me donna ses soins ; deux ou trois jours après, elle fut saisie de la maladie, sous une forme très grave, et cependant elle entra en convalescence dans le cours d'une semaine. Mr. H. Fraser fait mention d'un autre cas, celui du lieutenant Werge, 12e régiment, qui était stationné sur le Terrein Neutre. Il y fut attaqué et fut traité dans la maison de Mr. Fraser à l'hôpital civil. Entré en convalescence, il retourna, contre le désir du docteur au Terrein Neutre, et alla prendre le thé chez Mme. Fraser. Il eut une rechute pendant qu'il était avec elle, vomit une matière noire dans la tente et revint à l'hôpital civil où il mourut. Ceci eut lieu plus de 2 semaines avant l'attaque de Mme. Fraser. Le foie dans les cas mortels de Fièvre Jaune était d'une couleur faune. (Mr. Hugh Fraser promet un document donnant des détails sur les apparences morbides de la maladie.) Plusieurs cas de rechutes eurent même lieu deux ou trois semaines après que les individus étaient sortis de l'hôpital.

Mr. H. Fraser ajoute :—La convalescence était prompte et parfaite, ne laissant, que je sache, après elle aucune maladie organique.

Maria Piscadina, ma domestique, fut attaquée de la fièvre le trois Août, avant que la maladie ne fût déclarée comme établie. Elle avait une irritabilité d'estomac et la peau jaune, mais je ne jugeai point que ce fût un cas sérieux, autrement je l'eusse envoyée à l'hôpital. Je n'eus point besoin de prendre une autre domestique pour faire son ouvrage. Elle se rétablit et quelque temps après, elle eut une seconde attaque un peu plus grave. Les deux attaques eurent lieu dans le mois d'Août.

La maladie, en général, avait un cours rapide ; si le malade passait le troisième jour et parvenait au quatrième, il se rétablissait ordinairement et était convalescent le huitième. Les médecins de Buffalo ne prirent, je crois, nulle précaution pour empêcher les communications entre les gens bien portants et les malades, dans la supposition que ce fût une maladie importée.

Je suis d'avis que, entre l'année 1823 et l'irruption de l'épidémie en 1828, il se présenta à Gibraltar des cas sporadiques dont plusieurs eurent une issue fatale.

(Signé) HUGH FRASER,
Chirurgien (D.S.) au 60e des Carabiniers.

RAPPORT du Dr. BURRELL aux LORDS du CONSEIL sur les motifs des opinions qu'il avait avancées comme membre d'un Comité d'enquête, tenu au bureau du Département Médical de l'Armée (1849—50) au sujet de la Fièvre Jaune.*

COMME membre d'un Comité assemblé d'après l'ordre de sa Grâce le Commandant en chef, pour faire des recherches et émettre une opinion sur les points suivants, savoir :—

1°. La Fièvre Jaune ou Fièvre de Bulam, diffère-t-elle de la Fièvre de Marais ou Rémittente des pays chauds, ou est-ce la même fièvre sous une forme plus aggravée ?

2°. Une attaque de Fièvre Jaune ou Fièvre de Bulam met-elle, de même que la petite vérole à l'abri d'une seconde attaque excepté dans des cas très rares ?

3°. La Fièvre Jaune ou Fièvre de Bulam est-elle contagieuse ?

4°. Cette maladie peut-elle être importée ?

Le poids des dépositions verbales et écrites, avancées dans cette enquête, aussi bien qu'un examen attentif du sujet tout entier, m'autorisent pleinement à soumettre les observations suivantes.

JE suis d'avis que dans touts les pays qui peuvent engendrer la fièvre, la Fièvre Jaune en est le degré le plus concentré,—je la crois intimement liée dans sa nature et dans ses causes aux fièvres ordinaires, surtout dans les Antilles, soit que le type de ces fièvres soit rémittent comme à la Jamaïque ou continu comme aux Barbades,—je ne la crois pas plus particulière ni moins indigène aux latitudes sous lesquelles elle se présente communément, que la fièvre commune continue ne l'est à ce pays-ci.

La forme de Fièvre Jaune ou celle qui est accompagnée du vomito négro, forme prise par quelques-uns comme seul vrai type de la maladie, acquiert cette prééminence sur les fièvres ordinaires des Antilles par la présence des Européens, qui en sont attaqués avec une fréquence d'autant plus grande que leur séjour a été plus court. En l'absence de ces derniers sujets on pourrait, en toute sûreté, défier ceux qui soutiennent que la fièvre de Bulam est une maladie distincte de produire un nombre considérable de cas offrant le groupe particulier de symptômes et le genre d'issue qui, selon eux, suffisent pour la distinguer des fièvres ordinaires du pays, et la désigner comme une maladie essentielle et séparée.

Il arrive dans les Antilles de même qu'en Europe, et souvent à la même époque de l'année que des saisons insalubres ou épidémiques, enveloppent la population toute entière et alors un degré propre et particulier de la maladie se montre avec plus de certitude chez le nouvel arrivant ; mais il est très positif que des saisons ordinaires ou salubres pour les indigènes sont le contraire pour ce nouvel arrivant, sa susceptibilité constitutionelle paraissant compenser le défaut de force de la cause, et en conséquence, beaucoup

* Le Dr. Burrell fut le seul membre appelé par les Lords du Conseil pour établir les motifs sur lesquels les opinions avancées par lui en cette occasion étaient fondées.

des irruptions particulières et irrégulières de la maladie sont restreintes à cette catégorie de sujets.

Il semblerait que l'irruption de la fièvre du vomito négro ne demande pas aux Antilles comme en Europe ou dans les États du nord de l'Amérique, la même saison ou à peu près, ou cette influence épidémique fortuite qui règne et semble nécessaire à ses invasions sur une grande échelle dans les pays au delà des tropiques presque toujours, si non toujours, dans la même saison. En d'autres termes tandis qu'il y a des causes presque constamment présentes, capables de produire la maladie chez des individus nouvellement arrivés aux Antilles,—causes qu'on ne peut expliquer par l'importation de la contagion,—il semblerait qu'une constitution fortuite et particulière de l'atmosphère soit indispensable à son développement en Europe.

La Fièvre Jaune (comme la fièvre qui dévasta l'armée impériale en Hongrie, celle de Walcheren et d'autres irruptions bien connues de maladie parmi les troupes) a toujours été le fléau des armées, laissant les indigènes comparativement intacts ; les maladies cérébrales et gastriques intenses, les hémorrhagies et d'autres symptômes effrayants, les invasions irrégulières et incertaines de la maladie ont été ordinairement aussi le partage des étrangers ; et je conçois qu'ici nous sommes forcément amenés à l'une ou à l'autre de ces deux conclusions : ou que la susceptibilité de l'étranger fournit une activité plus grande aux causes qui chez l'indigène produisent une maladie très mitigée ; ou que, pour quelque fin qu'il nous est impossible de scruter, il est seul choisi comme la victime d'une maladie dépendant de causes qui diffèrent non seulement spécifiquement de celles qui affectent les indigènes, mais qui sont aussi variables que ses migrations. Serait-il croyable que la population noire ou même la majorité des gens de couleur aux Antilles, qui souffrent des fièvres putro-adynamiques et de toutes les autres maladies qui assaillent les races blanches, ne présentassent point sous quelque forme, une maladie indigène à leur pays ? Dire qu'ils l'ont dans leur jeunesse sous une forme beaucoup plus bénigne, c'est se rejeter sur les fièvres ordinaires du pays et abandonner le seul diagnostique, le vomito négro, par lequel on puisse tirer une ligne de démarcation ; c'est admettre de fait que les fièvres bénignes continues ou rémittentes sont les formes sous lesquelles les indigènes présentent la fièvre de Bulam.

La population de couleur et les Européens acclimatés présentent rarement la maladie dans la forme intense sous laquelle elle attaque le nouvel arrivant ; ils ne souffrent ordinairement que de la fièvre rémittente et de l'intermittente et sont quelquefois tout-à-fait exempts, alors que l'étranger est la victime solitaire de la fièvre de Bulam ; fait rempli d'instructions, si l'aveuglement de la théorie nous permettait d'en faire l'application. Rien, j'en suis convaincu, ne peut expliquer cette anomalie que la susceptibilité plus grande de l'étranger à l'influence nuisible d'un climat auquel les autres se sont assimilés ; l'arrivée opportune de la contagion à l'époque où on sait qu'il est le plus sujet aux effets meurtriers de ce climat étant une idée trop improbable pour qu'on puisse l'entretenir.

Nous semblons avoir choisi de préférence la maladie de l'étranger qui est pourtant de touts les individus le moins propre à représenter les maladies d'un pays tant dans le caractère ou le degré de leurs symptômes, que dans leurs conditions pathologiques. Nous ne considèrerions point comme une représentation fidèle des maladies de ce pays-ci et de leur fatalité, les résultats qui suivraient l'exposition d'individus nés sous les tropiques au froid et aux vicissitudes de notre climat ; pourquoi donc prendrions-nous notre marque distinctive, notre point de départ en diagnostique, non des traits essentiels de la maladie comme elle se présente chez les individus nés aux Antilles, mais d'un symptôme fortuit, l'exudation du sang dissous dans l'estomac, symptôme à peine connu sous une forme épidémique, si ce n'est chez les Européens ? La fièvre si répandue et si maligne qui attaqua les troupes à Walcheren n'aurait pu servir de mesure pour juger des formes sous lesquelles elle attaque les gens du pays. Il ne faut pas croire qu'il y ait une cause de maladie pour l'étranger et une autre pour l'indigène ; ils souffrent de modifications très intelligibles de la même maladie. "Les Français," dit le Dr. Fergusson, "l'ont définie (la Fièvre Jaune) en un seul mot "*la Fièvre Européenne*;" bien nous eût pris si nous nous en fussions tenus à cette définition exacte, elle eût épargné une infinité de controverses, de terreurs paniques et d'erreurs."

Le Dr. M'Lean nous informe que la maladie parut si nouvelle aux médecins français de St. Dominique qu'ils attribuèrent la mortalité à l'ignorance et à l'incapacité des docteurs anglais. Les ultra-contagionistes disent que la maladie se répandit dans les différentes îles après l'arrivée du vaisseau "le Hankey" et à la suite de l'irruption de la maladie à la Grenade en 1793, quand, de fait, ainsi qu'une triste expérience l'a prouvé plus tard, il fallait attribuer entièrement cette coïncidence à la diffusion de nouveaux sujets européens directement arrivés d'Angleterre ; et telle a été, jusqu'à ce jour, l'histoire presque uniforme de la maladie à la suite de l'arrivée de nouveaux venus soit de l'armée, soit de la flotte.

Sur 30 Régiments qui arrivèrent dans les Iles du Vent et les Iles sous le Vent, de 1816 à 1848, 10 furent attaqués de la fièvre du vomito négro très peu de temps après leur débarquement ; 2 dans l'espace de trois mois ; 11 dans l'espace de 12 mois ; 5 en deux ans ; et 2, trois ans après leur arrivée. Sur 13 Régiments qui débarquèrent à la Jamaïque de 1816 à 1834, 4 furent attaqués en six mois ; 7 en douze mois ; et 2 en dix-huit mois. De 1838 à 1848, 7 régiments arrivèrent dans cette île, mais l'émancipation des noirs ayant permis aux troupes de prendre leurs quartiers dans les montagnes, il ne parut pendant cette période qu'un petit nombre de cas de vomito négro dans deux de ces régiments, peu après leur débarquement.

De 1834 à 1838, il n'arriva point de nouveaux régiments à la Jamaïque, et pendant cet intervalle il y eut très peu de cas de vomito négro, principalement parmi les recrues. De 1816 à 1848, sur 40 régiments dans les Iles du Vent et les Iles sous le Vent, je n'en puis trouver que 10 qui n'aient pas, plus ou moins, souffert de la variété de la Fièvre Jaune accompagnée du vomito négro ; à la Jamaïque, aucun de ceux qui étaient cantonnés dans le bas pays n'y échappa. Dans les deux gouvernements, sur 53 régiments, 33 furent attaqués du vomito négro dans les douze mois qui suivirent leur arrivée ; faisant voir avec assez d'exactitude qu'il n'est pas besoin, pour le développement de ce symptôme de l'importation de la maladie, mais de l'arrivée de l'étranger presqu'en tout temps et en toute saison aux Antilles. J'ai de bonnes raisons pour affirmer que les cas sporadiques de la maladie ont lieu pour ainsi dire annuellement parmi les nouveaux venus à la Jamaïque, et en proportion assez exacte de leur nombre et de leur imprudence à s'exposer à la fatigue et aux excès de diverses espèces ; causes qui, soit dit en passant, sont peu de nature à donner naissance à la contagion spécifique supposée dont, selon quelques-uns, la Fièvre Jaune procède uniquement. Il serait facile de multiplier les exemples des souffrances très générales des nouveaux arrivés aux Antilles, mais le fait est trop notoire pour avoir besoin de plus d'explications.

On voit constamment des cas de fièvres ordinaires endémiques, soit bilieuses rémittentes ou continues, régner simultanément avec la Fièvre Jaune, en plus ou moins grand nombre, et présenter jusqu'aux apparences des symptômes qui passent pour mortels : hémorrhagies passives et vomito négro ; il est toujours difficile et quelquefois impossible de distinguer pendant la moitié et quelquefois les trois cinquièmes de leur cours, c.à.d. pendant la phase d'excitation les cas qui se terminent ainsi de plusieurs des cas des fièvres ordinaires.

On voit pendant ce qu'on appelle saisons insalubres aux Antilles les fièvres ordinaires précéder, accompagner et suivre les invasions de Fièvre Jaune et l'on peut observer des cas de ces deux variétés en même temps, dans la même communauté et même dans la même famille, sous des conditions égales d'exposition et d'autres circonstances hygiéniques, à l'exception d'une seule, une constitution européenne non acclimatée ; signe le meilleur et quelquefois le seul infaillible de la présence de causes productives de la Fièvre de Bulam ; et c'est un fait en opposition avec l'histoire générale de la médecine et des épidémies que deux fièvres qui jusqu'à un certain point se rapprochent tant par leurs symptômes dans leur naissance, dans leur marche et dans leur déclin, soient considérées comme radicalement dissemblables dans leur cause et leur essence.

La Fièvre Jaune et les variétés les plus graves de fièvre dans touts les pays au Nord du tropique du Cancer sont aussi décidément gastriques que les fièvres de l'hémisphère oriental son cérébrales dans leur caractère ; la couleur jaune de la surface, les hémorrhagies et souvent une intelligence lucide sont aussi communes et aussi particulières aux unes que l'absence très générale de ces symptômes le sont aux autres ; et il me paraît pathologiquement aussi peu exact, quoiqu'on soit pratiquement fondé à le faire, d'essayer de tirer une ligne de démarcation pour chaque quantité extraordinaire et excessive d'affection cérébrale et de mortalité dans les uns (ce qu'on n'a jamais tenté) qu'il le serait d'exclure de leur famille légitime dans les autres, une série accidentelle de cas remarquables par un désordre gastrique considérable. Ce sont là des particularités de climat qui ne se peuvent transplanter et qui fournissent, on peut le remarquer ici, une explication beaucoup plus intelligible de la restriction de la Fièvre Jaune à certaines limites géographiques que de dire que des vaisseaux ne se rendent jamais directement aux Indes des latitudes de cette maladie. Le médecin pratique en Orient n'a jamais cherché à donner une position nosologique séparée à aucun degré de fièvre quelque différente qu'elle fût, par sa forme et sa mortalité, de la fièvre qui règne d'ordinaire, et rien, selon moi, ne pouvait constituer le vomito négro en maladie distincte que l'impossibilité de faire accorder la doctrine de la contagion avec la classe de fièvres à laquelle il est si évidemment allié.

Regarder la Fièvre de Bulam comme une maladie distincte est une supposition tout à fait indispensable pour expliquer la doctrine de Chisholm et de ses adhérents ; mais je doute qu'elle soit soutenable aux yeux de ceux qui rapportent la maladie aux causes locales. Il faut ici lui assigner encore une particularité générique non moins décidée que celle que font valoir les contagionistes et qu'on ne peut soutenir sans supposer une cause locale distincte et séparée de celle qui produit les fièvres ordinaires—cause aussi variable et contingente que l'importation de la contagion ; car, quoiqu'une épidémie ou une influence surajoutée soit nécessaire pour expliquer des invasions aussi répandues que celles d'Espagne, etc., on ne peut douter, en trouvant la population libre absolument exempte, comme aux Barbades, en 1847–48 et en plusieurs autres occasions, que la maladie ne puisse naître parmi les nouveaux venus sans l'aide apparente d'une pareille influence.

Les raisons pour vouloir transformer un degré fortuit en une maladie génériquement différente, reposent sur le type qu'on suppose généralement continu dans la fièvre de Bulam; sur sa forme plus concentrée comme un tout, sur sa marche plus rapide et sa mortalité généralement plus grande ; sur la couleur souvent pâle du foie et le vomito négro final, élevé par quelques-uns à la hauteur d'un symptôme pathognomonique (ce qu'il est, selon moi, facile de réconcilier avec une action fébrile plus intense dans l'espèce de sujet auquel elle est presque particulière aux Antilles).

Le vomito négro qu'il faut considérer comme une issue particulière, non comme un symptôme car il n'arrive qu'à une époque avancée de la maladie, est le principal signe caractéristique de la fièvre de Bulam. Signe dont l'absence est, selon quelques-uns, suffisante pour exclure toutes les autres formes, quelque approchées qu'elles en soient dans touts les traits principaux. Ainsi, comme dit le Dr. Bancroft, "on choisit" une forme de maladie pour ainsi dire particulière aux individus non acclimatés et on essaie d'assigner à la plus variée des fièvres, qui selon Chisholm exigerait "la fidélité d'un Claude Lorrain pour la dépeindre," un caractère plus défini et plus circonscrit dans ses phases et ses phénomènes que la peste et le typhus. Et pourtant ce caractère est quelquefois si peu spécifique ou uniforme dans sa durée et sa mortalité que nous le voyons se transformer comme sur les vaisseaux "le Hussard" et "le Chichester," en une maladie comparativement bénigne ; marquée par une suite longue et non interrompue de convalescence, et cela simplement par l'abaissement de la température, fait qui n'a jamais passé pour changer aussi complètement la petite vérole ou toute autre maladie contagieuse, avec lesquelles la Fièvre Jaune a été selon moi, comparée sans le moindre fondement.

L'apparition du vomito négro pendant la vie arrive plus fréquemment et en plus grande quantité dans la Fièvre Jaune des Antilles que dans celle de Gibraltar ; car suivant le Dr. Gillkrest, sur 190 personnes atteintes de l'épidémie de 1828, il n'y en eut que 6 qui vomirent cette matière pendant la vie. En somme la maladie paraît plus rapide et plus maligne aux Antilles qu'en Europe. On voit quelquefois l'affection de la tête et l'irritabilité de l'estomac alterner jusqu'à un certain point l'une avec l'autre, et lorsque la première prédomine beaucoup, le vomito négro est quelquefois absent. Le Dr. Davy, dans une note au dernier ouvrage du Dr. Blair sur la Fièvre Jaune, parle d'une épidémie aux Barbades en 1811, dans laquelle les symptômes gastriques étaient sans importance et l'on peut citer comme une autre de ces déviations fortuites aux formes communes à certaines latitudes, la fièvre de l'Ile d'Edam décrite par le Dr. James Johnson, fièvre qui se rapprochait de la Fièvre Jaune dans quelques-uns de ses symptômes.

Quant à la rapidité de la convalescence sur laquelle insiste Sir William Pym, il y a une grande différence d'opinion. M. Louis et la majorité des observateurs établissent qu'en général elle est assez lente en proportion de la gravité des cas, dont plusieurs n'excèdent pas une faible synoque. Je dois remarquer ici que, parmi ces cas qui se présentent ordinairement après une courte résidence, l'absence de suites ou de maladie viscérale se comprend parfaitement et ne peut, dans mon opinion, être considérée comme preuve que la maladie soit différente de la rémittente, qui n'est pas toujours une fièvre de marais et n'est pas nécessairement suivie d'une convalescence lente ou de suites, comme l'établit Sir William Pym.

Il y a une grande analogie entre les symptômes importants de la fièvre de Bulam et ceux de ce qu'on appelle la rémittente maligne ; collectivement ces fièvres diffèrent par le caractère plus persistant et plus intense des symptômes de la première, mais c'est principalement et quelquefois seulement par la présence du vomito négro parmi les derniers phénomènes de la fièvre de Bulam qu'on les distingue l'une de l'autre ; contingence ou pour me servir d'un terme plus heureux, "accident d'une saison" qui selon moi n'est point essentiel ou suffisant pour qu'on sépare ces maladies comme radicalement dissemblables ; l'affection cérébro-gastrique, la suffusion jaune plus ou moins intense, l'irritabilité de l'estomac, la suppression d'urine, les hémorrhagies accompagnées quelquefois de déjections et de vomissements d'une couleur foncée, proclament selon moi que la fièvre rémittente maligne est alliée de fort près à la fièvre de Bulam, et qu'elle est comme elle, le degré le plus élevé. Ce degré, du reste, est soumis aux circonstances de la localité, à celles du sujet et à la violence de la cause, les différences concurrentes pouvant, comme dans toutes les fièvres, produire des modifications infinies.

A l'exception d'un jaune pâle orangé ou d'une couleur de muscade, et, suivant le Dr. O'Halloran et quelques autres, d'un état sec et exsangue du foie, apparences qui sont loin d'être constantes, il n'y a point dans la fièvre de Bulam d'altération morbide qui ne se retrouve dans ce que les ultra-contagionistes appelleraient la fièvre rémittente maligne, altération suffisante, non pas seulement par approximation mais en tout, en l'absence du vomito négro pour détruire tout moyen de distinction.

La fièvre rémittente, type le plus commun dans toutes les régions intertropicales, n'est pas nécessairement le produit de localités marécageuses ou même humides, elle se présente où l'on ne peut soupçonner l'existence de marais, et elle n'est point nécessairement suivie, comme quelques auteurs l'affirment, de la fièvre intermittente dont ce n'est pas non plus un degré. Au contraire on trouve la fièvre rémittente dans des lieux où la fièvre intermittente ne se rencontre jamais ; d'où l'on voit combien est absurde la tentative d'attacher, comme règle, le type de la fièvre à la surface du sol ou à l'humidité du lieu : Kingston, Up Park Camp, Port Royal, et suivant Fergusson la surface volcanique de Bailiffe à la Guadeloupe donnent souvent naissance à la même espèce de fièvre que celle qu'on voit à Spanish Town, à Falmouth, à Montego Bay et dans d'autres localités notoirement marécageuses. En tant qu'il est question de la fièvre intermittente, on peut rapporter jusqu'à un certain point la périodicité de la fièvre, à la présence de marais ; mais on ne peut aller plus loin ; le type rémittent étant presque universel dans toutes les contrées intertropicales qu'elles soient sèches ou humides.

Dans les cas prolongés d'épidémies reconnues de vomito négro, on a observé fréquemment des rémissions marquées ; et des cas qui présentent la forme rémittente précèdent, accompagnent et suivent souvent des cas de fièvre de Bulam dans le même régiment, sous des conditions hygiéniques semblables. Sans donc soutenir que la fièvre de Bulam appartienne toujours au type rémittent, on peut avec raison inférer qu'il en est souvent ainsi et que si les rémissions ne sont point apparentes, c'est à la violence et à la rapidité du cours de la maladie qu'il faut l'attribuer.

La forme et la suite des phénomènes marquant la fièvre de Bulam sont souvent greffés sur des fièvres rémittentes pures ou des fièvres intermittentes, surtout dans des lieux chauds et humides, fait confirmé par presque touts ceux dont les observations se sont exercées sur ce théâtre ; et dans l'état présent de nos connaissances ce serait suivant moi assigner une action très subordonnée à une cause aussi productive de fièvre que la malaria que d'appeler ceci une complication ; elle est trop constante dans quelques localités pour être accidentelle. D'un autre côté, il se trouve également des observateurs exacts et sans préventions qui soutiennent que la fièvre de Bulam a toujours un type continu, et si puissants et inévitables sont à mes yeux les faits à l'appui de ces deux manières de voir que je suis forcé de croire que le type de la fièvre de Bulam varie dans différentes localités et n'est pas essentiel à la maladie, ou du moins à la production des derniers phénomènes qui la caractérisent. Le Dr. Bone, inspecteur général des hôpitaux, qui, pendant longtemps et sur une grande échelle, exerça son expérience aux Antilles, parle de ce qu'il appelle "la base marécageuse," accidentelle de la Fièvre Jaune et le Dr. Chisholm devait avoir observé beaucoup de rémittence dans sa "*Nova Pestis*" pour appeler celle-ci un composé de rémittente et de typhus. " Lemprière décrit une Fièvre Jaune rémittente." Mais sur ce point je tiens pour concluant ce qui suit : "Je viens de faire remarquer," dit le Dr. Bartlett, de l'université de Transylvanie, dans son ouvrage sur les fièvres, " que la Fièvre Jaune comme d'autres maladies qui règnent dans des régions insalubres, peut quelquefois revêtir un certain caractère périodique. Ce sujet qui mérite une investigation plus étendue a récemment été étudié par le Dr. Lewis, de Mobile. Il a décrit une forme de la maladie qu'il appelle Fièvre Jaune rémittente et intermittente. Pendant l'épidémie de 1843 à Mobile, des fièvres rémittentes simples régnaient d'une manière étendue dans la partie sud de la ville, surtout parmi les indigènes et la population acclimatée. Le Dr. Lewis dit qu'il soigna dans ce district de la ville, 16 cas de la fièvre rémittente ou intermittente qui avaient pris le rang et le degré de la Fièvre Jaune. Ces cas se présentèrent tous parmi les habitants non acclimatés. Le Dr. Lewis estime le nombre de ces cas, pendant l'épidémie de 1843, à cent dont 50 eurent une issue fatale. Il dit que les fièvres intermittentes furent plus fatales que les fièvres rémittentes. A l'exception de l'élément périodique, la maladie dans ces cas ne différait point des formes ordinaires pures de Fièvre Jaune ; elle passait régulièrement par ses différentes phases, se terminait de sa manière ordinaire et à ses périodes accoutumées."

" 28 cas mortels de Fièvre Jaune intermittente se terminèrent tous dans l'espace de sept jours à partir du premier frisson. Le Dr. Lewis ne donne point une description complète de ces cas, mais il n'y a aucune raison de douter de l'exactitude de ses conclusions. C'est un observateur compétent et digne de confiance, qui ne se laisse en aucune façon influencer par des préjugés ou des idées préconçues, puisqu'il reconnaît sans réserve la dissemblance essentielle des fièvres périodiques et de la Fièvre Jaune. Dans une autre brochure, le Dr. Lewis fait une mention particulière de sept cas qui eurent lieu en 1842, cas qu'il appelle congestifs, simulant la Fièvre Jaune. Ils s'offrirent chez des personnes qui avaient demeuré dans des régions insalubres, et furent marqués par des symptômes de la fièvre congestive et de la Fièvre Jaune."

Le Dr. Lewis fait observer que—

"Les apparences pathologiques de la fièvre congestive de l'intérieur du pays et de la Fièvre Jaune de Mobile furent également visibles dans ces cas, de sorte que, prises en rapport avec les symptômes qui parurent avant la mort, elles constituèrent un exemple parfait du mélange des différents poisons fébriles de manière à produire une maladie d'un caractère mêlé."

"Le Dr. Dickson, autrefois de Charleston, Caroline du Sud, maintenant à l'université de New York, reconnaît explicitement et distinctement l'existence de cette forme modifiée de Fièvre Jaune."

"Dans l'été de 1817," (dit-il,) "on avait déterminé de nombreux matelots du nord et de l'étranger à remonter nos rivières comme bateliers. Il en fut rapporté dans nos hôpitaux un grand nombre avec des fièvres du pays tant rémittentes qu'intermittentes qui, aussitôt que la Fièvre Jaune régna, prirent la nature de l'épidémie ; la fièvre devenait continue et le vomito négro s'en suivait."

Il est évident que les causes de la Fièvre Jaune existent dans des lieux d'un caractère très différent ; non seulement par rapport à la température et à l'humidité, mais dans la végétation, le sol et les sources supposées de miasmes telluriques. Ces différences mènent en apparence à des variétés marquées dans les formes des fièvres ordinaires, et si ces dernières sont alliées, comme je crois qu'elles le sont, au plus haut degré de Fièvre Jaune, on peut se demander jusqu'à quel point la maladie est partout le résultat de la même cause comme l'ont affirmé Bancroft, Fergusson et d'autres, ou si des causes différentes, (telles qu'on peut supposer qu'il en existe dans des lieux aussi différents que Gibraltar, la Jamaïque, Brimstone Hill à St. Kitts, et à bord des vaisseaux,) ne donneraient point naissance dans la fièvre comme dans les phlegmasies, à des effets définitifs semblables. Pour moi, je pense que rien n'est plus certain qu'on trouve la plus parfaite représentation de quelques-unes des formes de la Fièvre Jaune dans la variété algide de l'intermittente, type de fièvre que Gibraltar passe pour incapable de produire.

Il n'y a que deux conditions uniformes et appréciables qu'on puisse rattacher à l'irruption de la Fièvre Jaune aux Antilles—la chaleur et le défaut d'acclimatation de la constitution européenne. Toutes les autres tentatives de rattacher la maladie au sol, à la surface, à la sécheresse, à l'humidité ou aux sources de malaria sont sans résultat ; car partout où l'on a placé des soldats soit dans la localité la plus sèche, soit dans un endroit marécageux ou même dans les circonstances les plus favorables par rapport aux casernes ou à la discipline, ils ont rarement échappé à la maladie.

J'ai fait voir qu'un désordre gastrique considérable est le trait caractéristique de toutes les fièvres violentes de certaines latitudes, de même qu'une affection cérébrale décidée forme le cachet des fièvres de Ceylon et de tout le continent de l'Inde ; et les contradictions inconciliables ainsi que les anomalies dont le sujet de la

Fièvre Jaune est entouré sembleraient pousser à la conclusion que la fièvre étant une fois excitée, le climat, la latitude de ce climat et les autres conditions dans lesquelles elle se présente, tendent, plus que l'action continue *per se* d'aucune cause spécifique uniforme à une suite commune et semblable de derniers phénomènes, dans quelques-unes de ses formes plus concentrées et mortelles.

Nous ne devons pas douter, je pense, qu'il ne se trouve des éléments efficaces et semblables, propres à la production de la fièvre dans touts les pays situés entre les tropiques, et cependant, combien souvent ne revêt-elle point, à quelques légères déviations accidentelles près, la forme commune à la latitude dans laquelle elle se présente ; et rien ne me confirme autant dans mon opinion que la Fièvre Jaune est seulement un degré que l'absence de cette maladie de l'hémisphère oriental, et la grande ressemblance qu'elle a quant aux organes affectés, avec toutes les fièvres violentes surtout avec celles causées par la malaria dans touts les lieux d'une certaine température au nord du tropique du Cancer.

En l'absence de la constitution européenne, la forme de Bulam de la Fièvre Jaune serait probablement aussi rare aux Antilles qu'en Europe et cela sous une forme beaucoup moins concentrée. Mais l'absence accidentelle du degré le plus élevé et le plus fatal d'une maladie ne contredit pas la présence de formes plus adoucies de cette maladie et des causes dont elle dépend ; et l'on pourrait, avec autant de justice, soutenir que la fièvre commune continue et ses causes n'existent pas dans ce pays-ci, parce que nous n'avons pas à toutes les époques ces formes répandues, destructives et particulières de la maladie qui se montrent quelquefois, que de soutenir que la Fièvre Jaune n'admet point de degré inférieur à celui qui est marqué par le vomito négro.

La fièvre diffère par le degré et par la forme et souvent par le type dans différentes îles des Antilles et en différentes localités de la même île, et les caractères d'une forme sont si souvent mêlés à ceux d'une autre que toute classification devient impossible, prouvant la vérité de la remarque du Dr. Percival, " que ceux qui sont le plus familiers avec l'aspect de la fièvre sur une grande échelle, sont le moins disposés à la subdiviser en genres."

En 1834, à Malte, les régiments de la garnison avaient plus que le nombre ordinaire de fièvres, toutes d'un caractère rémittent et dans deux de ces régiments il y eut de 20 à 30 cas présentant une grande irritabilité d'estomac, une couleur jaune de la surface, des hémorrhagies, la suppression de l'urine et la mort dans plusieurs cas. Dans les trois autres corps, il n'y avait point un seul cas de cette espèce, et pas une seule mort. On ne contestera pas que ces cas ne fussent totalement différents de la maladie qui affectait la majorité non seulement de la garnison, mais encore des deux régiments dans lesquels ces cas particuliers se présentèrent. Dans la dernière épidémie aux Barbades, on suppose que le 72me Régiment* a été exempt de la fièvre du vomito négro pendant sept mois ; tan-

* Voyez le Rapport du Dr. Gillkrest, Addenda K., p. 226, (Cons. Gén. de Santé.)

dis que deux autres corps souffraient de cette forme de maladie dans la même garnison, car pendant cette période, ils n'avaient eu chaque mois que quelques cas de fièvre bénigne, sans une mort. Je demande maintenant où est la preuve que ces cas bénins n'étaient pas identiques à la fièvre qui avait une issue fatale dans les autres régiments en conséquence d'un degré plus intense de la même cause. Les symptômes essentiels de la fièvre sont peu nombreux et suivant Sir William Pym, on ne peut dans le commencement distinguer la fièvre de Bulam. C'est pourquoi l'absence des derniers phénomènes et la mort, qui dépendent des causes adventices d'aggravation, ne détruisent en aucune manière l'identité des deux fièvres ; et je suis d'autant plus disposé à adopter cette opinion, que dans la plupart des épidémies de Fièvre Jaune, des cas d'une grande malignité proviennent de certaines localités suspectes ou de chambres encombrées, et les cas bénins d'autres endroits, comme si des différences locales peu considérables étaient suffisantes pour exalter une fièvre très bénigne, au point de la rendre des plus concentrées et des plus fatales.

Ayant une connaissance de l'espèce des sujets dans lesquels la fièvre de Bulam et la fièvre rémittente se présentent respectivement, devons-nous mettre dans la première catégorie, seulement ces cas, qui, par un état particulier de la constitution ou une plus grande intensité de la cause, se font remarquer accidentellement par une augmentation de mortalité et une seule hémorrhagie surajoutée ! Je ne le pense pas. Aucune maladie, dit le Dr. Gillkrest, n'a une plus grande variété de symptômes que la Fièvre Jaune, et je puis ajouter qu'aucune n'est généralement moins uniforme ou moins déterminée dans ses attributs ; les épidémies de différentes années et dans différents endroits, et la même épidémie à différentes périodes, variant considérablement, non seulement dans leurs symptômes, dans leur degré de malignité et le chiffre de leur mortalité, mais même dans leur forme et leur type. Ceci a été spécialement démontré dans quelques-unes des invasions de la maladie à la Jamaïque et dans la Méditerranée, où, au début des épidémies, il régna une grande diversité d'opinions quant à l'apparition d'une nouvelle maladie ; et enfin ce fut plutôt le nombre croissant des cas, qui en décida, qu'aucune différence remarquable avec les fièvres ordinaires, pendant un certain temps. Tandis que cela fait voir la ressemblance de la maladie avec les fièvres ordinaires, cela prouve aussi qu'elle possède une beaucoup plus grande faculté de modification et de gradation que quelques personnes ne veulent lui accorder.

L'année 1825, année de maladie universelle à la Jamaïque autant parmi la population militaire que parmi la population civile, mérite d'être remarquée, non seulement quant au caractère varié de la Fièvre Jaune et quelquefois à son étroit rapprochement avec la forme rémittente, mais à cause des modifications qu'elle subit suivant la localité, la durée de la résidence et la température.

Le 77e Régiment, en station à Stoney Hill, depuis 11 mois dans l'île, fut atteint au commencement de Février et le Dr. Richardson décrit la fièvre à cette période, ainsi qu'il suit :—

« Les premiers symptômes de la maladie étaient un violent mal de tête, restreint ordinairement au front, de vives douleurs dans le bas du dos et les reins, dans les membres, particulièrement dans les mollets, une grande prostration de force, de l'inquiétude, de l'agitation, et assez fréquemment des nausées et des vomissements d'un fluide sans couleur chez quelques malades, et verdâtre chez d'autres.

" La peau était chaude, la figure rouge, les yeux brillants, *mais pas remplis d'eau et n'ayant pas cette expression particulière si remarquable, quelques mois après, dans cette maladie;* le pouls assez plein et fréquent, de 96 à 120. Jusqu'ici l'apparence de la langue variait, chez quelques malades elle était propre et rouge depuis le commencement, chez d'autres elle était couverte de mucosités blanchâtres ou jaunâtres; la constipation était habituelle, l'urine très colorée et peu abondante, mais chez quelques-uns tout-à-fait limpide et inodore.

" Après les 12 ou 14 premières heures, il y avait généralement une amélioration de touts les symptômes, ou pour mieux dire, *une rémission considérable,* mais cela n'avait que peu de durée. Une *exacerbation* de fièvre suivait bientôt accompagnée d'un retour de mal de tête, mais peu violent, une fois le premier paroxysme passé.

" Le symptôme le plus mauvais, s'il n'avait paru dès le commencement de la maladie, survenait alors, à savoir, l'irritabilité de l'estomac et à moins qu'on ne parvînt à adoucir promptement et à se rendre maître des symptômes fébriles, cette irritabilité de l'estomac faisait de rapides progrès jusqu'à ce que la désorganisation de l'estomac s'en suivît.

" J'ai déjà établi que le premier cas de l'épidémie a été admis à l'hôpital le 1er Février, et à partir de ce jour jusqu'au 21 du même mois, le nombre des admissions monta à 35, sur lesquelles il y eut sept morts. Pendant cette période la maladie causait une excitation considérable, et était *d'un type rémittent pur.*

" Le 22 Février on admit à l'hôpital sept cas de fièvre, touts très graves, et à partir de cette époque jusqu'au 26 Mars, les admissions continuèrent à raison de six par jour en moyenne, de sorte que dans l'espace de 33 jours nous avions admis 198 hommes à l'hôpital, sans compter une proportion égale d'officiers, de femmes et d'enfants.

" Pendant cette période l'épidémie conserva *le type rémittent,* mais à mesure que la saison sèche approchait, les rémissions devenaient plus courtes et moins distinctes et les symptômes prenaient *progressivement* un caractère plus dangereux.

"La fièvre n'était pas alors une fièvre d'excitation, bien au contraire, un grand abattement nerveux en marquait le commencement et les progrès, et il était évident que la première influence des miasmes s'exerçait directement sur le système nerveux. L'attaque devenait plus soudaine et il n'était pas rare de voir un homme qui se portait parfaitement bien en allant se coucher, ou le matin à son déjeuner, abattu par la maladie en moins d'une demi-heure."

Le Dr. Richardson donne ici une description admirable des symptômes qui précédaient ordinairement la forme la plus grave de la maladie, et continue en ces termes :—

" Dans quelques exemples, j'ai trouvé le pouls d'une lenteur excessive, mais l'état général du pouls, lors de l'admission, était bas, doux et fréquent, 100 à 130, mais il ne résistait que rarement à la pression du doigt.

" Dans les cas les plus graves, la langue était propre et sèche, mais dans d'autres, plutôt humide et couverte vers le milieu de mucosités blanchâtres ou jaunâtres.

* * * " Une torpeur et un dérangement général envahissaient les organes sécréteurs et le tissu membraneux, spécialement celui de l'estomac où un principe désorganisateur était toujours apparent et indiqué par une sensation brûlante, douloureuse dans cet organe, à une période peu avancée de la maladie.

" L'irritabilité de l'estomac est un symptôme très commun dans les fièvres endémiques ; après examen, on trouvait toujours que celle-ci en était accompagnée.

" La proportion de la mortalité pendant cette période fut de 1 sur 4 du nombre des admissions. Du 26 Mars au 10 Mai, on admit 80 cas ; il y eut 21 morts sur ces admissions.

" Pendant la durée du temps sec, l'épidémie augmenta graduellement de violence, à mesure qu'elle se rapprochait du type continue ; la chaleur était plus ardente, le pouls plus faible et plus fréquent ; il y avait un plus grand degré de faiblesse dès le commencement de la maladie ; * * * la tendance à la dissolution de l'estomac était plus grande, ce qui était indiqué par l'état de la langue, qui prenait bientôt une couleur plombée, grisâtre, tirant graduellement sur le noir. Les hémorrhagies par touts les orifices étaient *alors* un symptôme fréquent et emportait souvent le malade lorsque la fièvre avait été domptée. La maladie était alors plus rapide dans sa marche, et le système ne pouvait être affecté par le mercure qu'avec plus de difficulté.

" Vers le milieu d'Avril les pluies commencèrent et lorsqu'elles augmentèrent vers le milieu de Mai, l'épidémie disparut, et du 11 de ce mois au 1er Juin, il n'y eut pas une mort dans l'hôpital à Stoney Hill.

" Du 1er au 18 Juillet, il n'y eut que quatre morts de la fièvre, de sorte que du 11 Mai au 18 Juillet, les morts de la fièvre seulement montèrent à 8, et 2 de dyssenterie, prouvant ainsi les effets salutaires de la pluie à Stoney Hill, et ce ne fut qu'après six semaines de temps sec que nous recommençâmes à être malades.

" Le nombre des admissions pour la fièvre, du 18 Juillet au 8 Septembre s'éleva à environ 200, sur lesquels il en mourut 57, ce qui constituait la plus grande proportion de mortalité qu'on eut éprouvée dans l'année. Pendant le mois d'Août la maladie eut un caractère plus ardent et un type plus continu ; * * * la maladie eut alors un cours plus rapide et fut plus indomptable qu'à aucune autre époque antérieure."

Ce qui précède fait voir combien la Fièvre Jaune est peu définie sous le rapport du degré, des symptômes, du type, de la durée ou du chiffre de la mortalité, et l'influence du temps et de la saison à en modifier, à en arrêter et à en renouveler la virulence. Je vais maintenant m'occuper de la maladie du 33me et du 50me Régiments pendant la même année, régiments qui étaient dans l'île, le premier depuis 3 ans, et l'autre depuis 6 ans.

Le Dr. King, chirurgien de service au 33me Rég., constate que,—

" Cinq cent cinquante-cinq cas de fièvre bilieuse rémittente ont été traités depuis le 20 Décembre 1824, sur lesquels il en mourut 66, formant la proportion de 1 sur 8·4. Depuis le débarquement du 33e au Port Henderson le 29 Septembre dernier, on n'a pas traité à l'hôpital de Spanish Town, moins de 223 cas, sur lesquels il en mourut 43, c'est-à-dire dans la proportion de 1 sur $5\frac{1}{4}$.

" La maladie prenait généralement plus qu'à l'ordinaire l'apparence du typhus, et présentait toutes les variétés de la fièvre intermittente. On pouvait observer une différence remarquable dans les quartiers du côté du Nord. Là, la maladie se combinait avec une excitation artérielle et était précédée par des synoques générales tandis qu'au contraire la fièvre à Spanish Town prit dès le commencement un caractère typhoïde. Il y eut, cependant, beaucoup de variété tant dans la marche que dans la manière de l'attaque. On pouvait très souvent observer deux formes de fièvre, la fièvre tierce et la fièvre quarte et quelquefois la fièvre quotidienne, mais la forme ordinaire était la bilieuse rémittente.

"Lorsque les rémissions devinrent moins remarquables l'anxiété fébrile et l'agitation augmentèrent, le malade ne pouvait dormir et se plaignait d'une soif que rien ne pouvait étancher. Le vomissement ou le délire était à craindre, et il était difficile de décider lequel est le plus défavorable; lorsque celui-ci était accompagné de fièvre, c'était en général un symptôme moins fatal.

"Les paroxysmes, en général, se confondaient, et la maladie prenait la forme de fièvre continue, touts les symptômes s'aggravant. Dans cette phase, le délire ou le coma se présentait, et le délire devenait souvent si furieux qu'il devenait nécessaire de retenir le malade dans son lit. La peau dans ces cas était sèche et brûlante, le pouls faible et très rapide; la langue dure, sèche et brune, ou recouverte d'une croûte noire tenace, quelquefois rouge, ressemblant à de la viande de bœuf.

"Lorsque l'estomac était affecté, ce qui avait lieu dans la majorité des cas, les vomissements devenaient excessifs et le malade rejetait aussitôt tout ce qu'il prenait sous forme de nourriture ou de médicament; la peau revêt une teinte brun-foncé qui se change ensuite en couleur livide ou bleue. Ces cas fatals avaient lieu touts les jours du 3e et du 4e au 8e et au 14e, mais arrivaient plus ordinairement entre le 5e et le 8e jour."

Le 50e régiment à Spanish-Town, depuis 6 ans dans l'île, et qui avait souffert de la variété du vomito négro quelques mois après son arrivée en 1819, était alors atteint d'une fièvre à peu-près semblable à celle du 33e régiment, et sur une force de 5 compagnies, il eut 378 cas et 80 morts qui, en général, eurent lieu du 5e au 8e jour.

La durée de la résidence de ces différents régiments (impliquant une susceptibilité constitutionnelle différente et des maladies d'organes, suites de la résidence et de fièvres antérieures) explique suffisamment, je pense, les modifications de leurs maladies respectives sans qu'il soit nécessaire de supposer une cause séparée et distincte. Car, sachant combien est uniforme l'irruption de la fièvre du vomito négro parmi les régiments nouvellement arrivés à la Jamaïque personne, si ce n'est ceux qui soutiennent ce point, ne doutera que si le 77e avait été placé cette année dans l'une ou l'autre des stations occupées par le 33e et le 50e, il eut été attaqué de la même espèce de fièvre que celle dont il eut à souffrir à Stoney Hill. Dans l'une, on voit le sang en dissolution se répandre en hémorrhagies et en vomito négro, conduisant, comme on l'a suggéré, à la pâleur du foie, et à l'état en apparence normal de la rate; dans l'autre, ces deux organes se présentent à nous foncés, engorgés et augmentés avec "les vaisseaux de la veine porte distendus par un sang noir fluide," différences que le pathologiste en les rapprochant des symptômes pendant la vie, pourra interpréter et concilier comme des modifications très intelligibles de la même maladie. Dans l'une, le sang se présente dans une état de dissolution plus grande ou avec moins d'arrêt dans les organes malades, donnant naissance à des hémorrhagies "par touts les orifices;" dans l'autre nous voyons la circulation tendre violemment à la même issue, mais, comme dans la fièvre rémittente en général, plus déterminée vers le cerveau, organe qui, dans la fièvre de Bulam n'est quelquefois que fort peu troublé, l'estomac paraissant être, en général, le siège du mal. L'affection prédominante de l'un ou de l'autre de ces organes n'occasionne pas seulement des différences marquées dans les fièvres des Antilles, mais constitue, selon la manière dont elle règne, la grande et principale différence de toutes les fièvres intertropicales qu'on voit se rapprocher ou s'éloigner du caractère commun au pays dans lequel elles se présentent, plus, selon moi, par rapport à ce pays lui-même, que par aucune différence essentielle dans leur nature.

Nous avons ici dans la fièvre du 77e régiment une maladie représentée comme spécifique, définie et contagieuse, variant depuis l'excitation jusqu'à un grand trouble nerveux, depuis le type rémittent jusqu'au type continu, depuis les symptômes qui diffèrent peu de ceux de la fièvre rémittente endémique jusqu'à la forme la plus concentrée, et cela, en apparence, par l'augmentation de la chaleur et les changements de température, qui peuvent bien modifier mais non, comme en cette circonstance, changer à ce point le caractère et arrêter le cours d'une maladie distincte et contagieuse. Les avocats de la nature distincte de la fièvre de Bulam pourront soutenir qu'il y avait ici deux maladies ; mais la transition de l'une à l'autre fut trop graduelle ; la susceptibilité du sujet et les autres conditions trop égales, et l'influence des causes atmosphériques trop palpables pour prêter appui à une semblable idée. Mais ceci n'est qu'un des nombreux exemples dans lesquels la fièvre rémittente s'est exaltée au point de se transformer en fièvre de Bulam ; car, quoique cette dernière éclate fréquemment tout d'un coup dans sa plus grande malignité, il y a d'autres occasions où elle semble s'élever, par degrés, d'une fièvre continue très modérée ou fièvre rémittente à une fièvre d'une grande intensité. On observe, de temps à autre, des cas de fièvres ordinaires dans les épidémies les plus malignes de la fièvre de Bulam. En 1827, année pendant laquelle en deux mois environ, le 22e régiment, stationné à Stoney Hill à la Jamaïque, perdit 122 hommes et 7 officiers de la fièvre du vomito négro qui les attaqua environ huit mois après l'arrivée ; "la fièvre," dit le chirurgien Owen, "se prolongeait quelquefois dix ou douze jours, mais des rémissions considérables avaient lieu dans ces cas, les rechutes étaient trés fréquentes et généralement fatales." Je cite ces cas parcequ'ils sont moins contestables pour avoir eu lieu dans des épidémies de vomito négro chez des sujets nouveaux ; mais le fait du caractère rémittent de la fièvre de Bulam, dans une multitude d'exemples, est trop généralement reconnu par les officiers de santé pour laisser aucun doute sur l'alliance plus qu'accidentelle de cette maladie avec les fièvres ordinaires et avec leurs causes.

Je crois que la cause qui aggrave et augmente les fièvres ordinaires et qui leur fait revêtir la forme de Bulam, est toujours, dans la Méditerranée et dans les états septentrionaux de l'Amérique, une constitution épidémique de l'atmosphère secondée par la malaria dans son sens étendu ; causes qui agissent aussi dans les Antilles et partout ailleurs en ce qui regarde les indigènes et les autres habitants acclimatés. Les déviations a ceci dépendent, pour la plupart, non de l'arrivée des vaisseaux comme l'allèguent les ultra-contagionistes mais d'une contingence beaucoup plus intelligible, à savoir : la présence de l'Européen non acclimaté lorsque les causes ordinaires de maladies sont en excès, relativement à lui du moins.

« Je crois que les miasmes marécageux ne sont pas un élément indispensable à la production de la Fièvre Jaune qui semble prendre sa source dans l'accroissement des causes fébriles ordinaires de quelque espèce qu'elles soient, et obéir à l'influence du climat, de la constitution et aux autres conditions sous lesquelles elle peut se présenter, plutôt qu'à l'action d'une seule cause uniforme ou spécifique ; en d'autres termes que les fièvres continues, rémittentes et quelquefois les intermittentes peuvent s'exalter au point de se transformer en Fièvre Jaune et dériver la ressemblance qu'elles ont les unes aux autres, non d'une cause d'excitation particulière, mais de la tendence qu'a toute action fébrile intense à revêtir l'affection caractéristique des organes commune aux fièvres des latitudes sous lesquelles elles se présentent.

« Je crois que la fièvre de Bulam n'a point de caractère spécifique ou de symptôme pathognomonique qu'on ne puisse définir dans son cours, dans sa durée ou dans ses autres attributs, mais que c'est une variété accidentelle d'une classe nombreuse et changeante de fièvres continues, rémittentes et intermittentes de certaines latitudes ; fièvres dont elle ne diffère que par la violence, la rapidité de son cours et ses derniers phénomènes. Ses causes apparentes, ses symptômes principaux et essentiels et ses conditions pathologiques, ainsi que les époques de sa naissance, de son plus grand développement et de son déclin, tout proclame qu'elle est comme ces autres fièvres une variété du même genre qu'on ne peut, avec exactitude ou en vue de concilier les faits en contradiction dans l'histoire des fièvres des tropiques, subdiviser pour aucune différence essentielle ou appréciable dans ses espèces multiformes, malgré l'utilité pratique qui en pourrait résulter.

Peut être pensera-t-on que j'ai trop généralisé ; j'ai essayé d'éviter cet inconvénient, mais les faits corroborent toutes mes assertions. Je ne puis regarder la fièvre de Bulam comme une maladie distincte ; car bien qu'elle diffère en quelques points des fièvres ordinaires, les rapports étroits qui existent entre quelques-uns des symptômes principaux et essentiels et les lésions morbides, joints à la forte preuve collatérale de son identité avec ces fièvres, tant pour ce qui est de la nature que de la cause, m'amènent forcément à la conclusion qu'on ne peut les séparer commes des maladies fondamentalement différentes. Il est vrai que nous voyons souvent la fièvre de Bulam si isolée et en apparence si peu liée aux fièvres ordinaires, qu'on la prendrait pour une maladie distincte ; mais d'un autre côté, combien n'arrive-t-il pas souvent que le commencement, la marche, et le déclin en sont marqués par des cas de ces fièvres ordinaires si rapprochés de la fièvre de Bulam qu'il est impossible de dire où l'une finit et où l'autre commence, ou d'indiquer une cause différente sur des motifs fondés. Ces considérations et d'autres me pénètrent de la conviction que la fièvre de Bulam, comme les déviations accidentelles dans d'autres fièvres, doit prendre place comme degré. Comme tel nous en pouvons trouver l'équivalent dans d'autres climats, ce qui n'aurait pas lieu si nous la regardons comme une maladie distincte et cette seule circonstance devrait nous faire hésiter à le tenter. Car il semble que ce soit une création de l'imagination plus que de la nature qu'une maladie "*sui generis*" ne soit connue que dans certaines latitudes, dans certaines saisons et souvent que dans certaines classes.

Il me semble que la mortalité et l'issue particulière de la fièvre de Bulam nous ont effrayés au delà de toute convenance et privés de l'exercice de notre expérience générale ; que nous n'avons pas pris pour guide la maladie complétement formée, qui n'est quelquefois (prenant en considération la différence du climat) guère plus qu' une simple fièvre continue ou rémittente dans ce pays-ci et que nous avons fixé notre attention sur sa forme épidémique la plus maligne qui est le résultat de circonstances accidentelles et adventices d'aggravation, non d'une action morbide comme celle de l'exanthème ayant une marche définie et déterminée. Les circonstances les plus triviales de localité ou de température changent souvent complètement l'aspect général de la maladie, le chiffre de sa mortalité et les phénomènes dont on a cru qu'elle tirait son caractère distinctif. En 1843, un régiment était confié à mes soins, à Maroon Town (Jamaïque) situé à 2,500 pieds au dessus du niveau de la mer. Ce régiment était arrivé de la Méditerranée en Mars, et, dès le mois de Juin de nombreux cas de fièvre d'un type continu se présentèrent parmi les soldats, les officiers et autres. Depuis le moment de son irruption en Juin, jusqu'en Novembre, on admit à l'hôpital 80 cas parmi les soldats, et dans mon rapport pour cette période j'en ai décrit les symptômes en ces termes :—

"Au début, des frissons, des nausées, et des vomissements, avec le trouble des idées ou une oppression de la tête et un malaise général, équivalent, dans plusieurs cas, à une affliction générale, à l'anxiété et à l'appréhension. Ces sensations étaient bientôt suivies de maux de tête quelquefois très violents ; d'une langue chargée, d'altération, d'une chaleur générale bien distribuée et d'excitation, avec des douleurs des reins et des extrémités inférieures. Dans la plupart des cas les nausées et les vomissements cédaient, dans d'autres ils persistaient avec une certaine obstination. Le pouls était plein, fréquent, et généralement mou et compressible ; la peau était brûlante, mais rarement sèche, il y avait constipation et une insomnie inquiétante. Ces symptômes étaient ordinairement sur leur déclin vers le 3e ou le 4e jour, et la convalescence n'était pas rare du 5e au 6e jour, laissant, cependant, dans plusieurs cas, une faiblesse très prolongée et quelquefois très obstinée, et un épuisement nerveux. En dernier résultat, cependant, touts les hommes se rétablirent complétement."

Cette fièvre donc a été, ce qu'on a assez justement appelé "la fièvre d'acclimation" du 77e régiment dans les montagnes en 1843, comme l'avait été pour le même régiment la fièvre de Bulam dans le pays de plaine en 1825, ainsi que nous l'avons précédemment décrite, et à laquelle il eût suffit de quelques milles dans la direction du bas pays, pour lui communiquer, je n'en doute point, l'intensité qui caractérise la fièvre de Bulam. Qui est-ce qui croira, à moins d'être du nombre de ceux qui soutiennent que la Fièvre de Bulam est une maladie distincte, qui croira, dis-je, qu'il y avait une différence essentielle entre ces deux fièvres, ou qui pourra douter que le passage à une température plus élevée de 10 degrés ou d'autres causes d'aggravation qui existent dans le bas pays n'aient exalté la même fièvre dans les mêmes sujets en une maladie beaucoup plus formidable et plus fatale, et cela, avec la présence du vomito-négro qui n'est ni pathognomonique ni essentiel à la maladie, mais une issue caractéristique d'une action fébrile intense chez les individus non acclimatés sous certaines latitudes.

Une bonne partie de la controverse à l'occasion de la Fièvre Jaune a porté sur le type de la maladie, les uns soutenant que la forme en est rémittente, les autres qu'elle est purement continue. Selon moi, les faits les plus convaincants prouvent que l'une et l'autre de ces formes peuvent s'aggraver par des circonstances de localité, de saison et de sujet au point de présenter dans les cas mortels les derniers phénomènes de la variété de Bulam. De là vient que dans quelques localités nous trouvons que la fièvre de Bulam et les fièvres qui lui sont associées sont purement continues, dans d'autres purement rémittentes, ce que peuvent démontrer et les rémissions distinctes dans les cas prolongés et les fièvres concomitantes. Les contagionistes essayent d'expliquer ceci en supposant une maladie mixte et compliquée ; mais des observateurs compétents et dignes de foi soutiennent avec moi l'assertion que la forme rémittente appartient souvent tout autant à la forme de Bulam et lui est tout aussi essentiel que le type continu, et que cette maladie supposée distincte n'est qu'une variété accidentelle et exaltée de touts les types de fièvres. La fièvre de vomito négro des terreins marécageux de Minorque a, d'après la description de Cleghorn, autant de titres au nom de fièvre de Bulam que la fièvre continue des Barbades, toute distinction étant obscurcie par la violence et l'issue ordinaire de la maladie.

Si j'ai interprété et appliqué les faits avec exactitude, la variété de Bulam peut-être le produit accidentel de la fièvre continue, de la rémittente et de l'intermittente, c'est une phase de l'une ou de l'autre de ces maladies et elle n'a point d'existence séparée ou indépendante. Sir William Pym dit qu'il y eut deux maladies distinctes à bord de "l'Eclair" à deux époques différentes, la rémittente et la fièvre de Bulam ; il me paraît très probable qu'il y eut deux variétés *d'un seul et même genre*, la rémittente et la continue, mais je dois croire que les cas de vomito négro, dans la première, appartenaient autant à la vraie fièvre de Bulam que ceux qui en présentèrent dans la seconde ; l'action fébrile exaltée dans l'une et dans l'autre amenant à une seule et même suite de derniers phénomènes. Les contagionistes peuvent choisir le type qu'il leur plaira le mieux d'adopter, mais comme les symptômes essentiels qu'on doit tirer des cas guérissables aussi bien que des cas mortels, n'ont rien de bien déterminé, il est difficile de penser que l'un ou l'autre de ces types puisse se reproduire.

La Fièvre Jaune ou de Bulam exempte-t-elle, comme la petite vérole, d'une 2e attaque excepté dans de très rares exemples ?

Je crois qu'une attaque de fièvre de Bulam, comme une certaine durée de résidence donne beaucoup de sécurité contre une seconde attaque de la même forme ou de la forme qui se termine en vomito négro, mais qu'elle ne protège que peu contre ce que je considère comme d'autres formes de maladie, ou celles qui attaquent les individus acclimatés, et que je crois provenir des mêmes causes. L'exemption apparente donc d'une seconde attaque n'est pas réelle, la même fièvre est sujette à revenir sous une forme différente, soit celle de la rémittente modifiée par l'assimilation au climat et la maladie des organes, qui, au moins chez le soldat, semble suivre une longue résidence aux Antilles et déterminer des différences importantes dans les phases et les phénomènes des fièvres qui l'attaquent subséquemment à la fièvre de Bulam, ou après assimilation au climat.

Comme je l'ai déjà dit, je ne puis croire qu'il y ait une cause de fièvre pour l'acclimaté et une autre pour le nouvel arrivant, ou que des causes capables de produire la fièvre de Bulam, qui n'est dans quelques cas qu'une fièvre très modérée, soient inactives et étrangères aux fièvres subséquentes inséparables d'une longue résidence.

L'histoire de la fièvre dans les régiments de la Jamaïque a été presque uniformément marquée de 1816 à 1838, d'abord par une fièvre étendue et destructive de vomito négro, qui paraissait généralement dans les 12 premiers mois de leur arrivée, et à cette fièvre succédait, à un intervalle plus ou moins long, quelquefois dans la même station, la forme rémittente avec plus ou moins de gravité et de fréquence et souvent avec une mortalité égale à celle de la fièvre de Bulam et la surpassant quelquefois. Peut-on alors imaginer que des causes capables de produire la fièvre rémittente destructive dont touts les traits principaux se rapprochent de ceux de la fièvre de Bulam, n'aient pas eu part à l'invasion de cette dernière ? Rien dans mon opinion ne peut nous sauver de l'inévitable conclusion que ces fièvres étaient des formes différentes de la même maladie, modifiée par des différences dans la susceptibilité constitutionnelle, à moins que nous ne croyions avec les ultra-contagionistes, que la cause de la première ait été la contagion et n'ait eu aucun rapport à celle de l'autre, mais c'est ce que peu de personnes admettront.

La fièvre du vomito négro se présente rarement 2 fois dans le même régiment, lorsque s'est passé le temps nécessaire à l'acclimatation ; quand cela arrive, les ultra-contagionistes soutiennent avec une habileté "a posteriori" que ceux qui ont guéri lors de la première invasion ne pouvaient pas avoir eu la fièvre de Bulam, mais la fièvre rémittente; ce qu'il est difficile de réfuter car le vomito négro étant presque toujours fatal, il n'est guère possible qu'il se présente deux fois chez le même individu; mais comme les rechutes sont aussi fréquentes, si elles ne le sont plus, dans la fièvre de Bulam que dans toute autre fièvre, on ne peut, je pense, admettre ce qu'ils cherchent à établir, qu'il n'y a pas de retour de la maladie. Le Dr. Gillkrest établit qu'il y eut 102 rechutes dans les fièvres des 5 régiments à Gibraltar, en 1828, rechutes dont plusieurs arrivèrent lorsque l'on considérait le malade comme convalescent et qu'il n'était plus alité. Le témoignage verbal et écrit des officiers médicaux confirme généralement l'occurrence fréquente de rechutes dans la Fièvre Jaune.

J'admets le fait de l'absence générale du retour de la fièvre de Bulam motivé par les raisons précédentes, à savoir, que c'est la fièvre du nouvel arrivant—une plus longue résidence préparant la constitution à la maladie sous une autre forme, la fièvre rémittente —mais je ne puis admettre le principe de l'absence du retour de la maladie, que les ultra-contagionistes soutiennent et que je trouve contredit par l'histoire entière de la fièvre, selon qu'elle attaque les troupes aux Antilles. Dans les rapports statistiques sur la santé des troupes aux Antilles on a cité d'amples témoignages pour prouver que la disposition à la fièvre et à la mortalité augmente en raison de la durée de la résidence; et le Dr. Jackson a fait voir que dans la période de 12 ans de 1803 à 1814, la mortalité parmi les troupes des Iles du Vent et des Iles sous le Vent s'éleva à 15,606; dont la plus grande proportion était le résultat de la fièvre et aussi de causes endémiques qui, je ne puis en douter, étaient semblables à celles qui produisent la fièvre de Bulam. Ces causes sont diversifiées dans leurs effets par des différences constitutionnelles, intelligibles pour tous, excepté pour ceux qui veulent élever la fièvre de Bulam à l'importance d'un genre, ce à quoi elle ne peut prétendre, j'en suis convaincu.

La simple durée de la résidence dans des climats où la Fièvre Jaune n'a, dit-on, jamais paru, amène, jusqu'à un certain point, la même inaptitude à contracter la fièvre de Bulam que la maladie elle-même; circonstance qui corrobore ce fait que l'exemption est le résultat de l'assimilation au climat, plutôt que de la maladie. " Huit officiers," dit Sir W. Pym dans sa notice sur l'épidémie de 1804, à Gibraltar, " qui avaient été aux Indes, appartenant à ce régiment (le 10e) furent attaqués de fièvre et touts guérirent. Sept officiers qui n'avaient point été aux Indes eurent la maladie sous une forme si différente que cinq d'entre eux moururent; 400 des hommes qui avaient été aux Indes furent atteints de la maladie; de ce nombre 4 seulement moururent et sur 48 qui n'avaient pas été aux Indes, il en mourut 16," p. 25.

Il est à peu près certain que le fait d'avoir traversé la fièvre de Bulam repose quelquefois entièrement sur ce qu'une personne est arrivée en conjonction avec des cas de vomito négro dans une saison épidémique, car, parmi ceux qui recouvrent la santé, quelques-uns sont si légèrement affectés qu'ils ne présentent pas un seul symptôme ou groupe de symptômes qui puisse être considéré comme signe particulier ou diagnostique d'une fièvre quelconque et qui, s'il se présentait à toute autre époque serait désigné comme fièvre continue ordinaire ou fièvre rémittente. Il est donc évident que les contagionistes en invoquant pour la fièvre de Bulam le pouvoir protecteur, se fondent en majeure partie sur la présomption que la cause, aussi bien que la fièvre, est accidentelle et contagieuse et que touts les cas d'un genre sporadique qui se rapprochent des cas les plus bénins de la fièvre de Bulam, dans lesquels ils ne peuvent trouver leur diagnostique le vomito négro, ne peuvent en aucune manière appartenir à la même fièvre. Mais supposons que la cause de la fièvre de Bulam ne soit ni étrangère, ni contagieuse mais endémique ce que nous avons de bonnes raisons de supposer, pouvons-nous croire que cette cause existe seulement à un degré propre à la production de la fièvre de Bulam, et ne puisse donner naissance à de moindres degrés de fièvre ? Si nous admettons, comme nous devons le faire que les indigènes souffrent de formes bénignes de fièvre et que les habitants de Gibraltar et d'Espagne ne sont pas entièrement exempts d'attaques fébriles, quoiqu'ils aient traversé une épidémie—quelles raisons avons-nous de croire que ces attaques bénignes viennent d'une cause différente de celle qui produit des effets plus formidables chez les individus non acclimatés? Et si nous ne la considérons pas comme différente, mais comme la même, ce que nous avons tant de raisons de conclure, les contagionistes attribuent évidemment à un principe de la maladie ce qu'il faut attribuer à l'assimilation au climat ou, en d'autres termes, à une résistance acquise à l'action violente de la cause, et non à la complète exemption du retour de la fièvre.

" Cependant, dans des cas bénins de cette dernière maladie (la fièvre de Bulam) " dit Sir William Pym, " et il y en a beaucoup, il est impossible d'indiquer les symptômes qui la distinguent des attaques de fièvres provenant d'autres causes, et même dans des cas graves, jusqu'à ce que les symptômes fatals paraissent, je peux dire que (excepté lorsqu'elle régnait épidémiquement) il est aussi difficile de décider de sa nature réelle qu'il l'est dans la fièvre de la petite vérole, avant l'apparition de l'éruption," p. 4. Si donc, des fièvres bénignes se présentent chez les individus acclimatés aux Antilles et en Espagne dans des années non épidémiques, il est impossible au contagioniste de déterminer ce que sont et ce que ne sont pas de secondes attaques, et il suppose évidemment cette dernière thèse sans autres fondements que l'absence du vomito négro ou en d'autres termes, il suppose qu'il faut que la fièvre de Bulam soit marquée dans quelques cas par cette fin pour déterminer sa présence ; supposition que les avocats des causes locales et de la non contagion ne peuvent admettre.

La Fièvre Jaune ou fièvre de Bulam est-elle contagieuse ?

Je crois que la Fièvre Jaune dans sa forme simple est absolument et universellement non contagieuse.

Je ne connais pas de maladie qui ait droit à être considérée comme contagieuse et qui dépende aussi notoirement que la Fièvre Jaune de causes constitutionnelles, atmosphériques et locales ; restreinte à certains parallèles de latitude, à certaines saisons et souvent à certaines classes, elle n'a pas cette universalité qui marque la classe des contagions spécifiques ; et ayant égard à son étroite alliance avec les fièvres de malaria et la température élevée sous laquelle elle se présente communément ainsi que l'absence de ce que je considère comme preuve, je ne crois pas que la Fièvre Jaune dans sa forme simple puisse se reproduire par aucune contingence.

Dans les irruptions de la maladie dans la Méditerranée, « toutes les autres maladies semblent se perdre dans l'épidémie régnante ; » exclusion implicite des causes ordinaires plus compatible avec un changement général et atmosphérique qu'avec une suspension de ces accidents qu'une maladie strictement contagieuse, plus spécialement une maladie importée, ne devrait occasionner. Il n'y a pas selon moi de meilleure preuve de la nature non contagieuse d'une maladie que son développement sans distinction et en peu de mois au milieu d'une grande population ; et quand nous voyons 76,000 personnes attaquées sur 80,000 à Séville en 1800 ; et 48,000 sur 60,000 à Cadix la même année, ainsi que d'autres irruptions destructives de la maladie en Espagne où, en 1804, il n'y eut pas moins de 23 cités atteintes, presque toujours dans les cinq derniers mois de l'année, il paraît plus compatible avec notre expérience de croire que quelque cause générale ou épidémique était en jeu, que d'admettre que de si grandes multitudes seraient venues, dans un si court espace de temps, avec toutes leurs craintes et les précautions qui en sont la suite, au dedans de la sphère limitée de la contagion, sphère qui suivant Haygarth ne s'étend pas au grand air au delà d'un demi-mètre même dans la petite vérole maligne.

On peut rarement donner comme preuve de la contagion le développement d'une maladie sur un grand nombre d'individus ; c'est plutôt le contraire ; et je puis affirmer en toute sécurité que les maladies reconnues contagieuses ne se sont jamais montrées, dans un temps donné, si universelles et si destructives que la plupart des épidémies de Fièvre Jaune.

Il n'y a pas plus de raisons de soupçonner la contagion dans la Fièvre Jaune à cause de sa diffusion rapide au milieu d'une population que dans la fièvre de l'armée Britannique à Walcheren, dont M'Lean dit : « Le 17 Septembre 8,200 hommes ou plus de la moitié étaient malades, le 22, 9,500 et le 23, 9,800 ou près des deux tiers et il en mourut 1,000 en un mois. » « La destruction dans la flotte de Hosier en 1726 à la hauteur des Bastimentos ; la perte de 20,000 âmes à Carthagène sous Vernon ; le sort de l'expédition équipée pour aller de la Jamaïque au continent Espagnol en 1780 ; et beaucoup de désastres semblables, sont tous à l'appui de la grande importance qu'il y a, à calculer sur l'influence des saisons et les lois des épidémies ; » qui sont, je dois ajouter, des agents qui bien qu'indéfinis et incompréhensibles, ne peuvent maintenant être mis en question que par les ultra-contagionistes avec la doctrine desquels ils ne cadrent point. La plus grande preuve de l'influence de ces agents, est l'impossibilité de l'extension de la Fièvre Jaune au moins en Europe au-delà de la saison et de la température qui lui sont propres.

Si la Fièvre Jaune était une maladie contagieuse les exemples innombrables dans lesquels les rapports les plus libres ont eu lieu entre les malades et les gens bien portants, depuis 1793, auraient fourni des preuves suffisantes pour satisfaire les plus prévenus, et je soutiens que les preuves négatives sont si accablantes et si positives qu'elles font naître le doute que le très petit nombre de cas suspects qui lui sont opposés, aient été ou exactement ou fidèlement rapportés.

Millar, Chervin, Fergusson et d'autres établissent que les gardes-malades ont toujours échappé à la maladie là où les hôpitaux étaient placés au delà de l'atmosphère nuisible, et le Dr. Gillkrest compte 30 villes en Amérique où des personnes malades encore emportèrent leur literie sans communiquer la maladie. La maladie ne s'étendait pas sur le Terrein Neutre à Gibraltar en 1828, quoique les convalescents du 12e régiment * eussent pris avec eux leurs effets et leur literie, et suivant Chervin et d'autres, des habitants qui emportaient la maladie avec eux étaient malades dans leurs tentes pendant plusieurs jours, entourés de leurs amis et de leurs parents et ces derniers jouissaient d'une exemption complète. Pendant 18 jours que le 12e régiment ne fit pas de service dans la ville, il fut entièrement exempt, et de ce régiment 190 enfants et 92 femmes dont plusieurs avaient eu leurs maris attaqués, échappèrent à la maladie ; résultat, dit Mr. Amiel, qu'on peut difficilement attribuer dans ces cas à l'air libre du Terrein Neutre que les contagionistes supposent avoir un grand pouvoir de *dilution* quoique cet air soit bien inférieur en force et en régularité aux "brises" des Antilles où on sait que la maladie sévit avec la plus grande malignité.

Dans presque toutes les épidémies de ces dernières années parmi les troupes aux Antilles, la translation au camp a presque toujours réussi à arrêter immédiatement la maladie, et on connaît si bien l'efficacité de cette mesure qu'on ne la laisse plus, à juste titre, à la merci d'aucune opinion, mais on exige péremptoirement qu'elle soit toujours mise en vigueur.

Je considère comme une des plus fortes preuves de l'origine locale d'une maladie et de sa nature non contagieuse, l'exemption des races noires et jusqu'à un certain point, de la population de couleur des pays chauds, exemption qui ne peut être attribuée qu'à leur assimilation à la chaleur et aux autres causes locales de la Fièvre Jaune, puisque les noirs dans les Etats Nord de l'Amérique souffrent autant que les blancs. Mr. Doughty établit "que les noirs et les gens de couleur semblent aux Antilles être aussi exempts de la fièvre

* Il y a probablement quelque légère erreur dans ce qui est transcrit ici; mais pour les détails on peut avoir recours "aux Réponses aux Questions" de Mr. Amiel, p. 6. (Cons. Gén. de San.)

qu'une personne qui a eu la petite vérole, l'est d'une seconde attaque. Les soldats du génie, qui éloignaient des malades les matières les plus nuisibles, ne furent jamais atteints."

"Pendant les mois d'automne," dit le Dr. Lewis, de Mobile, "une fièvre congestive régna d'une manière si générale dans mon voisinage qu'elle s'éleva au rang d'épidémie, les deux tiers de ma clientèle étaient parmi les noirs ; je ne vis cependant pas un seul cas de fièvre congestive chez un nègre, et je n'entendis pas dire qu'un seul fût mort de la maladie dans le pays. Je me suis enquis auprès de plusieurs médecins qui avaient exercé longtemps dans le pays et leur expérience ne diffère pas matériellement de la mienne ; le fait est que l'exemption remarquable de Fièvre Jaune dont jouit cette race, s'étend dans une grande mesure à toutes les fièvres de malaria des pays chauds."* On trouve un exemple remarquable de ce dernier fait dans l'exemption des nègres pendant l'expédition au Niger. Le Chirurgien d'Etat-major Lawson dit que quoique la population noire de Free Town, Sierra Leone, s'élevât en 1837 à 14,000 et les Européens à 80, il y eut plus de cas parmi ces derniers que parmi les noirs dont 3 seulement moururent. La durée même de la résidence ne paraît pas donner de la sécurité, car c'est à peine si on contestera que les 3 ou 4,000 Français qui se sauvèrent à Philadelphie lors de l'épidémie de 1793 durent, comme le dit le Dr. Bancroft, leur entière exemption à d'anciennes attaques, à moins qu'on n'admette que la maladie est beaucoup plus constamment présente et sous une forme plus adoucie que ne le veulent les contagionistes.

Une propriété aussi distinctive que celle que je viens d'énoncer ici, si constante, si uniforme et sur laquelle on peut calculer, est en désaccord avec ce que nous savons d'une maladie vraiment transmissible. "Les lieux non les personnes," dit le Dr. Fergusson, car quoiqu'on transporte quelquefois les cas de vomito négro aux montagnes de la Jamaïque, et qu'on les mette dans le même hôpital que d'autres malades, on ne connaît pas d'exemple où la maladie ait été communiquée et le même argument peut s'appliquer à des endroits moins éloignés et moins élevés qui, si la maladie était contagieuse, auraient fourni les plus fortes preuves de son pouvoir.

L'exemption comparative de la femme, "l'ange gardien," dans toutes nos maladies et par conséquent exposée plus nécessairement à des maladies d'une nature contagieuse, n'est pas moins opposée à la doctrine de la contagion. Dans l'épidémie de Cadix en 1800, la mortalité s'éleva à 7,387, dont 5,810 hommes et 1,577 femmes. Lygon dit que dans l'épidémie aux Barbades en 1647, "il mourait 10 hommes pour une femme." Dans l'épidémie de 1804 en Espagne la somme de la mortalité dans 23 villes fut de 45,822, dont 28,352 hommes et 17,470 femmes. Mais il n'est pas nécessaire de multiplier les exemples ; la préponderance est presque constante et la conséquence qu'on doit tirer est trop concluante, selon moi, pour qu'aucun sophisme puisse la mettre de côté.†

* Bartlett sur la Fièvre.

† On observe une prépondérance semblable dans les fièvres périodiques.

Il ne peut y avoir aucune preuve aussi satisfaisante de contagion que le transport de la maladie d'un lieu infecté et sa transmission à des gens bien portants à une certaine distance. C'est sur ce point que les contagionistes ont failli, car, quoique des milliers d'individus aient de temps en temps succombé à la maladie à de faibles distances des localités infectées, et au milieu de gens bien portants, le petit nombre de cas réunis à grand peine par les contagionistes sert à amuser plutôt qu'à convaincre, et ne peut selon moi être mis en opposition avec les faits qui démontrent que la Fièvre Jaune ne peut prétendre au rôle d'une contagion virulente et conséquente.

Dans l'année 1808, dit Chervin, 14,000 personnes quittèrent Cadix à l'irruption de la Fièvre Jaune, 2,110, s'enfuirent d'Alicante en 1804, de Tortose en 1821, 5,000, de Majorque, en 1821, 20,000, dans la même année 80,000 personnes, dont plusieurs étaient malades émigrèrent de Barcelone ; et dans l'épidémie de Livourne 8,000 à 10,000 personnes se réfugièrent à Pise et dans le pays environnant, sans répandre la maladie.

"Dans l'épidémie de New York en 1805," dit le Dr. Miller, "il n'y eut point communication de la maladie dans les hôpitaux, à une petite distance de la ville. Les domestiques de l'hôpital, et ceux qui furent chargés de transporter les malades de la ville à l'hôpital, y échappèrent. Ils pénétraient pourtant dans les quartiers les plus pestilentiels de la ville, entraient dans les chambres les plus sales et portaient à leurs voitures les malades revêtus de hardes toutes souillées et succombant aux pires degrés de la maladie."

Dans la dernière épidémie aux Barbades en 1847-48, tandis que le 66e et l'artillerie étaient plus ou moins attaqués de la fièvre du vomito négro de Février à Décembre 1848, le 72e dans la même garnison aussi susceptible que le 66e, à une petite distance de ce régiment et ayant avec lui les rapports les plus illimités, resta exempt de la maladie jusqu'en Octobre.

"Dans le mois de Mars 1825," dit le Dr. Venables de l'artillerie, "un détachement, consistant de deux compagnies, arriva d'Angleterre, ces 2 compagnies étaient presque entièrement composées de très jeunes soldats qui n'avaient point encore servi dans une station étrangère. Une compagnie débarqua à Port Royal où elle resta ; l'autre reçut l'ordre de se rendre à Up Park Camp. La compagnie stationnée à Port Royal perdit 12 hommes de la fièvre en moins de trois mois, à savoir du 22 Mars au 10 Juin ; les autres troupes qui se trouvaient à la même époque dans la même garnison (trois compagnies, le 50e régiment, fort de 153 hommes) ne perdirent point un seul homme de la fièvre ou d'une autre maladie pendant la même période, et cependant des rapports illimités avaient lieu dans ce temps parmi les troupes de la garnison." Dans le détachement du 50e régiment, il y avait 50 recrues, naturellement très susceptibles.

Le Dr. Gillkrest dans son examen devant ce comité a dit :—

"Toute mon expérience aux Antilles en 1801, et à Gibraltar en 1828, et le résultat de ma profonde méditation aussi bien qu'une revue de l'histoire de cette maladie dans les différentes parties du monde, tendent pleinement à faire entrer dans mon esprit la conviction la plus complète que la Fièvre Jaune n'est contagieuse dans aucune circonstance ; que l'encombrement même de nombreux malades, quoique sujet à produire d'autres maladies, ne peut produire la Fièvre Jaune, pas plus que la fièvre intermittente qui ne peut jamais être le produit de l'encombrement."

A l'appui de l'opinion qui précède, le Dr. Gillkrest soumit les faits suivants :—

"1°. Les attaques parmi 69 hommes de fatigue du 43e régiment qui furent employés à soigner les malades dans l'épidémie de Gibraltar, en 1828, au nombre de 1 à 3 par jour, furent d'une fraction moins nombreuse que celles de la masse totale du régiment.

"2°. Quoique 43 cas eussent été traités du 12 au 28 Septembre, aucun des serviteurs n'avait été attaqué. Les soldats d'ordonnance en permanence firent un service constant pendant un mois avant qu'aucun d'eux ne tombât malade dans un hôpital quelconque et pas avant que les habitants du voisinage n'eussent été atteints.

"3°. On ne put raisonnablement dans aucun cas faire remonter à la contagion les attaques parmi les blanchisseuses. La grande proportion de ces femmes ne fut point attaquée du tout, et celles qui furent atteintes ne le furent qu'après que le voisinage où elles habitaient fut devenu insalubre.

"4°. Sur 516 membres de familles qui vivaient dans le plus grand contact, 312* ne furent point attaqués ; exemption qui est dans une proportion beaucoup plus grande que dans les maladies contagieuses, où, selon quelques praticiens, sur 26 individus un seul est exempt ; d'autres disent 1 sur 34.

"5°. Les malades d'autres maladies et les médecins ne furent atteints que lorsque la maladie se fut étendue au voisinage à une époque avancée de l'épidémie, et Mr. Fraser du 73me régiment qui passa un temps considérable au lazaret, ne fut attaqué que lorsqu'il vint dans la garnison où il y avait beaucoup moins de chance de contagion. J'ai vu dans le lazaret trois malades que Mr. Fraser soignait.

"6°. Les militaires contractèrent la maladie, quoiqu'ils fussent aussi isolés que possible, n'ayant eu depuis plus de trois mois aucun contact avec les malades ou avec qui que ce fût qui, par la possibilité la plus éloignée, aurait pu leur transmettre la maladie.

"7°. Plus de 4,000 personnes allèrent au Terrein Neutre avec leur literie et leurs meubles, et la maladie se serait répandue, si elle eût été contagieuse.

"8°. Une femme du nom d'Ackerman tomba malade sous un hangar et il n'y eut pas moins de 18 personnes susceptibles en contact avec elle, sans communication de la maladie.

"9°. Mme Farquhar, qui avait eu anciennement la maladie, rompit toute communication avec l'extérieur à cause de sa nièce, qui était arrivée récemment d'Angleterre. Il y avait un espace de plusieurs mètres entre la porte d'entrée et la maison, de sorte qu'on ne pouvait s'approcher. Cependant cette jeune personne fut atteinte de la forme la plus grave et mourut.

"10°. Les vaisseaux dans la baie, au nombre de 300, furent parfaitement exempts, quoiqu'il y eût des communications constantes avec la terre ; et un médecin, Mr. Mathias, avait l'habitude d'aller voir sa famille à bord quoiqu'il visitât journellement des malades. Il mourut de la maladie."

* Demande 372. Voy. Appendice I., p. 171. (Cons. Gén. de San.)

La Fièvre Jaune ou fièvre de Bulam peut-elle être importée ?

Mon opinion est que la Fièvre Jaune ne peut pas être importée, de manière à s'étendre à une population préalablement salubre et non prédisposée ; les exemples de la propagation supposée de la maladie de cette manière ne peuvent, dans aucun des cas que j'ai rencontrés, supporter, selon moi, l'épreuve de l'examen rigide nécessaire à déterminer une question si importante pour les intérêts de l'humanité et de la science ; et les coïncidences de l'arrivée de vaisseaux ayant des malades à bord avec l'irruption de la maladie, coïncidences qui auront lieu tant que la Fièvre Jaune existera et que des vaisseaux navigueront, ne peuvent pas être considérées comme la cause et l'effet, mais comme un concours fortuit d'événements, jusqu'à ce qu'on ait préalablement établi que la maladie est d'une nature contagieuse et capable de montrer partout sous les circonstances favorables, ce caractère ; conclusion qui, je le soutiens, ne repose sur rien qui mérite le nom de preuve.

On a débarqué à plusieurs reprises des cas de vomito négro à Port Royal, aux Barbades, et dans d'autres ports, sans que la maladie s'étendît, et cela eut lieu aussi sous les circonstances les plus favorables à sa propagation si elle eût été contagieuse ; et de quelque manière que ceux qui croient à une contagion qualifiée essaient d'expliquer ceci, ils auront de la peine à concilier qu'un seul étranger suspect à Gibraltar en 1804, un soupçon en 1810 et en 1813, et le vaisseau "le Dygden" avec lequel il n'y a pas eu de communications * en 1828, aient été, dans ces occasions, plus puissants qu'une cargaison à d'autres époques. "En 1799," dit Tomassini, "la frégate "le Général Green" arriva à New York ; ce bâtiment avait fait une voie d'eau par suite d'un orage violent, et ayant été ensuite soumis à une chaleur excessive, la Fièvre Jaune éclata. Le nombre des malades et des morts fut très grand. Aussitôt que le bâtiment arriva, on envoya 100 malades à terre ; on ne prit garde ni à la maladie, ni aux malades, ni aux suites. Cependant ils ne communiquèrent la maladie à personne, soit dans l'hôpital soit dans la ville !"

Suivant Arejula, une flotte venant des Antilles, en 1805, débarqua 200 malades à Cadix ; beaucoup d'entre eux avaient la couleur jaune de la peau et le vomito négro et ils ne communiquèrent point la maladie à la population ; et cependant on suppose que l'épidémie destructive de 1800 dans le même lieu a été importée par un vaisseau qu'on ne peut entacher de soupçon que parce qu'il avait été à la Havane.

Le Dr. Wilson dit que le vaisseau de Sa Majesté "l'Euryale," jeta l'ancre en 1829 dans la baie de Carlisle, aux Barbades, venant des Bermudes avec la fièvre à bord ; on lui refusa pratique et il reprit la mer. "La maladie augmenta, il relâcha à l'Ile Danoise de St. Thomas, où le gouverneur mû par des sentiments ordinaires d'humanité, donna des ordres pour la réception immédiate des

* Demande, point d'infraction aux règlements de Quarantaine. (Cons. Gén. de San.)

malades à l'hôpital. On débarqua d'abord sept hommes et beaucoup d'autres ensuite, et on n'a jamais ni cru, ni allégué qu'ils eussent communiqué la maladie."

Le médecin principal cette année-là était contagioniste, le seul, je crois, de l'espèce ultra, qu'on puisse trouver dans cette classe depuis plusieurs années et il avait établi des réglements de quarantaine au très grand déplaisir des habitants.

"En 1820 et 1821," dit le Dr. Bone, aide-chirurgien, "la Fièvre Jaune régna dans la garnison de Ste. Anne aux Barbades; les réglements de quarantaine furent mis en vigueur en 1820, mais non en 1821, et la maladie s'arrêta ces deux années à la même saison, le commencement de Février de l'année suivante." Le même auteur dit "qu'à Tabago en 1820, il mourut en 17 mois dans la garnison, de 99 à 144 personnes quoique les réglements de quarantaine fussent en vigueur." "Une grande majorité du département médical," continue-t-il, "était fortement opposée à la doctrine de la contagion aux Antilles, doctrine qui mourut d'une mort naturelle en 1821, lorsque l'Inspecteur Green quitta les Antilles."

Les vaisseaux de Sa Majesté "le Pyrame" en 1821, et "le Crocodile" en 1843, débarquèrent plusieurs cas de vomito négro aux Barbades sans que la maladie s'étendît aux domestiques de l'hôpital ou à d'autres. Dans les deux exemples on remonte d'une manière satisfaisante à la source de la maladie qui provenait de l'état de malpropreté des vaisseaux, et plusieurs des personnes occupées à les nettoyer furent attaquées.

On ne peut guère douter que la cause de l'aggravation du moins de la Fièvre Jaune ne se trouve fréquemment dans le vaisseau lui-même; ce fait est corroboré par les cas qui proviennent du voisinage des pompes et d'autres lieux suspects, ainsi que l'a fait remarquer le Dr. Wilson. La source d'insalubrité, sinon de maladie semble très souvent restreinte à un espace très limité. Dans un détachement de troupes à Monk's-hill (Antigua) en 1817, personne ne fut attaqué, excepté ceux qui firent le service de Port-Anglais, bien qu'on les traitât touts à Monk's-hill. Aucune fièvre de cette espèce ne régna parmi les gens des chantiers.

Les chambres basses, les baraques des gens mariés, et les casernes casematées se sont toujours fait remarquer par le nombre et la malignité des cas; et l'augmentation de maladie et de mortalité parmi l'équipage du vapeur "l'Eclair" en 1845 (lorsque cet équipage fut logé dans un petit fort à Boa Vista, au mois d'Août, le thermomètre marquant 86° Fahrenheit), est en accord parfait avec l'histoire de plusieurs invasions de la maladie, dans lesquelles, comme ici, il fut impossible de rien découvrir qui puisse passer pour en avoir été l'origine.

Les déductions des contagionistes ne peuvent naturellement trouver leur place qu'à la suite de la supposition que la maladie est contagieuse. Admettant ce point comme accordé, les contagionistes ont invariablement adopté pour mode de raisonnement l'axiome *post hoc, propter hoc*, et ont vu des preuves là où d'autres ne voyaient qu'une coïncidence. Une malle de hardes des Antilles suffisait à leurs yeux pour infecter toute une population, tandis qu'ils essayaient d'expliquer les innombrables exemples de contact positif avec des gens infectés, sans transmission de la maladie, par une différence de susceptibilité, par l'absence de quelque condition nécessaire, comme celle du *ferment* de Hossack, ou par la prédisposition de la *con-cause* d'Arejula, par toute autre cause enfin que celle à laquelle serait arrivée une induction rationnelle, à savoir : la nature non-contagieuse de la maladie.

Les avocats de la transmission de la maladie d'un lieu à un autre, ont admis, comme preuve de leur doctrine, les longs intervalles d'exemption, mais il faudrait qu'ils montrassent que dans ces intervalles, on n'a pas observé de cas sporadiques, et c'est ce qu'ils ne peuvent faire ; car la vérification d'au moins 38 cas qui ont eu lieu dans les quelques années antérieures à l'épidémie de 1828 à Gibraltar, prouve le retour accidentel d'une maladie identique à celle qu'ils allèguent avoir été toujours importée. On peut inférer de l'extrait suivant d'une lettre écrite par un praticien civil à la Jamaïque la présence de cas de Fièvre Jaune dans des années non-épidémiques aux Antilles.

" Des cas isolés de Fièvre Jaune d'une nature extrêmement maligne, se terminant par le vomito négro ou des déjections noires, s'offrent pendant le cours de chaque saison dans certaines localités parmi les nouveaux arrivés. Une expérience de plusieurs années, comme médecin, dans les paroisses de St. Dorothée, de Vere et du bas pays de Clarendon, m'a fourni d'amples occasions de constater ce fait."

Je vois par les rapports militaires médicaux que des cas de fièvre de vomito négro se sont présentés plus ou moins abondamment dans une ou plusieurs des îles du vent ou des îles sous le vent, touts les ans depuis 1816 jusqu'à 1847, à l'exception de 5 années ; et que de 1817 à 1838, lorsqu'on commença à cantonner les troupes dans les montagnes, la Jamaïque ne fut que pendant une année exempte de cas de cette nature. Ceci a une double portée, soit en faveur de la présence presque constante des causes locales pour la production de la maladie, soit en faveur de la contagion. Je laisse aux contestants à décider la question, je n'ai pas besoin de dire de quel côté je me range.

On supposerait qu'une maladie aussi marquée, aussi particulière et aussi différente "de toutes les autres maladies" que la Fièvre Jaune passe pour être, eût été immédiatement reconnue à son introduction dans un lieu, si elle était d'origine étrangère, mais elle a si bien simulé les fièvres ordinaires de Gibraltar que dans toutes ses invasions dans cette garnison en 1804, 1813 et 1828, on trouve au début une grande différence d'opinion parmi les médecins non seulement quant à l'identité de la maladie, mais aussi quant à tout autre maladie différente de celles qu'ils étaient accoutumés à voir fréquemment. En 1828, Mr. Dix ne vit rien qui différât des cas qu'il avait annuellement observés, et Mr. Wilson, de l'hôpital civil, ne vit rien non plus d'insolite dans l'épidémie, si ce n'est sa gravité ; il avait vu la fièvre du vomito négro presque tous les ans, il n'éprouva donc aucune alarme et ne fit point de rapport. En réalité, il y a des motifs suffisants de croire que la présence de la Fièvre Jaune fut déterminée par tout le monde, hors les partisans de la contagion, par l'augmentation des cas et la mortalité plutôt que par rien de particulier ou de nouveau dans la nature de la maladie.

S'il est un fait bien établi dans la Fièvre Jaune, c'est l'impossibilité de transporter cette maladie en libre et rase campagne ou même à de petites distances de la scène de ses ravages. La non-extension de la maladie soit à Brooklyn et autres villages du voisinage de New York, comme l'a rapporté le Dr. Miller ; soit au Terrein Neutre à Gibraltar, ou à l'encampement des troupes, prouve, selon moi, l'absence de tout principe contagieux. Placer dans le fort de Boa Vista l'équipage de "l'Eclair," c'était le faire tomber de Charybde en Scylla, et l'on ne pourrait en tout autre cas semblable, s'attendre à un résultat différent. Mais toute l'histoire de la maladie confirme le fait que partout où l'on a fait subir aux conditions physiques une amélioration quelconque non seulement la mortalité a diminué, mais l'aspect de la maladie a changé souvent au point d'être répudiée par les contagionistes, comme totalement différente de ce qu'ils reconnaissent pour la véritable Fièvre Jaune. Ici je demanderai si les contagions spécifiques admises sont, dans des circonstances quelconque, changées au point de perdre les traits caractéristiques par lesquels on peut les identifier ? Quels furent dans les premiers cas des vaisseaux "le Bann" et "l'Eclair," et dans les derniers cas de fièvre à bord du "Hussard," les symptômes que les avocats d'une maladie distincte et contagieuse voudraient choisir comme pathognomoniques de la Fièvre Jaune ? Les non-contagionistes ne voient dans les deux cas que des modifications de la même maladie. Les contagionistes, pour soutenir leur doctrine, voient deux maladies distinctes et séparées sans pouvoir découvrir une cause séparée et distincte. La constitution bien préparée des hommes de l'équipage et l'augmentation de la chaleur du temps sont des causes très intelligibles de l'aggravation de la fièvre à bord de "l'Eclair." Mais ce sont là des causes bien subordonnées dans le cas d'une contagion présumée qui, à bord du "Hussard," par une température diminuée, n'a pu conserver le même caractère de maladie, mais s'est transformée en une fièvre très modérée, sans que (sur environ 80 cas) une seule mort soit venue proclamer son attribut définitif, le vomito négro. Il nous reste donc encore à prouver que la contagion alléguée de la Fièvre Jaune "diffère de toutes les autres en ce qu'elle s'augmente par la chaleur et diminue par le froid."

Il est difficile de dire quelle maladie peut, par accumulation, acquérir des propriétés contagieuses qui ne lui appartenaient pas originairement ; mais prenant en considération le cours rapide de la Fièvre Jaune, le climat, la bonne ventilation des hôpitaux où elle se présente et l'origine fréquente de cette maladie dans des causes n'ayant aucun rapport avec l'encombrement et les autres sources supposées favorables aux maladies contagieuses, tout cela joint au fait, que les maladies contagieuses dans ce pays-ci sous des conditions opposées, sont en général restreintes à une aire très circonscrite —je ne puis, en l'absence de preuves, souscrire à l'opinion moderne d'une contagion qualifiée, et je dois croire que, si elle s'est jamais répandue par contagion, ce n'était plus la vraie Fièvre Jaune. Avec la fièvre qui, selon moi, n'est pas essentiellement différente, et avec un climat également propre à en augmenter le pouvoir contagieux (si l'on peut admettre une telle doctrine) il n'a jamais été question de rien qui ressemble à une fièvre contagieuse dans l'hémisphère oriental, et comme la somme des maladies est assez également distribuée dans le monde, le fait qu'une maladie "sui generis" ne trouve de parallèle que dans certaines latitudes fait naître une grande probabilité que la Fièvre Jaune n'est qu'un degré et qu'elle n'est point contagieuse.

La faculté de transmission supposée accidentelle de la Fièvre Jaune ne repose point sur des preuves meilleures que celles qu'une recherche entreprise dans le but de prouver la contagion n'en ferait trouver pour la grippe ou d'autres maladies non contagieuses. Les seules preuves présomptives, c'est-à-dire celles de la communication de la maladie à des personnes se trouvant à distance du lieu infecté, sont si extraordinairement rares et exceptionnelles et en apparence si peu susceptibles de se répéter dans des circonstances parallèles, qu'elles nous autorisent pleinement à les regarder comme le semblant de la contagion, non comme la réalité.

Les preuves alléguées des contagionistes ne sont qu'une goutte d'eau dans la mer, comparées aux exemples dans lesquels la maladie a manqué, sous des conditions également favorables, à montrer aucune apparence de contagion et même en admettant ces preuves avec toutes les restrictions de l'avocat le plus déclaré de la doctrine, toute l'histoire de la maladie atteste le fait, qu'aucune expérience passée ne nous mettrait à même de tirer la ligne de démarcation ou de prédire le temps, le lieu ou les autres circonstances, sous lesquels la maladie pourrait développer cette propriété, la virulence de la contagion supposée d'une épidémie, est loin non seulement de se remontrer dans une autre, mais elle est encore si absolument démentie par les événements quand "cæteris paribus" on pourrait s'attendre à la voir reparaître, qu'il résulte de tout cela des contradictions qu'un ultra-contagioniste seul peut espérer de concilier.

Le caractère varié de la maladie, sa restriction à de certaines limites, la modification qu'elle subit par des changements de temps et de localité, le choix qu'elle fait de certains sujets de la présence desquels dépend aux Antilles son existence même, toutes ces causes, disons-nous, doivent la faire exclure de la classe des contagions spécifiques et continues ; et qui est-ce qui osera déterminer par la production de quelques faits, à quelle période une fièvre d'un type rémittent dépourvue pendant un temps de plusieurs des symptômes les plus marqués de la fièvre de Bulam, (comme cela s'est vu dans la fièvre du 77e régiment, à Stoney Hill) acquiert des propriétés contagieuses ? L'œuvre de la contagion est-elle si peu déterminée, si éventuelle et si variable dans sa gradation, qu'elle ne se montre pas sous différentes formes et sous différents degrés de maladie seulement, mais qu'elle est soudainement anéantie par la pluie et renouvelée par le temps sec, comme dans cette occasion et dans bien d'autres ? La contagion a-t-elle selon l'expression du Dr. Fergusson, assez de jugement pour choisir, comme sur un rôle d'équipage, certains hommes non acclimatés d'un régiment, laissant les habitants plus anciens ayant eu ou non la fièvre, soit exempts ou du moins avec des symptômes qui, suivant les contagionistes, ne peuvent en aucune façon avoir la même origine quoique arrivant en même temps, dans la même chambre d'une caserne, et dans des conditions égales de manière de vivre, de discipline et d'exposition au danger ?

Dans une épidémie qui enveloppe simultanément un grand nombre d'individus et cela, sur des points éloignés, l'attaque de l'homme bien portant peut-elle après des rapports avec le malade être vraiment considérée comme la cause et l'effet ? Les attaques successives de plusieurs membres de la même famille, de conducteurs de malades, et de sujets en traitement pour d'autres maladies, ou de leurs domestiques, peuvent-elles être attribuées à la contagion, dans une communauté également prédisposée et dans la sphère des mêmes causes locales ? et ce qui démontre d'une manière incontestable que ces causes sont locales et circonscrites, c'est la cessation presque invariable de la maladie à la suite de l'éloignement à une très petite distance. Ne doit-on pas trouver les mêmes événements, le même ordre de succession, dans une fièvre rémittente très étendue ou dans une autre maladie non contagieuse et sommes-nous en face du témoignage collatéral le plus fort de la nature non contagieuse de la fièvre de Bulam, pour regarder ces circonstances comme des preuves ? car au-delà de ceci, au-delà de la scène immédiate et du lieu de l'irruption et des ravages de l'épidémie, le contagioniste ne peut appliquer ses preuves, et tout lui rappelle constamment la nature passagère de sa contagion qui toute transportable qu'elle soit, selon lui, au-delà de l'Atlantique, n'est d'aucun secours pour sa doctrine à quelques mètres de l'endroit où la maladie a détruit des centaines d'individus ; les malades, les mourants, leurs habits, leur literie et d'autres effets étant alors insuffisants pour donner naissance à un seul cas de la maladie qu'on a supposée, à une autre époque, pouvoir s'étendre d'un sac de linge souillé à toutes les Antilles.

Pour revenir à la question de l'importation, pouvons-nous ne pas sourire quand on nous veut faire croire que la maladie fut introduite à Gibraltar en 1804, par un seul étranger, et en 1814 et en 1828, par quelque chose de beaucoup moins tangible, un simple soupçon qui, dans la dernière de ces années, après les recherches les plus assidues de ceux "qui désiraient prouver l'importation" ne put s'étayer d'aucune preuve? Je le demande, pouvons-nous ajouter foi à de telles assertions, quand nous savons que des cas sporadiques arrivent de temps à autre, sans répandre la maladie et que celle-ci éclate souvent spontanément et règne épidémiquement dans d'autres lieux où l'on n'en avait aucun soupçon et où se trouvait abondance d'autres circonstances que toute l'expérience acquise désigne pour causes intelligibles de la maladie.

Est-ce la coïncidence de l'arrivée de vaisseaux de lieux suspects et de l'irruption de la maladie qui peut consolider notre croyance à l'importation, lorsqu'on sait que de 1816 à 1828, 840 vaisseaux sont arrivés dans la baie de Gibraltar des contrées transatlantiques où la Fièvre Jaune règne ordinairement; et qu'on a, à plusieurs reprises, débarqué dans d'autres ports, des cas de vomito négro avec une impunité que nul changement de la prédisposition ou de la prétendue protection fournie par des attaques précédentes, (refuge constant des contagionistes) ne pourrait concilier, si la maladie était contagieuse. "En 1802," dit M. Chervin, d'après Pariset, "l'Amiral Gravina fit débarquer à Cadix, 500 malades de la Fièvre Jaune qui furent transportés à l'hôpital St. Juan de Dios, et qu'on y traita sans qu'ils communiquassent leur maladie à personne."

Est-ce l'intervalle entre une épidémie et une autre, ou la condition précédemment salubre d'une population qui peut garantir la conclusion qu'on en peut tirer, quand même chose s'applique également aux invasions de la grippe et aux autres maladies non contagieuses dans le monde entier?

Est-ce l'irruption d'une maladie nouvelle et particulière, inconnue à la localité, est-ce la saison ou toute autre circonstance qui accompagne l'invasion de cette maladie, qui justifie la croyance à l'importation, quand nous savons que des cas sporadiques sont familiers au médecin résident et que ces cas arrivent presque toujours à une saison bien connue dans toute la Méditerranée, comme la plus productive de fièvre sous la forme épidémique?

Est-ce la base de son irruption et le mode d'extension qui fournissent matière à soupçonner la nature étrangère et contagieuse de la maladie, lorsqu'il est notoire que partout où l'épidémie a paru à Gibraltar, elle a toujours commencé dans "l'endroit le plus sale," et "qu'elle ne s'est pas étendue d'un foyer, mais qu'elle a éclaté en même temps dans 50 endroits différents?"

Enfin rapporte-t-on un seul exemple d'importation qui puisse être considéré comme concluant? Prenons pour exemple le récit le plus récent et le plus authentique de l'introduction supposée de cette manière celui du steamer "l'Eclair" en 1845, à Boa Vista; il y a, selon moi, dans cette histoire des circonstances qui, dans l'état présent de nos connaissances, sont de nature à lever touts les doutes à l'égard de la connexité de la maladie dans l'île avec celle de "l'Eclair."

Le Dr. M'William passe sous silence des rapports assez considérables avec "l'Eclair" immédiatement après son arrivée ; l'exposition de 40 ouvriers aux *fomites* du vaisseau, s'il y en eût, pendant qu'ils étaient occupés à le nettoyer revenant chez eux touts les soirs ; le débarquement et le blanchissage, par 17 blanchisseuses, "d'environ une douzaine des sacs de linge souillé,"—et le Docteur fixe le foyer de la contagion, qu'on prétend s'être répandue jusque dans des villages éloignés, à deux soldats qui avaient été respectivement, de 7 à 11 jours, en rapport avec le fort, avant et après le départ de "l'Eclair" sans contracter la maladie, et quoiqu'ils n'eussent été attaqués que plusieurs jours après que tout rapport eut cessé entre eux et Anna Gallinha ("premier cas qui eut une issue fatale, ou qui eût attiré l'attention des habitants") on suppose qu'ils ont communiqué la maladie à cette femme un mois après le départ de "l'Eclair." Ces hommes s'étaient dépouillés des seuls vêtements qu'ils avaient apportés du fort et "ne furent malades" qu'au bout de huit jours, de sorte que nous sommes réduits à conclure que la maladie avait été communiquée dans sa période d'incubation et plusieurs jours avant qu'elle se fût développée chez les personnes soupçonnées ; car il ne me semble pas du tout évident, suivant le mode général d'accession* de la Fièvre Jaune, "*qu'elles eussent eu en elles les germes de la maladie seulement par les symptômes qui étaient manifestes pendant qu'elles se trouvaient dans le fort ;*" plus particulièrement sous cette forme intense, accompagnée du vomito négro, que Pedro Manoël, l'un de ces soldats, disait avoir eue.

Les circonstances ci-dessus ainsi que l'extension de la maladie au bétail, comme l'établit le Dr. King, qui visita l'île et qui fit un rapport sur ces événements après le Dr. M'William, l'absence inconcevable de la fièvre rémittente qu'une maladie vraiment contagieuse et étrangère n'aurait point empêchée, la saison de l'année et l'accroissement de maladie et de mortalité de l'équipage de "l'Eclair" dans le fort, endroit sous touts les rapports, bien propre à engendrer la Fièvre Jaune et rendre malades les gardes, sans l'aide de la contagion—tout concourt à faire voir, dans mon opinion, une constitution épidémique de l'atmosphère, et non la contagion. Lind fait remarquer combien les îles du Cap Verd sont sujettes à des irruptions destructives de fièvre ; et je peux mentionner à l'appui de ceci que comme officier de santé chargé de troupes et de colons pour le Cap, à bord d'un bâtiment de transport qui relâcha en 1819 à l'île de St. Iago pendant six ou huit jours, je fus ainsi que le patron et d'autres, engagé très sérieusement et même poussé par plusieurs habitants, à presser notre départ, à cause de l'approche de la saison de la fièvre.

Je dois noter ici l'objection élevée par les contagionistes contre l'influence supposée d'une cause épidémique dans la Fièvre Jaune, c. à. d. que cette cause ne serait pas restreinte à la ville de Gibraltar, mais qu'elle s'étendrait au Terrein Neutre, où la population a

* Voyez le Rapport du Dr. Richardson, p. 29.

toujours trouvé la sécurité. On peut citer, en réponse, les événements pendant la dernière visite du choléra à Londres, et particulièrement le cas des enfants indigents de l'établissement Drouet, à Tooting ; on les transporta à Londres et cette mesure fut suivie des plus heureux effets, montrant ainsi qu'on les avait simplement éloignés des conditions favorables au développement de la maladie.

Tant que les hommes pourront voir les choses sous des points de vue différents, il y aura une grande latitude pour les différences d'opinion au sujet de la Fièvre Jaune. Je crois que dans l'état présent de nos connaissances, la question n'admet pas de solution ; et les conclusions opposées auxquelles on est arrivé après plusieurs enquêtes, faites, comme elles l'ont été, par des hommes également compétents, tout en démontrant la futilité de semblables investigations, indiquent que nous devons nous contenter, au moins quant à présent, du pas qu'on a fait, je crois, vers sa solution. Autant que je puis l'entrevoir, après une analyse soigneuse et l'appréciation du sujet tout entier, soutenu que je suis par la majorité des officiers de santé de l'armée et de la flotte, qui ont eu les meilleures occasions de tirer des conclusions correctes. Le résultat acquis est une grande probabilité de la nature non-contagieuse de la maladie.

Dans le Rapport de la Commission nommée en 1827, par l'Académie Royale de Médecine de Paris, pour examiner les documents fournis par Mr. Chervin, sur la Fièvre Jaune, il paraît que sur 531 médecins de différents pays, 48 seulement admettaient la contagion dans la Fièvre Jaune, mais "*à degrés très variés et avec des restrictions plus ou moins marquées*," et neuf de ces médecins étaient, plus ou moins, des contagionistes déclarés ; quelques-uns croyaient que la maladie n'était pas essentiellement contagieuse, mais qu'elle pouvait le devenir dans certaines circonstances ; d'autres la croyaient contagieuse en Europe, et aux Etats-Unis, mais non sous les tropiques. A l'égard des opinions en faveur de la contagion, la Commission s'exprime ainsi :—

"Il est de notre devoir de faire remarquer que ces documents (au nombre de 42) ne nous ont paru contenir qu'un très petit nombre de faits qu'on puisse expliquer par la contagion, et qu'en général, ils ne sont point accompagnés des circonstances qui seraient nécessaires pour qu'on en pût déduire quelque chose de concluant."

Au sujet des non-contagionistes, s'élevant au nombre de 483, la Commission établit,—

"Que le plus grand nombre avait été témoins de la Fièvre Jaune pendant les périodes de 10, 15, 20 et 30 ans, plusieurs même pendant 40 et 50 ans et que quoique les médecins Américains ne reconnussent pas unanimement la non contagion dans la Fièvre Jaune, il n'y a peut-être pas un point disputé en médecine en faveur duquel on puisse réunir une aussi grande majorité de preuves que ne l'a fait le Dr. Chervin sur la question qu'il traite, et ce qu'il y a de vraiment étonnant c'est qu'il a obtenu ces preuves, si semblables les unes aux autres, de médecins de tant d'écoles et de tant de nations différentes.

"Mais si, (continue la Commission) nous passons des opinions aux faits rapportés par les non contagionistes, nous verrons qu'ils parlent partout un langage clair, positif et uniforme et auquel il nous paraît difficile de ne pas accorder notre confiance. Ils n'ont jamais vu la Fièvre Jaune se propager dans les districts ruraux des Etats Unis, quoique depuis 1793, des milliers d'individus infectés soient allés mourir au sein de leurs familles. Le contact le plus direct et le plus immédiat n'a pas communiqué la maladie dans un seul cas bien établi ; assertion qui a été répétée presque unanimement par les médecins des différentes villes de la côte, visitées par M. Chervin, depuis la Louisiane jusqu'au Maine."

La Commission finit son Rapport par les remarques suivantes :—

"On veut savoir ce qui est resté dans notre esprit de la lecture d'un si grand nombre de pièces authentiques dans leur forme, presque toutes, dans le sens de la *non-contagion*. En répondant qu'il en est résulté pour nous une impression favorable à ce système, nous ne faisons qu'exprimer l'opinion presque unanime de votre Commission. Après avoir pris connaissance de tous les documents qui lui ont été soumis, après les avoir lus, analysés et discutés un à un, pièce à pièce, elle pense que ces documents, en admettant comme exacts les faits qu'ils contiennent, méritent l'attention la plus sérieuse ; qu'ils augmentent considérablement la masse des observations favorables à l'opinion de la *non-contagion* de la Fièvre Jaune, et qu'ils seraient de nature à concourir puissamment à établir en principe cette *non-contagion*, si, dans l'état actuel de la science cette question pouvait être résolue."

Ces opinions venant d'hommes tels que Dubois, Double, Husson, Laubert, Orfila, Renauldin, Thillaye, et Vauquelin, qui composaient la Commission, ont droit à toute confiance ; et quand nous jetons les yeux sur la masse de documents dont ces médecins ont déduit ces opinions, documents réunis comme ils l'étaient par M. Chervin, dans touts les pays et avec un zèle et un désintéressement presque sans exemple, ils ne contribuent pas peu à la probabilité que j'ai réclamée pour la non-contagion. La collection de faits qu'on trouve dans les rapports des officiers de santé de l'armée, rapports qui s'étendent de 1816 à 1848, n'est pas moins précieuse et tend à la même conclusion. Ce sont "des récits simples et sans fard" écrits au milieu des malades attaqués de la Fièvre Jaune et pour ainsi dire au chevet de leur lit ; sans prévention et sans autre stimulant que l'accomplissement fidèle et consciencieux d'un devoir ; leurs observations ont donc un grand poids et méritent toute la confiance qu'on accorde à une enquête désintéressée. Le petit nombre comparatif de ceux qui ont exprimé une opinion est très généralement d'avis que la maladie est un degré, et qu'elle n'est pas contagieuse, mais le silence de la majorité sur ces questions déclare sans doute plus emphatiquement que des volumes combien peu l'épouvantail de la contagion obsédait leur imagination.

Pour terminer, je ne suis point un partisan, j'ai écrit ce rapport, comme j'en ai écrit d'autres, simplement pour m'acquitter d'un devoir et j'ai l'espoir et la confiance que je l'ai fait dans un esprit inoffensif. Si je me suis exprimé avec force, ce n'est point par manque de respect pour les opinions d'autres observateurs pour qui, malgré mon opposition à leurs vues, j'entretiens une déférence entière, mais plutôt par le désir que les faits à ma connaissance reçoivent l'explication et l'application auxquelles je pense qu'ils ont droit. Quiconque aura profondément examiné le sujet de la Fièvre Jaune ne manquera pas d'être frappé des nombreuses difficultés qui l'entourent, et comme des hommes éclairés et compétents ont adopté des vues opposées à ce sujet, il ne convient à personne, quelque soit son intelligence ou ses prétentions, de s'arroger le titre d'oracle dans une question qui, selon toute probabilité, n'est point destinée à obtenir l'assentiment universel. Quelque positive que soit la manière dont j'ai exprimé mes opinions, j'ai eu l'intention de les donner avec l'humilité qui convient au sujet, et comme je décline toute controverse, j'implore l'indulgence de la critique, et j'espère qu'elles seront reçues pour ce qu'elles valent intrinsèquement, je ne demande pas davantage.

(Signé) W. H. BURRELL, D. M.
Chirurgien d'état-Major, de 1e classe.

Londres, 29 *Mai* 1850.

LONDRES :
Imprimerie de George E. Eyre et William Spottiswoode,
Imprimeurs de Sa Majesté.

www.ingramcontent.com/pod-product-compliance
Ingram Content Group UK Ltd.
Pitfield, Milton Keynes, MK11 3LW, UK
UKHW020316200726
13857UKWH00001B/187